Occupational Therapy with Elders

제2판

노인작업치료학

양 영 애 외 공저

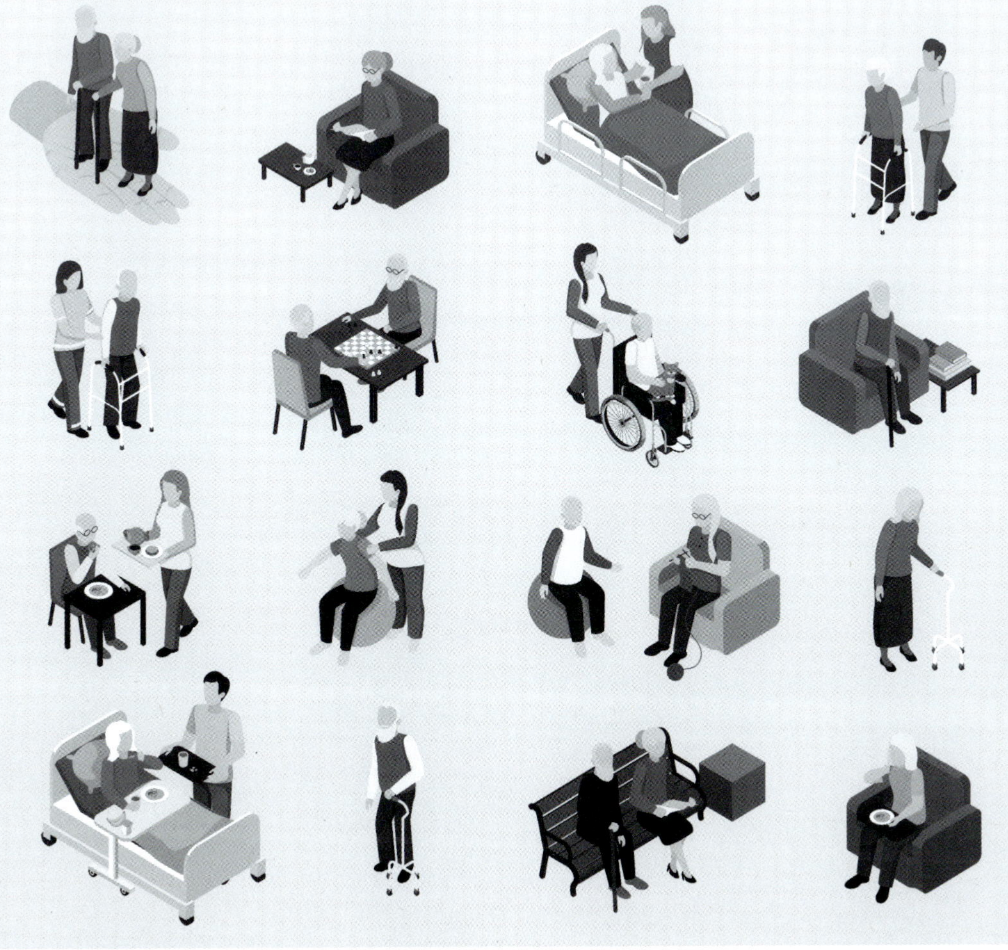

계축문화사

집 필 진 〈가나다순〉

▶ **편집위원**

양영애 김덕주 김미점 김시은 김정기 박보라 박성현
박수정 박수희 신중일 오혜원 용미현 유찬욱 이선명
이한석 정복희 정현애 조승현 홍재란

▶ **공동저자**

김덕주 청주대학교 작업치료학과
김미점 충남도립대학교 작업치료과
김시은 인제대학교 작업치료학과 겸임교수
김정기 대구보건대학교 작업치료과
김훈주 동주대학교 작업치료과
박보라 우석대학교 작업치료학과
박성현 성동구 치매안심센터
박수정 대구보건대학교 작업치료과
박수희 호남대학교 작업치료학과
박우권 경복대학교 작업치료과
박인혜 대구보건대학교 작업치료과
신중일 경남대학교 작업치료학과
양영애 인제대학교 작업치료학과
오혜원 우석대학교 작업치료학과
용미현 경운대학교 작업치료학과
유찬욱 경복대학교 작업치료과
이나윤 경북전문대학교 작업치료과
이선명 마산대학교 작업치료과
이한석 제주한라대학교 작업치료과
이혜진 춘해보건대학교 작업치료과
정복희 호원대학교 작업치료학과
정현애 동신대학교 작업치료학과
조승현 동명대학교 작업치료학과
홍재란 광양보건대학교 물리치료과

머리말

현재 우리나라의 사회적 이슈는 고령화로 2025년에는 초고령사회로 진입이 예상되고 있으며 이는 노인 인구의 증가와 수명 연장이라고 할 수 있다. 노화는 자연스러운 과정이지만 노화에 따른 신체적, 인지적, 심리적 변화로 발생하는 다양한 질환으로 인하여 이환되고 있어 재정부담 및 돌봄에서 사회적 문제가 발생하고 있다.

이러한 사회적 현상에 따라 작업치료의 접근 방향이 노인을 이해하고 질환 중심에서 벗어나 "건강관리와 예방"을 중심으로 사회적 문제를 해결하고자 변화하고 있다. 이러한 변화는 세계보건기구(WHO)가 제시하고 있는 국제기능장애건강분류(ICF)를 중심으로 "고령화사회의 활동적 노화" 라는 새로운 패러다임의 변화에 영향을 받고 있으며 삶의 질 증진을 위한 작업치료의 중재가 필요하고 중요함을 설명하고 있다. 작업치료의 중재를 통하여 노인의 신체적, 심리 및 인지 저하를 예방하고 가정 및 지역사회에서 일상생활을 유지하기 위한 방안으로 발전하고 있다.

본 교재는 2016년에 노인작업치료 책을 출판하였지만 사회적 환경 변화 등 내용을 보완하여 이번에 새롭게 출판하고자 한다. 개정된 교재는 노인작업치료와 관련된 병원, 보건소, 치매센터, 요양원, 데이케어서비스 등 사회적 제도를 포함하여 다양한 환경에서도 적용하기 쉬우며 교재의 난이도는 작업치료 전공학생 및 임상가들이 이해하기 쉽도록 구성하였다.

바쁘신 중에도 심혈을 기울여 책이 완성되도록 기획, 편집 및 교정에 힘써주신 여러 교수님들과 수고해주신 인제대학교 고령자라이프리디자인 연구소 연구원들에게 감사의 마음을 전한다. 아울러 항상 좋은 책 발행을 통하여 작업치료 발전에 힘써주시는 계축문화사 주영일 대표님과 편집 관계자 여러분께도 감사의 마음을 전한다. 앞으로 부족한 부분에 대해서는 지속적인 수정을 통하여 더욱 노력할 것을 약속 드린다.

2022년 12월 16일

저자 대표 양 영 애 드림

차 례

제1부 노인작업치료학의 개요

제2부 노인작업치료학의 실행체계

제3부 노인질환의 특성과 작업치료 중재

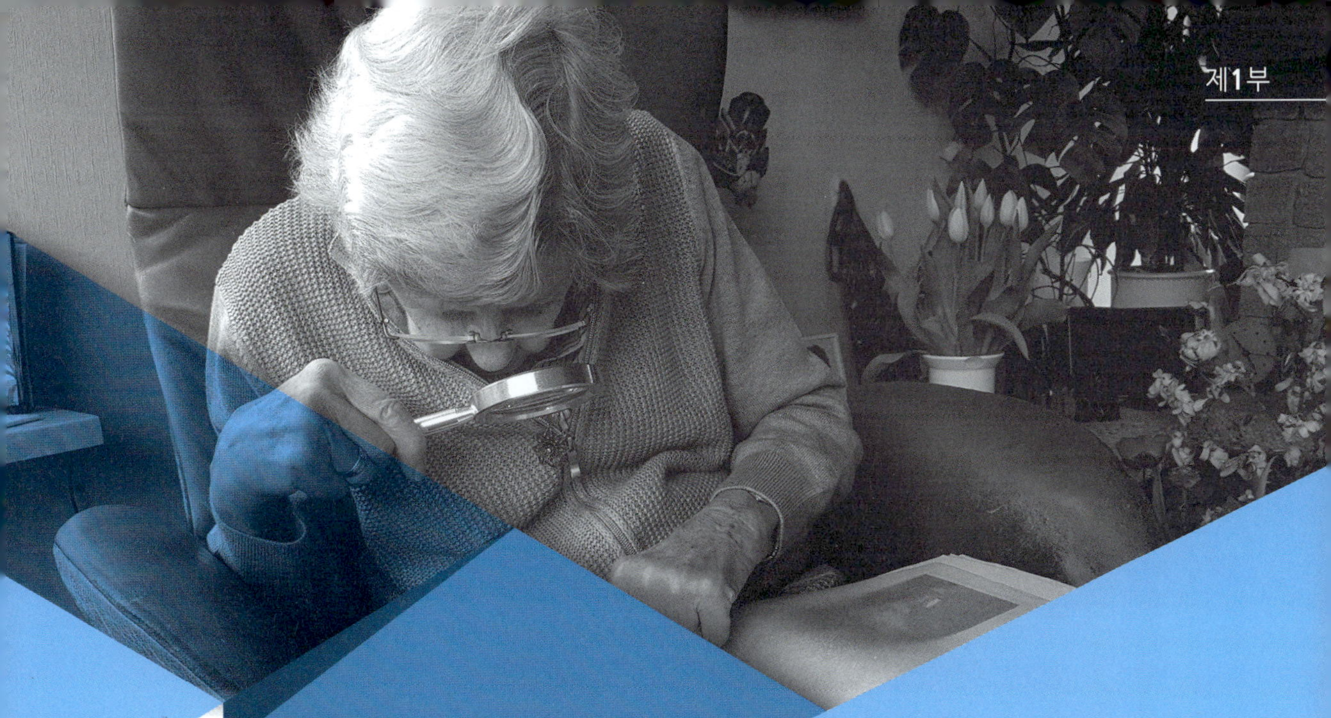

제1부

제1장 노인과 노화과정
제2장 중재모델

1

노인작업치료학의 개요

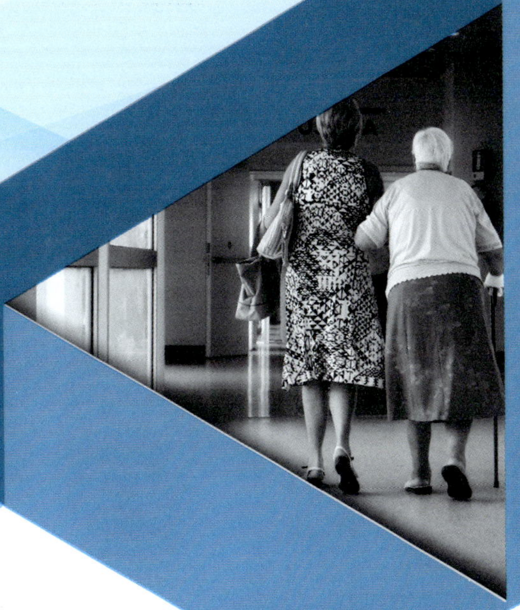

제 1 장

노인과 노화과정

학습목표

- 노화의 개념을 이해할 수 있다.
- 노화의 이론을 파악할 수 있다.
- 노화과정으로 인한 신체적, 심리적 변화를 설명할 수 있다.

핵심용어

노화, 노화이론, 노화과정

1 노인의 이해

노화(aging)란 나이가 들면서 생리적 · 생물학적 기능이 저하되어 개체의 항상성 유지가 불가능하게 되어 죽음에 이르는 과정이다. 정상적 노화로 인하여 인간의 신체적 기능이 저하된 상태에서 특정한 위험인자들이 개입하게 되면, 정상적 노화과정은 병리적 노화과정으로 변환되고, 그 결과로 질병에 이환된다.

노화는 신체적, 심리적, 정신적, 사회적 기능 저하와 같은 부정적인 측면과 동시에 경험과 지혜의 축적, 숙련도의 향상 및 활동능력의 확대 등 긍정적인 측면도 지니고 있다. 노화는 보편성, 고유성, 점진성, 유해성의 네 가지 속성을 가지고 있다. 보편성은 생물체가 태어나서 시간의 변화에 따른 정상적인 변화로서 노화가 일어나는 것이다. 고유성은 노화의 속도가 종에 따라 다르고 개체에 따라 다르게 나타난다는 것을 의미한다. 점진성은 노화가 시간의 경과에 따라 서서히 진행되는 것이고, 유해성은 노화과정의 결과로 기능 저하와 질병이환을 초래하여 사망하게 된다는 것이다.

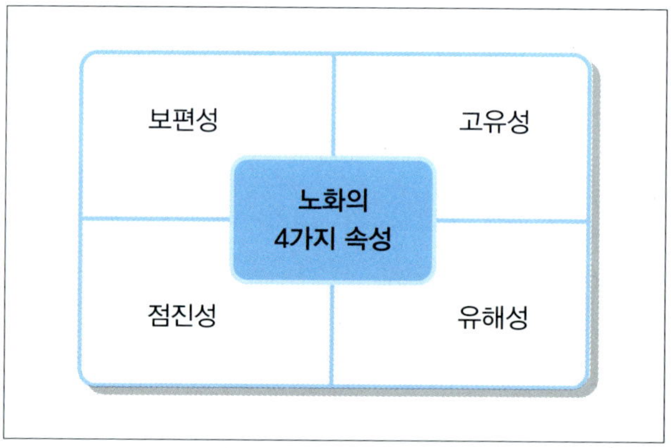

[그림 1-1] 노화의 4가지 속성

1) 노인의 개념

노인 분류 기준은 주로 나이에 의해 이루어지고 이때의 나이는 출생 시부터 생존해온 시간을 연(year) 단위로 하는 역연령(chronological age)으로 나타낸다. 사회통념상 65세 이상을 노인으로 규정하는 경우가 일반적이지만 고령자고용법에서는 55세 이상, 노인복지법에서는 65세 이상을 노인으로 규정하고 있다.

2) 고령화 추세

고령화 분류는 일반적으로 유엔(UN) 분류체계를 따르며 65세 이상 인구가 7% 이상~14% 미만이면 고령화 사회(aging society), 65세 이상 인구가 14% 이상~20% 미만이면 고령사회(aged society), 65세 이상 인구가 20% 이상이면 초고령사회(post-aged society)이다. 우리나라는 1960년에는 65세 이상 노인 인구가 전 인구의 2.9%였으나 2000년에는 7.1%를 넘어 고령화 사회, 2018년에는 14%가 넘어 고령사회로 진입하였고, 2026년에는 20%가 넘어 초고령사회가 될 것으로 전망된다.

인구모형은 1960년대는 출생률과 사망률이 모두 높아서 전형적인 피라미드형으로 노인층은 적고 아동층이 많은(전체인구의 40% 이상) 형태에서, 1970년대 이후부터 1990년대 후반에는 모든 연령층에 인구가 고르게 분포되어 있는 종형구조로 변화되었다. 현재는 평균수명의 연장과 출생률 감소에 따라 방추형에 가까운 구조이지만 2060년에는 출생은 적고 노년층과 중년층이 많아지는 표주박형 형태로 변화될 것으로 예상된다(그림 1–2).

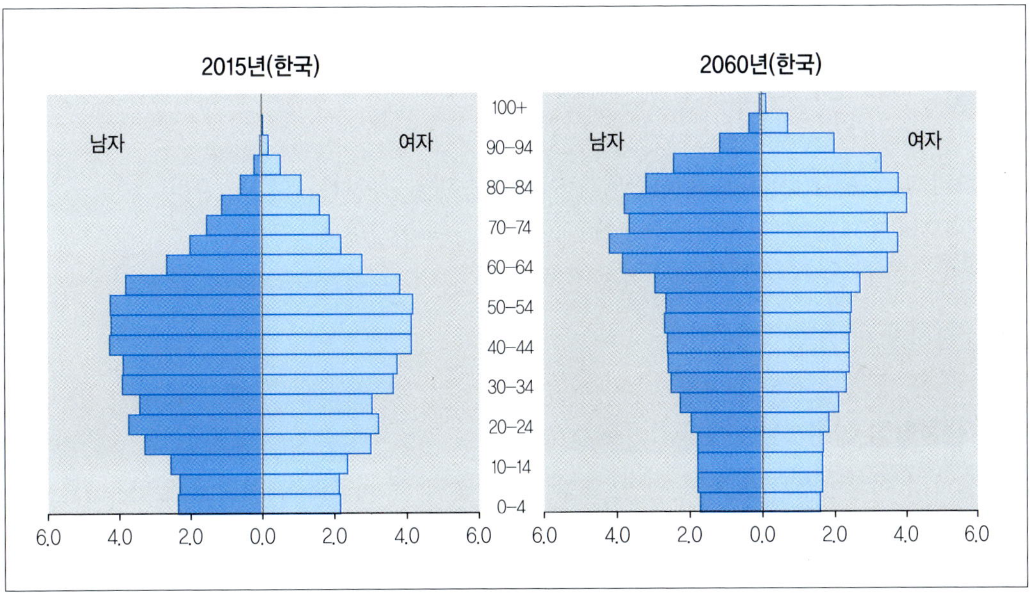

[그림 1–2] 우리나라 인구의 피라미드

출처 : 통계청(2015)

2021년 통계청 인구주택총조사 결과에 따르면 우리나라에 거주하는 총인구는 2021년 11월 1일 5173만 8,000명으로 2020년보다 9만 1,000명(0.2%) 줄었다. 이는 대한민국 정부 수립 이후 실시했던 1949년 센서스 집계 이후 처음이다. 인구성장률은 1960년 3%로 정점을 찍고 하락해 1995년부터 1% 밑으로 떨어졌지만 꾸준히 증가를 유지하다가 2021년에는 마이너스로 추락했다. 2019년 말부터 사망자 수가 출생아 수보다 더 많은 인구 감소 현상이 시작되었지만 총인구가 마이너스 성장으로 전환한 것은 2021년에 처음으로 나타났다.

2021년 기준 65세 이상 인구는 870만 7,000명으로, 고령 인구비율은 16.8%이다. 유소년 인구(0-14세)는 608만 7,000명으로 전체인구 중 11.8%를 차지하였으며, 이는 2020년보다 16만 7,000명 줄어든 수치이다. 유소년 인구는 2000년(21%)부터 계속 줄고 있다. 생산가능인구는 3694만 4,000명으로 2020년보다 34만 4,000명(0.9%) 줄었으며, 2016년 정점을 찍은 이후 매년 감소하고 있다.

생산가능인구 100명당 고령 인구비율로 나타내는 노년부양비는 23.6으로 매년 증가 추세로 일하는 사람 4명이 노인 1명을 부양하는 것이다. 고령인구 중 85세 이상 초고령인구가 2020년보다 9.1% 증가해 가장 크게 늘었고, 전체 고령 인구 중에서 초고령자가 차지하는 비율도 10.1%로 나타났다.

2 노화의 이해

노화의 과정은 단일이론으로 설명되기 어려우며 다양한 이론들이 대두되고 있다. 노화과정은 생물학적, 사회적, 심리적, 환경적 이론으로 나누어 설명할 수 있다.

1) 노화이론의 개념

(1) 생물학적 이론

생물학적 이론에서는 노화의 원인, 노화 억제 및 장수 비결을 제시하고 있다. 생물학적 이론은 세포이론, 유전이론, 생리학적 이론, 면역이론 등으로 나누어지며, [표 1-1]과 같다.

[표 1-1] 생물학적 노화의 주요 이론

이론		주요 내용
세포이론	마모이론	오래 사용하여 신체기관이 퇴화하여 노화 진행
	세포분열 제한이론	세포가 분열할 수 있는 한계횟수가 정해져 있음
	유해산소이론	세포는 신진대사과정에서 흡연, 감염, 지나친 운동 등 외부자극에 대한 반응으로 활성산소 생산으로 노화 진행
유전이론	유전조절이론	DNA속 노화의 속성이 프로그램화 되어 있다가 유기체가 일정 시간이 경과하면 노화의 속성이 나타남
	DNA과다이론	DNA의 유전적 오류 발생으로 노화 진행
생리학적이론	텔로메라제이론	염색체 끝에 연결된 일련의 핵산으로 구성된 끝 분절이 세포분열과 함께 점점 짧아져 세포 손상 발생으로 노화 진행
	신진대사이론	신진대사에 필요한 적정 수준의 열량 부족으로 노화 진행
	칼로리 제한이론	영양실조 및 과다한 영양공급으로 노화 진행
	생명속도이론	타고난 제한된 양의 에너지가 빨리 소모하여 노화 진행
면역이론	면역반응이론	항체의 이물질에 대한 식별능력이 저하되어 이물질을 모두 파괴하지 못하여 노화 진행
	자동면역이론	체내 면역체계가 항체를 만들 때 정상세포까지 파괴하는 자동면역항체가 증가하여 정상세포가 파괴되어 노화 진행

(2) 사회적 이론

사회적 이론은 사회적 적응과정, 사회의 반응 등이 복잡하여 통합적으로 살펴볼 필요가 있다. 사회적 노화의 주요 이론은 활동이론, 분리이론, 지속이론, 역할이론, 스트레스이론 등 [표 1-2]와 같다.

[표 1-2] 사회적 노화의 주요 이론

이론	주요내용
활동이론	노년기는 신체 및 환경적 제한, 역할의 상실 경험, 다양한 활동에 참여로 긍정적 자아개념을 유지하고 성공적 노화 적응
분리이론	노년기는 사회적 교류와 활동범위 축소, 노인이 사회로부터 분리, 사회도 노인을 사회에서 분리
지속이론	노년기는 예전과 같이 생활습관, 성격, 행동 유형을 유지하는 것이 자아존중감과 생활 만족도를 증진
스트레스이론	노년기는 배우자 상실, 퇴직 등으로 스트레스 경험

생활과정이론	노년의 연령과 사회 기준이 불명확하여 혼란 경험
사회와해이론	노인에 대한 부정적 인식으로 사회적 관계와 사회 참여 위축, 자신감 상실과 정서적 불안 및 의존적 존재 경험

(3) 심리적 이론

심리적 노화는 발달과업이론, 심리사회적 이론, 인지이론, 정체감위기이론 등 [표 1-3]과 같다.

[표 1-3] 심리적 노화의 주요 이론

이론	주요 내용
하비거스트의 발달과업이론	쇠퇴하는 기력과 건강에 대한 적응, 퇴직과 소득 감소에 대한 적응, 배우자의 죽음에 대한 적응, 동년배 집단과의 유대관계 강화, 사회적 역할을 융통성 있게 수행하고 적응, 생활에 적합한 생활환경 조성
에릭슨의 심리사회적 발달이론	전 생애에 걸친 성격발달이론으로, 노년기의 발달단계를 '자아통합 대 절망'으로 설명. 자아통합은 과거 및 현재의 인생을 바라던 대로 살았다고 받아들이고, 만족스럽고 의미 있게 생각하며, 다가올 죽음을 수용하고 기다리는 태도
토미의 인지이론	노년기 성격에 관한 인지이론. 성공적인 노화를 위해서는 인지와 동기체계의 균형 유지 재구조화
밀러의 정체감위기이론	직업적 역할은 개인의 정체감 지지·유지하는 기반, 사회적 역할, 생계유지자의 역할 등 부수적 역할 규정, 노년기에 정체감 유지를 위해서 여가활동 개발 및 참여 필요

(4) 환경적 이론

환경적 노화이론은 인간이 환경의 상호작용 과정에서 노화가 촉진된다는 이론이다. 환경이 인간의 세포 구조에 미치는 영향으로 광선노출이 피부 체세포 변이과정에 위험을 초래하여 질병이 발생하는 등 노화는 환경적 스트레스와 생물학적 저항에 의하여 발생한다고 한다.

2) 노화의 과정

(1) 생물학적 노화

생물학적 노화는 나이가 들어감에 따라 신체구조 및 신체 내부의 세포, 조직, 장기 등 유기체 전반에 걸쳐 쇠퇴적인 현상으로 신체적 노화와 생리적 노화 영역을 포함한다. 신체적 노화는 신체구조 및 기능의 쇠퇴로 인한 활력의 상실과 질병에 대한 저항력 상실이며, 생리적 노화는 유기체의 기관, 조직체, 세포, 생체 통제기제 등 쇠퇴와 기능 저하이다.

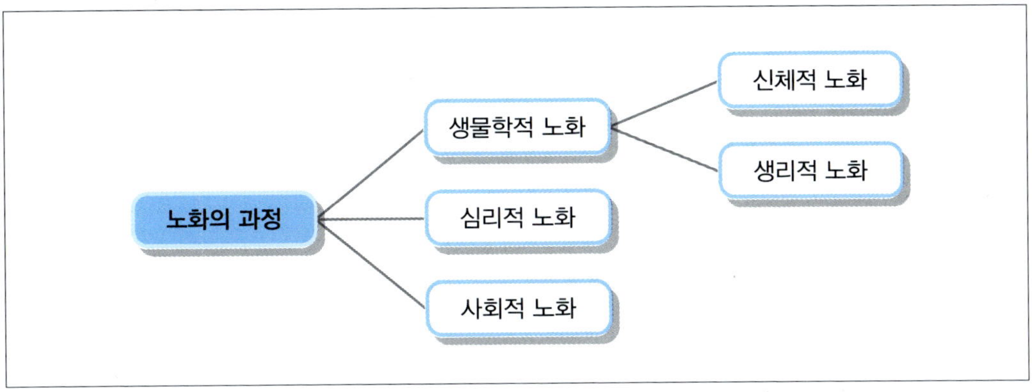

[그림 1-3] 노화의 과정

① 신체의 변화

㉠ 피부(skin)

피부는 멜라닌 세포의 불규칙한 감소로 인해 전체적인 피부색이 동일하게 유지되지 않으며, 얼굴은 창백해지고 얼룩반점이 생기고 건성화 된다. 혈액공급이 감소하고 탄력섬유의 감소로 주름이 생긴다. 피하조직의 위축, 피하지방, 근육의 소실, 온도 유지 능력 저하로 피부가 얇아지며 땀샘, 피지선 등의 기능 저하로 피부가 건조해진다. 검버섯이 생겨 피부색이 변하게 되고, 혀와 잇몸의 위축으로 먹기와 치아를 유지하는 능력이 저하된다. 머리카락은 얇아지며 흰색과 회색 등으로 변하고 손톱은 성장이 지연되어 조직이 위축되고 딱딱해진다. 자외선의 영향으로 피부의 노화와 건조, 주름이 증가되어 이차적 피부손상이 일어난다.

㉡ 근육계(muscular system)

근육의 긴장도는 20~24세에 가장 강하고 60세 이후 급격히 감소한다. 근 섬유수와 크기 감소로 근육의 질량이 감소하며 팔보다 다리 근력의 약화가 심하며 근위부의 근육 위축이 두드러진다. 체중이 60세부터 점차 줄어들며 연골조직의 퇴화로 인하여 신장도 줄어들게 된다. 신체조직 구성성분 중 지방분은 증가하고 고형분과 수분은 줄어든다. 뼈의 칼슘이 고갈되어 뼈 질량이 감소하고, 뼈 밀도가 낮아진다. 여성은 신체적 활동이 줄어듦에 따라 남성에 비해 뼈의 손실이 더욱 증가한다. 연골조직이 얇아지거나 탄력이 약화되어 관절염을 일으키고 팔, 다리 및 골격 일부에 붙어 있는 수의근의 근육 용적이 감소되고 근수축력 약화로 운동능력이 감퇴된다.

ⓒ **폐순환계**(pulmonary system)

기도는 섬모의 숫자 및 운동성이 감소하여 호흡기 감염의 위험이 증가하고 가스교환의 양이 감소한다. 가슴우리(thoracic cage)는 경직성이 증가하고 갈비연골(costi-cartilage)의 석회화와 뼈엉성증(osteoporosis)이 일어난다. 폐조직의 탄성이 저하되고 폐용적이 감소되며, 무용 공간(dead space)이 증가하는 반면 기관지는 약간 확장되고, 기관지 점액선은 증가하게 된다. 이러한 호흡기의 변화로 인하여 폐 속에 나쁜 공기가 남아 있는 잔기량이 증가하여 기관지 질환이나 호흡기 질환에 이환될 가능성이 높아진다. 1회 호흡량이 감소하여 호흡수가 증가하고 호기 및 환기량이 50% 감소하여 혈액의 산소운반 능력이 감소한다.

ⓓ **심장계**(cardiac system)

심장은 벽이 두꺼워지고 탄력성이 감소하며 심장근육 세포 크기가 증가하여 심장질량이 늘어난다. 판막은 두꺼워지고 딱딱해지며, 관상동맥은 탄력성이 감소하고 크기가 감소되면서 지방이 축적되게 된다. 전도계는 심박조절 세포수가 감소하여 전달시간이 지연되어 심박수와 리듬에 이상이 생긴다. 심박출량은 1회 박출량의 감소로 전체 심박출량이 감소한다. 혈관계는 탄력성이 감소하여 동맥혈관의 지름이 증가하여 말초혈관의 저항력이 증가하고 혈관이 두꺼워지고 단단해진다. 노화에 따른 혈관계의 변화는 주로 동맥에서 관찰되며 동맥벽이 비대해지고 경화되고 탄력성이 줄어들게 된다. 이러한 동맥의 구조적 변화와 기능 저하로 혈액순환이 원활하지 못하여 고혈압, 동맥경화, 뇌졸중 등의 순환기계 질환을 앓게 될 가능성이 높아진다.

ⓔ **신경계**(neurological system)

노인의 기능감소에 영향을 미칠 수 있는 중추신경계의 변화로 뇌 무게 및 용량이 5~17% 정도 감소한다. 이마엽과 관자엽의 뉴런이 감소하여 성격, 운동기능, 언어, 듣기기능이 저하된다. 뒤통수엽의 뉴런감소로 시각기능이 저하되고, 관자엽의 뉴런감소로 감각기능이 저하된다. 회색질의 감소로 뇌줄기와 척수의 용적이 감소하고, 뇌척수액의 보유량이 커져 뇌실이 확장된다. 시냅스 감소로 반응속도가 감소하고 깊은 잠을 이루지 못하는 등 수면 양상이 변화된다. 움직임 조절에서 중요한 역할을 하는 기저신경절(basal ganglia)과 소뇌는 노화로 인하여 운동성이 느려지고, 불안정한 자세를 초래한다.

ⓗ 감각계(sensory system)

ⓐ 시각 : 시각은 40세부터 떨어지기 시작하여 70세 이후부터는 교정시력으로도 정상시력을 유지하기 어려워진다. 수정체의 탄력성이 떨어지면서 조절력이 감소하는 것이 원인이다. 수정체의 두께가 두꺼워졌다 얇아졌다 하면서 일어나는 조절력은 나이가 젊으면 수정체의 탄력성이 좋아서 강하지만 나이가 들면 탄력성이 떨어지면서 조절력도 약해진다. 백내장이나 황반변성과 같이 뚜렷한 질환이 없어도 노인이 되면 여러 가지 이유로 시력이 떨어진다. 동공 크기가 줄어들기 때문에 눈을 통과하는 빛의 양이 줄어들면서 어두침침한 곳에서 더욱 시력이 떨어진다. 빛에 대한 반응이 느려 밝은 곳에서 어두운 곳으로 이동하거나 어두운 곳에서 밝은 곳으로 이동할 때 적응 속도가 느려진다. 이런 조건에서는 넘어지거나 추락할 위험성이 높아진다.

ⓑ 미각 : 미각은 20대에 최고 상태에 이른 후 50세부터 서서히 저하되지만 70세 이전까지는 큰 변화가 없다. 80세 이후부터는 혀끝의 미각이 감소하여 미각 구별능력이 현저히 쇠퇴한다. 미각은 침 분비와 맛 구별능력이 감소하고 50세 이후 혀 앞부분의 미각 능력을 50% 정도 상실하며 단맛과 짠맛의 구별 능력을 먼저 상실한다.

ⓒ 후각 : 후각은 65세 이후부터 감소하기 시작하여 80세 이후 노인의 75% 정도가 후각과 관련된 문제를 경험하게 된다. 후각은 노화와 함께 기능이 감소하며 특히 불쾌한 감각과 좋은 냄새를 구별하는 기능이 약 40% 감소한다.

ⓓ 촉각 : 촉각은 45세 이후부터 급격히 저하되며, 통각은 젊은 사람에 비해 노인들이 덜 민감하지만 통각의 저하는 연령과 크게 상관성이 없는 것으로 나타나고 있다. 노년기에는 감각기관이 수집한 정보를 의식적 수준에서 처리하고 평가하는 지각 기능의 반응속도가 저하된다. 촉각은 손끝, 손바닥, 다리의 촉각기능이 감소하며 피부의 변화보다 신경계의 변화가 기능 감소에 기여한다.

ⓔ 청각 : 청각은 내이에서 대뇌겉질(cerebral cortex)까지 청각 체계의 반응능력이 감소하고, 중추신경계의 자극 반응능력 감소 등으로 인하여 청각능력의 감퇴가 나타난다. 55세 이후부터는 음의 고저에 대한 변별력이 감소하고 노년기 후기에는

보청기와 같은 청력보조기구의 필요성이 높아진다.

ⓕ 운동감각 : 운동감각은 신경계, 근골격계의 기능 저하가 원인이 되어 감소하며 낙상의 위험성이 증가한다. 노년기에는 감각기관의 기능 저하로 신체 내 · 외부의 변화와 상태에 대한 정보를 수집하여 뇌에 전달하는 과정에 문제가 발생할 수 있다.

② 신체기능의 변화

㉠ 장기 기능의 저하

신체 내부의 장기는 40세부터 중량이 감소하며, 25세 청년의 기능이 100%로 작용한다면, 75세 노인의 뇌 중량은 95% 정도, 신장 중량은 81% 정도, 간장 중량은 67% 정도, 비장 중량은 45% 정도로 줄어든다. 심장 중량은 140% 정도로 증가하는 것으로 나타나고 있다. 이러한 주요 장기의 중량 변화, 조직 변화와 함께 장기의 기능 변화가 나타나게 된다.

연령 증가에 따라 신장의 크기, 무게, 겉질의 양 등이 감소되며 신장 혈관의 경화현상이 나타남으로써 신장기능이 줄어들게 된다. 즉, 신장에서 노폐물이나 독소를 여과하는 비율이 80세에는 30세의 50% 정도로 감소함에 따라 각종 신장 질환에 이환될 가능성이 높고, 방광이나 요도 기능의 저하로 야간에 소변을 보는 횟수가 증가하게 된다. 실제로 60세 이상 노인은 밤에 평균 1~2회 정도 소변을 보는 것으로 나타나고 있다.

㉡ 혈액순환의 저하

노화에 따른 혈관계의 변화는 주로 동맥에서 관찰되며, 동맥벽이 비대해지고 경화되어 탄력성이 줄어들게 된다. 이러한 동맥의 구조적 변화와 기능 저하로 인하여 혈액순환이 원활하지 못하여 고혈압, 동맥경화, 뇌졸중 등의 순환기계 질환을 앓게 될 가능성이 높아진다.

㉢ 소화기능의 감퇴

노년기는 치아 결손, 타액과 위액 등의 소화 효소 분비량의 감소, 위 근육의 약화 등으로 인하여 소화기능이 감퇴된다. 60세 이상이 되면 소장은 융모의 크기가 작아져 점막흡수 면적이 줄어들고 운동성이 저하되며, 대장 조직이 변형됨에 따라 변비나 각종 장 질환에 이환될 가능성이 높아진다.

㉣ 성기능 저하

노화로 성기능 또는 생식 기능의 저하현상이 나타나게 된다. 여성은 폐경으로 인하여 월경이 중단되고 생식 능력이 상실되며, 폐경 이후의 성적 욕구 변화가 있다는 연구와 성적 욕구 변화가 없다는 상반된 연구결과도 있다. 남성은 생식 기능이 저하되며, 발기 능력과 음경 크기의 감소, 음경 강직도의 저하, 발기 각도의 변화 등과 같은 불완전한 발기 문제로 인하여 성교능력이 저하되지만 여성보다는 기능 저하가 덜하며 70대 이상에서도 충분히 성적 관계를 유지할 수 있다는 연구도 있다.

(2) 심리적 노화

심리적 노화는 감각 기능, 인지 기능, 정서 및 정신 기능, 성격 등의 심리내적 측면과 심리외적 측면과의 상호작용에 있어서 퇴행, 유지 및 성숙을 내포하는 심리적 조절 과정이다. 심리적 노화의 영역은 크게 감각 기능, 지각 과정, 심리 운동 수행 능력, 정서 및 정신 기능 등의 심리 기능 특성, 자아의 발달과 성적 변화와 같은 발달적 특성, 정신 건강과 장애로 나누어 볼 수 있다. 이러한 심리적 노화의 진행은 다양하며 개인에 따라 차이가 있다.

① 수면의 변화

연령 증가로 일반적으로 수면 시간이 감소하게 되며, 20대에는 하루 평균 7~8시간의 수면을 취하고 55세 이후에는 감소하여 64세 이상에서는 5~6시간 정도 수면을 취하는 것으로 나타나고 있다. 수면 시간의 감소와 함께 취면 장애, 조기 각성, 주야 전도, 숙면 장애 등을 경험한다. 특히 수면 중의 빠른안구운동(Rapid Eye Movement, REM) 수면 시간이 감소함에 따라 피로 회복률이 낮아져 낮 동안의 일상적 활동에 지장을 받는 경우가 많아지게 된다.

② 인지 기능

㉠ 지능

인지 기능 중 지능은 목적적으로 행동하고 사고하며, 환경에 효율적으로 대처하는 종합적이고 총체적인 능력으로, 새로운 것을 학습할 수 있는 능력 또는 주변 환경에 적응하는 능력이다. 이러한 지능은 18~25세 이후부터는 점진적으로 쇠퇴한다고 보고 있으나 지능에는 여러 종류가 있으므로, 특정 영역의 지능만을 근거로 지능의 약화를 주장할 수는 없다(표 1-4).

지능은 유동성 지능과 결정성 지능으로 나뉜다(그림 1-4). 유동성 지능은 타고난 지능으로 숫자에 대한 감각, 정확성, 기억 능력, 반응속도 등을 나타내며, 20대에 절정을 이루고 70세 이후부터 급격히 감퇴한다. 결정성 지능은 경험을 통해 후천적으로 획득된 추론 능력, 어휘력 등을 나타내며 60세까지 꾸준히 증가한다. 지능은 연령 이외의 변인, 즉 교육 수준, 생활 경험, 직업, 동년배 집단 효과, 지능 검사 시의 신체 및 건강상태 등의 영향을 많이 받는다고 할 수 있다.

[표 1-4] 유동성 지능과 결정성 지능

유동성 지능	생물학적으로 타고난 지능으로 경험이나 학습과는 무관	숫자에 대한 감각, 정확성, 기억 능력, 반응속도 등
결정성 지능	특정 문화 속에서 훈련, 경험, 교육 등의 체계적인 사회화 과정을 통하여 형성	언어 이해력, 개념 형성, 일반적 추리력, 유추 능력, 연합 능력, 판단력 등

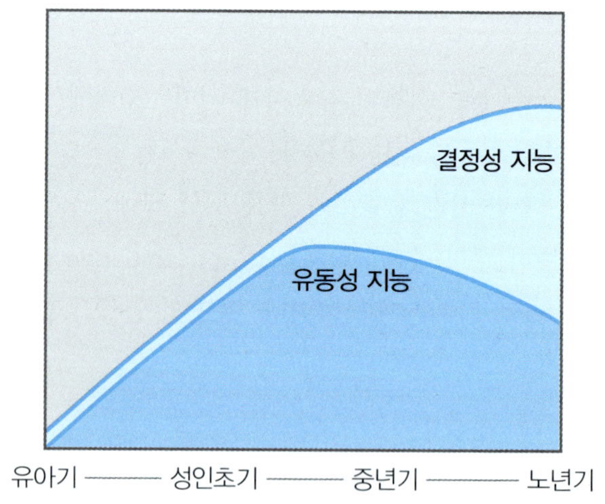

[그림 1-4] 유동성 지능과 결정성 지능의 변화 비교

㉡ 기억

기억은 외부에서 들어온 정보를 대뇌에 기록해서 저장했다가 어떠한 상황에 직면하여 의식으로 되살려 내는 정신 기능을 의미한다. 기억은 정보를 암호화하고, 저장하고, 인출하는 과정과 관련이 있으며, 어떠한 것을 기억하고자 할 때마다 우리는 다양한 인지적 기술과 연관시킨다(그림 1-5). 기억의 구성요소는 감각 기억, 단기 기억, 장기 기억을 포함하고 있다. 기억 과정 요소는 연합 메커니즘을 사용하여 학습한 것을 재현하거나 회상하는 것과 관련이 있다. 노년기에 이르게 되면 일반적으로 단기 기억과 최근 기억의 능력이 약화되고 암기보다는 논리적인 것의 기억능력이 더 많이 감퇴되는 것으로 알려지고 있다. 보는 것보다는 듣는 것의 기억력이 뛰어나므로 노인들의 학습 능력 증진을 위해서는 청각을 활용한 교육 방법이 효과적이다.

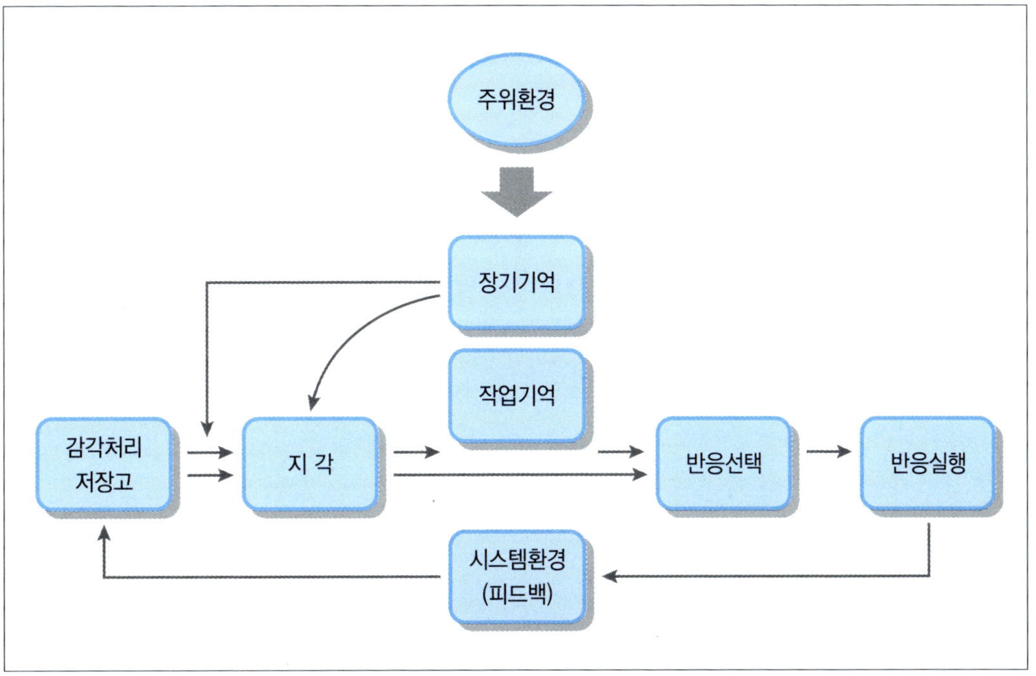

[그림 1-5] 인간의 정보 처리과정

㉢ 사고 능력

사고 능력은 학습과 지각에 의해 받아들인 정보를 구별하고 분류하여 개념화하는 과정으로 이미 습득한 지식을 활용하여 여러 가지 과제를 해결하거나 과제상황에 대처하는 것을 의미한다. 문제해결 능력은 사고과정에서 형성된 개념들을 바탕으로 논리적 추리를 하여 어떤 결정을 내리는 것을 의미한다. 이러한 사고 능력과 문제해결 능력은 연령이 증가함에 따라 저하되는 것이 일반적이지만 단순히 연령 증가만이 그 원인이라고 한정하기가 어려우며 연령과 교육 수준, 인생 경험, 지능, 직업, 동년배 효과 등의 여러 요인이 복합적으로 영향을 미친다.

㉣ 노인의 지혜

노인은 오랜 삶의 경험을 통하여 나름대로의 삶에 대한 지혜를 갖게 된다. 지혜는 지식과 실용적 능력을 결합하여 인생에 대해 더 큰 이해를 갖게 되는 개인적 지식의 통합체로서, 노년기에는 오랜 인생경험을 통해 획득한 지혜를 사용하여 반응 속도의 저하와 같은 인지기능의 저하를 보완해 나갈 수 있다. 노화 자체가 궁극적 존재의 이유에 대해 관심을 갖게 하고 죽음에 대해 깊이 명상하게 하며, 보편적 가치를 추구하게 하므로 노년기에는 영성이 더욱 깊어지는 경향이 있다.

③ 정서 및 성격 변화

노년기는 감정 표현 능력이 저하된다. 감정 표현 능력의 저하는 연령의 증가가 원인이라기 보다는 사회 문화적 요인에 더 큰 원인이 있다. 즉, 감정 표현을 억제하는 것이 사회문화적으로 보다 바람직한 것이라는 사회적인 압력에 순응한 결과라고 할 수 있다. 에릭슨은 노년기의 심리 사회적 위기인 자아통합 대 절망은 중 · 장년기의 생산성 대 침체의 위기를 어느 정도 성공적으로 극복하였는가에 따라 결과가 달라진다고 하였다. 이러한 노년기의 성격적 특성을 근거로 리처드는 노년기의 성격 유형은 성숙형과 방어형, 은둔형, 분노형, 자학형의 다섯 가지로 구분하고 있다(표 1–5).

[표 1–5] 노년기의 성격유형

구 분	특 징
성숙형	매사에 신중하고 은퇴 후의 변화를 수용하며 과거에 집착하지 않고 여생이나 죽음에 대한 과도한 불안이 없음
방어형	노화에 따른 불안을 방지하기 위하여 사회적 활동 및 기능을 계속 유지함
은둔형	은퇴 후 과거에 힘든 일이나 복잡한 대인관계에서 벗어나 조용히 수동적으로 보내는 것에 만족함
분노형	젊은 시절 인생목표를 달성하지 못하고 늙어버린 것을 비통해하고, 실패 원인을 외부에 투사하여 남을 질책하고, 자신의 늙음에 타협하지 않으려 함
자학형	지난 인생에 대한 후회가 많고 불행이나 실패의 원인이 자신에게 있다고 여겨 자신이 무가치하고 열등하다고 생각하여 의기소침하거나 우울증이 올 수 있음

(3) 사회적 노화

인간은 자신의 사회적 연결고리에 속해 있는 사람들과 지속적으로 상호작용하는 과정에서 사회적 규범을 학습하고 사회화 요구에 순응하며, 다양한 사회적 지위에 따르는 역할을 수행하게 된다. 이처럼 사람들은 사회와 상호작용하는 과정에서 사회의 영향을 받을 뿐만 아니라 자신을 둘러싼 사회 환경에도 영향을 미치게 된다. 그러므로 노화의 사회적 측면을 정확히 이해하기 위해서는 사회가 노화 과정이나 노인에게 미치는 영향, 노인 인구로 인하여 야기되는 사회적 변화를 모두 고려해야 한다.

① 사회적 연결고리와의 상호작용

노년기에는 배우자와 친구의 상실, 퇴직 등으로 인하여 사회적 관계망이 줄어들게 되는 것이 일반적이다. 직장과 같은 2차 집단과의 유대 관계와 참여가 줄어들면서 가족, 친구, 이웃 등과 같은 1차 집단과의 관계가 사회적 관계의 중심이 되고, 그 중에서 가족과 자녀와의 관계가 핵심적 관계축이 된다. 노년기에는 성인 자녀와 적절한 유대 관계를 형성해야 하지만 노인이 부양자의 지위에서 피부양자의 지위로 전환되는 과정에서 많은 어려움을 겪기도 한다. 특히 요즘 핵가족화의 영향으로 자녀와의 별거 및 독거 노인의 비율이 증가하는 추세이다.

② 사회화

성공적인 노년의 사회 생활을 위하여 개인은 자신이 속한 집단이나 사회에서의 지위에 적합한 기술, 지식, 가치, 역할 등을 학습하여야 한다. 또한 사회가 안정을 유지하고 발전하기 위해서는 사회 구성원들에게 적절한 기술, 지식, 가치, 역할 등을 학습시켜야 한다. 이처럼 개인의 수준과 사회적 수준에서 이루어지는 노력이 사회화이며, 이를 통하여 사회의 규범, 가치, 역할 기대 등을 학습하고 사회 생활에 필요한 사회적 기술들을 발전시킬 수 있는 사회적 학습과정이라 할 수 있다.

③ 지위와 역할의 변화

개인의 일상생활은 사회적 지위와 역할에 의해 주로 결정된다. 사회적 지위는 사회적 신분에 따라 개인이 차지하는 자리나 계급을 의미하며, 역할은 지위의 동적인 표현으로서 특정한 사회적 지위에 상응하는 기대행동이라고 할 수 있다. 이러한 사회적 지위와 역할은 한 개인이 행사할 수 있는 권력, 사회적 영향력 및 삶의 질을 결정하는 데 매우 중요한 요소이다.

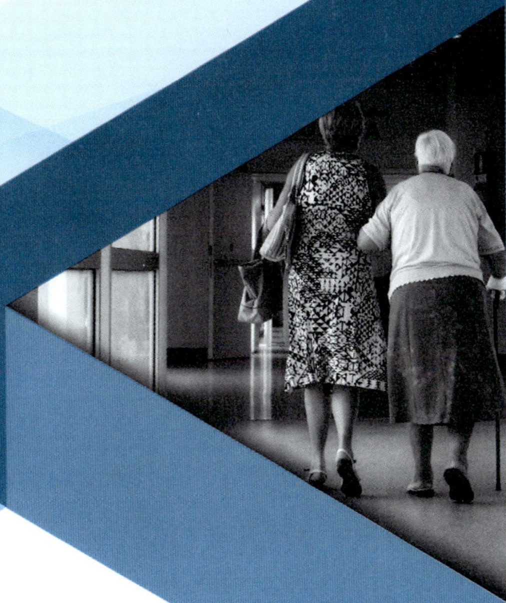

제 2 장

중재모델

학습목표

- 노인을 위한 작업치료 중재 실행모델을 이해할 수 있다.
- 노화로 인한 변화를 작업치료 실행체계와 관련하여 설명할 수 있다.
- 이론적인 원리를 작업치료 중재에 적용할 수 있다.

핵심용어

중재모델, 국제기능장애건강분류, 작업치료 실행체계

1 작업치료를 위한 영역과 실행

최근 미국작업치료협회(AOTA)에서 새롭게 정리된 작업치료의 영역과 실행에 관한 정의는 새로운 영역에서 요구되는 작업치료 적용과 최신 치료를 분석할 수 있도록 했다. 작업치료 실행체계(Occupational Therapy Practice Framework: Domain and Process, OTPF)에 의하면 작업치료의 초점은 사람들이 매일의 삶에서 생활하고 의미있고 목적적인 활동을 할 수 있게 참여시키고 도움을 주는 것이다. 노인의 작업수행에서는 건강, 웰빙, 만족스러운 삶을 포함하여 삶의 질을 위해서 생활과 본인의 의사를 충분히 반영하여 지지하는 것이 필요하다.

1) 작업치료 영역

[표 1-6]은 '작업치료 실행체계: 영역과 과정' 4판의 작업치료 영역의 측면을 나타낸 것이다. 노인 클라이언트를 중심으로 작업치료 실행체계를 살펴볼 필요가 있다. 인간 활동영역은 일상생활활동, 수단적 일상생활활동, 건강 관리, 휴식 및 수면, 교육, 일, 놀이, 여가, 사회 참여가 있다. 수행 기술은 기능적인 목적에 입각하여 관찰 가능한 행동 요소이며, 기술의 실행은 원하는 작업이나 행동에 참여하기 위한 바탕이 된다. 수행 기술은 운동 기술, 처리 기술, 사회적 상호작용 기술이 있다. 이러한 각 요소들은 기술의 실행에 영향을 주거나 지지하지만 실제적인 기술의 실행을 방해하기도 한다.

수행 패턴은 습관 또는 일상적인 활동과 관련된 행동 패턴을 말한다. 일상생활활동과 같은 습관, 일과, 역할, 의식과 같은 활동을 나타낸다. 습관은 구체적이고 자동적, 적응적, 부적응적 행동으로 건강할 수도 건강하지 않을 수도 있다. 예를 들어 매일 운동하기 대 매일 식후 흡연하기가 있다. 지향점은 효율적이고 건강한 습관들을 구체적이고 자동적, 적응적으로 만들어 나가는 것이다.

클라이언트 요소는 가치, 신념, 영성, 신체 기능, 신체 구조가 있다. 작업치료사는 작업에 참여하는 것이 노인 클라이언트에게 어떤 영향을 주는지를 인식해야 한다. 노인 클라이언트의 건강, 웰빙, 사회 참여를 지지하기 위해 신체 기능, 신체 구조에 대한 지식과 신체 구조 간의 상호작용을 폭넓게 이해해야 한다.

[표 1-6] 작업치료 영역의 측면(Occupational Therapy Practice Framework: Domain and Process 4th Edition, AOTA, 2020)

작업	배경 상황	수행 패턴	수행 기술	클라이언트 요소
일상생활활동(ADL)	환경적 요소	습관	운동 기술	가치, 신념, 영성
수단적 일상생활활동(IADL)	개인적 요소	일과	처리 기술	신체 기능
건강 관리		역할	사회적 상호작용 기술	신체 구조
휴식 및 수면		의식		
교육				
일				
놀이				
여가				
사회 참여				

2) 작업치료 과정

작업치료의 과정은 평가, 중재, 결과 등이 있다. 작업치료의 시작은 노인 클라이언트의 작업적 요구, 문제 개념을 평가하는 것이다. 의미있고 생산적인 활동에 참여하는 작업적 인간으로서 클라이언트를 이해하는 것은 건강과 웰빙이 중심이 된다. 실제 작업과 일상생활활동에 참여하는 것을 포함하여 다양한 치료적 활동이 중재에 사용된다.

2 국제 기능·장애·건강 분류(International Classification of Functioning, Disability, and Health, ICF)

2001년에 세계보건기구(WHO)에서는 국제기능장애건강분류가 국제적으로 사용되었다. 1980년대 발표된 국제장애분류기준(International Classification of Impairment, ICIDH)의 개정판인 국제장애분류기준-2는 국제기능장애건강분류라고 한다. 즉, 과거, '손상, 무능력, 사회적 불리'의 개념에서 '기능성, 무능력, 건강'으로 개념이 수정되었다.

1) 기능 · 장애 · 건강에 관한 국제분류체계(International classification of Functioning, Disability and health, ICF)

ICF(국제 기능 · 장애 · 건강 분류)는 건강의 다양한 측면에서 적용하기 위해 세계보건기구(WHO)에 의해 개발된 국제분류체계 중 하나이다. ICF는 다양한 전문가 집단과 분야에서 사용할 수 있도록 만들어진 다목적 분류이다. 구체적인 목적을 요약하면 다음과 같다.

- 건강과 건강관련 상태, 결과 및 결정요인을 이해하고 연구하기 위한 과학적 기반 제공
- 장애가 있는 사람을 포함한 보건 전문가, 연구원, 정책 입안자 및 일반인과 같은 다양한 사용자들 사이의 소통을 향상시키기 위해 건강과 건강관련 상태를 표현할 수 있는 공통언어 확립
- 국가, 보건관련 학문, 서비스 및 시간에 대한 자료 비교 가능
- 건강정보시스템을 위한 체계적 코드화 방식 제공

ICF는 WHO에서 사용하는 국제질병분류기준(ICD-10)을 보완한 도구로, 의료적 차원을 넘어 사회적 및 환경적 관점을 포함하는 광범위한 분류 기준이다. ICF 모형은 여러 패턴과 방향의 상호작용을 포함하고 있으며 장애를 개념화하는데 중요한 요소이다. 사람이 살아간다고 하는 것에 개념화되어 있고 생활 기능에 영향을 주는 배경요인으로 분류되고 있다. 생활 기능은 생명 레벨인 심신기능과 신체구조, 생활 레벨인 보행, 가사, 일 등의 생활행위, 참가 레벨인 일, 가정 내 역할, 지역사회 참가 등이다.

배경 요인은 개인의 삶과 생활에 대한 모든 배경을 말한다. 여기에는 환경요인과 개인요인의 두 구성요소가 있다. 환경요인은 생활하고 인생을 보내고 있는 환경적 측면으로, 가정이나 직장 등 사람과 접하는 것과 같은 개인적 환경과 교통 서비스, 제도, 보조도구 및 복지용구 등의 사회적 환경을 포함한다. 개인요인은 개인의 삶과 생활에 대한 특정 배경으로 건강상태나 상황에 해당하지 않는 개인의 특성들(성별, 인종, 연령, 체력, 생활방식, 직업, 과거나 현재 사건 등)로 구성된다. 개인요인이 중재의 다양한 결과에 영향을 미칠 수 있음으로 [그림 1-6]에 포함되었다.

생활 기능은 생활 상태에 영향을 주고 그 외에는 생활 인자에 의해 영향을 받는다. 장애는 단순히 주요한 손상의 실제만으로 설명될 수 있는 것이 아니라, 과거와 현재의 사회적 및 생리적, 심리적 틀 안에서 이해되어야 한다. 세 가지의 틀 중 어느 하나만이라도 적절히 지원한다면 개인의 기능성 상태에 영향을 미칠 수 있고 나아가 장애의 본질과 정도에도 영향을 미칠 수 있게 된다.

ICF는 인간의 기능성과 장애의 과정을 나타낸다. 예를 들어, 지능의 심각한 제한(신체기능 요인)은 적응기술(활동 요인)의 심각한 제한 원인이 될 수 있다. 또한, 개인의 지역사회 참여가 제한될 때, 적응 기술이나 지능의 제한이라기보다는 적절한 지역사회 자원의 결여, 지원의 결여, 지역사회의 사람들의 거부, 교통 수단의 결여와 같이 환경과 더욱 관련될 수 있다. 보조도구와 복지용구의 역할은 신체 기능 보상으로 용구를 사용하여 신체의 상실된 기능을 대체하는 것이다. ICF에서 보조도구나 복지용구의 정의는 장애가 있는 사람의 생활기능을 개선하기 위하여 개조되거나 특별히 설계된 모든 생산품, 기구, 장치, 용구 등을 말한다.

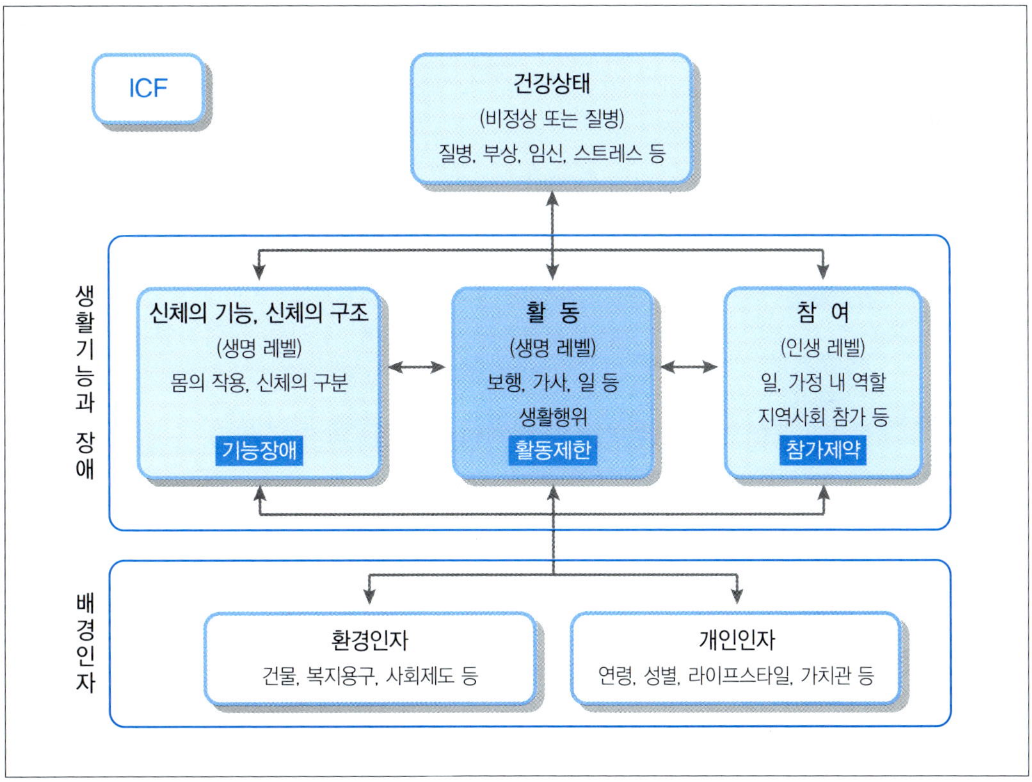

[그림 1-6] 기능·장애·건강에 관한 국제분류체계(ICF)

3 실행모델 및 이론의 틀

노인 클라이언트와 관련된 실행모델(Model of Practice) 및 이론의 틀(Frame of

Reference)을 중심으로 이해가 필요하다. 근거 중심적 치료를 시행하고, 명확한 작업에 대한 관점을 가지기 위해 실행모델과 이론의 틀에 대한 지식이 요구된다. 실행모델과 이론의 틀은 치료사들에게 중재 계획을 효과적으로 설정하기 위해 정보를 이해하고 해석하는 수단이다.

1) 실행모델(Model of Practice)

실행모델은 작업치료에 이론을 적용하는 것이다. 즉, 작업치료 관점에서 '작업치료 안경'을 끼고 접근할 수 있도록 안내해준다. 특정한 평가를 개발하거나 중재를 위한 원리들을 결합하는 것 등 다양한 방법들을 통해 수립된다. 또한, 중재의 프로토콜이 아니라 클라이언트의 작업수행에 초점을 두어 작업을 관찰하는 수단으로 사용된다.

(1) 인간작업모델(Model of Human Occupation)

인간작업모델(MOHO)은 일반적 체계이론(general system theory), 인본주의, 심리학, 인지이론, 사회학, 생물학, 철학에 이론적 근거를 둔다. 이 모델은 작업선택과 작업행동에 영향을 주는 요소로 개인의 성향뿐만 아니라 환경도 중요하며, 인간을 작업적인 존재로 인식하면서 작업의 중요성을 강조하고 있다.

인간체계로 정보가 들어오는 것은 입력이며, 처리과정에는 의지, 습관화, 수행의 하부구조가 포함되고 행동으로 유출되는 것이 출력이다. 처리과정의 세가지 하부구조를 설명하면 다음과 같다.

① **의지(volition)** : 한 개인으로 하여금 작업행동을 기대하고, 경험하고, 선택하고, 해석하게 한다. 의지는 노인 클라이언트의 생각과 느낌이다.

② **습관화(habituation)** : 습관과 내재적 역할이라는 하부구조를 가진다. 이것은 반복적인 행동을 표현하는 정보를 내적으로 조직화하는 것을 뜻한다. 사람들이 자신들의 익숙한 물리적, 시간적, 사회적 환경에서 효과적이고 자연스럽게 행동하도록 한다. 노인 클라이언트가 출근을 위해 자전거를 타는 것이나 모임에 가기 위해 자전거를 타는 것과 같은 역할을 들 수 있다.

③ **수행(performance)** : 지각운동 기술, 의사소통, 처리과정 기술의 하부구조를 가지며 이를 통하여 일상적인 작업과제를 수행하게 된다. 수행은 근골격계, 신경계, 인지, 지각의 복잡한 상호작용을 통하여 일어난다. 이는 근골격계를 표현하는 것뿐만 아니라 노인 클라이언트의 이전 경험, 변화, 수행에 대한 노인 클라이언트의 기대들을 나타낸다.

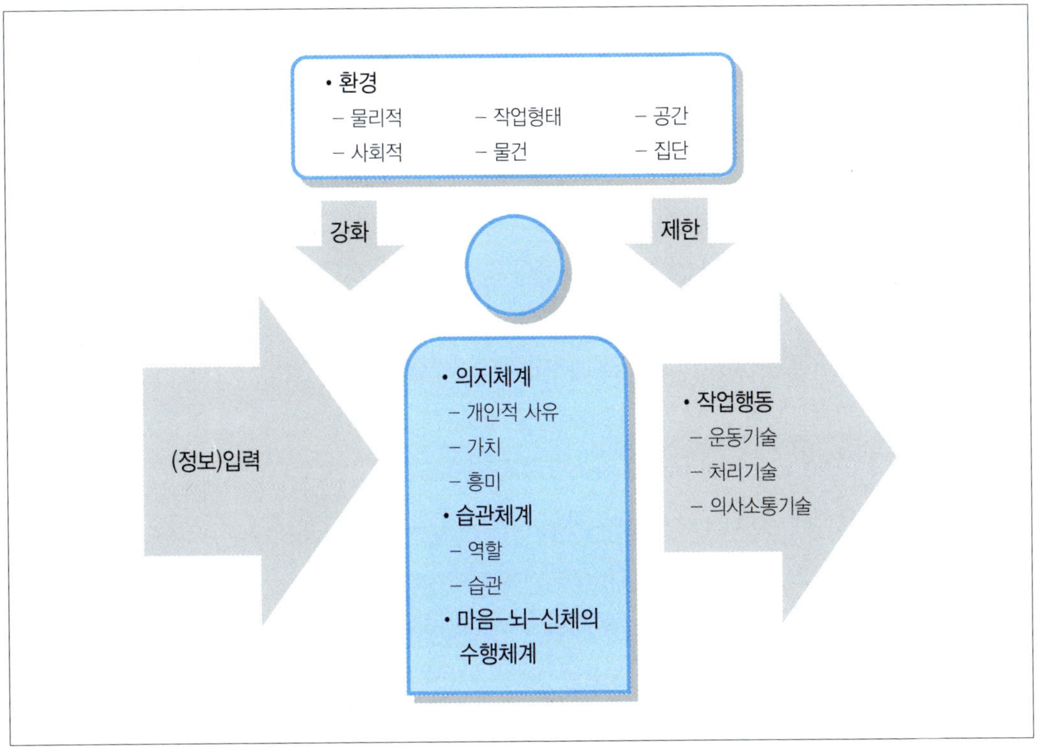

[그림 1-7] 열린 체계(Kielhofner, 1887)

인간작업 이론의 틀에 대한 특징은 [표 1-7]과 같다.

[표 1-7] 인간작업 이론의 틀

이론가	기능	기능장애	평가
• 키엘호프너(Kielhofner) • 브룩(Burke) • 아이지(Igi) • 레일리(Reilly) • 마이어(Meyer)	자기관리, 일, 놀이 작업에서 자기 만족감을 얻으며 삶의 균형을 잡는 것	장애상태를 가진 사람이 자신의 작업적 역할과 작업적 필요에서 만족감을 가지는데 실패한 것	• Occupational Role History • Interest Checklist • Occupational Performance History

치료 목표는 노인 클라이언트의 연령에 적합한 작업을 회복하고 기능적 역할을 개선하는 것이다. 다양한 치료양식이 자기관리, 일, 놀이의 균형을 이루기 위해 사용된다. 치료적 활동 및 작업에 참여하여 적응력 있고 건강한 존재로 변화하기 위한 것으로 여기에는 목표 설정, 여가상담, 시간관리, 적응기술, 일상생활활동 등이 포함된다.

(2) 인간-환경-작업모델(Person-Environment-Occupation Model)

인간-환경-작업모델(PEO)은 클라이언트 중심 모델로, 중재를 계획할 때 환경과 작업을 같은 수준으로 중요하게 고려한다. 작업의 명확한 단계가 되는 과제(task)를 작은 부분으로 구별한다. 예를 들어 노인 클라이언트가 안전하게 칼을 다루는 활동에서, 빵에 버터를 바르는 것은 과제의 아주 작은 부분이며 샌드위치를 만드는 과제는 음식 준비라는 작업의 일부분이다. 작업수행은 역동적인 인간, 환경, 작업의 상호작용의 결과이다.

치료 목표는 생애 주기에 따라 사람의 역할과 역량, 환경과 작업이 역동적으로 변화하므로 문제 영역과 요인을 분석하여 대상자의 작업수행을 향상시킨다.

(3) 작업과학모델(Occupational Science Model)

작업과학은 '작업'의 개념을 강조하며 작업이 작업치료의 수단과 목적이 되는 근거를 설명한다. 메이어(Meyer), 슬레이글(Slagle), 에어스(Ayres)가 개발한 것으로 작업치료 전통에 기초하여 일생동안 작업에 참여하는 인간에 대해 연구한 모델이다. 작업과학은 생물학, 사회과학, 인간 및 열린 체계 이론 분야 등 다양한 학문분야 지식을 사용한다. 작업과학 이론의 틀에 대한 특징은 [표 1-8]과 같다.

[표 1-8] 작업과학 이론의 틀

이론가	기능	기능장애	평가
• 레일리(Reilly) • 에르사(Yerxa)	신체와 사회, 문화적 인식, 의지를 통해 환경적 도전에 적응하는 것	질병, 질환 혹은 기타 제한된 생활 경험으로 인해 환경에 적응하고 작업 및 직업참여에 대한 인간의 능력을 제한하는 것	• 관찰, 면담 • 자기보고서 • 직업분석

인간은 환경에 참여하는 복잡한 시스템을 갖추고 있다. 작업과학은 사람이 환경 내에서 작업에 적응하고 관리하는 방법을 제공해준다. 치료 목표는 노인 클라이언트의 목적 있는 작업을 통해 자신과 다른 사람에게 기여하는 것으로 개개인의 언어, 문화-경험, 정신적 의미 등 독특한 특성을 반영하여 치료한다.

(4) 캐나다 작업수행참여모델(Canadian Model of Occupational Performance and Engagement)

캐나다 작업수행참여모델(CMOP-E)은 기존의 CMOP 모델에서 참여를 확장시킨 것으로 임상의 넓은 관점을 반영하여 한 단계 발전시킨 모델이다. CMOP-E는 열린 체계를 근거로 사람, 작업, 환경 간의 상호작용에 초점을 두고 있다. 클라이언트 중심 작업치료(client centered practice)를 위한 자료를 제공하며, 치료사와 노인 클라이언트의 협력적인 파트너십을 강조한다. 환경은 사회적, 문화적, 기관적, 신체적 요소가 있다. 작업(occupation)에는 자기관리, 레저, 생산적 활동 등이 있으며 사람은 신체적, 인지적 장애가 아닌 전체로 본다. 캐나다 작업수행참여모델에 대한 특징은 [표 1-9]와 같다.

[표 1-9] 캐나다 작업수행참여모델

기능	기능장애	평가
사람, 환경, 작업의 균형을 이루는 것	사회적, 인지적, 혹은 신체적 경험이 환경에 대한 성공적인 과업과 상충되거나 작업적 역할에 불만족하는 요인을 제공할 때 발생	• COPM • FIM, MBI • AMPS

CMOP-E는 사람-환경-작업 간의 상호작용에 초점을 둔다. 사람(노인 클라이언트)은 작업영역과 환경의 중심부에 위치하는 존재로 의지와 자기결정의 원천이며, 환경적 맥락 속에서 경험을 이끄는 연결성이 된다. 환경은 작업이 일어나는 외부의 환경적 요인을 말한다. 작업 참여는 수행에 대해 인지적이고 정서적으로 보는 넓은 관점을 강조한다. 다시 말해, 직접적인 수행없이 일어나는 작업 참여(예, 공연 관람, 스포츠 관람 등)를 포함한다.

2) 이론의 틀(Frame of Reference)

이론의 틀(FOR)의 목적은 작업치료사들이 이론과 중재전략을 연결할 수 있도록 돕고, 임상적 추론을 통해 적절한 중재 방법을 선택하는데 도움을 주기 위한 것이다. 이론의 틀은 실행모델과 비교하여 작업수행에 어떻게 접근할 것인가에 대해 보다 세밀한 관점을 가지는 경향이 있다. 중재 전략은 FOR로 설명되고 중재에 대한 고민과 중재를 구성하는 방법을 제공한다. 그러나 FOR이 프로토콜 자체는 아니라는 것을 명심해야 한다.

(1) 생체역학적 이론의 틀(Biomechanical Frame of Reference)

움직임 또는 동작(motion)은 작업을 성공적으로 수행하기 위해서 필수적인 것이다. 이는 근력, 지구력, 관절가동범위의 향상을 위한 것으로 말초신경계, 근골격계 및 심폐혈관계 노인 클라이언트에게 적용할 수 있으며 중추신경계 손상이 없는 치료방법이다. 생체역학적 이론의 틀에 대한 특징은 [표 1-10]과 같다.

[표 1-10] 생체역학적 이론의 틀

이론가	기능	기능장애	평가
• 페드리티(Pedretti) • 트롬블리(Trombly)	정상적인 힘(strength)과 관절가동범위, 지구력 및 인내력(endurance)을 가지며 신체의 구조적 안정성을 가지는 것	뼈, 관절, 근육, 인대, 말초신경, 심장근육, 폐, 피부 등에 손상으로 인해 관절가동범위, 힘, 지구력에 문제를 가지는 것	• ROM • MMT • 지구력

치료목적은 관절가동범위, 근력, 지구력 향상을 통하여 작업적 기능(occupational function)을 향상시키는 것이다. 예를 들어 노인 클라이언트가 음료수를 마시기 위해 병을 돌려서 열거나 캔을 따는 것과 같은 동작을 수행할 때 관절가동범위에 제한이 있거나 힘이 부족한 경우에 생체역학적 FOR은 작업기능을 위한 이러한 요소들을 향상시키는 것에 초점을 둔다. 치료적 방법은 직접적인 원인이 되는 문제요인을 감소시키기 위해 목적있는 활동과 운동을 사용한다. 이를 통하여 연부조직을 신장시키고 관절가동범위를 회복 및 유지시키며 저항을 사용하여 근력강화를 이루고 유산소운동을 통하여 지구력을 향상시킨다.

(2) 재활치료적 이론의 틀(Rehabilitation Frame of Reference)

재활치료적 이론의 틀은 일상생활을 수행하기 위한 노인 클라이언트의 능력에 초점을 둔다. 전체적 관점(holistic view)으로 클라이언트의 신체적, 정서적 상태를 살펴보아야 한다. 클라이언트의 목표를 성취하기 위해 보조도구를 이용한 보상적 방법이 사용되고 손상 전의 기능적 역할로 돌아가는 것이 가장 중요한 치료 초점이다. 재활치료적 이론의 틀에 대한 특징은 [표 1-11]과 같다.

[표 1-11] 재활치료적 이론의 틀

이론가	기능	기능장애	평가
• 페드리티(Pedretti) • 트롬블리(Trombly)	작업수행 영역인 일, 일상생활활동(ADL), 놀이 및 여가를 독립적으로 수행할 수 있는 능력	장애 및 핸디캡으로 인해 이전의 역할수행을 위한 능력이 감소하여 결국 자아존중(self-esteem)의 저하, 동기저하, 우울증, 적응능력의 저하가 오는 것	• Occupational Role History • Interest Checklist

치료목적은 역할수행과 신체적 기능의 독립성을 최대화시키는 것이다. 이러한 방법으로 환경변화, 보상방법, 보조도구 사용 등이 있다. 예를 들어 엉덩관절치환술(Total hip replacement, THR, 엉덩관절전치술)의 경우 노인 클라이언트가 하의를 입을 수 없다면 보상방법으로 옷입기 막대, 양말신기 보조도구, 긴 손잡이 구두주걱 등을 사용하여 독립적으로 옷을 입을 수 있도록 기술을 알려주는 것을 포함한다.

(3) 인지장애 이론의 틀(Cognitive Disability Frame of Reference)

인지장애는 인간의 학습능력을 방해한다는 관점에서 출발한 이론으로 알렌(Allen)은 정신사회적 문제를 가지고 있다면 어느 정도 인지적 손상을 갖고 있다고 하였다. 인지기능은 6단계로 나누어 정상적 수준과 심각한 장애수준의 단계를 설명할 수 있다. 인지장애 이론의 틀에 대한 특징은 [표 1-12]와 같다. 치료는 노인 클라이언트의 인지수준에 맞는 치료적 활동을 제공한다(표 1-13).

[표 1-12] 인지장애 이론의 틀

이론가	기능	기능장애	평가
• 피아제(Piaget) • 알렌(Allen)	알렌의 인지단계 6단계에 해당하는 것(표 1-13)	생물학적인 문제로 인해 감각운동 정보처리기능의 손상(impairment)과 그로 인한 장애(disability)와 핸디캡(handicap)을 가지는 것	• 차트리뷰, 인터뷰, 과제수행 관찰 • Allen의 인지수준검사 • Routine Task Inventory(RTI) • Work Performance Inventory

[표 1-13] Allen의 인지수준 6단계

단 계	수 준
단계 1	자동적인 행동(autonomic action) : 누군가에 의해 자극을 받았을 때 다양하지 않은 자동적인 행동이 나타남
단계 2	자세반응(postural action) : 스스로 중력에 대항하여 큰 움직임을 만들려고 자세반응을 시도함
단계 3	조작 행동(manual action) : 물건을 조작하기 위해 손을 사용함
단계 4	목적지향적 행동(goal-directed actions) : 단순하고 명료한 과제는 순서에 맞게 완성하는 방법을 알고 행동함
단계 5	탐색행동(exploratory action) : 탐색행동은 재료를 이용하여 다른 결과나 제품을 만들 수 있도록 신경근육계 조절을 변화시킬 수 있음
단계 6	계획된 행동(planned actions) : 재료를 이용하여 만들게 될 자신의 행위를 미리 예측할 수 있음

(4) 실존주의/휴머니즘 이론의 틀(Existential/Humanism Frame of Reference)

실존주의/휴머니즘은 심리분석적 접근법과 반대되는 이론으로 1940년대와 1950년대에 발달하였고 모든 사람은 자신들의 존엄, 자기가치, 평등, 독창성, 인간성에 대한 존경을 받을 권리가 있는 치료적 관련성을 강조한다. 칼 로저스(Carl Rogers)는 자기실체화와 자기 방향을 강조하는 '사람중심' 치료를, 머슬로우(Maslow)는 사람의 발달은 일관된 움직임과 생리학적, 심리학적인 변화를 갖는 욕구의 계층적 구조를 주장하였다. 실존주의/휴머니즘 이론의 틀에 대한 특징은 [표 1-14]와 같다.

인간은 자신의 잠재력에 도달하려고 하고 자기실현을 달성하려는 본능적인 욕구를 가지고 있으며 욕구만족에 대한 자연적인 충동이 있다. 치료 목표로는 자기인식, 자기가치 및 자기 실현성의 증대가 있다. 활동은 선택된 활동을 확인하고 활동을 통하여 자기표현을 증가시키며 긍정적이고 의미있는 경험과 가치를 명확하게 이끌어주어야 한다. 따라서 치료사와 노인 클라이언트는 서로 신뢰하고 긴밀해야 한다.

[표 1-14] 실존주의/휴머니즘 이론의 틀

이론가	기능	기능장애	평가
• 칼 로저스 (Carl Rogers) • 머슬로우 (Maslow)	자기실현, 선택(자기-의사결정)할 수 있는 사람, 자신에 대한 책임을 지고 자신의 잠재력을 달성할 수 있는 것	다음의 성향을 가지고 있는 것: 자기개념 감소, 도움이 없다는 느낌, 자기지각과 환경간의 불일치, 근심과 우유부단함에 압도, 자기자신의 표현능력과 삶을 즐기는 능력이 없는 것	• 활동형태평가 • Lerner Magazine • Picture Collage • Forer's Vocational Survey

(5) 정신역동적 이론의 틀(Psychodynamic Frame of Reference)

정신역동적 이론의 틀은 정신건강 치료에 사용되는 의식과 무의식적 상호작용을 나타내는 프로이드 이론으로 사람들의 의식은 무의식적 사고를 기초로 행동한다는 것이다. 정신질환은 어떤 방식으로부터 무의식적 사고 또는 느낌들이 반영되어 있다고 본다. 정신역동적 이론의 틀에 대한 특징은 [표 1-15]와 같다.

정신역동적 이론의 틀은 무의식의 원인을 밝혀낼 수 있도록 치료하며 개별상담 및 집단치료를 한다. 노인 클라이언트에게 다양한 활동을 통해서 두려움을 표현하도록 하고, 이를 통하여 어떤 의미를 찾아내도록 한다. 점토, 그림 그리기, 드라마 및 자서전을 통해 표현한 삶의 어떤 상징은 의식적인 기억이 아닌 것으로 표현하게 한다. 정신역동적 치료는 오랜 시간이 걸리기 때문에 이 이론은 장기치료 기관에서 사용된다.

[표 1-15] 정신역동적 이론의 틀

이론가	기능	기능장애	평가
• 프로이드(Freud) • 융(Jung) • 설리반(Sulivan) • 모세(Mosey)	일상생활을 방해하는 무의식적 사고와 느낌을 의식세계로 불러들여 이를 해결하는 능력	어떠한 대상에 공포심을 가졌다면 두려움이 지속되며, 무의식적으로 갈등이 표출되고 내적 정신과정에 방해가 됨	• 투사적 검사법 • 갈등을 나타내는 상징을 해석하는 것

(6) 역할획득 이론의 틀(Role acquisition Frame of Reference)

역할획득 이론의 틀은 앤 모세(Ann Mosey)가 디자인하였고 역할을 전환 중인 사람들과 사회적 역할이 요구되지 않는 사람을 대상으로 하였다. 일반적 개념은 사회학, 행동학습이론, 심리학을 근거로 노인 클라이언트들과 연령 그룹에 맞춘 접근법이다. 예측환경에서 필요한 사회적 역할이 강조되고 사회적 역할에는 업무기술과 대인관계 기술들이 포함된다. 일반적으로 사회적 역할에는 가족, 일상생활활동, 놀이/여가, 일이 포함된다. 역할획득 이론의 틀에 대한 특징은 [표 1-16]과 같다.

[표 1-16] 역할획득 이론의 틀

이론가	기능	기능장애	평가
• 앤 모세(Ann Mosey)	다양한 역할에 참여할 수 있고, 이 역할들을 조직적인 방법으로 관리하며, 사회와 적응할 수 있고 또한 사회에 기여하는 구성원이 되는 것	질병, 손실 등으로 인해 역할형태와 예측되는 역할기능이 방해를 받으며, 그 환경은 적절한 능력과 숙련도 있는 학습을 이끌어내지 못하는 것	• 면담, 관찰 • 기능수준 평가

개인의 능력과 기술 향상을 위하여 목적 있는 작업으로 환경을 탐색하려는 강한 욕구를 갖게 한다. 일반적 목표는 현재 노인 클라이언트의 환경에 맞는 행동들을 습득하도록 돕는 것이다. 작업치료사는 발달을 위한 기술과 특정요소를 확인하기 위해 활동분석 기법을 사용한다. 일련의 치료는 보통 업무기술, 대인관계기술, 일상생활활동 분야의 사회적 역할, 시간적 적응 순위로 시작한다. 순서는 노인 클라이언트가 결정하도록 하고 활동을 유도하고 촉진하도록 도우며 개인의 환경을 반영한 행동을 기대하면서 클라이언트에게 동기를 부여한다. 활동 중에 사회화와 역할 경험을 유도하기 위하여 강화 및 피드백 사용이 포함된다.

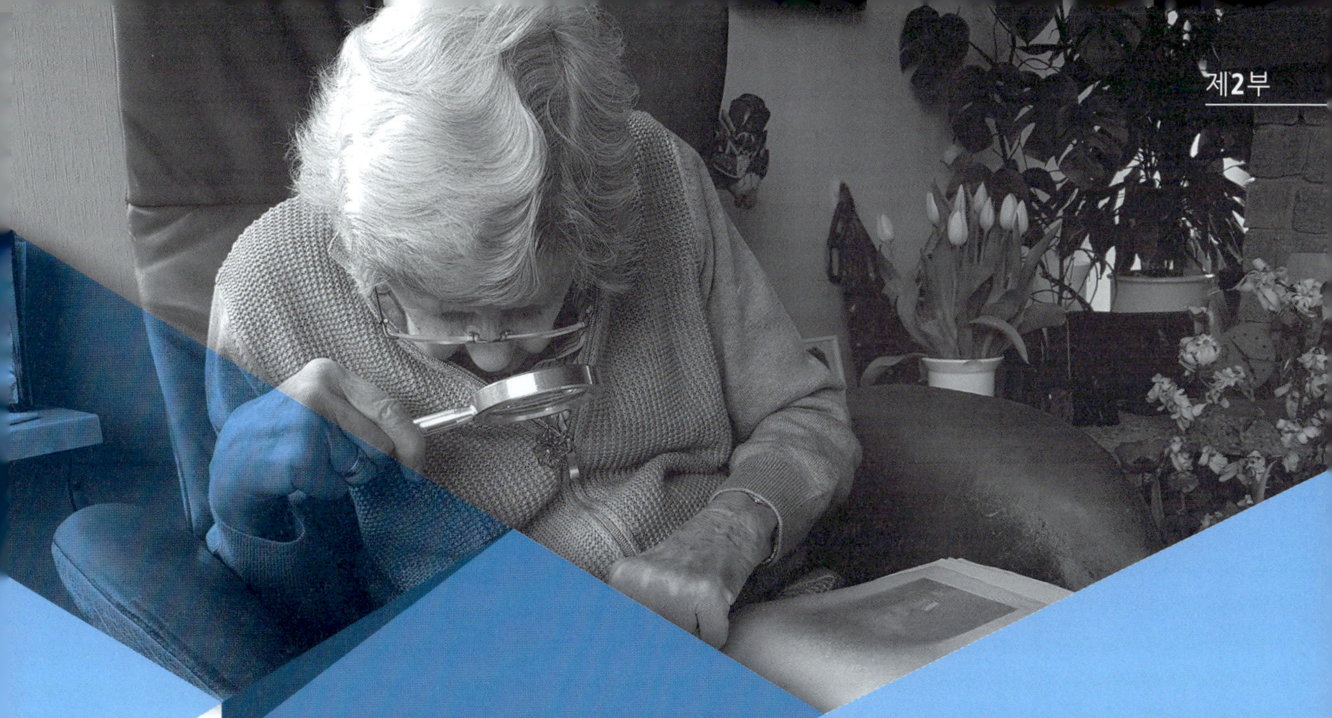

2

노인작업치료학의 실행체계

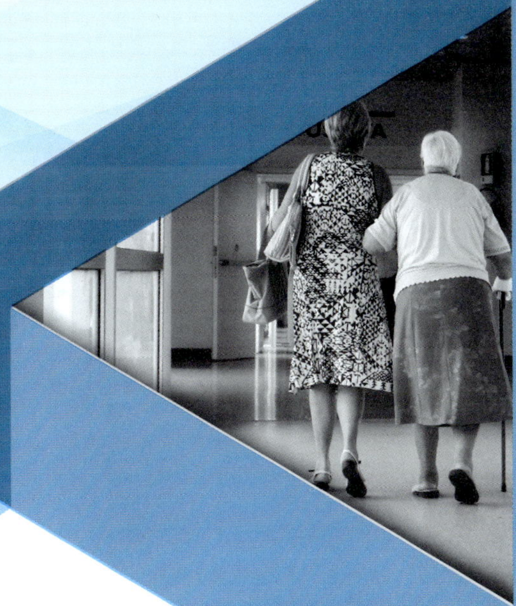

제 1 장

일상생활활동

학습목표

- 일상생활활동의 개념을 이해할 수 있다.
- 일상생활활동 보조도구의 종류를 알고 적용할 수 있다.
- 노인의 성, 요실금 및 변실금 관리에 대해 이해할 수 있다.

핵심용어

일상생활활동, 보조도구, 요실금 · 변실금 관리, 노인의 성

1 일상생활활동의 개념

일반적으로 인간은 나이가 들면 신체적, 심리적, 사회적 노화 등을 경험하게 된다. 노화와 질병으로 인해 기본적인 일상생활능력이 저하되고 인지 · 지각 기능이 떨어지면서 사회적 활동과 신체활동이 저하된다.

일상생활활동은 기본적 일상생활활동(Basic Activity of Daily Living, BADL)과 수단적 일상생활활동(Instrumental Activity of Daily Living, IADL)으로 분류된다. 기본적 일상생활활동은 개인생활을 지속하기 위해 매일 행하는 활동과제로 식사하기, 옷 입기, 화장실 사용하기, 이동 등 자기관리가 포함된다. 이런 일상생활활동은 생존을 위한 기본적인 활동으로 노인의 삶에서 매우 중요하다. 수단적 일상생활활동은 가정과 지역사회에서의 생활을 돕고, 복잡한 환경과의 상호작용과 지역사회 참여를 포함하므로 노년기의 삶의 질에 있어 중요한 영향을 미친다.

노년기에 독립적인 생활을 영위하고 삶의 질을 높이기 위해서는 일상생활활동을 적절히 수행하기 위한 신체활동, 자신감, 인지기능이 필요하며 특히 인지기능은 성공적인 노화를 결정하는 중요한 요인이다. 독립적인 일상생활은 노인의 행복한 삶을 위해 필수적인 요소로 장애를 가진 노인뿐 아니라 정상노인도 기능상실을 막고 질병악화를 예방하도록 끊임없이 노력해야 한다.

2 노인을 위한 일상생활활동 보조도구

일상생활 보조도구는 장애인 · 노인과 같이 신체적 기능에 제한을 가진 많은 사람들에게 일상생활뿐 아니라 직업 활동에 이르기까지 다양한 영역의 참여를 가능케 하여 새로운 삶의 기회를 제공한다. 이러한 보조도구를 적절히 활용하면 노인의 일상생활의 편의제공 및 접근성을 높일 수 있으며 일상생활의 여려움 등을 해결할 수 있다. 보조도구는 정부지원에 따라 다양하게 지원되고 있고, 지원기관에 따라서 보조도구의 명칭은 보조기, 보장구, 보철기, 복지용구 등으로 사용된다. 보조도구는 신체능력, 일상생활활동 및 참여, 환경에 따라 사용하는 기능과 종류가 다양하다.

1) 식사 보조도구

(1) 목적

식사지원은 신체기능 및 운동기능 유지와 직접적인 관련이 있다. 노화로 인하여 씹거나 삼키는 능력의 저하가 생기거나 미각의 변화, 운동량의 저하로 식욕의 감퇴, 소화기 및 배설 조절의 저하도 나타나 이에 대한 배려와 함께 식사에 대한 의욕을 높여주는 데 대한 지원도 필요하다. 식사 시 가능한 의자에 앉아 식사를 하도록 하는 것이 좋다. 의자에 앉아 바른 자세로 식사를 하면 식탁 위의 밥그릇과 국그릇 안이 잘 보이고 상지의 가동범위를 원활하게 한다. 앉아 있는 균형이 떨어져 침대 위에서 식사를 하게 되면 의자보다 지지면이 단단하지 못하여 균형유지가 어렵고 안정성이 떨어지게 된다. 침대 위에서 식사를 해야 한다면 앉은 좌면과 머리나 등 부분을 보조하여 안정적인 자세를 유지해주는 것이 필요하다.

(2) 종류

식사 보조도구에는 근력과 움직임을 보완하기 위해서 변형된 수저, 잘 떠지는 식기, 디자인을 변형한 컵 등이 있다. 노인은 식사 중 음식물을 흘리는 일이 많아 식사용 앞치마를 준비해주는 것이 좋다. 손으로 잡기 쉬운 식사 도구는 반찬을 고루 집어 드는 것을 용이하게 한다. 그릇이 미끄러지지 않도록 매트를 사용하거나 그릇에 고무받침이 붙어 있는 것을 사용한다. 식사 보조도구 종류는 구부러진 수저, 추가 달린 수저, 무게를 증가시킨 수저, 손잡이 컵, 마시기 쉬운 컵, 음식 방어대, 삼킴곤란 훈련용품, 요리보조용품 등이 있다(표 2-1).

[표 2-1] 식사 보조도구

휘어진 스푼과 포크	포크숟가락
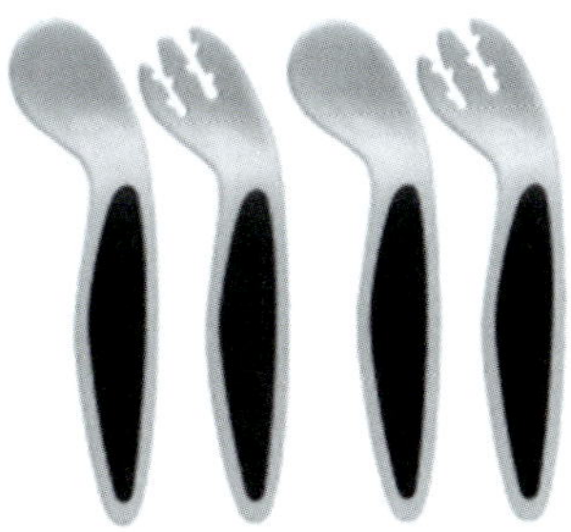	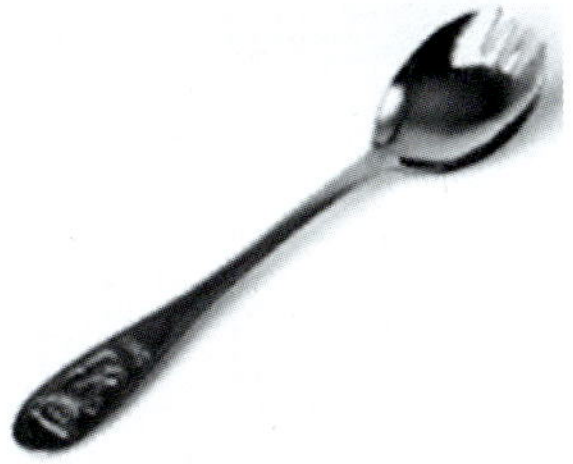
관절가동범위의 제한 등 아래팔 내·외 회전의 제한이 있을 때 편리하게 식사를 할 수 있도록 도와줌	숟가락과 포크를 겸용하여 사용 가능함

잡기 쉬운 젓가락	핀센형 젓가락
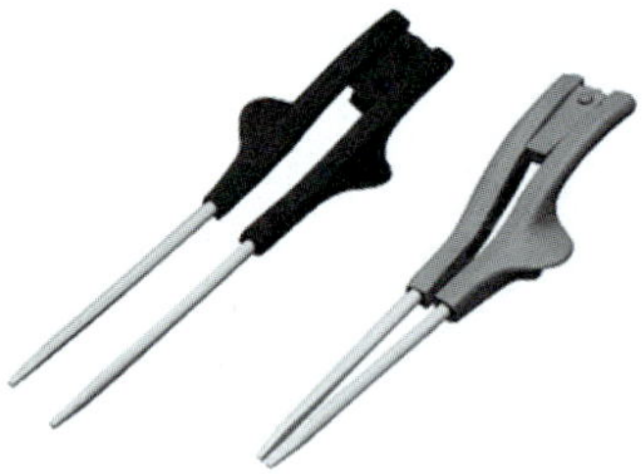	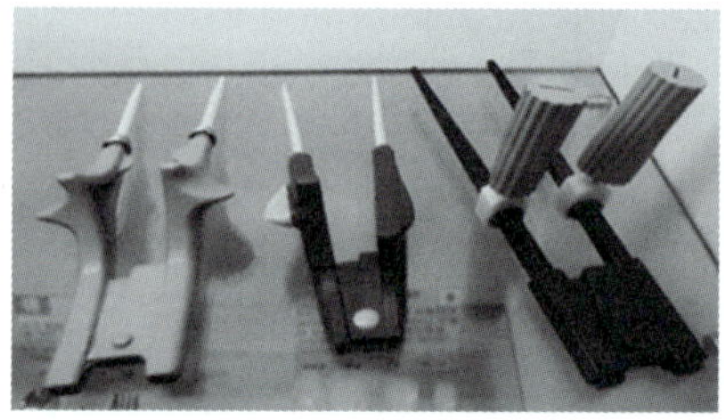
젓가락 사용이 어려울 때 쉽게 사용할 수 있도록 집게 형식으로 고안됨	젓가락 사용이 어려울 때 쉽게 사용할 수 있도록 핀셋 형식으로 고안됨
손잡이를 굵게 한 스푼과 포크	**무게감 있는 스푼**
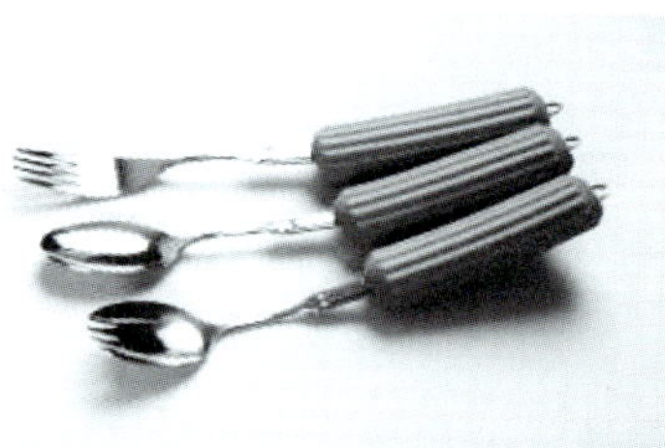	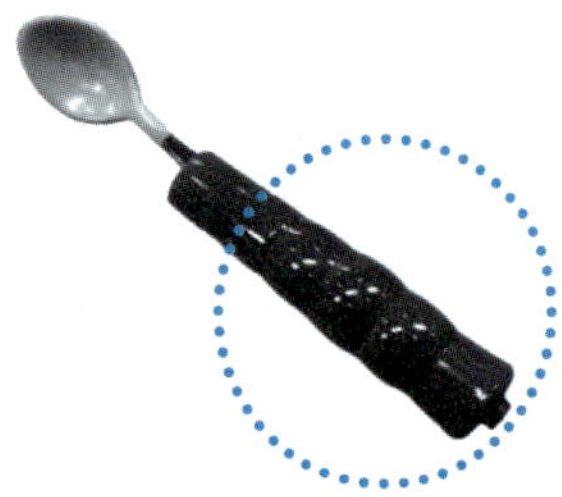
숟가락 및 포크를 손으로 직접 잡기 어려운 경우 손잡이를 굵게 하여 식사를 할 수 있도록 도와줌	협응력에 문제가 있는 경우 무게감이 있는 스푼을 제공하여 식사를 도와줌
미끄럼방지매트와 멀티스폰지	**한쪽 벽이 높은 접시**
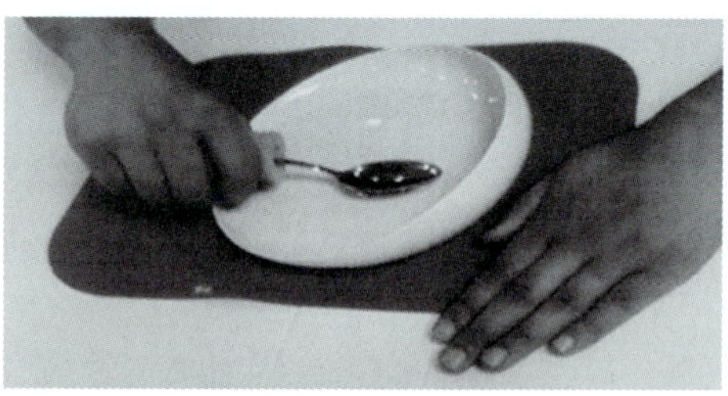	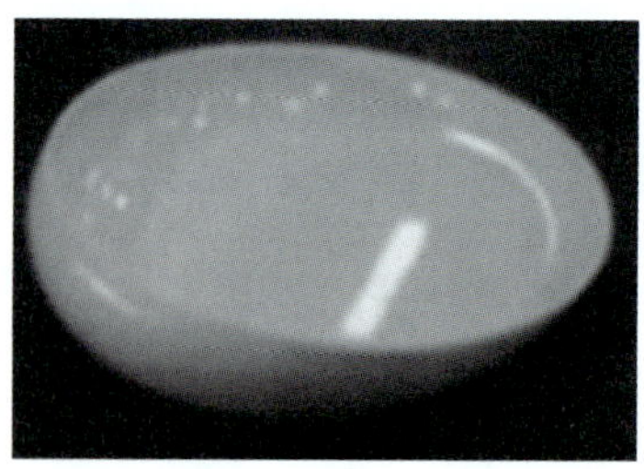
손의 잡기가 어려운 경우 멀티스폰지를 식사도구에 끼워서 사용하고 접시 바닥에 미끄럼방지매트 부착함	접시의 한쪽 내부가 올라가 있어 식사 시에 적은 힘으로 음식을 떠올릴 수 있고, 흘림을 방지하도록 설계됨

음식 방어대

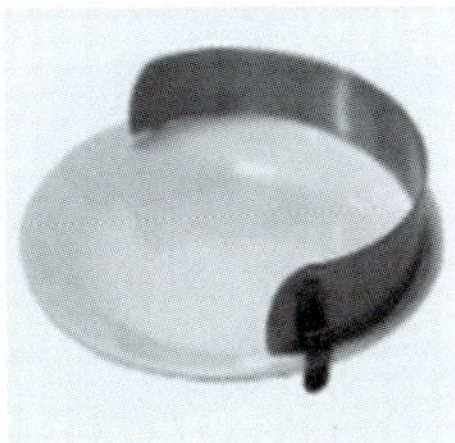

양손 사용이 어렵거나 힘이 부족한 경우 한손으로 접시를 잡지 않고도 사용 가능함

호노보노컵과 노이지컵

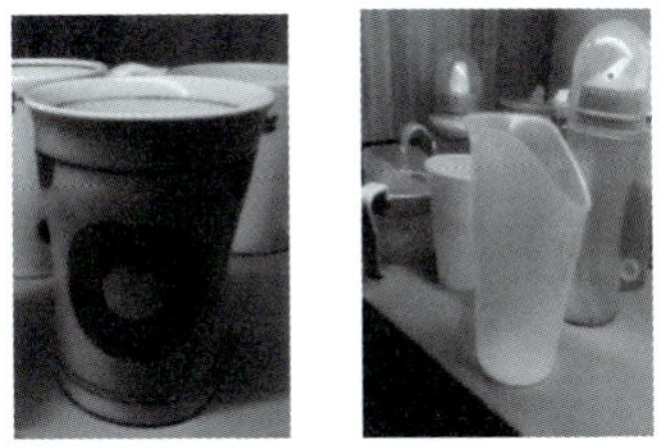

- 호노보노컵(좌): 내장과 외장의 이중구조로 내용물의 온도가 손에 직접 전달되지 않음
- 노이지컵(우): 목 넘김이 쉽도록 고안된 컵으로 기울임으로 음용이 가능

고정빨대

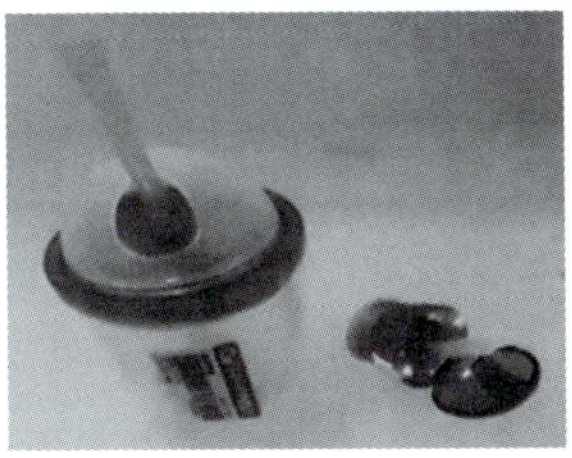

고정된 빨대로 흔들림이 없어서 마시기가 쉬움

한손 사용 도마

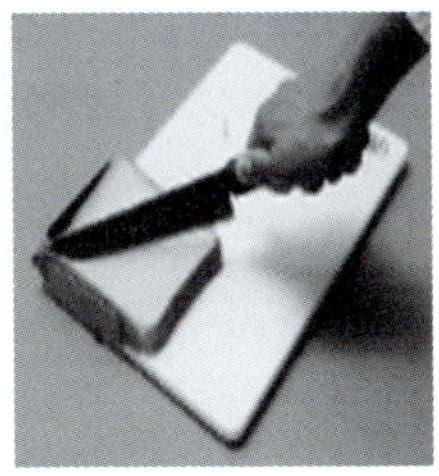

한쪽마비 등이 있을때 음식물을 고정시켜 놓고 사용하도록 설계된 도마

회전 칼

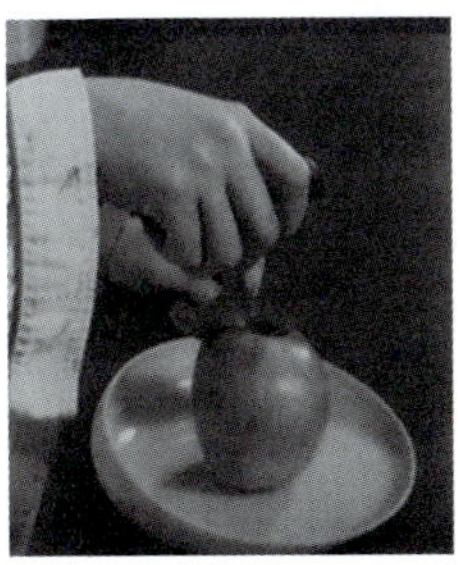

손과 손목의 운동 제한으로 일반 칼을 사용하기 힘든 경우 사용하여 요리재료를 자름

전동 음식 식사 장치

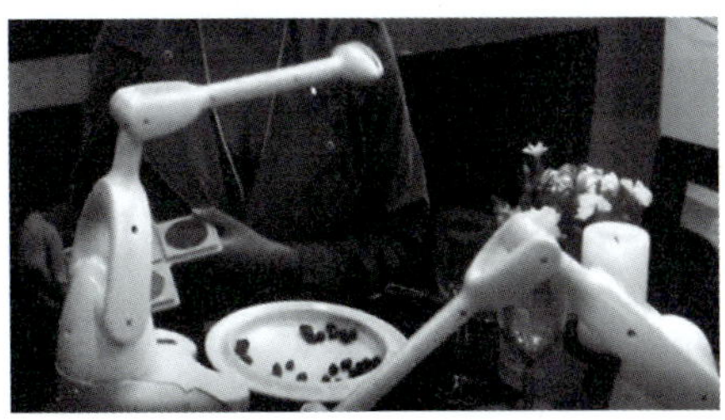

혼자 식사가 곤란한 경우 전동 음식 식사 장치로 식사를 제공함

에이프런	유니버설 포크
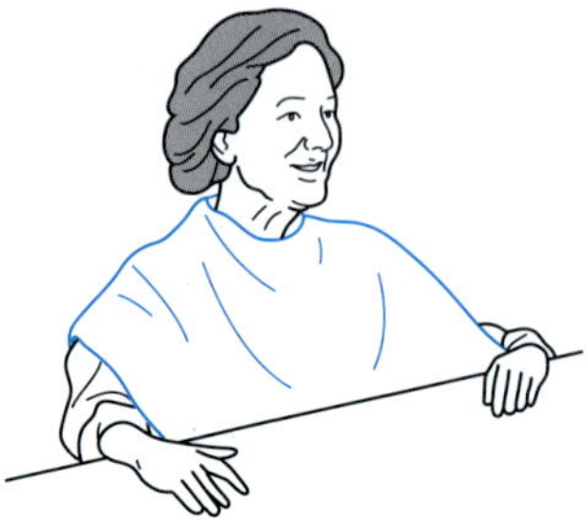	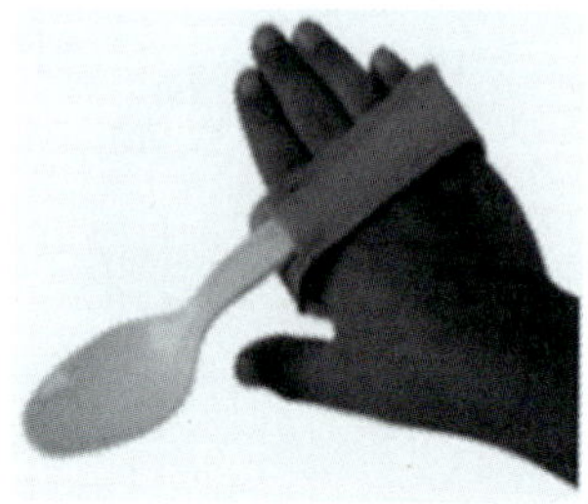
음식물을 흘림으로 인한 의복의 오염을 방지하기 위해 사용함	유니버설 커프에 스푼과 포크를 끼워서 사용함
손목 관절 부분에 고정 장치를 장착한 홀더	**분할접시**
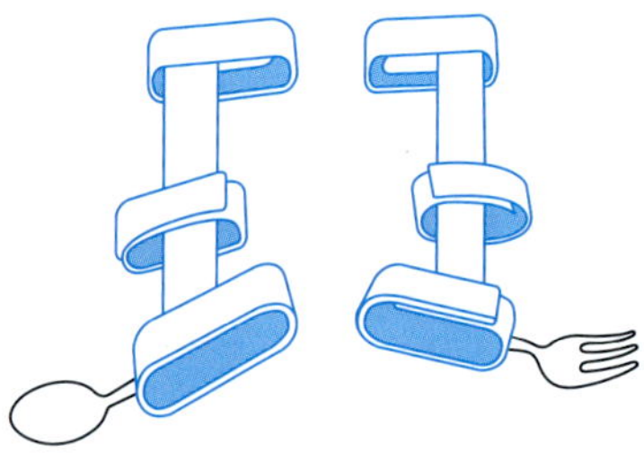	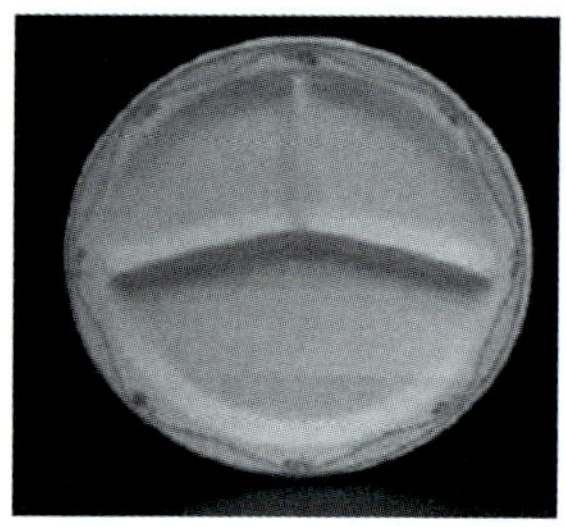
손가락의 움직임이 어렵고 입까지 스푼이 닿지 않는 경우 손목관절 부분에 고정 장치를 장착한 홀더에 스푼 등을 끼워 잡을 수 있음	팔 기능 장애 시에 식사도구를 사용하는 범위가 좁아져 개별적인 식기보다는 하나의 분할 접시로 사용하는 것이 편리함
음식물 섭취 보조용 식기	**잡기 쉬운 그릇**
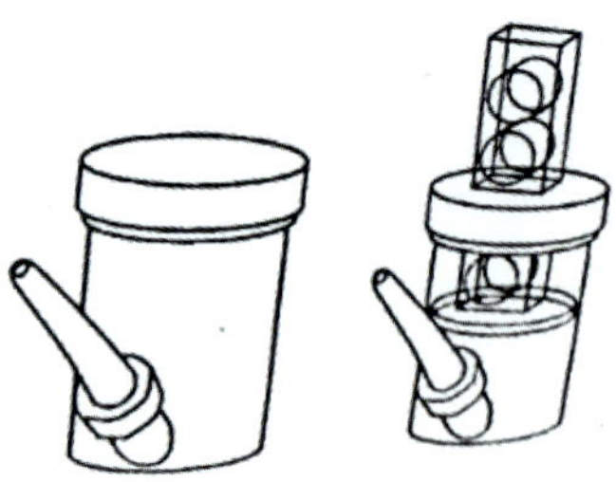	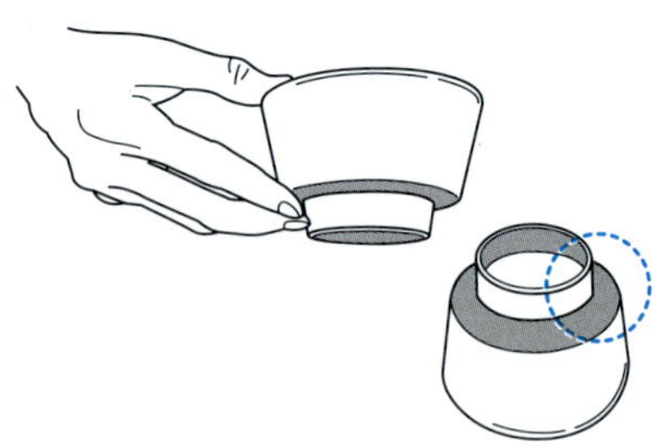
물을 한 번에 많이 삼키지 못하도록 구멍을 좁게 만든 컵	그릇의 바닥 면을 높게 하여 손가락이 그릇 바닥을 잘 잡을 수 있도록 설계된 그릇

(3) 안전한 식사 방법

① 식탁높이는 앉았을 때 팔꿈치가 닿는 정도가 적절하고 의자높이는 발바닥이 바닥에 닿는 높이가 좋다.

② 휠체어 사용 시에는 휠체어와 식탁의 높이를 고려한다. 음식을 입에 넣고 삼키기 쉽도록 머리를 앞쪽으로 숙이고 턱을 당긴 상태에서 90°로 바르게 앉아야 한다. 올바른 식사 자세는 [그림 2-1]과 같다.

③ 앉은 자세의 식사는 [그림 2-2]와 같이 쿠션을 사용하여 편안하게 앉도록 자세를 고정하고, 필요시에는 앞치마를 착용하여 흘림을 예방한다. 식기, 젓가락, 수저, 포크 등은 사용하기 편한 위치에 놓는다. 휠체어 앞에 랩보드를 사용하면 휠체어에 앉은 자세에서도 식사가 가능하다.

④ **식사 전 준비체조:** 식사는 명료한 각성상태에서 이루어져야 한다. 식사 전에 입 주변과 목을 마사지하여 침샘을 자극하는 것이 좋은 방법이다.

⑤ 식사 후에는 소화불량 또는 저혈압, 삼킴장애 등의 증상이 생길 수 있어 식사 후에 바로 눕는 것은 피한다. 약 30분 정도는 소화기관에 혈액이 공급될 수 있도록 안정을 취한다. 식사 후에는 양치질을 하여 입안의 음식 찌꺼기를 제거하고 청결을 유지한다.

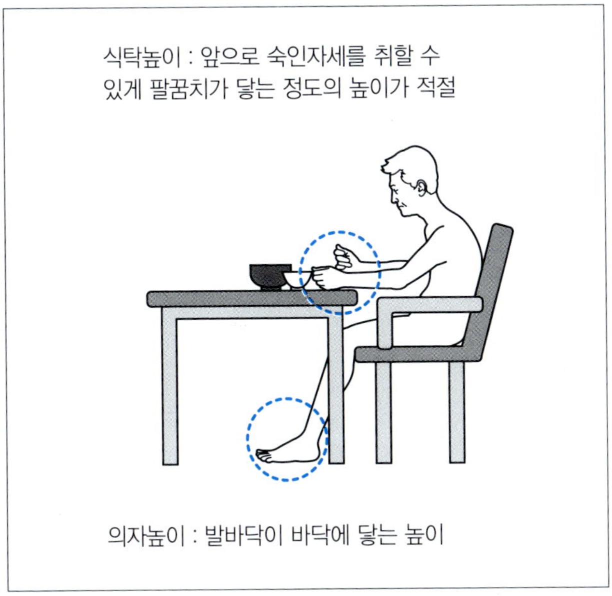

[그림 2-1] 올바른 식사 자세

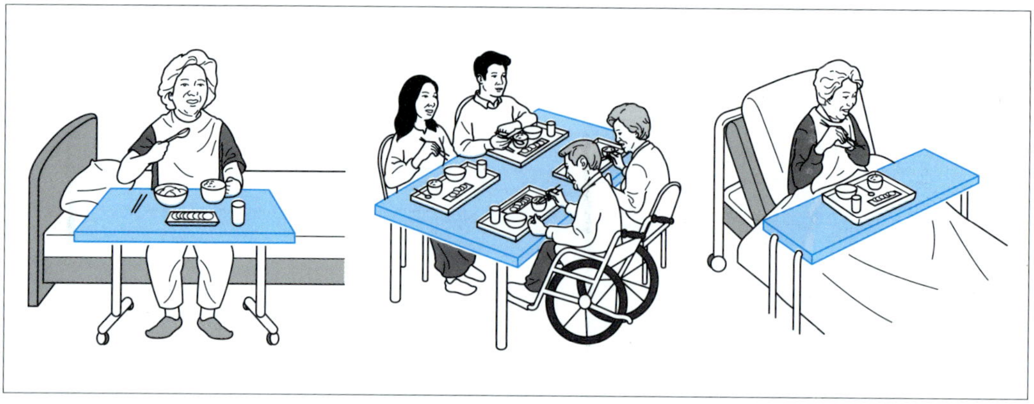

[그림 2-2] 올바른 식사 자세

2) 의복 보조도구

의복은 일상생활과 사회생활을 포함하고 있다. 정상적인 생활에서는 주간과 야간에 다른 형태의 의복을 착용하고 하루에도 여러 번의 착탈의가 진행되지만 병원이나 요양원에 입소하면 환자복으로 하루를 지내게 되어 하루 중의 생활변화를 인식하지 못한다. 따라서 최근에는 병원이나 요양원에서도 일반 옷을 입도록 하는 곳도 있다. 의복의 착탈의를 용이하게 하기 위해 다양한 보조드구를 사용할 수 있다.

(1) 목적

의류는 입기 편하게 앞 열림, 옆 열림, 대각선 열림 등 신체 상태와 환경에 따라 다양하다. 의류의 통기성, 보온성, 습기성 등은 신체의 쾌적함을 유지하기 위해 필요하다. 옷을 입고 벗기 위해서는 운동, 감각 및 지각기능 등의 다양한 능력이 있어야 한다. 의복 보조도구는 옷을 입거나 벗기를 돕는다.

(2) 종류

노인들이 입기 편한 의복 보조도구의 종류에는 치매복, 지퍼 올리기 보조도구, 양말 신기 보조도구, 단추 끼우기 보조도구, 바지 고정 집게, 리처와 옷 입기 스틱, 버튼 훅, 접이식 버튼 훅 등이 있다(표 2-2).

[표 2-2] 의복 보조도구

양말 신기 보조도구	단추 끼우기 보조기구
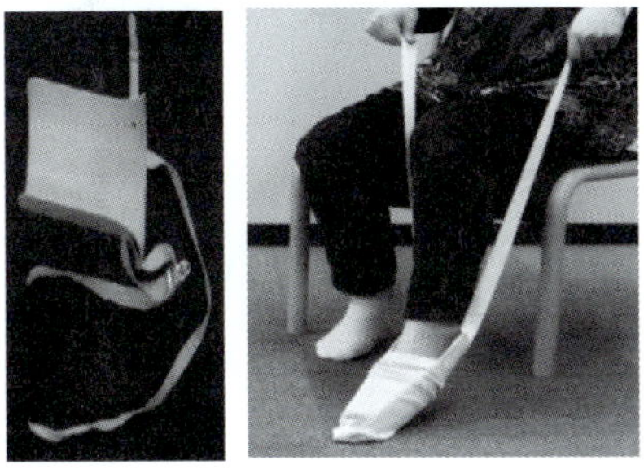	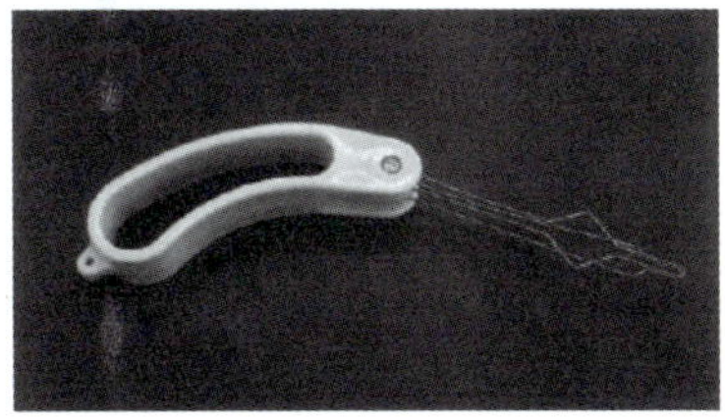
허리를 굽히거나, 양손의 섬세한 운동을 사용하여 양말 신는 것이 힘들 때 사용함	손과 손가락의 섬세한 운동이 되지 않거나, 한손 사용만 가능하여 단추를 꿰는 것에 사용함
치매복	**지퍼 올리기 보조도구**
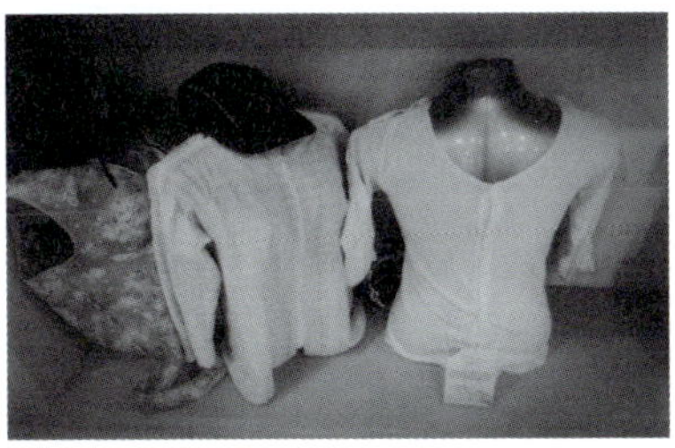	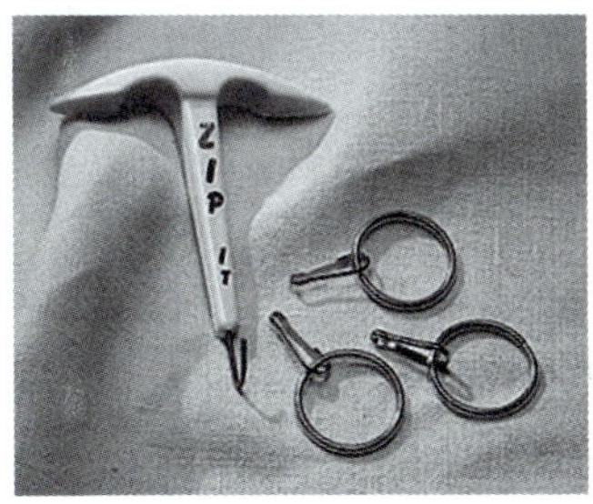
치매노인의 돌발행위를 방지하기 위해 특수 버튼을 사용한 억제형 의복	상의 · 하의에 있는 지퍼를 한손으로 손쉽게 올릴 수 있도록 도움
바지 고정 집게	**리처와 옷 입기 스틱**
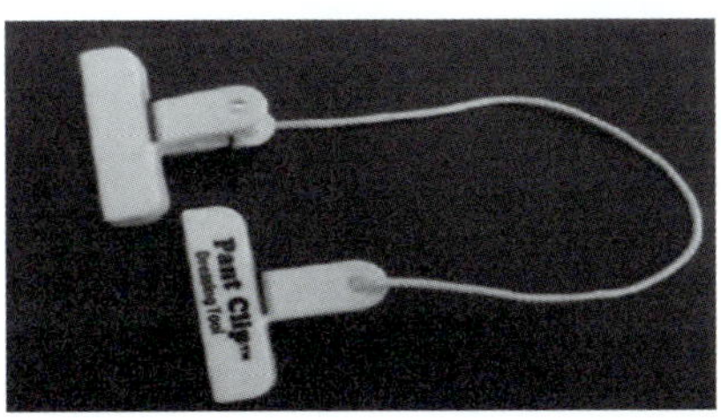	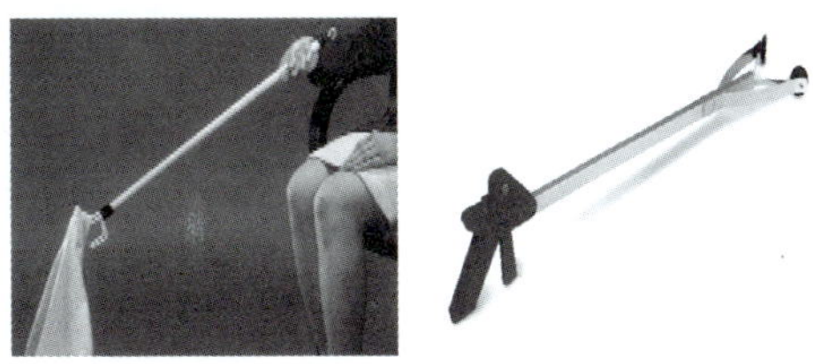
운동성 저하로 바지를 잡아서 끌어당기기 어려울 때, 휠체어 이용 시에 사용함	손이 닿지 않는 곳의 물건을 잡거나, 바지를 걸어서 하의를 손쉽게 입을 수 있도록 도와줌

버튼 훅	접이식 버튼 훅
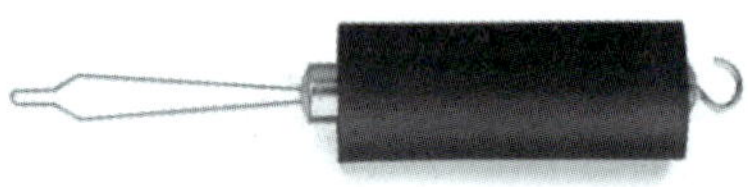	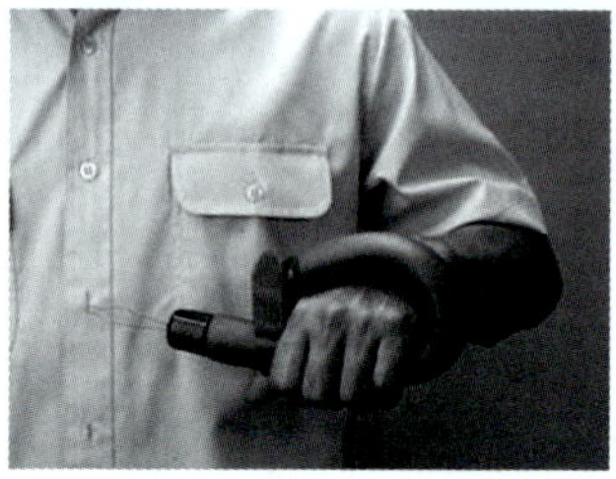
상의 · 하의에 있는 단추를 한손으로 손쉽게 채울 수 있게 도움	손목 관절가동범위의 제한이 있을 때 단추를 한손으로 손쉽게 채울 수 있도록 도움

3) 신발

신발은 보행상태, 신는 장소, 지면 상태, 신고 있는 시간 등에 따라 다르게 선택해야 하며, 특히 안정성이 떨어지면 안전하고 쉬운 보행을 위한 기능성 신발을 선택하여야 한다.

(1) 종류

기능성 신발의 종류로는 미끄럼방지, 충격흡수, 오픈형 반사테이프, 초경량, 신축성 신발 등이 있다(표 2-3).

[표 2-3] 신발

미끄럼방지 실내화	충격흡수 신발	오픈형 슈즈
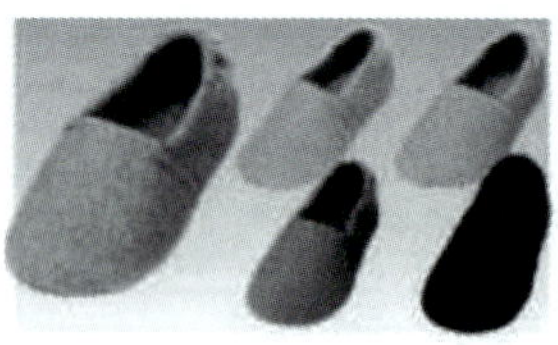	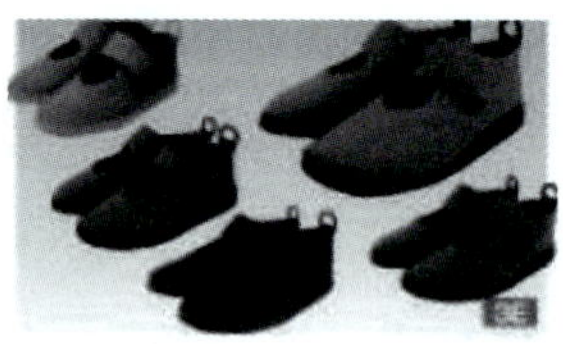	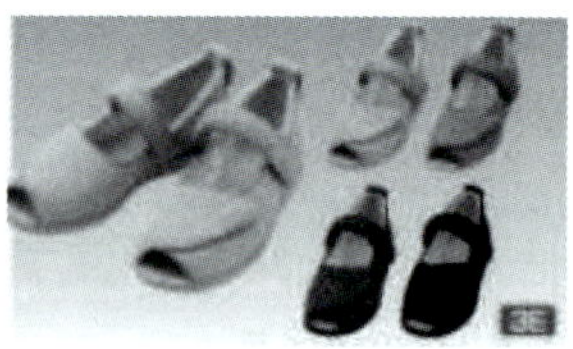
신고 벗기가 간편하며 발에 딱 맞는 실내용이며, 신발 바닥에 미끄럼 방지 가공이 되어 있어 안정적인 보행에 도움이 됨	오래 걸어도 발의 통증을 완화시켜 주고 안전 보행까지 고려한 신발로 뒤축에 링과 발등에 매직테이프를 부착하여 신고 벗기 수월함	발가락 부분이 전부 열리는 타입으로 발등과 발목에 매직벨트가 2군데 부착되어 편안한 착용감과 안전 보행을 지원함. 짓무름 방지 및 발가락에 상처가 있으면 유익함

반사테이프 신발	초경량 신발	신축성 신발
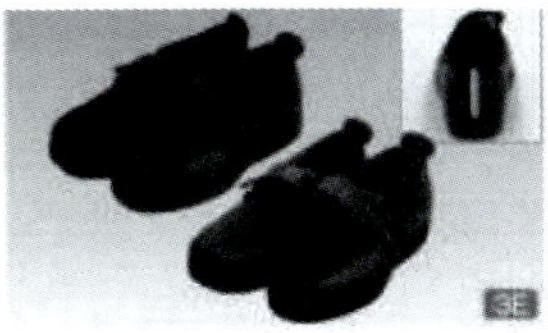	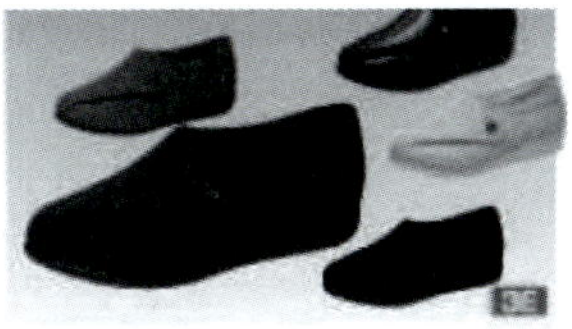	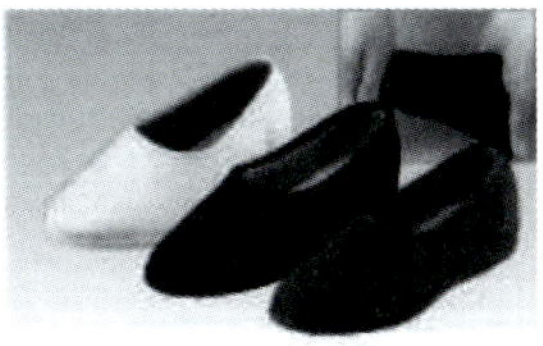
발에 걸려 넘어지는 것을 방지하며 발꿈치에 반사테이프가 있어 야간에도 안전한 신발임	무릎의 부담을 덜어주고 체중이동을 지원하는 타입으로 앞축과 뒤축을 높여 발에 걸려 넘어지지 않고, 물위에 뜰 정도로 초경량 타입	신축성이 뛰어나 발이 넓거나, 발등이 높아도 신을 수 있고, 발의 통증을 완화 시켜줌. 짓무름이 생기지 않으며, 외반모지, 관절염이 있는 경우 적합하고 통기성이 좋으며 물이 스며들지 않음

(2) 올바른 신발 선택 및 사용방법

① 신발을 신고 벗기 힘들거나 발에 통증이 있거나 계속 변형되고 있으면 발에 맞는 기능성 신발을 선택해야 한다.

② 발의 뒤꿈치를 신발의 뒤꿈치에 맞추어서 발을 단단히 고정시키는 제품을 선택한다. 발을 끄는 보행을 하거나, 신발 앞 밑창에 미끄럼 방지가 너무 많이 되어 있거나, 신발 앞축(토우스프링)이 낮으면 넘어지기 쉬우므로 앞쪽이 약간 올라가 있는 신발을 선택하는 것이 좋다.

③ 신발을 고를 때는 용도에 맞게 적합한 신발을 선택한다. 신고 벗기에 편리하고, 충격을 흡수할 수 있도록 신발 밑창의 쿠션감이 있는 것을 고른다.

④ 발의 아치를 적당히 유지해주는 신발이 발 건강에 도움이 된다.

⑤ 신발의 앞부분은 넉넉해서 발가락이 신발의 천정에 압박 받지 않아야 하고 충분히 깊어서 자유로운 동작이 가능해야 한다.

⑥ 신발의 옆면 높이는 바깥쪽 복사뼈를 넘지 않아야 유연성을 유지할 수 있다. 신발 바닥에 미끄럼방지가 있어 안정적인 보행을 하도록 돕는다.

4) 개인위생 보조도구

개인위생은 개인의 건강관리, 타인과의 교류가 많은 문화적 활동 및 사회활동에 있어 중요한 활동이다. 개인위생에는 이 닦기, 구강 전체의 위생관리, 의치관리, 세수, 손 닦기, 귀 청소, 손 · 발톱 관리 등이 있다. 문화측면에서 머리정리, 화장, 신체장식들은 자기표현이며 개인의 선택에 따라 다양하게 나타난다. 사회활동 측면에서 타인과의 상호작용 및 사회적 참여를 위해 개인위생이 이루어져야 한다.

(1) 목적

개인위생 보조도구는 자신의 몸을 관리하고 유지하기 위해 필요하며, 지속적으로 도구 관리를 해야 한다. 노인은 면역력이 약하고, 세균 감염이 쉬우므로 위생 관리를 철저히 해야 감염으로 인한 질병을 예방할 수 있다.

(2) 종류

개인위생 보조도구에는 360도 칫솔, 구강내 청소용구, 손잡이 긴 빗, 손톱씻는 솔, 구부러진 목욕솔, 한손 사용을 위한 손톱깎이, 돋보기 손톱깎이, 연장거울, 초음파 칫솔, 흡착판식 고정장치, 긴 손잡이 목욕 스펀지, 물로 세정하는 칫솔 등이 있다(표 2-4).

[표 2-4] 개인위생 보조도구

360도 칫솔-오랄 스왑	구강내 청소용구
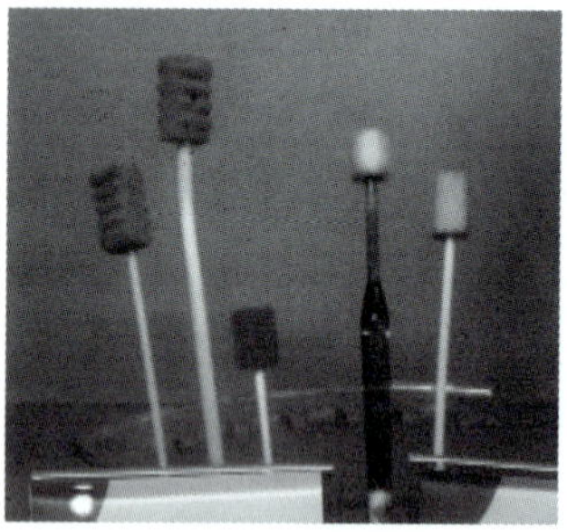	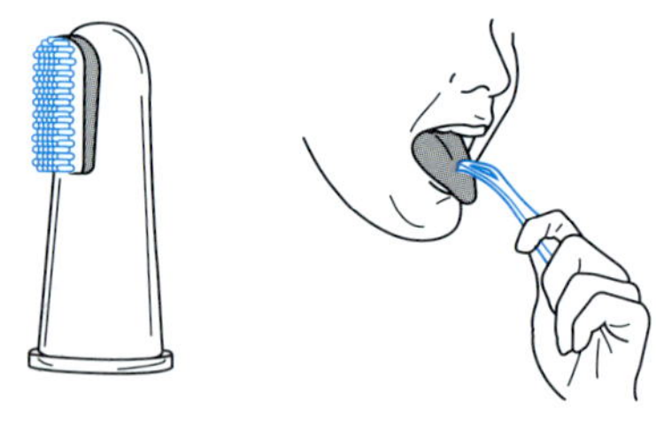
칫솔모가 360°로 되어 있어 칫솔질이 용이하고 음식 잔여물을 깨끗하게 제거할 수 있으며, 틀니 세정용으로 사용 가능함	브러시가 달린 손가락골무는 무리하지 않고 세세한 조작이 가능하며, 설태 제거기는 거울과의 조합으로 스스로 조작 가능

손잡이 긴 빗

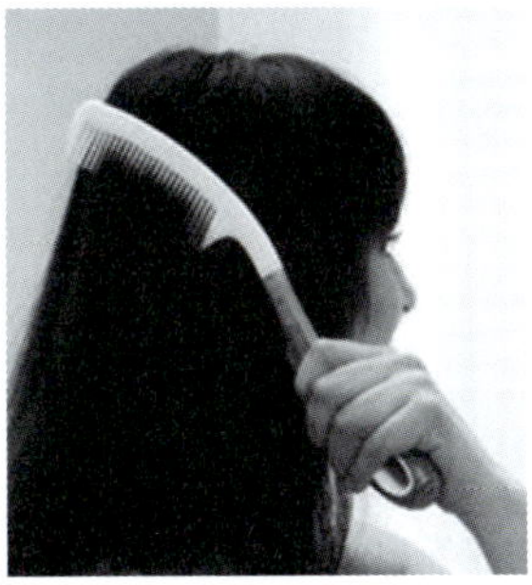

어깨질환이나 뇌졸중으로 팔의 관절가동범위에 제한이 있을 때 사용

손톱씻는 솔

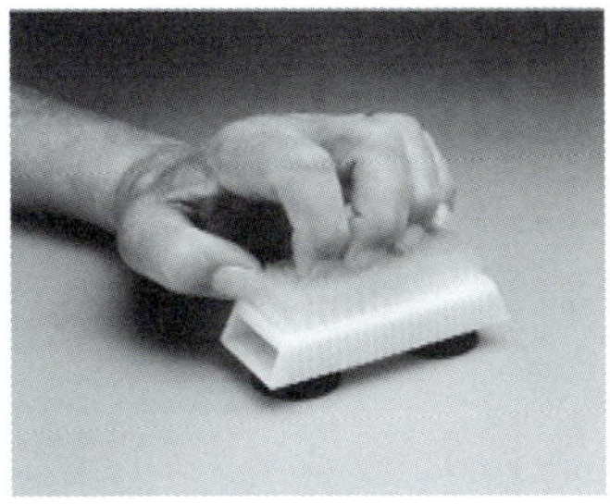

양손 사용이 힘들 때 손톱위생을 위해 사용

구부러진 목욕솔

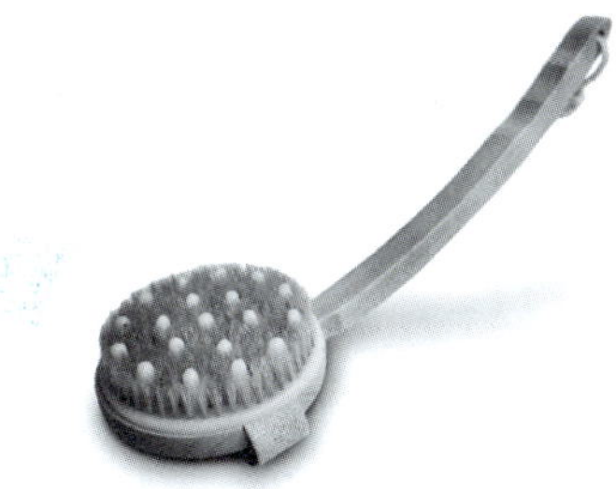

손이 닿지 않는 부분을 씻을 수 있도록 구부려진 솔을 이용하여 목욕 및 샤워 시에 사용

한손 사용을 위한 손톱깎이

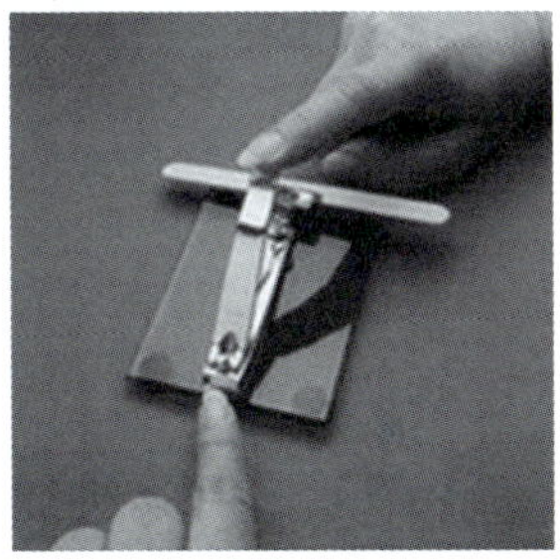

편마비로 인해 한손 사용만 가능할 때 사용

돋보기 손톱깎이

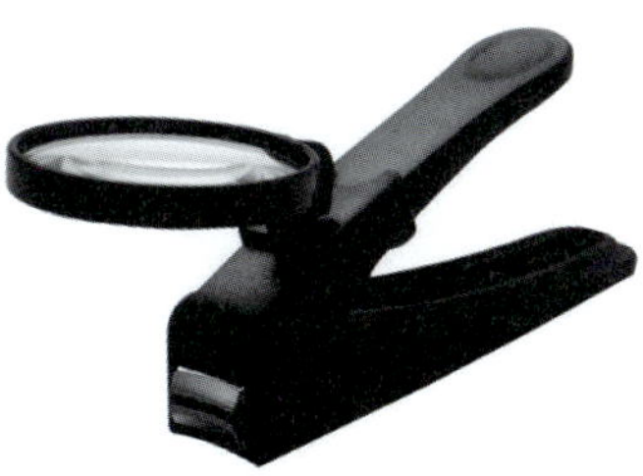

시력의 저하 등 시각 장애가 있으면 원하는 부분에 돋보기를 부착하여 손발톱관리 시에 사용

연장거울

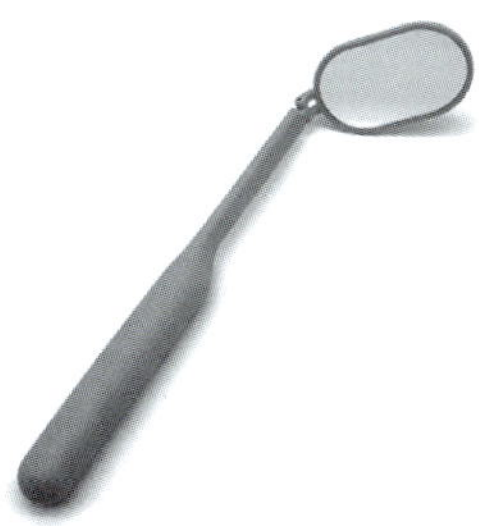

마비가 있을 때 욕창예방을 위한 피부 관찰을 위해 거울을 부착하여 사용

초음파 칫솔	흡착판식 고정장치
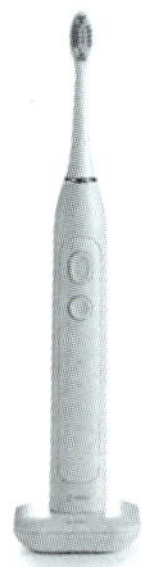	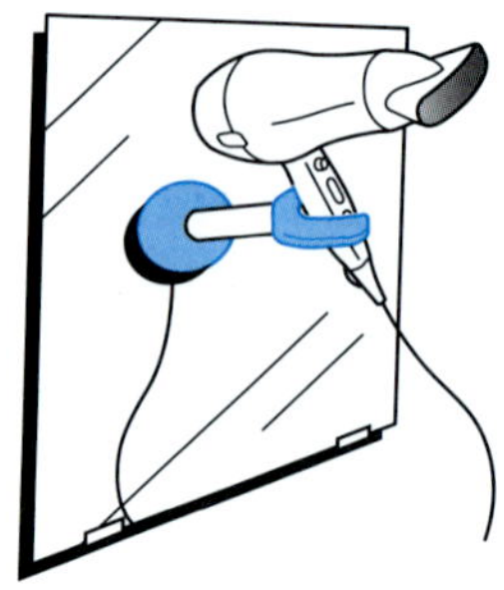
위치 이동이 가능하면 사용 가능	강력한 흡착판으로 드라이기를 고정하여 사용
긴손잡이 목욕 스펀지	**물로 세정하는 칫솔**
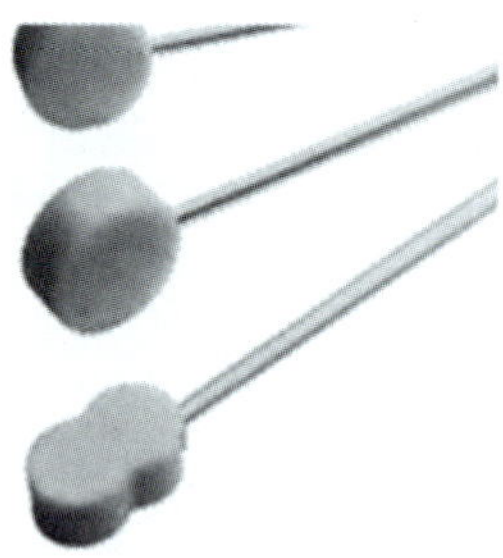	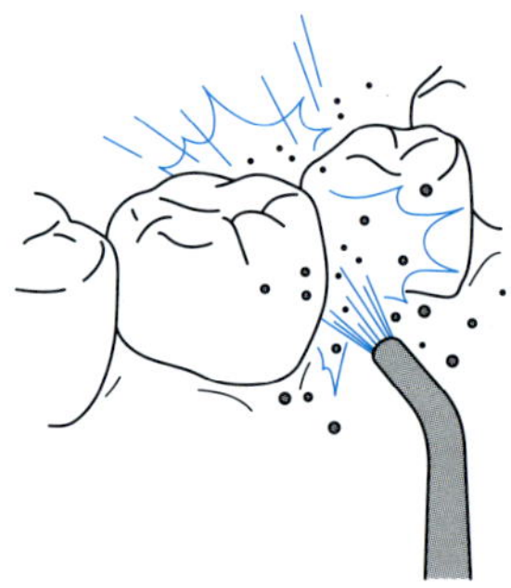
몸을 씻기 편하게 길게 만들어서 편리하게 사용	강한 물로 세정하는 칫솔로 적절한 위치결정과 물을 뱉어내는 자세의 유지가 필요

5) 이승 · 이동 보조도구

이승 · 이동 보조도구는 신체능력의 한계로 이동, 이승 및 보행이 힘들 때 사용하며, 보조도구는 신체능력, 일상생활활동 및 사용환경 등에 따라 매우 다양하다.

(1) 종류

슬라이딩 보드는 침대와 휠체어 측면보호대를 제거한 후 걸쳐놓고 가능한 본인의 힘을 사용하여 이동하게 하는 연습이 필요하다. 슬라이딩 시트도 슬라이딩 보드와 같은 용도로 사용되지만 슬라이딩 보드보다 가볍고 미끄럽고 얇기 때문에 휴대하기 좋고 겉 표면이 미끄러워 이동 시에 편리하다. 보행기는 접을 수 없는 고정형과 접을 수 있는 접이형으로 분류하고, 휠체어는 사용자의 특성에 따라 수동, 전동, 리크라이닝 형태로 분류된다. 지팡이는 사용자의 신체특성에 따라 다족, 일족, 로프스트랜드 등 다양하며, 이승 도구는 리프트 등을 포함하여 다양한 도구가 있다(표 2-5).

[표 2-5] 이승 · 이동 보조도구

슬라이딩 보드	슬라이딩 시트
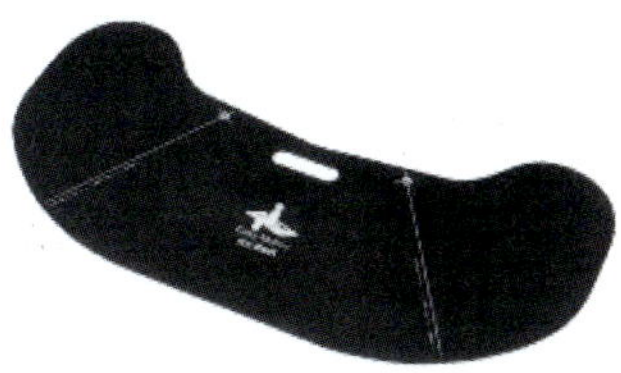	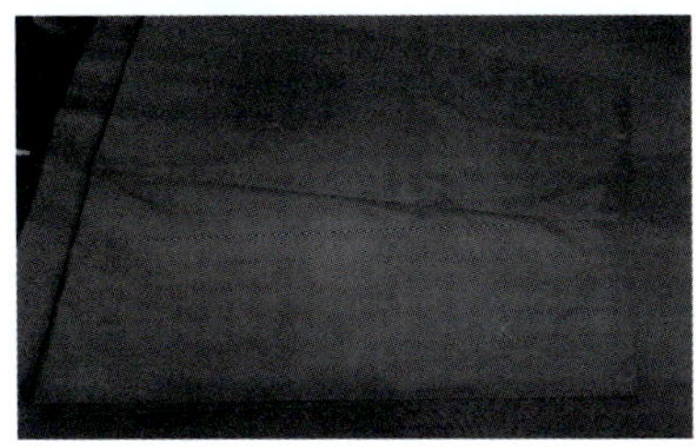
스스로 이동 가능. 바닥은 미끄럽고 고정면은 까칠하여 고정이 쉬움	자세 이동 시 도움
보행기	**상체지지형 보행기**
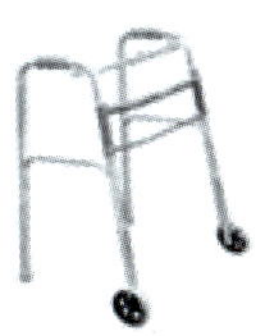	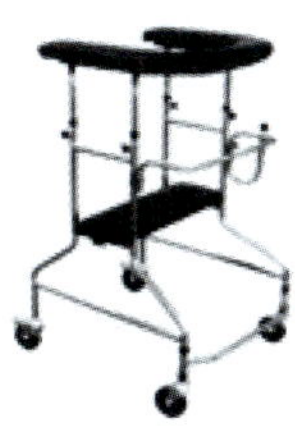
팔에 체중을 싣고 보행 가능. 바퀴가 있어 미끄러져 낙상하지 않도록 주의하고 실내와 외출 시에도 이용 가능	다리 근력이 약하거나 힘이 없을 때 어깨 또는 허리 높이로 팔걸이를 맞추어 이동하고, 실내 사용 가능
보행보조기(실버카)	**지그재그형 보행기**
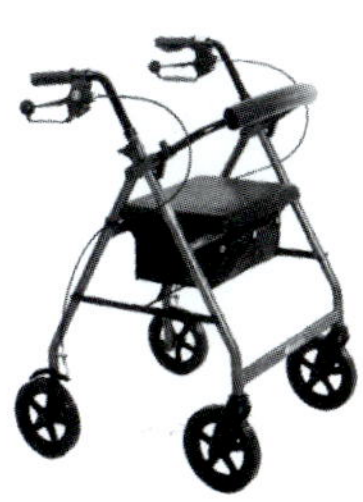	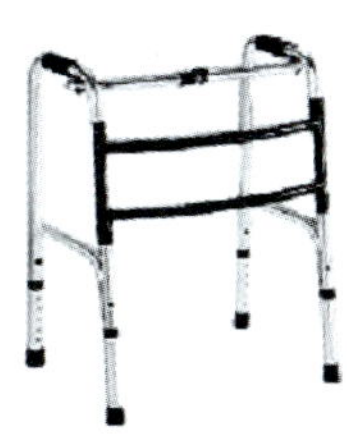
바퀴가 있어 이동 가능하고 수납공간 및 앉아서 쉴 수 있는 공간이 부착되어 다용도로 사용 가능	팔이 앞뒤로 움직인다는 점에 착안하여 좌우가 따로 움직여 걸음처럼 자연스럽게 움직임 가능

수동휠체어	리클라이닝휠체어
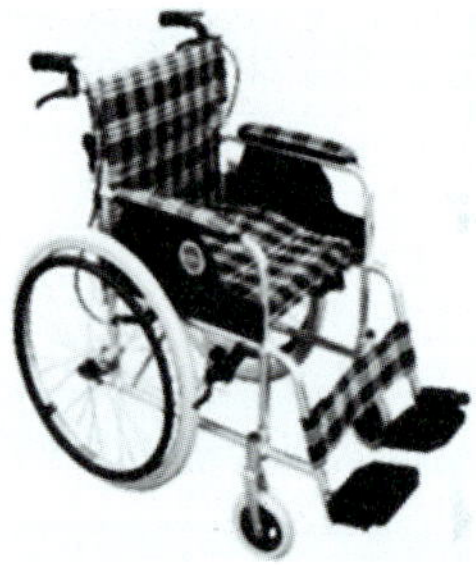	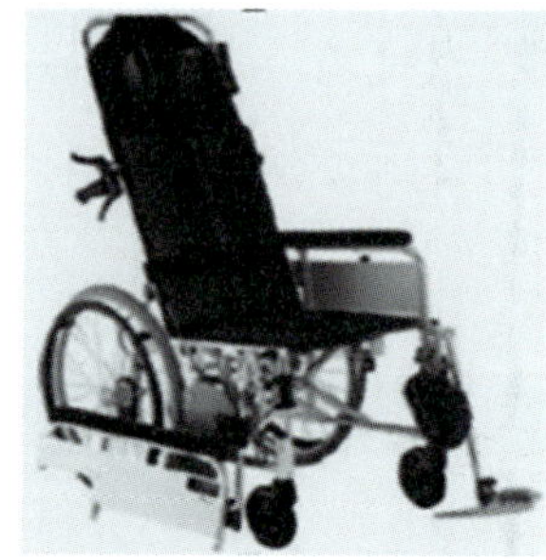
팔을 사용하여 추진 제어 가능. 큰 바퀴 바깥쪽에 부착된 바퀴손잡이를 통해 이루어짐	등받이의 각도가 자유 조절 가능하고 등이 닿는 부분이 길어 사지마비에 사용
전동휠체어	**리프트**
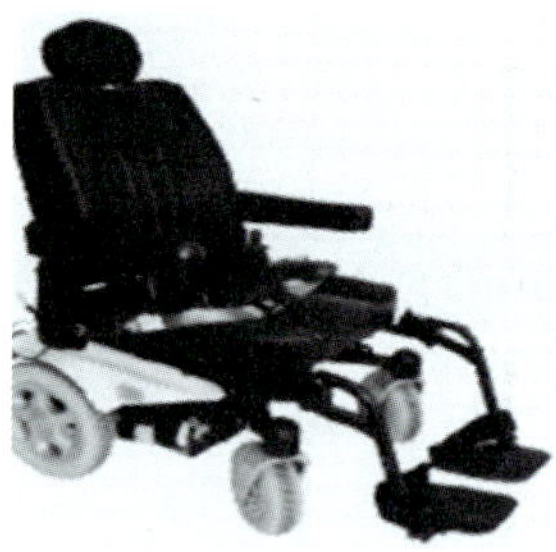	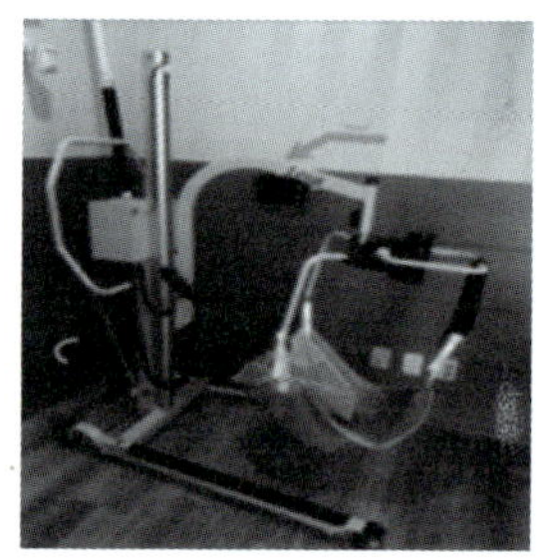
인지능력은 좋고 수동휠체어 조작이 불가능할 때 사용 가능	이동이나 이승 시 기계의 힘을 이용하여 들어 올릴 때 사용
이승보조도구	**허리벨트**
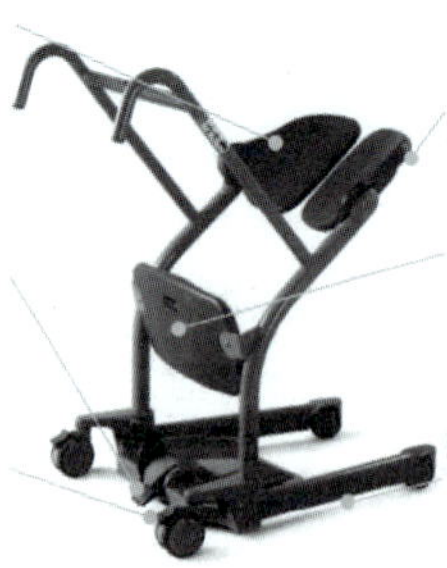	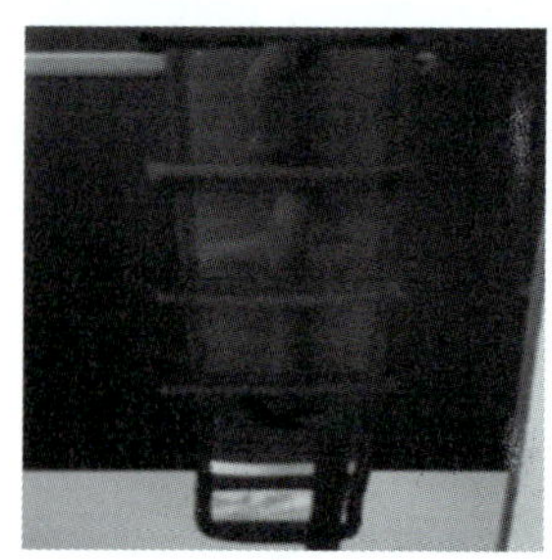
침대나 변기로 이동시 이승보조도구를 사용하여 이승을 도움	이동이나 이승 시 허리벨트를 착용하여 이용

방향 전환 보조도구(턴테이블)	로프스트랜드 지팡이
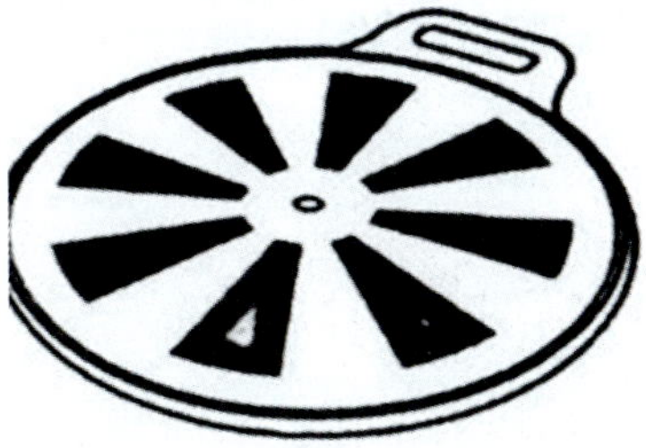	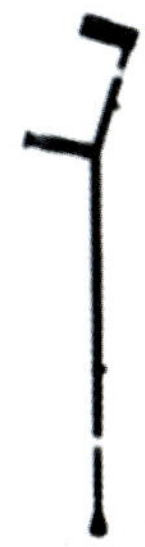
방향 전환 보조도구로 회전시키면서 방향 전환 가능	팔꿉관절 문제 시에 전완 커프에 팔꿈치를 대고 사용
다족지팡이	**일자지팡이**
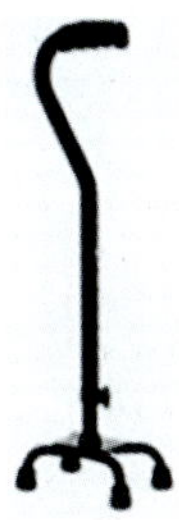	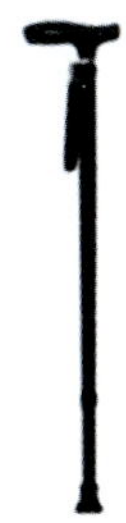
손잡이에 의지하여 사용되는 삼족 또는 삼족 이상 지팡이	지대부분의 조절, 접이 및 조립이 불가능

6) 욕창 보조도구

욕창 보조도구는 신체와 접하는 면적을 넓힘으로써 체압이 분산되게 하는 용구로 적절한 체위 관리와 체압 분산을 올바르게 하기 위해서는 몸의 접촉 면적을 넓게 하면서 효율을 높이기 위한 두께도 필요하다. 체압 분산 용구는 압박지속 시간을 짧게 하며, 신체와 매트리스 접촉 면적이 넓어짐으로써 압력을 분산시키고, 셀이 교대로 팽창하거나 수축하여 압력을 줄여주면서 자세가 비틀어지지 않도록 도와준다.

(1) 종류

욕창예방매트리스는 체중을 분산하고 통풍을 원활하게 하여 장시간 한 자세로 누워있을 때 발생하기 쉬운 욕창을 예방한다. 욕창 치료를 위한 체압 분산 기능을 갖춘 침대, 욕창예방방석, 체위변환용구 등이 있다(표 2-6).

[표 2-6] 욕창 보조도구

욕창예방매트리스	욕창예방침대
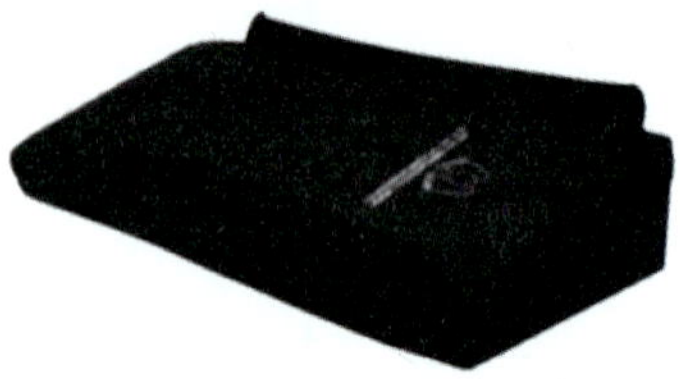	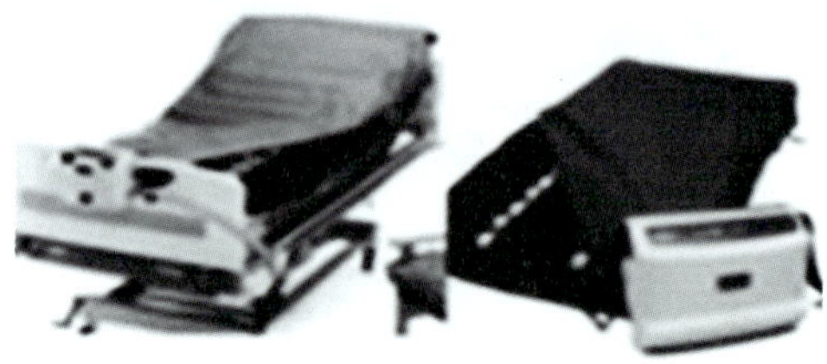
욕창예방매트리스는 체중 분산, 통풍을 원활하게 하여 욕창을 예방함	셀 모양으로 압력이 고르게 분산된 욕창예방 매트리스가 놓여진 침대
욕창예방방석	**체위변환용구**
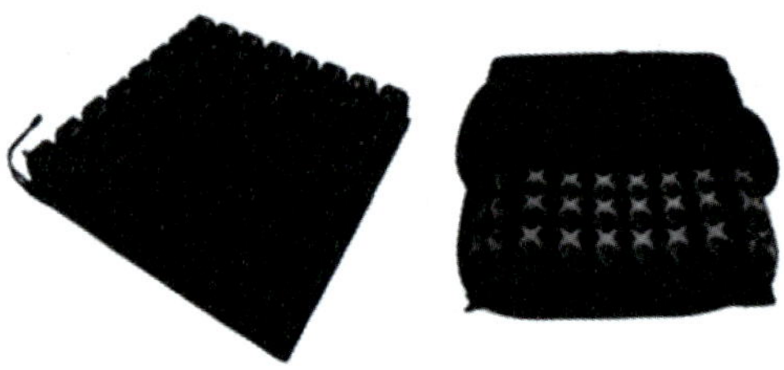	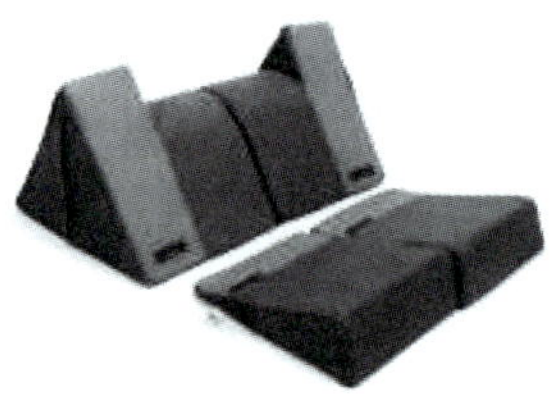
체압 분산으로 장시간 휠체어에 앉아 엉덩이 부분에 발생할 수 있는 욕창 예방	장시간 누워있을 때 자세 및 위치 변환 보조

7) 배설 보조도구

배설 보조도구는 화장실까지 이동이 어려운 경우 직접 접근할 수 있는 위치에 설치하여 배변활동을 용이하게 한다.

(1) 종류

이동변기는 이동식과 고정식이 있다. 이동식 이동변기는 바퀴가 부착되어 있어 원하는 장소로 이동할 수 있고 고정식 이동변기는 스스로 변기에 앉거나 일어나기 힘들 때 부착된 손잡이를 이용할 수 있어 안전하다. 재질에 따라 목재형과 플라스틱형이 있다. 목재형은 무게감과 안정감이 있지만 공간 사용이 크다는 단점이 있고, 플라스틱은 간편하여 편리하지만 무게가 가벼워 다소 안정감이 떨어질 수 있다(표 2-7).

[표 2-7] 배설 보조도구

이동식 이동변기	고정식 이동변기
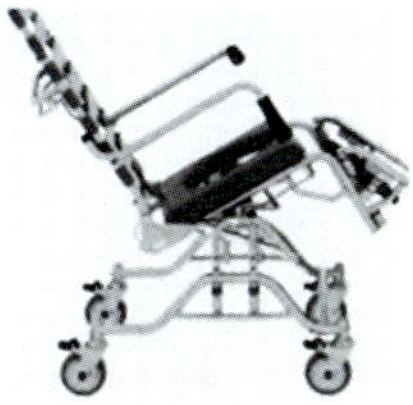	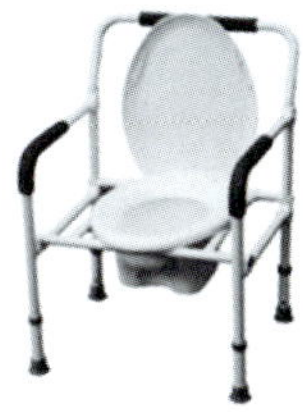
바퀴 설치로 이동 가능	고정식으로 손잡이를 잡고 지지하며 사용
목재형 이동변기	**플라스틱형 이동변기**
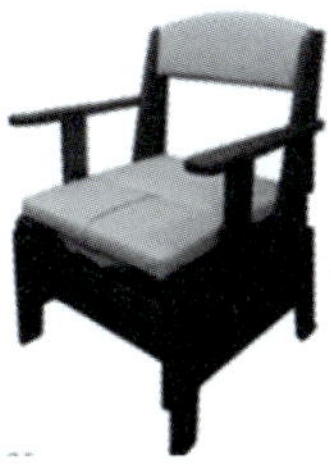	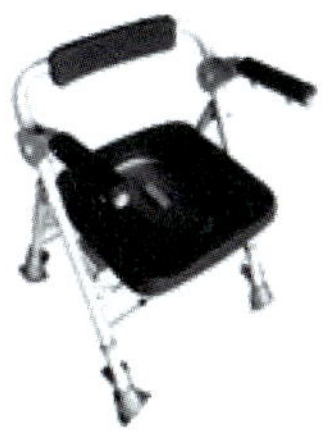
무게가 있어 안정감 있게 사용	플라스틱형으로 간편하고 편리하게 사용
이동 간이변기	**요실금 팬티**
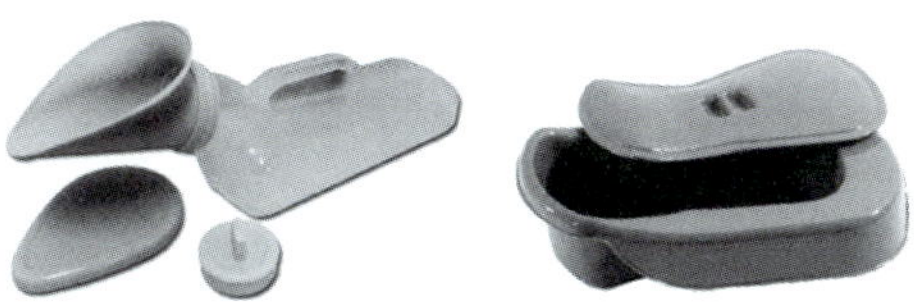	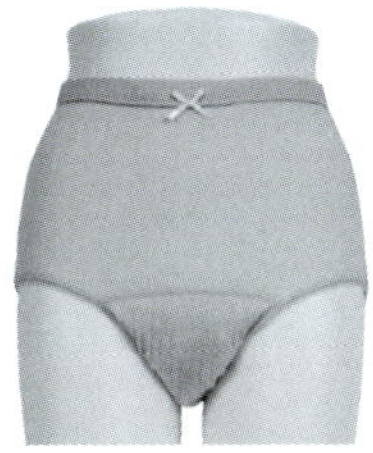
소변과 대변 등 사용	실금 등 배뇨 장애 시 사용
변기 프레임	**기저귀(팬티형, 테이프부착)**
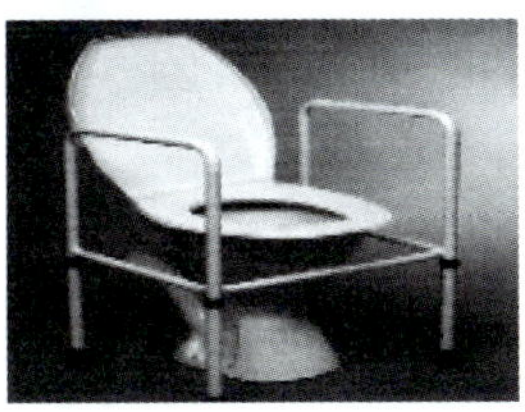	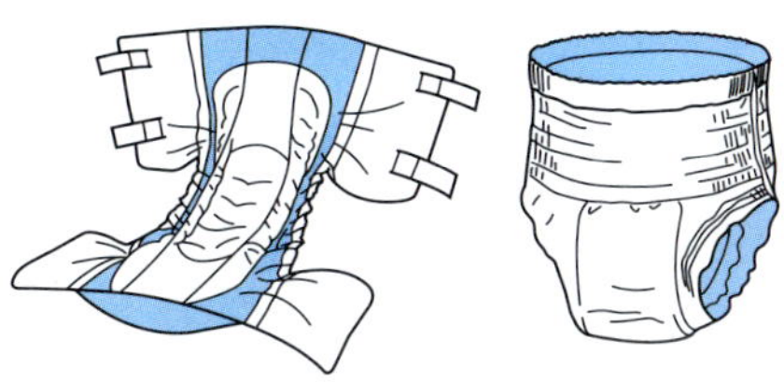
변기에 앉고 서는 것을 쉽게 할 수 있도록 도움	기립이 곤란하거나 실뇨가 많은 사람, 세탁은 불가능하고 사용자의 상태에 따라 사용함

8) 욕실 보조도구

욕실 보조도구는 욕실에서 미끄러지는 등의 낙상 또는 갑작스런 혈압변화로 인한 사고를 예방하기 위해 사용된다.

(1) 종류

목욕의자는 움직임이 제한된 노인의 자세를 보조하여 안전하고 편안한 목욕을 가능하게 해준다. 목욕의자의 종류는 고정식, 바퀴가 달린 이동식, 접이식으로 나눈다. 다리 근력이나 신체 균형 감각이 저하된 상태인 경우 고정식 목욕의자를 사용하면 앉아서 목욕이 가능하다. 바퀴가 달린 이동식은 4륜 또는 2륜 바퀴가 있어 이동이 가능하다(표 2-8).

[표 2-8] 욕실 보조도구

고정식 목욕의자	이동식 목욕의자
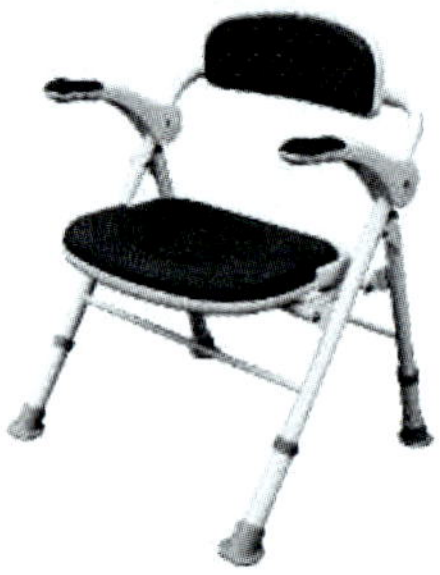	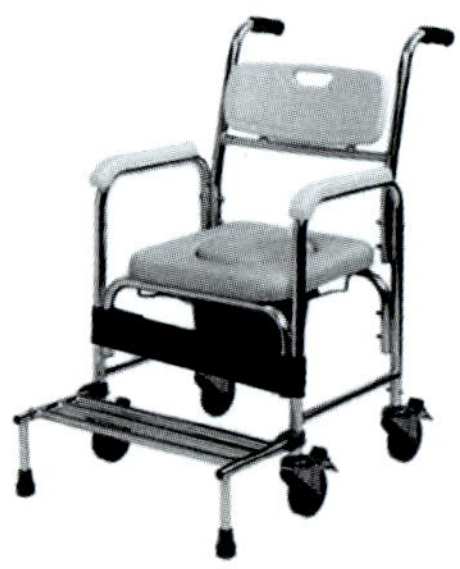
고정식으로 다리 근력이나 신체 균형 감각이 약한 경우에도 사용 가능	이동식으로 4륜 또는 2륜 바퀴가 있어 이동이 가능하며, 편리하게 사용 가능
목욕 리프트	**이동 욕조**
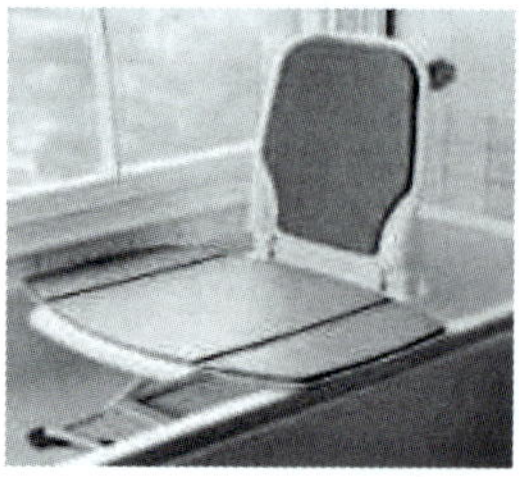	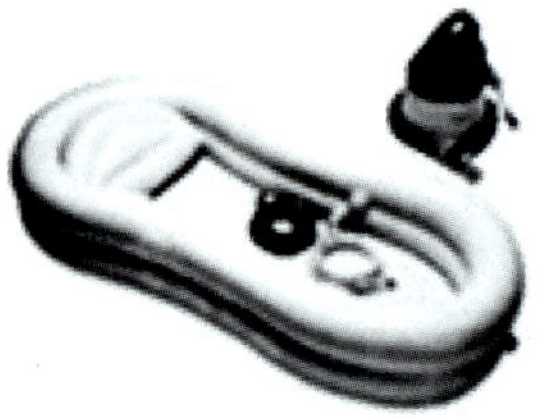
목욕 이승 시 몸을 들어올릴 때 사용	목욕실 외 다른 공간에서도 사용 가능

<table>
<tr><th>이동벤치</th><th>목욕 보드</th></tr>
<tr><td>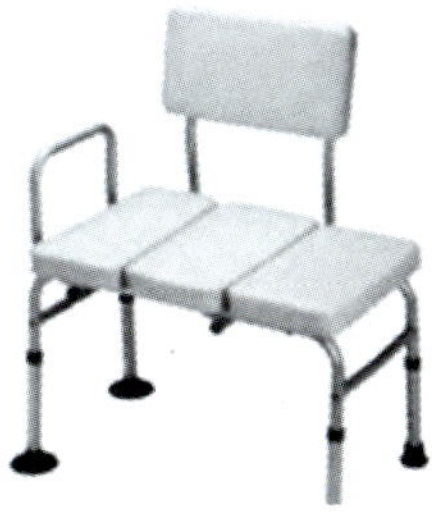
욕조 샤워를 위해 제작된 벤치로 편리하게 사용</td><td>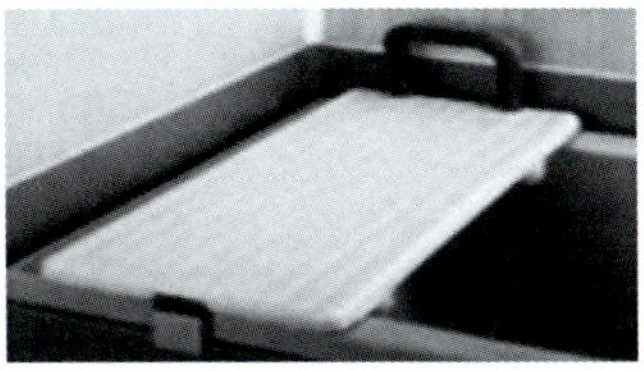
욕조로의 이동을 돕고 샤워 시 앉을 수 있는 좌석을 제공하기 위해 제작된 보드</td></tr>
<tr><th>욕조 손잡이</th><th>욕실 손잡이</th></tr>
<tr><td>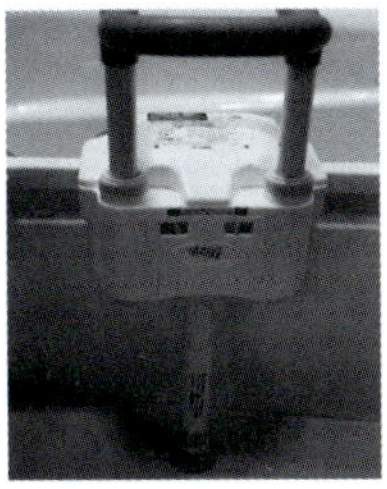
욕조 손잡이를 잡고 욕조안으로 이동</td><td>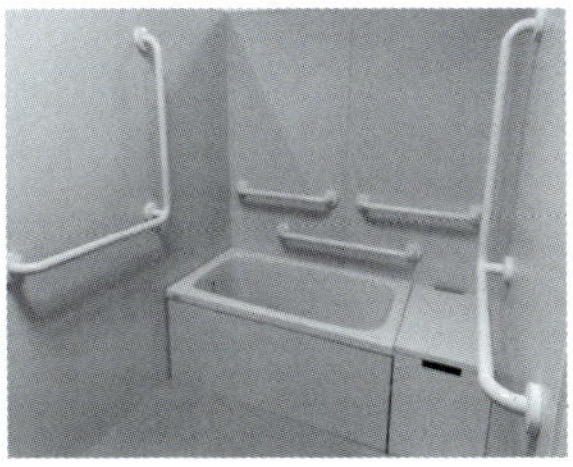
다양한 위치에 욕실 손잡이 설치</td></tr>
</table>

9) 사회활동지원 보조도구

사회생활지원 보조도구는 여러 사회적 환경에서 사용하는 것으로 배회감지기, 의사소통 보조도구 등 다양한 종류가 있다.

(1) 종류

① 배회감지기

치매노인에게 부착하여 주기적으로 가족에게 노인의 위치를 보고하고, 집을 나가서 배회하는 경우 위치를 파악할 수 있어, 위급한 상황이 발생 시에는 이를 사용하여 신속하게 찾아낼 수 있는 기기이다. 배회감지시스템은 적외선 센서를 출입구 등에 설치하여 통과할 때 경보가 울리는 시스템으로, 카드형 · 코인형 등 단말을 장착하여 본체로부터 설정한 거리 이상 떨어지면 경고음을 발신한다(표 2-9).

[표 2-9] 배회감지기

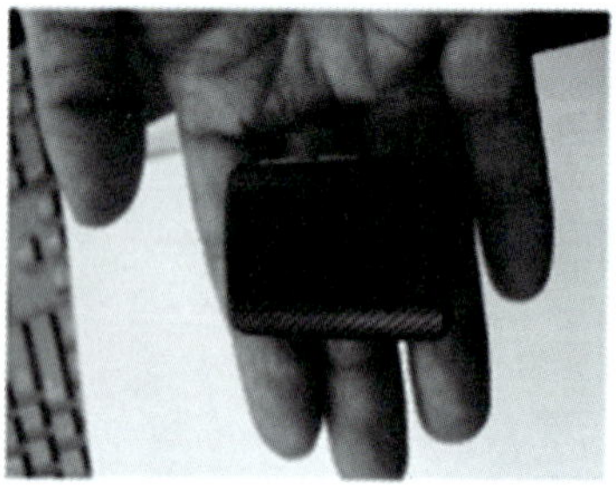

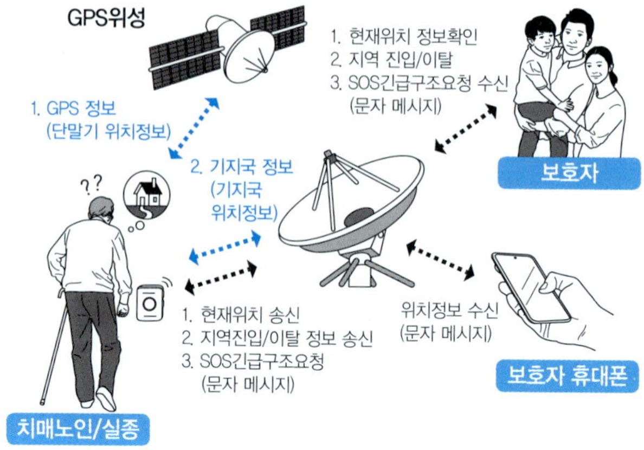

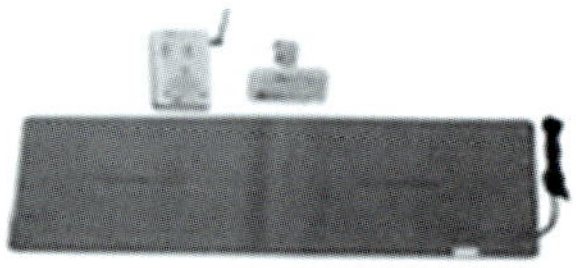

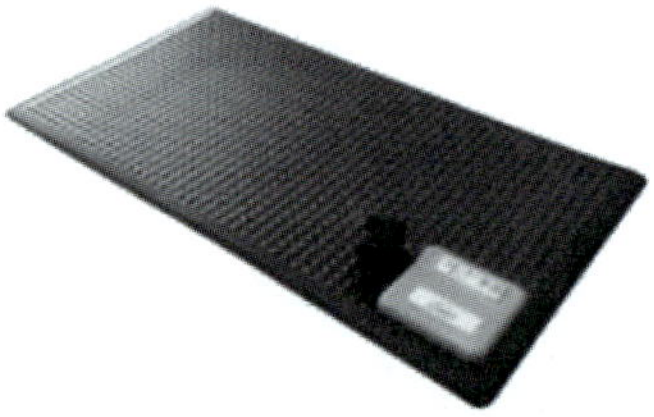

② 의사소통 보조도구

의사소통 보조도구는 사회적 상호작용을 고려하여 메시지를 전달하는 것으로 감각 이상, 의학적 상태 및 신경학적 상태 등의 결합으로 인해 언어, 말하기 및 의사소통이 어려울 때 의사소통을 돕기 위해 사용된다(표 2-10).

[표 2-10] 의사소통 보조도구

마이앰프	휴대용 문자확대기
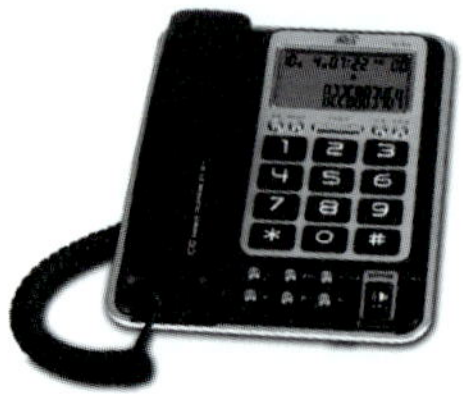	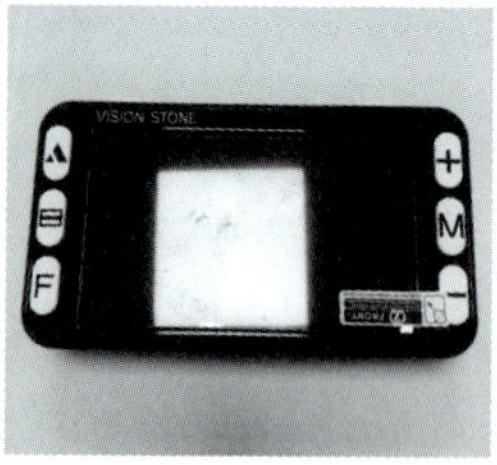
통화의 음량을 최대 30db까지 증폭시켜주는 휴대전화 음량 증폭기로 수화기에 고무밴드를 장착	간편하게 휴대가 가능한 문자 확대기로 카메라를 돋보기처럼 이용하여 사용 가능

음성 증폭기	휴대용 확대경 손잡이 돋보기
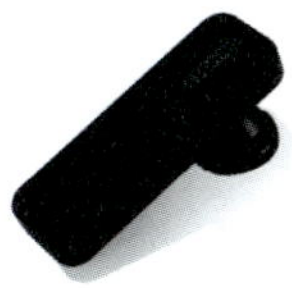	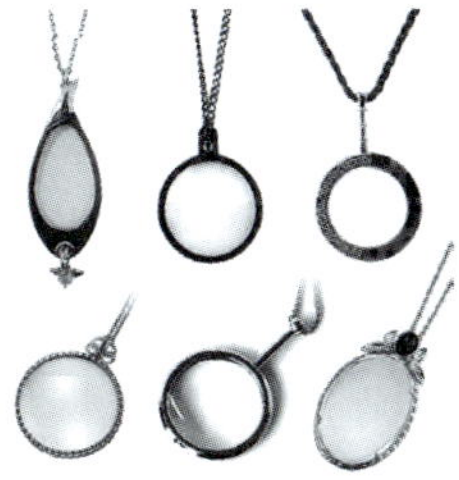
노이즈 압축 기술로 선명하게 소리가 들리며 좌/우 독립적 음향조절이 가능하고 자동 음량조절기능이 탑재되어 있어 큰 소리로부터 귀를 보호	주머니나 핸드백 속에 휴대할 수 있어 안경형 돋보기보다 편리함. 대형 손잡이 돋보기로 PXM렌즈로 만들어져 눈의 피로감이 없으며, 내구성과 선명함이 우수
보청기	**수신음 알리미**
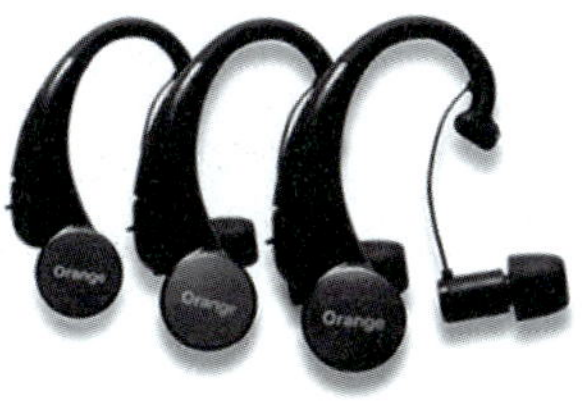	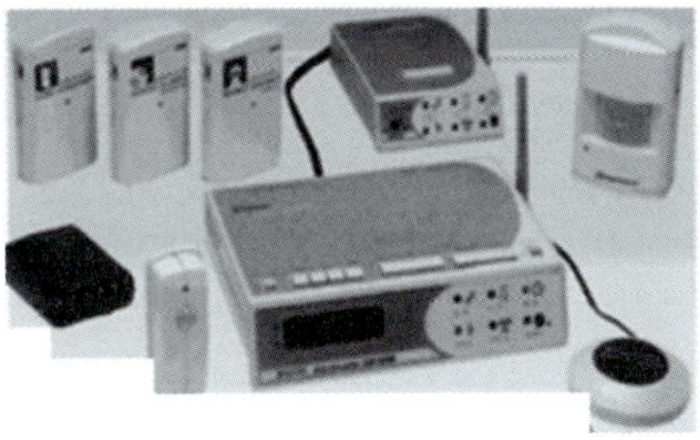
귀에 장착하여 소리를 증폭시켜 주는 기구로 소리를 받는 마이크로폰과 소리를 증폭시키는 증폭기, 증폭된 소리를 내보내는 스피커로 구성되어 있으며, 난청인 경우 각각의 주파수별 청력에 맞추어 동작 가능	청각기능이 떨어진 경우 전화벨 소리, 초인종, 경보음 등의 생활 소리를 진동이나 빛으로 알려주는 실내 신호장치

10) 생활환경지원 보조도구

생활환경지원 보조도구에는 미끄럼방지, 안전손잡이, 경사로 등이 있으며 생활환경에서 안전사고 등의 예방과 관련되어 있다. 다양한 생활환경 영역에서 적용시킬 수 있도록 적합한 생활환경지원 용구를 선택하고 사용하여야 한다.

(1) 미끄럼방지 보조도구

미끄럼방지 보조도구는 낙상사고를 예방하기 위한 것으로, 마찰력이 강한 고무재질의 패드 등으로 미끄럼을 방지한다. 미끄럼방지매트에는 흡착판 타입과 밀착 타입의 두 가지 종류가 있고 물기를 머금지 않는 상태에서 설치되어야 한다. 이외에도 미끄럼방지 스티커, 테이프, 패드 등을 부착하여 안전사고를 방지할 수 있다. 미끄럼방지용품은 일상생활 속에서 미끄러짐으로 인한 낙상사고를 예방할 수 있도록 도와준다(표 2-11).

① **미끄럼방지양말** : 양말 바닥에 미끄럼방지 실리콘을 부착하여 이동 시에 미끄러지는 것을 방지한다.

② **미끄럼방지매트** : 매트를 미끄러운 바닥에 깔아 낙상사고를 예방한다.

③ **미끄럼방지스프레이** : 액체를 바닥에 뿌려서 이동 시에 미끄러지는 것을 방지한다.

[표 2-11] 미끄럼방지 보조도구

미끄럼방지양말	미끄럼방지매트	미끄럼방지스프레이
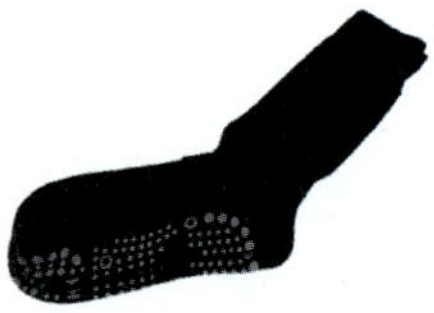	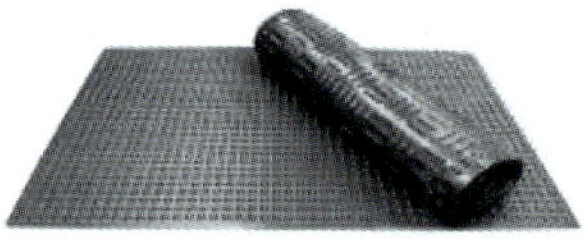	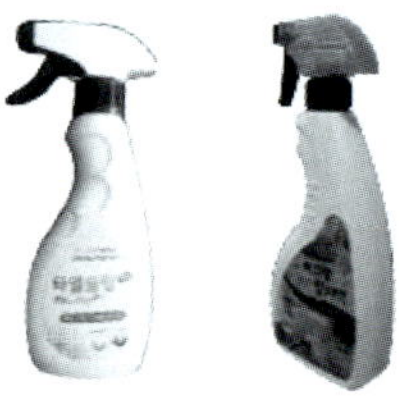

(2) 안전손잡이

지지용 손잡이와 화장실 거치용 손잡이는 거동이 불편한 노인의 움직이는 활동 반경 내에 설치하여 안전사고 예방 및 자립 환경을 도와준다. 안전손잡이를 설치하면 실내, 욕실, 계단, 화장실 등 다양한 환경에서 거동을 보조를 할 수 있어 안전사고 예방에 도움을 준다. 안전손잡이는 종류가 다양하고 사용 용도에 따라서 높이, 길이 및 두께 등을 조정하여 설치가 가능하다. L자형 손잡이는 화장실 내에서 앉을 때나 일어날 때 손으로 지지하고 일어날 수 있도록 도와주며, I자형 손잡이는 욕실 외부에서 이동할 때 안전하게 움직일 수 있도록 도와준다. 안전손잡이의 재질은 다양하나 일반적으로 목재를 선호한다. 최근에는 실내 위아래에 안전손잡이를 설치하여 바닥에 앉았다가 일어설 때 사용하고, 침대 옆에 안전손잡이를 설치하여 침대에서 일어설 때 사용하고 있다. 특히 현관에서 신발을 벗을 때 낙상 위험이 많아 안전손잡이를 설치하는 것이 필요하다(표 2-12).

[표 2-12] 안전손잡이 종류

기립 보조용 손잡이	다용도 설치용 손잡이	바닥 침구나 침대 옆 설치 손잡이
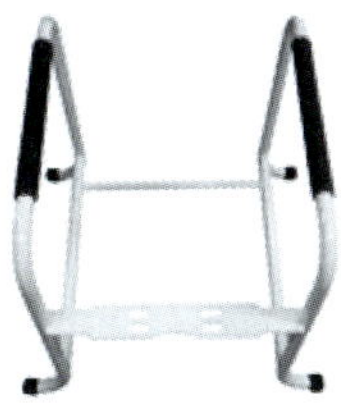	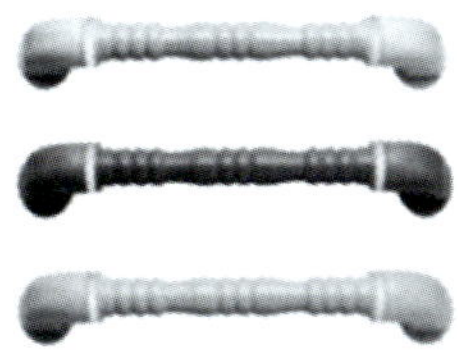	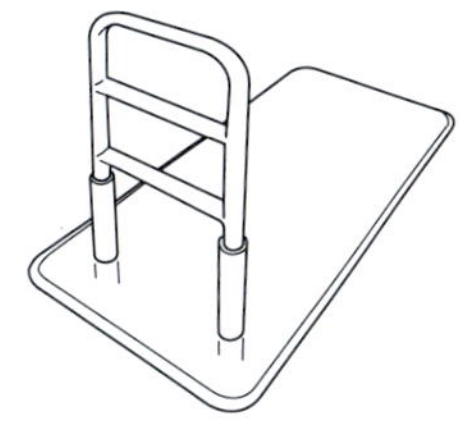
변기 설치용 손잡이	L자형 손잡이	I자형 손잡이
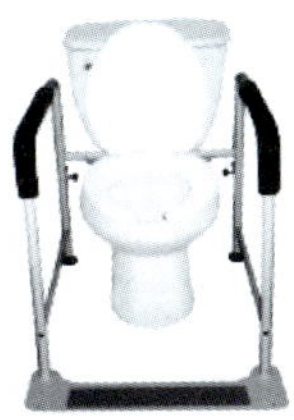	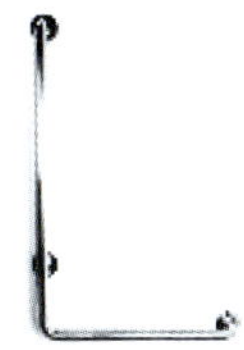	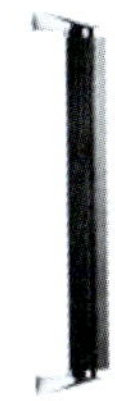
단차가 있을 경우 사용가능한 안전손잡이	접이식 의자형 안전손잡이	바닥 침구나 침대 옆 설치 손잡이
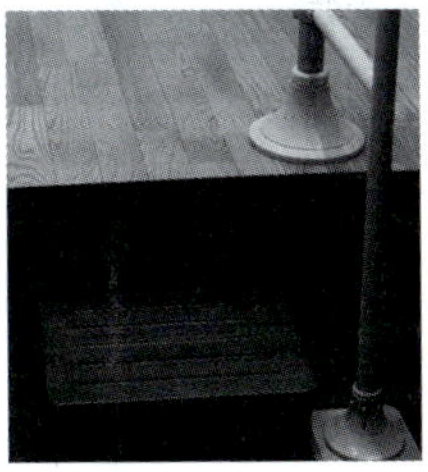	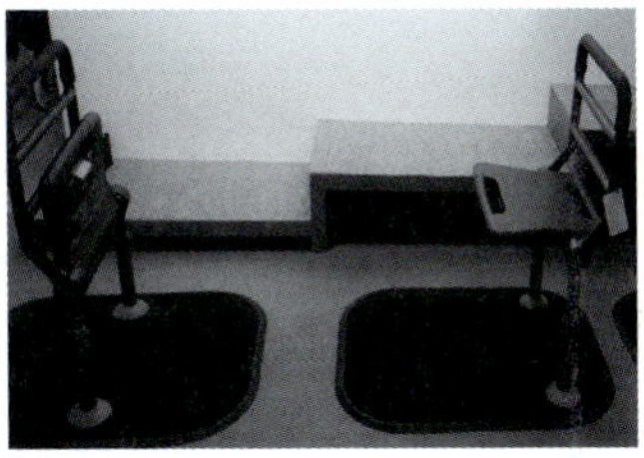	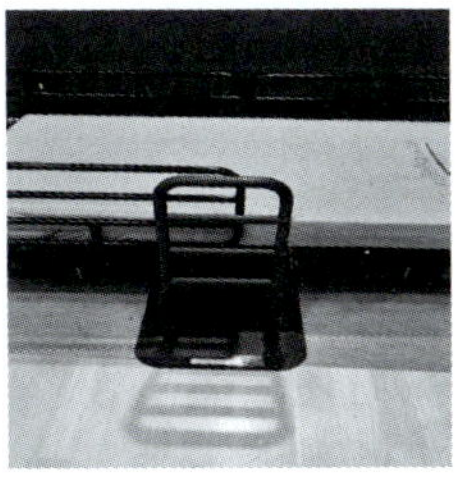

3 요실금, 변실금 관리

1) 요실금

요실금(uninary incontinence)은 체외로 요를 운반하는 요괄약근의 기능부전으로 생기며 노인 3명 중 1명은 정도의 차이에 따른 요실금 증세가 있다. 요실금의 유병률은 여성이 남성에 비해 약 2배 가량 높다. 요실금은 급성 혹은 만성으로 나타날 수 있는데, 급성 요실금의 치료 후에도 불수의적인 소변배설이 계속된다면 만성 요실금의 가능성을 고려해야 한다.

요실금을 정확하게 감별하기 위해서는 방광일지(표 2-13) 작성이나 배뇨자극검사(표 2-14) 등을 시행할 수 있다. 방광일지는 필수적인 요실금검사 중의 하나로, 배뇨시간, 배뇨량, 수분섭취량, 요실금발생 및 발생 원인을 기록하고 배뇨자극검사는 스트레스 자극검사와 절박성 자극검사로 나뉘어 검사한다.

[표 2-13] 방광일지

설명 : 시간별로 해당되는 칸에 화장실에서 배뇨한 시간과 요실금이 일어난 시간을 표시하고, 요실금의 이유와 수분섭취의 형태와 양을 측정하고 기록하시오.

시간	화장실에서 배뇨	요실금(소량, 다량)	요실금의 원인	수분섭취 형태
오전 6~8시				
오전 8~10시				
오전 10~12시				
오후 12~2시				
오후 2~4시				
오후 4~6시				
오후 6~8시				
오후 8~10시				
오후 10~12시				
수면 중				

일일 패드 사용 수 :

일일 요실금 발생 수 :

비고 :

출처 : 박명화 외(2013). 노인간호학.

[표 2-14] 배뇨자극 검사방법

① 똑바로 누워서 3~4회 기침을 하도록 한다.
② 일어서도록 한다. 체위를 바꾸는 동안 불수의적인 소변배설이 있는지 기록한다.
③ 서서 3~4회 기침을 하도록 한다.
④ 신체적 상태가 가능하다면 발뒤꿈치로 3~4회 뛰도록 한다.
⑤ 흐르는 물소리를 들려준다.
⑥ 화장실까지 걷도록 한다.
⑦ 손을 씻도록 한다.

① ~ ④번까지는 **스트레스 자극**이며, ⑤ ~ ⑦번은 **절박성 자극**이다. 화장실로 이동하면서 소변이 유출되는 것은 절박성 요실금(예를 들면, 대상자는 절박한 배뇨충동을 경험한다)이나 스트레스성 요실금(예: 심한 스트레스 실금인 경우 보행과 같은 신체적인 활동으로 인해 소변 유출이 초래된다)이 원인일 수 있다.

출처 : 박명화 외(2013). 노인간호학

(1) 급성 요실금

갑자기 발병하는 급성 요실금은 내외과적인 상황과 관련이 있으며 일반적으로 근본 원인이 교정되면 해결된다. 원인으로는 제한된 기동성, 섬망, 비뇨기계 감염, 고혈당증과 고칼슘혈증과 관련된 다뇨증, 내분비질환(잘 조절되지 않는 당뇨, 고칼슘혈증), 음주 등을 들 수 있다.

(2) 만성 요실금

만성 요실금은 급성 질병과 관련이 없으며, 시간이 경과하면서 증상이 악화되거나 지속되고 주요 유형으로는 스트레스성 · 절박성 · 역류성 · 기능성 요실금이 있다(표 2-15). 만성 요실금의 발생 관련요인으로는 방광용량 감소, 잔뇨량 증가, 억제되지 않은 방광수축 증가, 야간 염분과 수분배출 증가, 감소된 여성 에스트로겐과 관련된 요도의 저항 증가를 포함하며 여성의 골반저부 근육 약화 등이 있다.

[표 2-15] 요실금의 유형

스트레스성 요실금	건강력	복강 내 압력을 증가시키는 활동 시 소변이 새어나온다(기침, 재채기, 웃음, 들어올림, 체위변경, 걷기, 계단 오르기, 운동).
	객관적 관찰	스트레스 자극으로 소변이 새어나온다. 골반저부 이완징후(방광류, 직장류, 자궁탈출)가 골반검사로 관찰된다.
	방광 기록	복강내압을 증가시키는 활동을 하는 동안 소변 실금을 기록한다.
절박성 요실금	건강력	갑작스러운 배뇨 절박감에 뒤이어 불수의적인 소변 실금이 뒤따르며, 흐르는 물소리나 추운 날씨는 불수의적인 소변 실금을 촉진할 수 있다.
	객관적 관찰	절박한 자극과 함께 소변이 새어나온다.
	방광 기록	절박감과 관련된 소변 실금을 기록하고, 잦은 배뇨와 야뇨증도 종종 기록한다.
역류성 요실금	건강력	자주 소량의 소변 실금을 보이지만 대상자의 병력은 다양하다. 소변 줄기의 감소, 지연뇨, 불완전하게 방광이 빈 느낌, 소량의 잦은 배뇨를 호소한다.
	객관적 관찰	배뇨 후 잔뇨(100ml 이상)의 증가는 역류성 실금의 특징이다. 복부의 타진과 촉진검사에서 팽만된 방광이 발견된다. 남성의 경우 전립선 비대와 관련되고 여성에서는 골반검사를 하는 동안 관찰된 큰 방광류가 역류성 실금의 원인이 될 수 있다.
	방광 기록	잦은 소량의 소변배설을 기록한다.

기능성 요실금	건강력	스트레스, 절박감, 역류성 요실금의 증상이 없으므로 화장실, 변기, 소변기에서보다는 다른 곳에서 많은 양의 소변을 실금한다. 대상자는 배뇨하고 싶다고 전혀 눈치 채지 못하거나 심각한 기동성 장애를 가질 수 있다.
	객관적 관찰	순수한 기능성 실금에 있어서 스트레스나 절박 자극으로 소변배설이 되지는 않으며 배뇨 후 잔뇨는 정상이다. 정신상태 검사에서 인지손상이 나타날 수 있다.
	방광 기록	절박 증상이나 스트레스 실금 증상 없이 불수의적인 소변 실금(많은 양)을 기록한다.
혼합성 요실금	혼합성 요실금은 실금이 동반 발생한 것을 말한다. 지역사회에 살고 있는 노인 사이에서 혼합성(절박성과 스트레스성) 요실금은 매우 흔하다. 섬망이나 심한 기동성 문제가 있는 대상자에 있어서 혼합성과 기능성 요실금이 흔하다. 혼합성 요실금에 있어서 건강력, 객관적 관찰, 방광 기록은 존재하는 요실금 유형에 따라 다양하다.	

출처 : 박명화 외(2013). 노인간호학

(3) 의학적 관리

인지기능이 정상인 노인에게 적용할 수 있는 행동요법으로는 다음과 같은 2가지 방법이 있으며 실금의 유형에 따라 단독으로 혹은 병행해서 사용할 수 있다(그림 2-3).

① **방광 재훈련** : 점차적으로 배뇨간격을 늘리도록 하는 것으로 빈뇨 습관을 교정하고 긴박뇨를 감소시키는데 이용한다. 계획된 시간이 될 때까지 배뇨를 지연하도록 하며, 절박할 때가 아니라 시각에 맞추어 배뇨한다.

② **골반저부 근육운동** : 노인은 골반저부 근육이 경화되고 약해져 있는 경우가 많다. 골반저부 근육을 교대로 수축하고 이완하는 운동을 통한 근육의 강화는 요도 저항을 증가시켜 요실금을 예방하는데 도움이 된다.

③ **케겔운동** : 케겔운동은 남성을 위한 운동과 여성을 위한 운동으로 나눠지는데 다음에 소개되는 여성을 위한 운동은 요실금과 질 건조증 등에 효과가 있다.

2) 변실금

변실금은 배변을 조절할 수 없어서 대변이나 방귀를 예기치 못하게 항문 밖으로 배출하는 것으로 변실금의 범위는 방귀를 배출하는 동안에 대변이 새는 것부터 배변조절 능력의 완전한 상실까지 다양하다. 일반적인 원인으로는 변비와 설사, 근육이나 신경손상, 노화와 관련한 항문 괄약근의 약증이며 여성은 출산에 의해 나타날 수 있고 분만 도중 신경과 근육의 손상은 배변조절 능력의 상실을 야기시킬 수 있다. 변실금은 흔한 질환으로 여성과 노인에서 많이 나타나며 성인에서 유병률은 2%, 노인에서 유병률은 15%로 보고되고 있다.

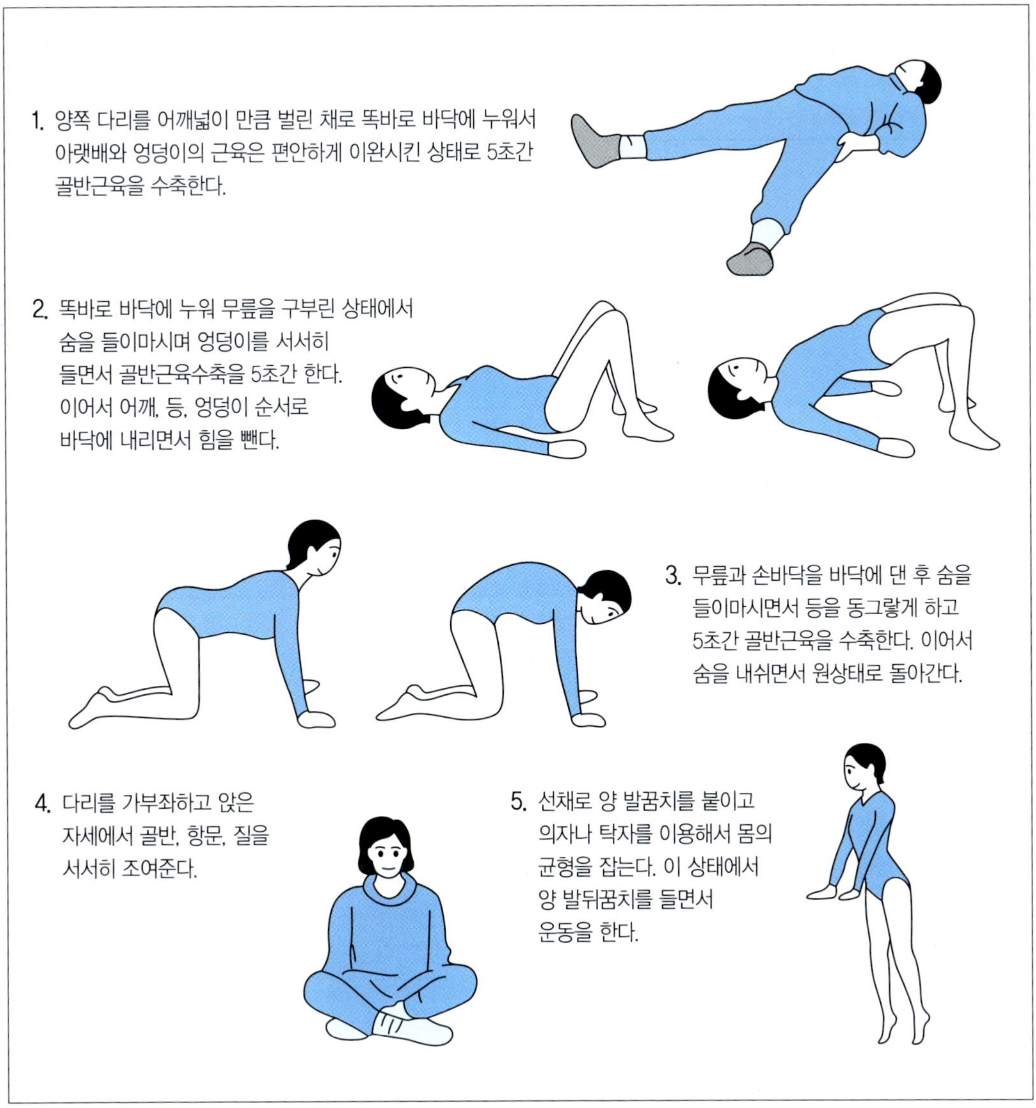
1. 양쪽 다리를 어깨넓이 만큼 벌린 채로 똑바로 바닥에 누워서 아랫배와 엉덩이의 근육은 편안하게 이완시킨 상태로 5초간 골반근육을 수축한다.
2. 똑바로 바닥에 누워 무릎을 구부린 상태에서 숨을 들이마시며 엉덩이를 서서히 들면서 골반근육수축을 5초간 한다. 이어서 어깨, 등, 엉덩이 순서로 바닥에 내리면서 힘을 뺀다.
3. 무릎과 손바닥을 바닥에 댄 후 숨을 들이마시면서 등을 동그랗게 하고 5초간 골반근육을 수축한다. 이어서 숨을 내쉬면서 원상태로 돌아간다.
4. 다리를 가부좌하고 앉은 자세에서 골반, 항문, 질을 서서히 조여준다.
5. 선채로 양 발꿈치를 붙이고 의자나 탁자를 이용해서 몸의 균형을 잡는다. 이 상태에서 양 발뒤꿈치를 들면서 운동을 한다.

[그림 2-3] 여성을 위한 케겔운동

출처 : http://blog.naver.com/fivestar21/

(1) 증상

정상적인 성인에서 갑작스럽게 심한 설사를 제외하고는 배변을 조절할 수 없는 경우는 없다. 변실금은 어린애들처럼 가끔씩 속옷에 변을 지리는 경우에는 비교적 간단한 문제이지만, 배변조절 능력이 상실된 사람에게는 심각한 삶의 질 저하를 초래할 수 있다.

(2) 원인

① **변비** : 변실금의 흔한 원인 중에 하나로 만성변비로 인해 크고 딱딱한 큰 덩어리를 배출하기 힘들게 되면 직장의 근육이 이완되어 결국은 약해지고 물변이 단단한 주위로 새어 나오게 된다. 만성변비는 항문근육을 늘어나게 하고 약하게 한다.

② **설사** : 묽은변은 직장에 남아있기 힘들어 설사는 변실금을 악화시킬 수 있다.

③ **근육손상** : 괄약근에 손상이 있으면 변을 참지 못해 새어 나올 수 있고 이러한 근육손상은 여성의 경우 출산 중에 일어날 수 있으며 회음 절개술이나 겸자 사용 시 일어날 수 있다.

④ **신경손상** : 출산, 척수손상, 뇌졸중, 당뇨와 다발성 경화 등으로 인한 신경손상은 변실금을 일으킬 수 있다.

⑤ **수술** : 직장과 항문을 포함하는 복잡한 수술뿐만 아니라 치핵 수술도 항문 손상을 일으켜 변실금이 초래될 수 있다.

⑥ **설사제의 남용** : 규칙적인 배변을 위해 설사제를 장기간 남용하는 것은 변실금을 초래할 수 있다.

⑦ **위험인자** : 변실금은 어느 연령에서도 생길 수 있지만 요실금과 동반하여 고령에서 가장 빈번하다. 분만과 연관하여 여성에서 흔하고, 신경손상으로는 당뇨가 오래되었거나 다발성 경화증은 변실금의 위험인자가 될 수 있다. 알츠하이머병에서 변실금은 후기 증상의 하나로 나타날 수 있다.

4 노인의 성

세계보건기구에서는 '성은 신체적, 정서적, 지적, 사회적 측면을 긍정적으로 풍부하게 하고 인격, 의사소통, 사랑을 증진하는 방식으로 통합하는 것'이라고 정의하고 있다. 노인남성에게 성이란 단순한 성관계만을 의미하는 것이 아니라 서로간의 애정과 친밀감을 표현하는 차원에서 인식해야 한다. 노인도 자신의 생각에 따라 이성교제와 노혼을 추구할 신체적 권리와 기능을 가지며 차별이나 제약을 받아서는 안 된다.

1) 남성의 변화

(1) 발기부전

남성 성기능 장애에 있어 발기부전은 만족스러운 성행위를 하는데 충분히 확고하게 유지될 수 없는 상태로 발기부전은 정상적인 노화과정의 한부분이 아니며 노화와 관련된 질병과정에서 발생할 수 있다. 발기부전의 치료는 약물치료, 음경보철 삽입, 혈관수술 등이 있다.

(2) 남성질환

페로니병(peyronie's disease)은 원인이 명확히 밝혀지지 않았으며 음경 끝 부분이 위로 향하여 발기 시 통증을 유발하는 질환으로 원인은 정확히 알려져 있지 않고 병력으로 과도한 성행위나 성병과 관련될 수도 있다고 추측하고 있다. 실제로 이런 연관성을 찾기는 쉽지 않으며 동맥경화증, 당뇨병, 손상, 정맥 혈관염 등을 관련 요인으로 보는 경우도 있다.

2) 여성의 변화

(1) 폐경기 증상

노인은 폐경 이후의 시기로, 성기능의 관점에서 보면 폐경이란 임신의 가능성이 끝난 상태를 의미하기 때문에 정체성의 위협을 받을 수 있다. 폐경기에는 요로계 감염, 뼈엉성증, 질염, 심혈관계 질환과 같은 병리적 문제가 발생할 수 있다.

(2) 여성 질환

여성의 요로계 감염은 성행위로 발생할 수 있다. 노인여성은 '허니문 방광염'이 발생하는데 이는 자궁벽이 약하고 요로관의 방어력 감소로 나타날 수 있다. 따라서 성교 시 체위변화가 요로계 감염을 예방하는데 도움이 된다.

3) 성생활에 영향을 미치는 요인

노인 성생활에 영향을 미치는 요인은 다양하나 배우자의 사망, 질병, 권태, 관심 상실 등은 성생활의 부정적 영향을 가져 올 수 있다. 따라서 노인과 가족 구성원을 대상으로 노인의 친밀감 요구에 대한 교육과 성에 대한 개방적인 대화와 관심이 필요하다.

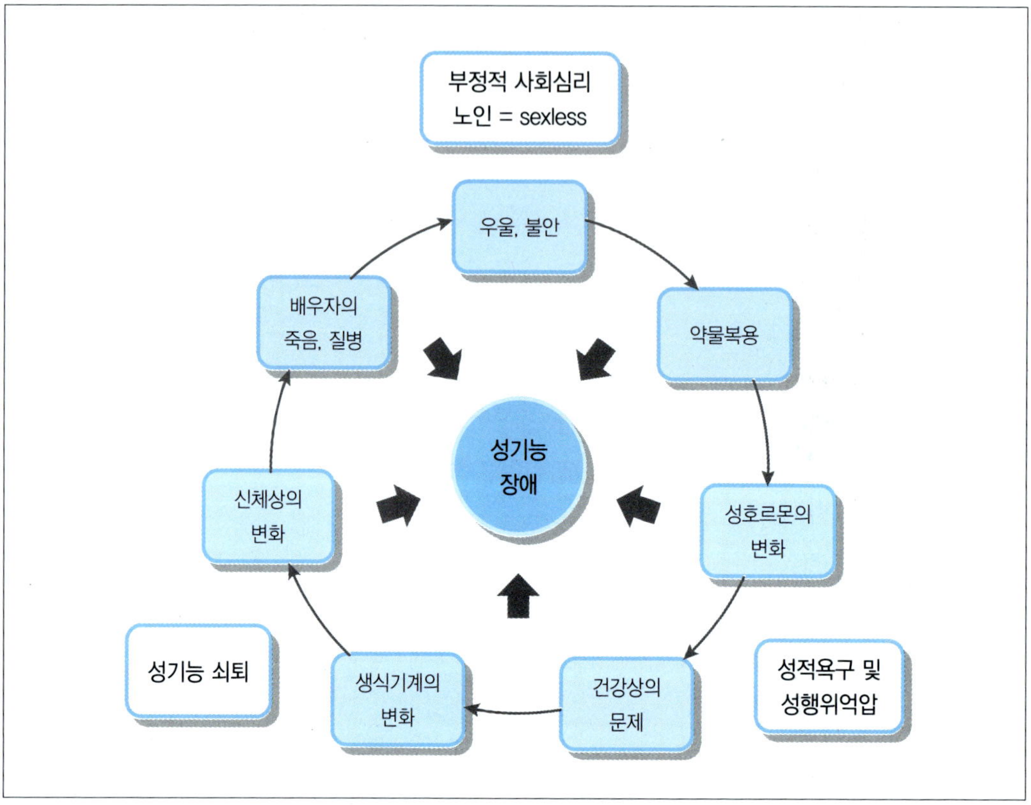

[그림 2-4] 성생활에 영향을 미치는 요인

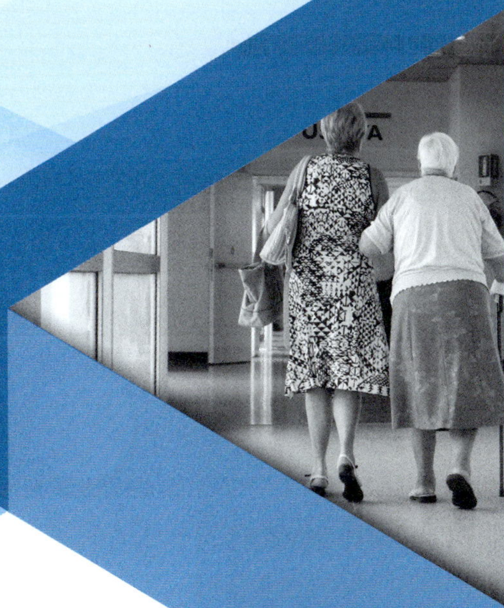

제 2 장

이동활동

학습목표

- 노인의 자세 변화와 문제점에 대해 설명할 수 있다.
- 노인의 보행 특성을 파악할 수 있다.
- 노인을 위한 보행보조도구를 적용할 수 있다.

핵심용어

노인의 자세, 노인의 이동, 보행보조도구

1 균형 및 이동

1) 균형 및 기능적 능력회복

사람의 움직임은 자세조절과 관련된 복잡한 신경근육 조절과정을 거치게 된다. 노인은 노화나 질병으로 인해 자세조절 시스템의 일부분이 손상되어 낙상으로 인한 골절 등이 나타난다. 자세유지와 균형은 의도된 위치에 신체를 정지하거나 균형소실 없이 목표한 움직임을 진행할 수 있도록 한다. 일상생활활동이나 삶의 질 측면에서 균형감각, 자세유지 및 이동능력은 서로 밀접한 관련성을 가진다.

(1) 자세유지 및 자세변화

자세는 주위 환경에 대한 신체의 지각과 신체와 관련된 신체부분의 생체역학적인 정렬이다. 노인은 근력과 유연성 감소, 감각기능의 저하, 관절가동범위의 감소로 인해 올바른 자세를 유지하기가 어렵다. 정상적으로 점차 머리가 앞쪽으로 숙여지고 어깨는 굽어지고 척추는 뒤굽음(kyphosis, 후만)되고 허리척추의 앞굽음(lordosis, 전만)은 줄어든다. 엉덩관절과 무릎관절은 약간 굽어진 형태로 유지되어 있다. 이러한 자세변화는 노인의 낙상과 같은 기능적 문제와 높은 관련성을 보여준다.

(2) 보행

보행은 적어도 한발이 지면에 접촉된 상태에서 발의 위치가 교대로 변하며 나타난다. 정상보행은 부드럽고 리듬감 있게 몸을 앞쪽으로 이동시키는 것으로 각각의 다리로 신체를 지지하는 입각기와 한쪽 다리가 들어 올려지는 유각기가 교대로 나타난다. 사람마다 보행속도, 보행주기, 보폭은 차이가 나지만 노화가 진행되면서 많은 변화로 보행훈련과 다양한 보행보조도구를 사용하여 최대한 독립적인 보행을 가능하도록 한다.

① 보행보조도구

보행보조도구는 균형과 근력의 손상을 보상하고 통증을 감소시키고 손상 쪽 체중지지를 감소시키기 위해 사용된다. 일반적으로 보행보조도구는 지팡이(cane), 목발(crutches), 워커(walker)로 분류할 수 있다.

㉠ 지팡이는 균형에 약간의 문제가 있는 노인에게 사용하며 지지면을 넓히고 팔에 감각 자극을 제공하기 위해 손상 쪽의 반대편에 사용한다. 특히 이동 시 통증이 있는 부위에 통증을 감소시키고 보행 시 유각기 동안 균형과 이동에 도움을 준다. 지팡이는 대부분 한점 지팡이를 많이 사용하지만 높은 안정성을 제공하기 위해 네발지팡이를 사용하기도 한다.

㉡ 목발은 노인이 낙상 등으로 인해 골반과 다리 골절과 같은 손상을 입어 단기간 보행보조가 필요할 때 사용된다. 목발은 손과 겨드랑이 부위에 체중이 지지되므로 겨드랑이의 신경과 혈관손상에 주의해야 한다.

㉢ 상체지지형 워커는 실내용으로 다리근력이 매우 약하거나 힘이 없을 때 어깨 또는 허리 높이로 팔걸이를 맞추어 사용가능한 보조도구로, 팔근력이 어느 정도 강해야 사용 가능하다.

㉣ 워커는 지팡이와 목발보다 노인이 안정적으로 사용할 수 있는 보행보조도구로, 팔 근력이나 균형감각이 적어도 사용할 수 있으며 바퀴나 브레이크시스템을 가진 종류도 있다.

㉤ 보행차는 팔에 체중을 싣고 보행하며 팔근력이 어느 정도 강해야 사용이 가능하고, 미끄러져 넘어지지 않도록 관찰과 보호가 필요하다. 실내외에서도 수납공간 및 앉아서 쉴 수 있는 의자가 부착되어 있는 보행보조차도 있다.

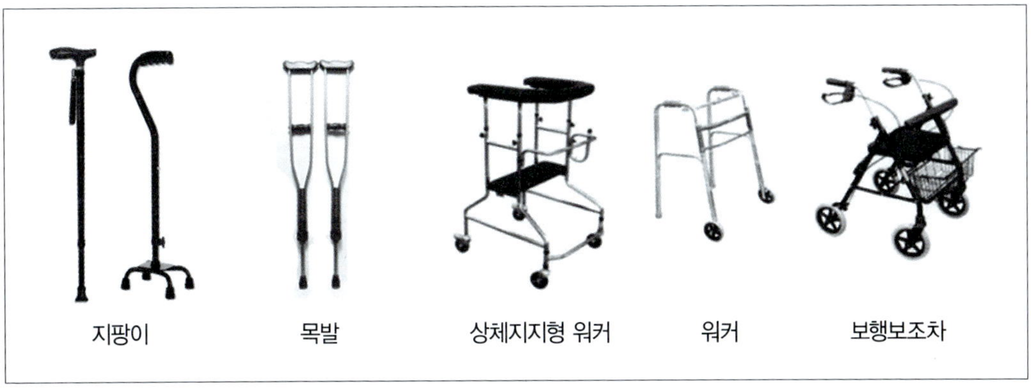

[그림 2-5] 보행보조도구

(3) 침상에서의 바른 자세

① 누운 자세

거동이 불편한 노인과 장애인이 장시간 누워있을 때 욕창발생 등의 위험이 생길 수 있어 자세변환용구를 사용하여 적절한 자세 등 체위변경을 하는 것이 좋다. 자세변환용구를 사용하면 바로 누운 자세, 옆으로 누운 자세 등 여러 가지로 자유롭게 변환하여 고정할 수 있다(그림 2-6).

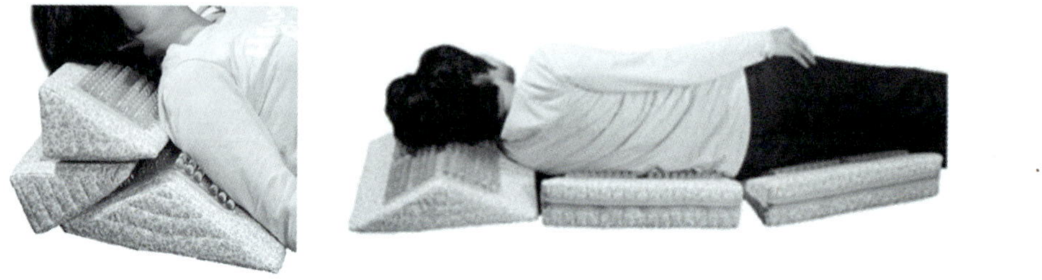

[그림 2-6] 자세변환용구 사용의 예

② 앉은 자세

침대에서 앉은 자세를 유지할 때는 침대를 세우고 등에 베개를 받쳐서 머리와 몸통을 반듯하게 유지해주고, 체중이 양쪽 엉덩이에 고르게 분포되도록 한다. 양손을 잡고 팔을 쭉 뻗어 베개 위에 올려놓고, 다리는 밖으로 회전되지 않도록 베개나 타올 등으로 받쳐준다.

침대 등받이를 올릴 시에는 등 뒤를 안아서 일으키고 등으로 기대게 하는 것이 좋으며, 침대 거상 시에는 다리를 먼저 올리고 등을 올리는 것이 좋다. 무릎을 올린 자세는 다리를 베개 등으로 받쳐서 미끄러져 내려오는 것을 방지한다.

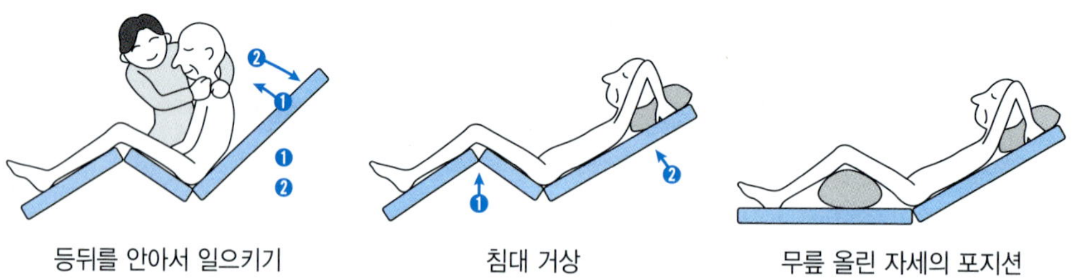

[그림 2-7] 침대 등받이 사용 시 주의사항

2 이동보조도구

1) 휠체어(의자차)의 이용

휠체어는 다리의 손상이나 마비로 인하여 보행이 어려운 경우 이용한다. 수동휠체어는 가장 일반적으로 많이 사용하며, 전동휠체어는 팔의 근력, 협응능력, 관절가동범위 등이 약하거나 감소할 때 사용한다. 휠체어를 적절하게 사용하기 위해서는 이동능력, 즉 한 장소에서 다른 장소로 옮기는 것을 잘 하는 것이 필요하므로 휠체어, 침대, 자동차로 이동하는 훈련을 시행해야 한다. 휠체어의 종류는 [그림 2-8]과 같다.

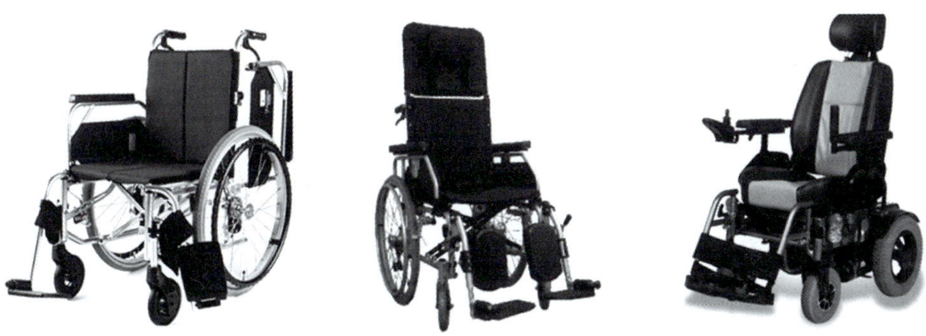

휠체어　　리크라이닝 휠체어　　전동휠체어

[그림 2-8] 휠체어의 종류

(1) 휠체어에서 침대로 이동

휠체어에 앉은 상태에서 일어나 다리를 축을 삼아 회전시켜 이동하는 방법이다. 주로 편마비 환자나 노인이 휠체어를 이용하는 경우 보편적으로 사용할 수 있다.

(2) 휠체어 보행 보조

고르지 못한 지면을 주행할 때는 작은 바퀴를 들고 큰 바퀴로 주행을 한다. 경사로에서는 올라갈 때는 앞바퀴를 올리지 않으며, 내려갈 때에는 앞바퀴를 약간 올려 중심이 뒤쪽으로 올 수 있도록 한다. 계단(턱)을 오르내릴 시에는 계단을 올라갈 때 앞바퀴를 들고 뒤쪽을 들

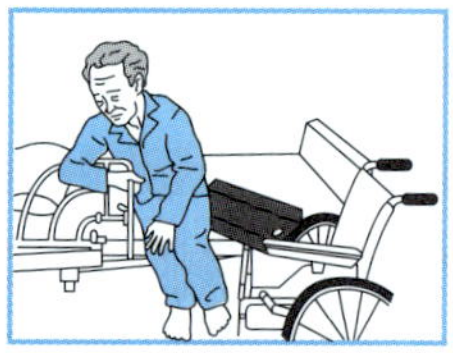

- 발이 바닥에 닿도록 침상의 높이를 낮춘다.
- 침상가까이 침상과 평행하게 휠체어를 놓는다.
- 휠체어의 바퀴를 고정하고 발판을 올리고 노인을 침대 가장자리로 앉도록 돕는다.

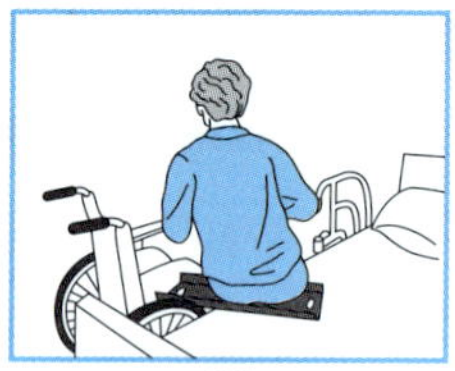

- 침대에서 휠체어로 이동할 시에는 슬라이딩 보드를 이동방향에 비스듬히 놓는다.
- 침대 손잡이를 지지한 후 조심스럽게 휠체어로 미끄러지듯이 몸을 옮긴다.

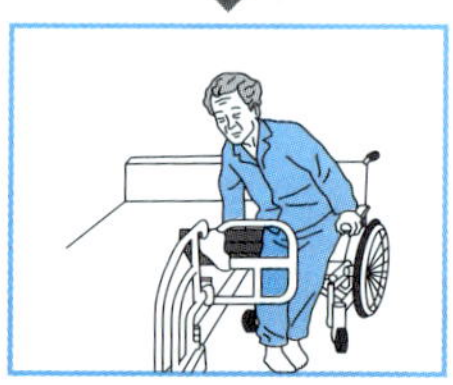

- 휠체어에서 침대로 이동할 시에도 슬라이딩 보드를 미리 이동방향에 비스듬히 놓는다.
- 미끄러지듯이 침대로 몸을 옮긴다.

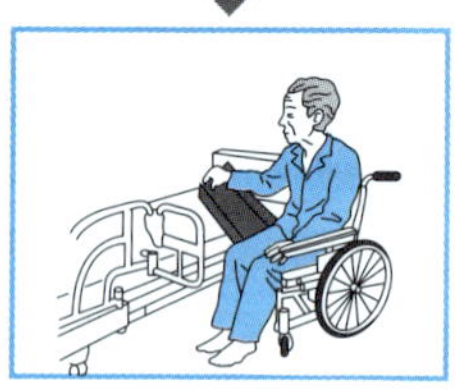

- 항상 이동시에는 낙상을 조심하고, 이동할 휠체어의 제동장치는 잠겨있어야 한다.

[그림 2-9] 휠체어에서 침대로 이동방법

어올리고, 계단을 내려갈 때는 뒷바퀴부터 내려온다.

(3) 자동차로 이동

휠체어에서 자동차로 이동 시, 휠체어와 자동차 사이에 좁은 공간이 생기면 보조시에 어려움이 있으므로 휠체어를 최대한 자동차 좌석 가까이에 비스듬히 위치하도록 한다. 자동차 쪽 팔걸이를 제거하고 이동보조도구(미끄럼판)를 휠체어와 자동차 의자 사이에 걸쳐 놓는다. 한 손으로는 보조도구를 잡고 다른 손은 휠체어의 팔걸이를 잡고서 엉덩이를 이용하여 자동차 쪽으로 이동시킨다. 한 손은 자동차 의자를 지지하고 다른 한 손으로는 휠체어 바닥을 지지한 상태로 엉덩이를 든다. 엉덩이를 든 상태로 몸을 자동차 쪽으로 움직여 자동차 안으로 들어갈 수 있게 한다.

(4) 휠체어에서 의자로 이동

양발을 바닥에 내리고, 한 손으로 의자를 잡고 앞으로 체중을 실은 다음 팔로 밀어 올리며 의자에 앉는 자세로 동작을 마친다.

(5) 턱 올라가기

앞바퀴를 올린 후, 그대로 전진하면서 앞바퀴를 턱에 올린 다음 몸을 앞으로 기울여서 중심이 앞으로 옮길 수 있도록 한다. 중심을 앞으로 옮긴 채 핸드림을 잡은 손에 힘을 주면서, 앞으로 휠체어를 전진시킨다. 휠체어가 완전히 올라 올 수 있을 때까지 전진한다.

(6) 턱 내려가기

앞바퀴를 올린 후 몸의 중심을 약간 뒤로 옮기면서 그대로 전진하여 내려간다. 내려간 후에는 뒤로 넘어가지 않도록 앞바퀴를 내리고 중심을 앞쪽으로 옮긴다.

(7) 휠체어로 계단 내려가기

몸을 앞으로 기울여 한 손은 난간, 다른 손은 휠체어 핸드림을 잡는다. 속도와 방향을 맞게 조절하면서 뒤로 천천히 내려갈 수 있게 한다. 익숙해질 때까지는 보호자가 뒤에서 보조해 준다.

2) 보행보조도구 이용

(1) 보행기를 이용한 보행

손잡이를 잡고 서 있을 때 양쪽 다리가 약간 뒤로 오면서 무릎이 편하게 펴지는 자세로 서서 보행기를 양쪽 팔로 밀어 앞으로 나아갈 수 있을 만큼 옮긴다. 다음 반대쪽의 다리를 옮기면서 이동한다.

(2) 보행차를 이용한 이동

4바퀴 보행차는 기립 불균형과 경직 등에 의한 넘어짐을 방지하기 위한 것이며 3바퀴 보행차는 키에 따라 높낮이 조절이 가능하고 안전 브레이크를 장착할 수 있다.

(3) 지팡이를 이용한 이동

2단 지팡이는 높낮이 조절이 가능하고, 4발 지팡이는 균형 감각이 없는 노인들도 안심하고 사용 가능하다. 야광반사 테이프를 부착하면 야간에도 안전하게 사용할 수 있다.

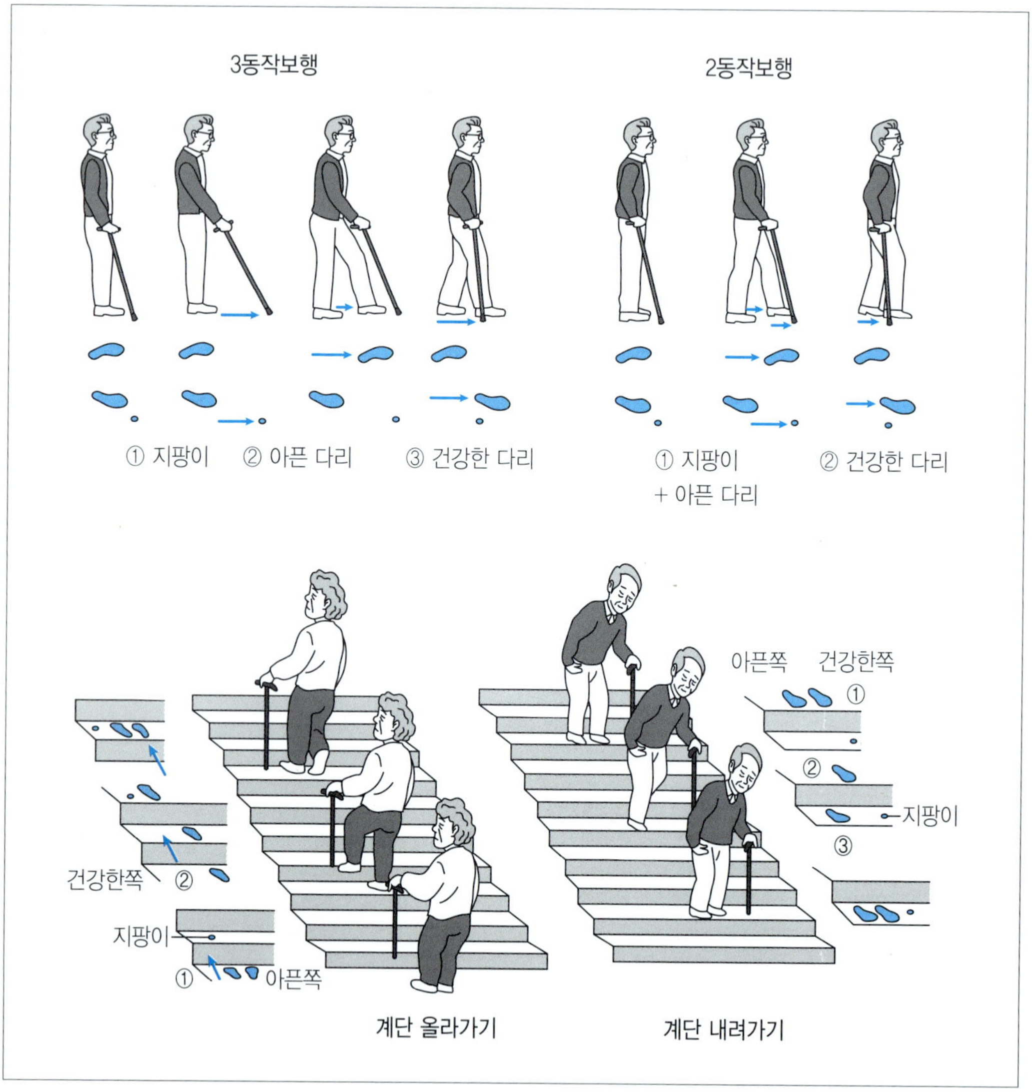

[그림 2-10] 지팡이를 이용한 보행

(4) 지팡이를 이용한 보행

지팡이의 보행패턴은 3동작보행과 2동작보행이 있다. 3동작보행은 제일 먼저 지팡이를 딛고 그 다음에 아픈 다리, 마지막으로 건강한 다리를 딛는 순으로 한다. 2동작보행은 지팡이와 아픈 다리를 동시에 딛고 난 후 건강한 다리를 딛는 순으로 한다(그림 2-10).

계단을 올라갈 때에는 건강한 다리로 먼저 시작하여 체중을 지지하고, 그 다음 아픈 다리와 지팡이를 함께 지지하여 아픈 다리에 무리가 가지 않도록 한다. 내려갈 때에는 아픈 다리와 지팡이를 함께 지지해서 무리가 가지 않게 내린 다음 건강한 다리를 내린다(그림 2-10).

3) 이동보조도구 이용

(1) 휠체어 이동

휠체어와 침대사이에 미끄럼판을 걸쳐놓고 한 손으로는 침대 난간이나 안전손잡이를 잡고 엉덩이를 최대한 휠체어 근처로 옮긴다. 한 손은 침대 난간, 다른 손은 미끄럼판을 잡아 엉덩이 아래로 집어 넣는다. 미끄럼판 쪽으로 엉덩이를 움직일 수 있도록 하고 휠체어의 팔 받침대 위를 붙잡고 이동할 준비를 한다. 다음 한 손은 침대 난간 등을, 다른 손은 휠체어의 팔걸이를 잡고 엉덩이를 미끄럼판 위로 이동시켜 휠체어로 이동한다.

(2) 침대 이동

보호자는 노인의 양쪽 어깨뼈(Scapula, 견갑골) 아래를 잡고 양쪽 무릎을 지지한 후 노인은 약한 쪽 팔로 보호자의 어깨를 잡는다. 노인의 체중이 앞으로 오게 하면서 일으켜 세운 후, 노인의 몸을 당겨 바로 세운다. 허리를 묶을 수 있는 손잡이가 달린 보조벨트를 노인의 허리에 잘 지지할 수 있도록 맨다. 양 손잡이를 잡고 노인의 엉덩이를 미끄럼판 위로 이동시

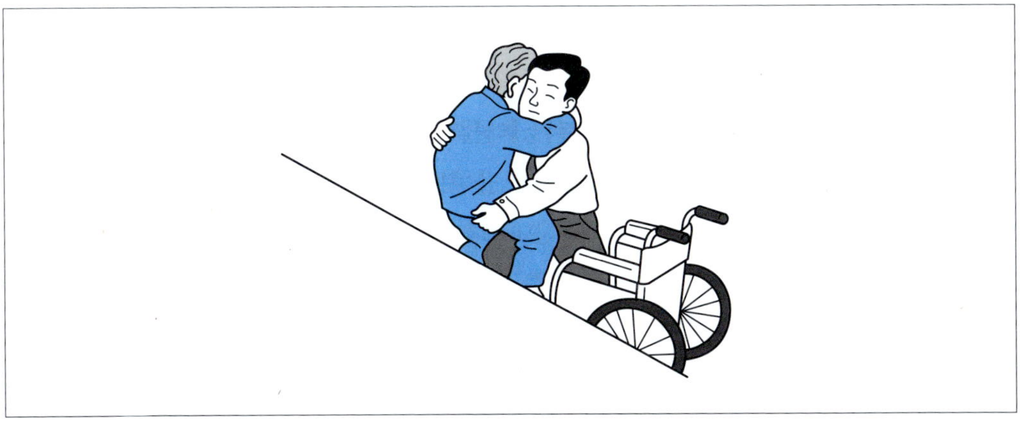

[그림 2-11] 침대 이동

키고, 보조벨트를 잡으면서 노인을 휠체어 쪽으로 이동시킨다. 노인이 한 손으로 침대 난간 등을 잡고 다른 손은 휠체어의 팔걸이를 잡아준 후, 미끄럼판을 제거한다.

3 이동형 리프트 이용하기

1) 휠체어 이동

이동형 리프트를 이용하기 위해서는 보호자는 노인의 몸통을 약간 구부려 한 손으로는 노인의 겨드랑이 아래를 감싸고 다른 손으로는 몸통걸이를 엉덩이 쪽으로 끼운다. 엉덩이에 몸통걸이를 다 끼운 다음 허리를 휠체어의 등 받침대에 붙인다(몸통걸이가 완전하게 허리와 다리를 감싸게 함).

노인의 양쪽 다리를 벌리고 발을 보호자의 무릎에 올려놓아 몸통걸이를 쉽게 끼울 수 있게 한다. 보호자는 노인의 다리 사이로 몸통걸이가 나올 수 있게 하고 몸통걸이의 가운데 부분을 엇갈리게 하여 두 손으로 잡아당긴 후, 리프트에 몸통걸이를 건다. 노인의 팔을 몸통걸이 안쪽으로 넣어 밖에 있는 몸통걸이 부분과 가운데 있는 부분을 본인의 손으로 꽉 잡게 하여 안정성을 유지해 준다.

2) 침대 이동

침대를 직각으로 세워 앉은 자세에서 몸통걸이를 몸에 쉽게 끼울 수 있도록 준비한다. 침대를 바로 눕히고 보호자는 노인을 옆으로 돌아 눕혀 등 쪽으로 몸통걸이를 걸 수 있도록 놓고 노인에게 몸통걸이를 감싸주어 노인의 몸통 아래로 몸통걸이가 들어갈 수 있게끔 밀어 넣는다.

노인을 바로 눕히면서 천천히 몸통걸이의 아랫부분을 잡아당긴다. 다리 사이에 몸통걸이 중간 부분을 두 손으로 잡아당겨 리프트에 달 수 있도록 한 후, 이동형 리프트에 몸통걸이 끝부분을 교차하여 매단다. 다음 이동형 리프트를 작동시켜 이동시킨다.

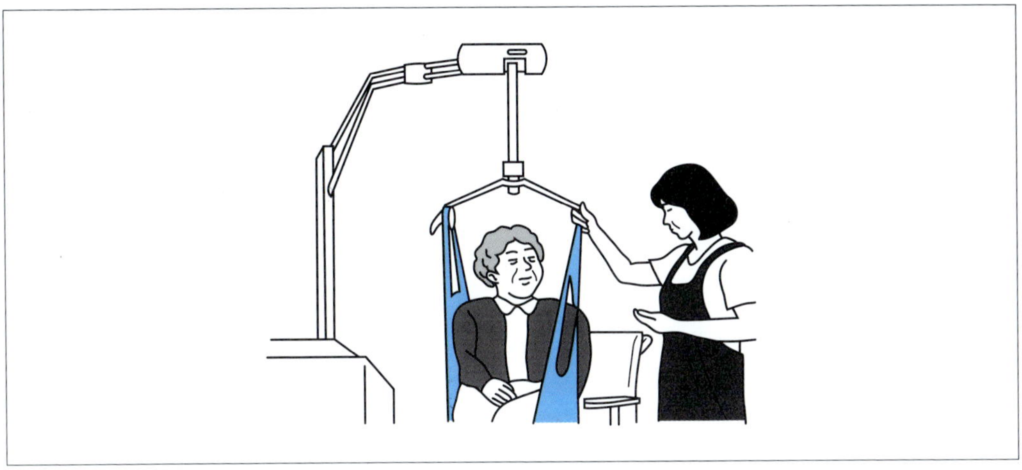

[그림 2-12] 이동형 리프트 사용

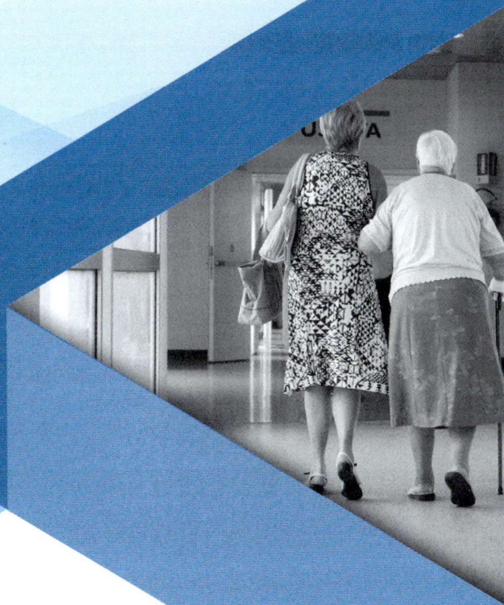

제 3 장

삼킴장애 및 영양관리

학습목표

- 노인의 삼킴장애에 대해 설명할 수 있다.
- 정상 삼킴 과정과 평가 방법에 대해 알 수 있다.
- 노인의 삼킴장애 유형에 따른 중재 방법을 적용할 수 있다.
- 노인의 영양관리에 대해 설명할 수 있다.
- 삼킴장애 식이단계를 설명할 수 있다.

핵심용어

삼킴장애, 삼킴장애 평가, 삼킴장애 중재, 영양관리

1 삼킴장애

1) 개요

삼킴(swallowing, 연하)은 구강, 인후두부 및 식도의 움직임이 짧은 시간 내에 정교하게 조절되어 일어남으로써 음식물을 안전하게 위까지 전달시키는 일련의 과정으로 이를 위해서는 근육, 감각 및 운동 뇌신경과 이들로부터의 정보를 통합하고 조절하는 뇌중추신경의 정상적인 기능을 필요로 한다.

삼킴기능은 노화에 따라 변화하게 되며, 이로 인해 삼킴장애에 노출될 가능성이 높아진다. 노화로 인한 삼킴장애는 감각신경계 및 운동신경계의 변화와 관계 있는 경우가 많다. 이러한 삼킴장애는 흡인성 폐렴, 질식, 탈수, 영양실조 등을 발생시킬 수 있으므로 조기에 발견하여 적절한 치료를 하는 것이 중요하다.

(1) 감각신경계 변화

감각기능은 노화에 따라 감소하는데 이로 인해 촉각 변별력이 떨어지고 삼킴작용을 시작하는 감각이 감소하게 된다. 후각과 미각도 감소된다. 또한 구강 내에서 점도에 대한 차이를 인지하는 능력도 감소한다. 또한 후두(성문상부)의 감각저하도 나타나는데 이런 경우 음식이 후두에 침습하거나 흡인되어도 알지 못하게 되어 기도흡인이 일어나는 원인이 될 수 있다.

(2) 운동신경계 변화

노화에 따른 근섬유의 감소, 운동단위의 감소, 점진적인 탈신경화와 신경전도속도의 감소 등으로 인해 근육량이 줄어든다. 이로 인해 삼킴 관련 근육들의 근력이 감소하며, 특히 혀와 씹기근의 근력감소가 나타난다. 또한 성문상부 근육들의 근력약화도 나타나 이로 인해 삼킴 동안 목뿔뼈(hyoid bone, 설골)의 상방 및 전방 이동이 감소되면서 위식도 조임근의 기능부전을 유발한다.

(3) 삼킴단계 변화

노화에 따른 감각 및 운동신경계의 변화로 인해 구강준비기, 구강기, 인두기, 식도기의 소요시간이 증가되며, 각 단계에서 음식잔여물이 증가하게 된다. 노화로 인해 기도를 보호하는 기전으로 중요한 기침반사가 저하되어 기도흡인의 빈도가 증가하는 원인이 될 수 있다.

2) 증상

삼킴장애는 구강준비 및 구강단계, 인두단계, 식도단계 중 하나 이상의 단계에서 문제가 나타날 수 있다.

(1) 구강준비 및 구강단계 문제와 증상

구강준비 및 구강단계에서 나타나는 문제로 입술 다물기의 감소, 볼과 얼굴 긴장도의 변화, 구강감각의 감소, 혀 기능의 감소, 씹기기능의 감소, 입안 건조증 등이 있다(표 2-16).

(2) 인두단계 문제와 증상

인두단계에 나타나는 문제와 증상은 [표 2-17]과 같다.

(3) 식도단계 문제와 증상

식도단계에서 나타날 수 있는 가장 흔한 증상은 반지인두조임근의 긴장도가 감소하여 인두로 역류 증상이 나타나는 것이다(표 2-18).

[표 2-16] 구강준비 및 구강단계 삼킴 문제와 증상

문 제	증 상
입술 다물기 감소	• 침 흘림 또는 입 밖으로 음식물 흘림 • 앞쪽 고랑에 음식물이 남음
볼과 얼굴의 긴장도의 변화	• 마비쪽 볼을 씹을 수 있음 • 마비쪽 가쪽고랑에 음식물이 남음
구강감각의 감소	• 감각이 감소된 부위에 놓여 있는 물질을 느끼지 못함 • 의식하지 못하는 상태에서 침 흘림 또는 입 밖으로 음식 흘림 • 마비쪽 혀와 볼을 씹음 • 음식덩이 형성이 어려움 • 조금씩 나누어 삼킴 • 앞쪽 고랑과 가쪽 고랑에 음식물이 남음 • 음식의 조기누출로 인두 삼킴 전 흡인

혀 기능의 감소	• 혀끝을 올리거나 앞, 뒤, 좌, 우로의 움직임이 어려움 • 혀의 협응된 움직임이 감소하고 움직임의 범위가 줄어 듦 • 음식덩이를 만들어 유지하고, 음식을 뒤쪽으로 밀어내는 능력의 감소 • 조금씩 나누어 삼킴 • 앞쪽과 가쪽 고랑, 혀 위, 단단입천장, 물렁입천장에 음식물이 남음 • 음식의 조기누출로 인두 삼킴 전 흡인 • 구강실행증
씹기기능 감소	• 손상되지 않은 쪽으로만 씹음 • 씹는 것이 느림 • 물기 반사
입안건조 (입안 마름증)	• 침의 현저한 감소 • 마르고 갈라진 혀 • 끈끈한 점액의 축적 • 앞쪽/가쪽 고랑, 단단입천장과 물렁입천장에 음식물이 남음 • 설태 또는 혀의 음식잔여물

[표 2-17] 인두단계 삼킴 문제와 증상

문 제	증 상
인두 삼킴의 지연	• 후두덮개계곡 및/또는 조롱박오목의 음식잔여물 고임 • 인두 삼킴의 유발 전에 기도로 넘쳐흘러 흡인이 일어남
구개인두 기능의 감소	• 코로 음식물이 유출되어 비강역류를 일으킴 • 구강에서 인두로 음식물의 조기누출 • 인두 삼킴 전에 후두 침투 및/또는 흡인
혀기저부 수축의 감소	• 편측 또는 양측 후두덮개계곡의 음식잔여물
인두 수축의 감소	• 인두벽의 테(coating) • 후두덮개계곡 및 조롱박오목에 음식잔여물
편측 인두 마비	• 편측 후두덮개계곡이나 조롱박오목에 음식잔여물 • 음식 조각이 기도 안으로 떨어질 경우 인두 삼킴 이후 흡인이 발생
목뿔뼈움직임의 감소	• 후두올림의 감소
후두덮개 기능의 손상	• 후두덮개의 기능이 없음 • 불완전한 역위 • 과도한 후두덮개 만곡 • 혀의 기저부와 후두덮개가 근접 • 후두덮개의 음식잔여물 • 후두 침투/흡인
후두침투	• 흡인으로 진행될 경우 흡인 증상

흡인	• 인두 삼킴 전, 동안, 후의 기침/기도폐색 • 인두 삼킴 후 젖은 혹은 들끓는 목소리 • 인두 삼킴 후에 발생하는 기식음이나 거친 목소리
무증상 흡인	• 흡인 증상이 나타나지 않음(비디오투시검사에서 흡인이 확인됨에도 불구하고)
후두올림의 감소	• 후두침투(인두 삼킴 동안, 후) • 흡인(인두 삼킴 동안, 후) • 조롱박오목의 음식잔여물 • 후두의 꼭대기에 음식잔여물
후두폐쇄 감소	• 후두침습/흡인(인두 삼킴 동안)
반지인두근의 기능장애	• 조롱박오목의 음식잔여물 • 인두 삼킴 후 흡인

[표 2-18] 식도단계 삼킴 문제와 증상

문 제	증 상
반지인두근의 기능장애	• 음식덩이가 인두로 되돌아가 기도로 흘러 들어감 • 흡인(인두 삼킴 후)
연동운동의 감소	• 식도에 음식잔여물 남을 수 있음

3) 평가

(1) 임상적 평가

삼킴장애의 임상적 평가는 삼킴과 관련된 모든 영역의 검사와 함께 면밀히 이루어져야 한다.

① 의무기록 검토와 면담

의무기록 검토와 면담을 통해 삼킴장애와 관련된 진단과 수술, 흡인의 병력, 기관절개나 기계적 호흡, 흡입(suction)의 필요와 빈도와 같은 의학적 정보와 더불어 음식섭취의 변화, 체중감소와 같이 식사와 관련된 행동의 변화 및 특정 증상을 확인한다. 비구강영양법을 사용할 경우 기간을 포함하여 최근 영양상태를 확인한다. 또한 문화 및 종교적 특성 등을 고려한 식사 선호와 습관을 확인한다.

② 인지, 지각상태

노인의 의식과 각성의 수준, 지남력, 식사시간이나 식사에 집중하는 능력, 다단계의 구두명령을 따르는 능력, 시각장애나 무시 등을 평가한다. 또한 노인의 삼킴장애에 대한 통찰력과 식사과정에 참여하는 동안 영향을 미칠 수 있는 흥분, 충동 또는 그 밖의 행동특성의 여부를 관찰한다.

③ 신체적 기능조절 및 얼굴근육 평가

노인의 습관적 신체자세, 근긴장, 운동조절 능력을 관찰하고, 침상 밖에서 식사를 하는 동안의 지구력을 관찰한다. 식사를 위해 가장 좋은 가능한 자세를 결정하여 기록지에 기록한다. 자세를 취해 주는 것은 꼭 음식을 먹는 상황이 아니더라도 중요하다.

얼굴근육을 평가하기 위해 노인이 편안히 있을 때 얼굴, 입술과 혀를 관찰한다. 그것의 일반적 구조, 대칭성, 휴식 때 습관적 자세, 불수의적 움직임의 존재를 기록한다. 치열의 상태를 관찰 기록한다. 비대칭은 근긴장도의 변화를 알 수 있게 한다.

④ 구강감각의 평가

구강감각 검사는 다양한 부위를 가볍게 자극하면서 가벼운 촉각, 온도감각, 미각 등의 감각이 가장 예민한 부위와 무뎌진 부위를 찾는다. 노인의 시야를 가리고 면봉이나 설압자로 입술, 잇몸, 볼, 혀, 물렁입천장(Soft palate, 연구개)의 부위를 무작위로 자극하고 느끼는지 묻는다.

⑤ 구강 – 운동 평가

입술, 볼, 아래턱, 혀의 움직임과 물렁입천장과 후두의 기능을 평가한다. 움직임, 근력, 근육긴장이 적절한지 검사하며, 움직임에 필요한 도움의 종류, 양 및 움직임의 대칭성에 주의한다. 물렁입천장의 움직임, 목소리의 질 및 의도적 기침의 관찰을 통해 인두기능을 평가한다.

노인이 발성 시 목소리의 질과 강도에 주목해야 하며, 이는 후두가 닫히고 기도를 보호하는 능력에 대한 평가를 제공한다. 쉰 목소리는 후두폐쇄의 감소를 나타내며 젖은/그르렁 소리를 내는 목소리는 후두 위치에 타액이나 분비물의 고임을 나타낸다.

⑥ 구강반사 평가

삼킴과정에 영향을 미칠 수 있는 구강반사들을 평가한다. 신경학적 손상으로 먹이찾기(rooting reflex), 물기반사(bite reflex), 빨기-삼킴반사(suck-swallow reflex), 혀내밀기 반사(tongue thrust reflex)와 같은 원시반사가 나타나고 기도를 보호하는 구토, 입천장 및 기침반사가 손상될 수 있다. 정상 성인에서 원시반사는 비정상으로 삼킴작용을 방해한다.

노인이 의도적인 기침을 할 수 있는지를 결정하고 그것의 강도에 주목한다. 만약 평가 동안 무의식적인 기침이 관찰된다면, 이것은 기도를 보호하고 후두의 닫힘을 수행하는 능력이 있다고 추정할 수 있다.

⑦ 삼킴능력 평가

노인에게 직접 삼킴능력 평가의 시행여부는 이전 평가에서 얻은 정보를 토대로 결정한다. 삼킴능력 평가는 병실에서 하는 임상검사나 도구적 검사와 함께 시행할 수 있으며 환자가 지시에 잘 따르고 기침과 폐 기능이 좋을 경우 병실에서 삼킴검사를 시도할 수 있지만 폐렴 등의 합병증이 있고 기침반사 저하가 있거나 지시를 잘 따르지 못하는 경우에는 도구적 검사로 수행하는 것이 좋다.

이전 평가를 토대로 삼킴검사 동안 보상전략으로 어떤 자세가 삼킴에 도움이 되는지를 결정하고, 삼킴능력을 평가하는데 가장 안전한 질감과 점도의 음식재료를 준비한다. 다양한 질감과 점도의 음식을 여러 조합으로 사용하여 어떠한 조건에서 구강기나 인두기 동안 삼킴장애가 발생하는지 그리고 삼킴장애를 유발하는 특정 행동들을 관찰한다. 작업치료사는 다음과 같은 후두침투나 흡인의 증상에 주의를 기울여야 한다.

㉠ 음식덩이가 계속 입에 있음
㉡ 적당한 시간 내에 구강비기를 시작하거나 완수하지 못함
㉢ 삼킴 전, 동안, 후에 입 밖으로 침 흘림이나 음식물 흘림
㉣ 삼킴반사의 지연
㉤ 삼킴 전, 동안, 후에 기침이나 목메임
㉥ 삼킴 후에 가래 끓거나 그르렁거리는 목소리나 쉰 목소리
㉦ 구강 안에 음식 잔여물이 남음
㉧ 느린 속도의 섭취 또는 매 스푼마다 여러 번 삼킴
㉨ 노인의 안색이나 호흡속도의 변화
㉩ 폐의 청진에서 혼잡음의 증가
㉪ 삼킴과 함께 동반되는 통증

후두침투나 흡인은 명백한 예고 증상과 징후 없이 발생될 수 있다. 삼킴장애 평가 동안 무증상 흡인이 관찰된다면 식사 시도가 시작되지 않아야 되거나 직접식이를 중단해야 한다.

⑧ 치료 권고 및 계획

임상적 평가가 완수되면 치료를 결정한다. 치료는 입으로 먹는 것이 적당한지, 도구적 평가가 수행되어야 하는지, 영양사와 함께 영양 상담이 필요한지, 식이요법 종류의 권고 또는 식사시간 자세 취하기와 감독, 적응 기구, 도움의 종류와 양 등을 평가한다.

(2) 도구적 평가

삼킴과정을 평가하기 위해 임상적 검사가 가능하지만 구강, 인두, 식도 단계에서 일어나는 일련의 삼킴과정을 육안으로 관찰할 수 없기 때문에 도구를 이용한 평가 방법들이 개발되어 임상적 평가를 보완하고 있다. 이런 평가들은 보통 의사에 의해 이루어지며 삼킴치료를 담당하는 작업치료사와 같이 수행된다. 도구적 평가는 인두단계의 삼킴장애가 의심될 때, 흡인이 발견되거나 의심될 때 그리고 삼킴치료 후에 진전을 확인하기 위해 사용된다.

① 비디오투시삼킴검사

비디오투시삼킴검사는 조영제(바륨)를 섞은 액체나 음식을 씹고 삼키면서 X-선으로 투

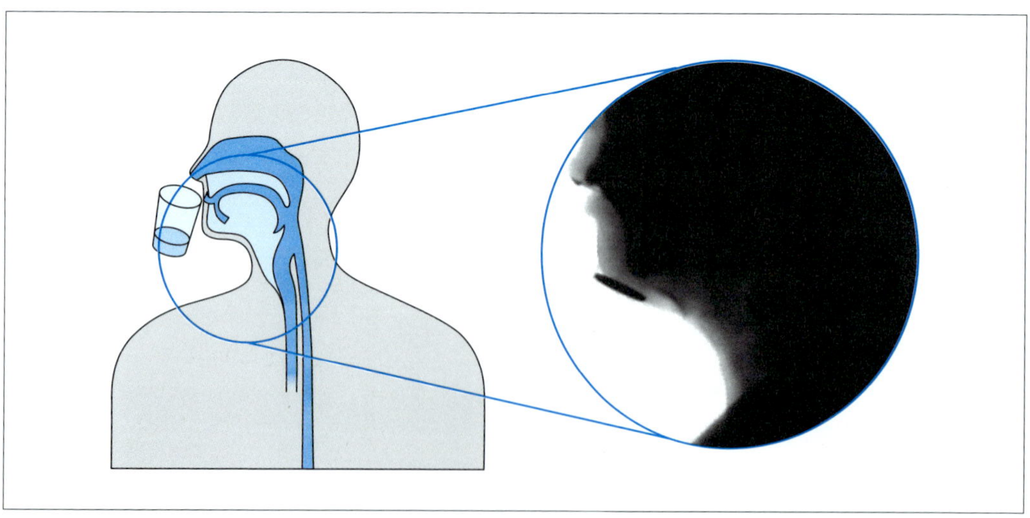

[그림 2-13] 비디오투시삼킴검사 과정

시하여 촬영하며 비디오테이프에 기록하는 방사선 촬영방법이다(그림 2-13). 비디오투시 삼킴검사는 삼킴장애의 유무 및 정도뿐만 아니라 삼킴장애의 기전을 확인할 수 있다. 비디오투시검사로부터 얻을 수 있는 정보는 다음과 같다.

㉠ 구강, 인두, 식도 및 후두 구조의 이상과 움직임을 평가
㉡ 구강이나 인두단계의 통과시간을 측정
㉢ 삼킴 능력을 측정
㉣ 흡인의 발생 유무를 확인
㉤ 노인에게 적합한 보상전략과 재활기술을 결정

② 광섬유내시경삼킴검사(Fiberoptic Endoscope Evaluation of Swallowing: FEES)

광섬유내시경삼킴검사는 삼킴 전과 후에 인두와 후두를 관찰하기 위해 굴곡내시경(flexible scope)을 비강을 통해 인두 안에 삽입하여 진행한다. 이 방법은 신속하게 검사가 가능할 뿐 아니라 방사선에 노출되지 않고 이동에 용이하여 침상에서 평가가 가능하다는 장점을 갖고 있다(그림 2-14). 경부 식도의 해부학적 병변이 의심되는 경우에 주로 사용되며 기도흡인과 음식물의 잔류량, 삼킴 전에 인두부 종양의 확인, 역류여부, 침의 흡인, 성대의 기능 등을 평가할 수 있다. 그러나 시야가 좁고 상부식도조임근의 기능이나 후두 상승 등 삼킴관련 구조의 기능을 파악하는 것과 음식물의 움직임을 관찰하는데 제한이 있다.

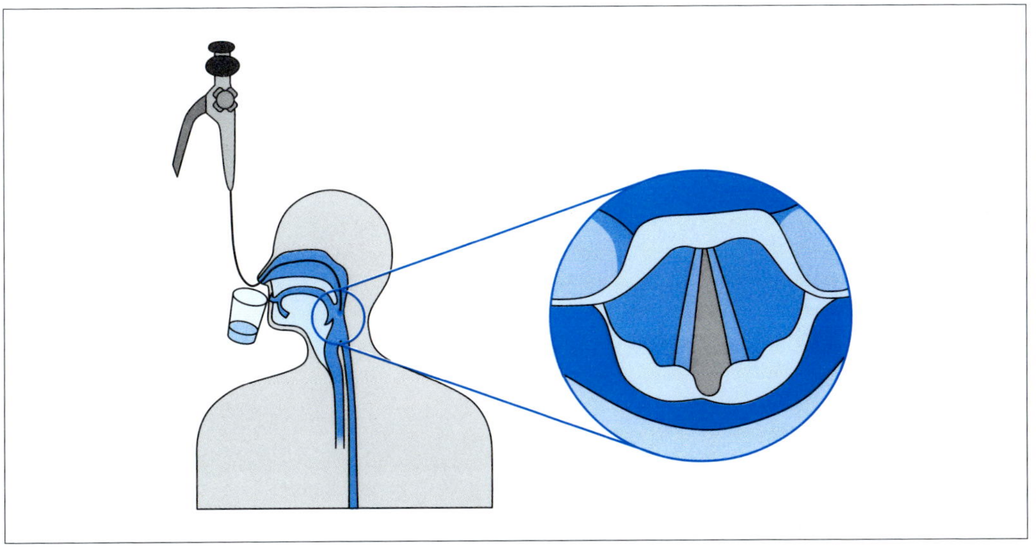

[그림 2-14] 광섬유내시경삼킴검사 과정

4) 치료

삼킴장애가 있는 노인은 삼킴의 여러 단계에서 하나 이상의 문제를 나타낼 수 있기 때문에 삼킴장애의 치료는 다양한 측면에서 이루어진다. 삼킴장애의 치료를 시작하는 시기는 의학적 상태가 안정화되고 삼킴장애에 대한 검사를 통해 장애가 판단되는 즉시 시작한다.

(1) 치료접근들

삼킴장애의 치료는 치료의 목표에 따라 보상적 중재와 교정적 중재로 나뉜다. 보상적 중재는 삼킴과정에서 안전성을 주거나 음식물이 흐르는 경로를 효과적으로 변형시켜 주는 방법으로 일시적인 효과를 주는 전략이다. 여기에는 자세변화, 보상적 삼킴기법, 식이조절, 음식덩이 조절, 보조기 사용 등이 있다.

교정적 중재는 노인이 삼키는데 필요한 기본적인 운동 및 감각기능을 증진시키는 방법으로, 정상수준의 삼킴기능을 회복하는데 중점을 둔다. 삼킴과 관련된 근육의 근력과 조절능력 향상을 위한 운동을 시행할 수 있다. 입술 닫기 훈련, 혀의 강화 및 조절운동, 혀 기저부의 조절운동, 후두상승강화운동, 턱관절범위 증가 운동과 씹기근육 강화운동, 성문 닫기 운동 등이 사용된다. 삼킴과정의 촉진을 위해 감각자극을 사용하며 삼킴과정을 방해하는 비정상반사가 나타나는 경우 이런 반사를 억제한다.

(2) 보상적 중재방법

보상적 중재방법으로는 자세변화, 삼킴기법, 식이조절 등이 있다.

① 자세변화

자세 변화는 노인의 삼킴 능력을 촉진하는 보상방법이다. 이것은 고개를 아래로 숙이거나 머리를 한쪽으로 돌리는 등 간단한 명령에 따를 수 있을 정도의 인지능력을 보이는 삼킴장애 노인에게 사용한다. 방법은 [표 2-19]에 설명되어 있다.

② 보상적 삼킴기법

보상적 삼킴기법은 삼킴에 요구되는 생리학적 측면을 자발적으로 조절할 수 있도록 개발된 기술로서 인두기 삼킴의 질을 향상시키기 위해 의도적 움직임을 사용하는 방법이다. 이 방법들은 노인의 삼킴능력 향상을 위해 일시적으로 또는 보상적으로 매 식사마다 사용된다. 이들의 대부분이 완수하는 동안 노인이 작업치료사의 복잡한 지시사항을 이해하고 따를 수 있고 충분한 주의지속을 할 수 있어야 한다. 다양한 보상적 삼킴기법들이 사용된다(표 2-20).

[표 2-19] 보상적 자세변화의 목적과 실행

기법	목적	실행
턱 당김 (chin tuck)	혀의 기저부를 뒤로 움직이고, 후두 개방을 좁게 하여 기도를 보호하며, 후두위치가 낮고 삼킴이 지연될 때 기도를 보호하는 것을 돕는다.	삼킴 동안 턱을 가슴을 향해 밑으로 당긴다.
목의 회전 (neck rotation)	인두나 성대주름의 편측 약화가 있는 경우 인두의 약한 쪽을 닫고, 강한 정상 근육을 사용한다.	삼킴 동안 손상 쪽으로 머리를 돌린다.
손상측으로 머리 돌리고 턱당김 (head rotation & chin tuck)	손상측 후두덮개계곡과 조롱박오목의 공간을 줄임으로써 음식덩이가 정상측으로 내려가 인두에 음식물이 남아 있을 가능성을 감소시킨다.	손상측으로 머리를 돌리고 턱을 가슴을 향해 당긴다.
정상측으로 머리 기울이기 (head tilt)	편측성 혀 또는 인두의 약화가 있는 경우 음식덩이가 정상측 인두벽을 따라 흘러 내려가게 한다.	정상측으로 머리를 기울인다.
정상측으로 눕기 (side lying)	앉아서 식사하기 어려우며 흡인의 위험이 적은 편측성 삼킴장애가 있을 경우 중력에 의해 정상측으로 음식물이 내려감	침대 머리쪽을 30° 정도 올리고 머리에 베개를 받치고 정상측으로 눕는다.
머리 뒤로 젖히기 (head back tilt)	혀의 뒤당김 움직임이 감소된 경우 고개를 뒤로 젖혀 중력으로 음식이 구강에서 인두로 내려가게 한다.	음식물을 입에 넣은 후 머리를 뒤로 젖힌다.

[표 2-20] 보상적 삼킴기법의 목적과 실행

기법	목적	실행
노력 삼킴 (effortful swallowing)	혀의 기저부가 올림되는 것을 돕는다.	삼킴 동안 목구멍 근육을 강하게 죈다.
멘델슨기법 (Mendelsohn maneuver)	후두위치가 낮을 때 상부식도조임근의 개방을 연장한다.	혀를 입천장에 밀고 삼킴 동안 Adam's apple을 위로 유지하려 노력한다.
성문상부 삼킴 (supraglottic swallow)	성대를 닫음에 의해 삼킴 동안 후두로 음식의 침투를 감소시키고 약한 성대주름 닫힘을 보상한다.	숨을 참는 동안 삼키고, 다음에 기침을 한다. 삼킴 후에 의도적인 기침은 기도에 있는 것들을 다시 삼키도록 인두로 돌아오게 한다.

초성문상부 삼킴 (super supra-glottic swallow)	기도 개방을 좁힘으로써 삼킴 동안 후두로 음식의 침투를 감소시킨다.	숨을 참고 힘을 쓰고, 삼킴 동안 힘씀을 지속하며 숨-참음을 유지하며, 삼킴 후 기침을 한다.
반복 삼킴 (double swallow)	구강이나 인두에 음식잔류가 있는 경우에 사용된다.	음식물을 넘긴 후에 다시 삼킴을 반복하도록 요청함으로써 시행한다.

③ 식이조절

노인에게 제공되는 고형식의 질감과 액체의 점도는 작업치료사와 의사에 의해 결정된다. 식이조절을 할 때 의학적 상태와 노인의 병력(예, 영양섭위, 호흡 및 폐 상태, 삼킴장애에 대한 환자의 자각)이 고려되며 표준화된 삼킴장애식을 이용할 수 있다(표 2-21).

[표 2-21] 삼킴장애 식이조절의 진행

점도조절	질감조절
1단계 : 수저로 떠먹을 수 있는 상태의 액체(spoon-thick) 2단계 : 꿀과 같이 수저에서 이어져 떨어지는 액체(honey-thick fluids) 3단계 : 진한 넥타와 같이 수저에서 똑똑 떨어지는 액체(nectar-thick fluids) 4단계 : 물이나 커피, 차와 같은 묽은 액체	1단계 : 푸딩과 사과 소스와 같은 진한 퓌레 2단계 : 부드러운 조리된 야채, 과일, 연한 파스타와 같이 연하고 촉촉한 다진식 3단계 : 딱딱하고, 질기고 바삭거리는 음식을 제외한 거의 일반식에 가까운 음식(쿠키, 빵과 같이 씹을 수 있는 것)

점도증진제를 사용할 때 온도가 증가함에 따라 점성이 감소되기 때문에 주의해야 한다. 맛을 손상시키지 않고 음식이나 액체의 점도만을 변화시키도록 한다. 수저로 떠먹을 수 있는 상태의 액체는 삼킴 유발이 현저하게 지연된 환자에게 적절하다. 과일넥타, 버터우유, 토마토주스, 요구르트와 같은 중간 점도의 액체(nectar-like)는 3-5초의 중등도 삼킴지연 환자에게 사용된다. 노인과 보호자에게 점도증진제를 사용하는 방법을 교육하는 것이 필요하다.

퓌레식은 구강 내 협응 기능이 덜 요구되므로 삼킴장애식 1단계에 제공된다. 퓌레식은 입천장활을 지나 인두로 보다 느리게 이동하기 때문에 삼킴의 지연이 있는 노인에게 좋다. 퓌레식은 또한 후두덮개계곡과 조롱박오목에 잔여물이 고이는 중등도~중증 삼킴장애가 있는 노인과 기도를 보호하는 능력이 감소된 노인에게 권고된다.

부드러운 형태의 다진식은 완전히 익힌 야채, 통조림한 과일과 연한 파스타와 같은 부드러운 음식 재질로 이루어져 퓌레 형태보다 더 질감 있는 부드러운 음식을 씹고 삼킬 수 있는 노인에게 권고된다. 다진식은 씹기의 동작을 예상할 수 있는 음식을 먹도록 준비시킨다.

일반식은 경도 삼킴장애가 있는 노인을 위해 권고된다. 비록 노인이 일반식이가 가능하더라도 안전한 삼킴을 위해 식사 동안 계속 감독이 필요할 수 있다.

④ 음식덩이 조절

점도와 질감을 조절하는 식이조절 외에 음식덩이는 크기와 양, 맛, 온도에 따라 다양하게 조절될 수 있고 입안에 제공하는 위치를 조절할 수 있다.

한 번에 입에 넣을 수 있는 음식의 양은 안전하게 삼키는 능력에 영향을 준다. 흡인의 위험이 있는 노인은 식사 시 음식덩이의 크기를 줄이고 빨대의 사용을 피한다. 충동성으로 인해 노인이 구두 단서를 따르지 못하는 경우 수저에 뜨는 음식덩이의 양을 줄인다. 액체를 마실 때 빨대의 사용을 피하고 작고 얕은 스푼이 사용된다.

한 입 또는 한 모금 마다 두 번 삼키게 하는 방법도 사용할 수 있다. 이 방법은 노인이 추가적인 마른 삼킴을 할 수 있을 때 적용되며, 이로 인해 후두덮개계곡과 조롱박오목에 남은 음식잔여물을 깨끗이 비울 수 있다.

신맛이 나는 음식은 식사 전이나 식사 동안에 구강과 인두의 감각을 자극하고 인두기 삼킴 유발과 혀기저부의 뒷당김을 촉진한다. 맛조절은 최소한 흡인의 위험 없이 된 액체를 섭취할 수 있는 환자에게 사용한다.

온도의 조절은 삼킴 전이나 삼킴 동안의 구강 감각에 대한 인식을 향상시킬 수 있다. 차가운 음식덩이를 사용하여 삼킴을 위한 구강기의 시작을 빠르게 유발할 수 있고 구강통과 시간을 촉진시킬 수 있다.

(3) 교정적 중재(재활기법)

삼킴장애를 치료하기 위한 재활치료 접근법으로는 삼킴근육을 강화하는 운동, 감각자극, 일부 보상적 삼킴기법, 전기자극 치료법 등이 있으며, 삼킴 과정에서 나타나는 증상에 따라 선택적으로 사용한다(표 2-22).

[표 2-22] 삼킴장애 교정적 중재

교정적 중재	설 명	
삼킴근육 강화운동	안면, 입술, 턱, 혀의 운동	
감각자극	온도자극법	• 차가운 후두경을 이용하여 한냉자극
	구강-얼굴 자극	• 압박, 신장압박, 쓰다듬기, 두드리기, 진동자극
보상적 삼킴기법	음식덩이의 통과 향상기법	• 멘델슨 기법 • 노력 삼킴법
	기도폐쇄 증진법	• 상부 성문 삼킴법 • 초성문 상부 삼킴법
전기자극 치료	표면전기자극을 이용하여 삼킴근육을 자극하는 기법	

① 삼킴근육의 강화운동

구강운동은 입술, 혀, 얼굴, 아래턱 근육의 관절가동운동 증진과 근력을 강화시키는 것을 목적으로 한다. 구강인두운동이나 물렁입천장운동과 후두운동은 또한 인두단계 삼킴동안 혀 기저부 뒤당김이나 물렁입천장의 움직임이나 후두올림의 감소를 보이는 노인에게 사용된다(표 2-23).

[표 2-23] 구강-인두 운동

종류	목적	수행방법
혀 기저부 운동	혀 기저부의 근력을 강화하고 움직임을 증진시킨다.	• 혀 뒤로 당기기 • 가글하기 • 혀를 입천장으로 들어올려 유지하기 • 혀 뒷부분을 천장에 대기
물렁입천장 운동	물렁입천장의 올림을 촉진하고 구 · 비인강 폐쇄를 일으키며, 인두 삼킴의 유발을 자극할 수 있다.	• 하품하기 • 손으로 코를 막고 '후'하고 10초간 불기(촛불, 풍선 불기 등) • 빨대 불기 • 물렁입천장 위로 당기기
마사코 메뉴버 (그림 2-15)	목구멍의 근육을 강화시킴으로써 뒤인두벽의 전방 움직임을 향상시킨다.	혀끝을 앞니들 사이에 놓는다. 혀끝이 약 3/4인치 앞으로 나오게 하여 앞니들 사이에 유지한 상태에서 삼키게 한다.
쉐이커 운동 (그림 2-16)	목 앞의 목뿔뼈 위 근육을 강화시키는 것을 목적으로 한다. 이것은 또한 상부식도조임근의 개방을 촉진하며, 따라서 삼킨 후 흡인의 위험도 감소시킨다.	• 편평한 바닥에 누운 후 고개를 들어 자신의 발가락을 1분 동안 본다. • 편평한 바닥에 누운 후 고개를 들어 자신의 발가락 바라보기를 30회 시행한다. 어깨를 들지 않고 고개만 들도록 한다.

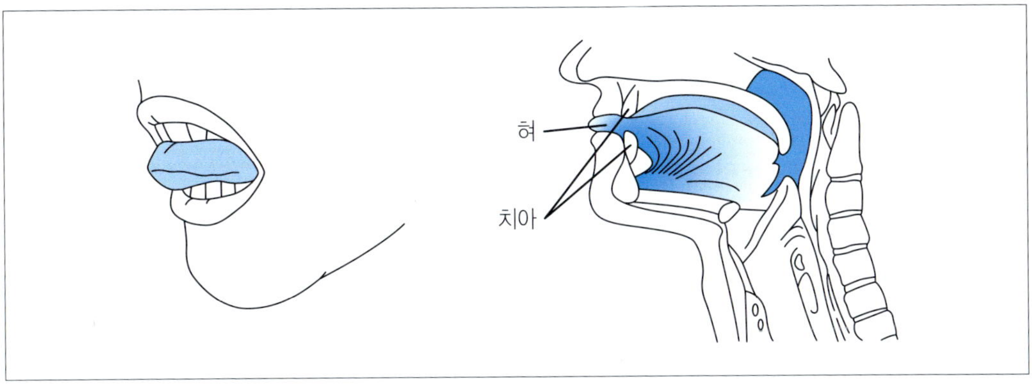

[그림 2-15] 마사코메뉴버와 뒤인두벽의 움직임

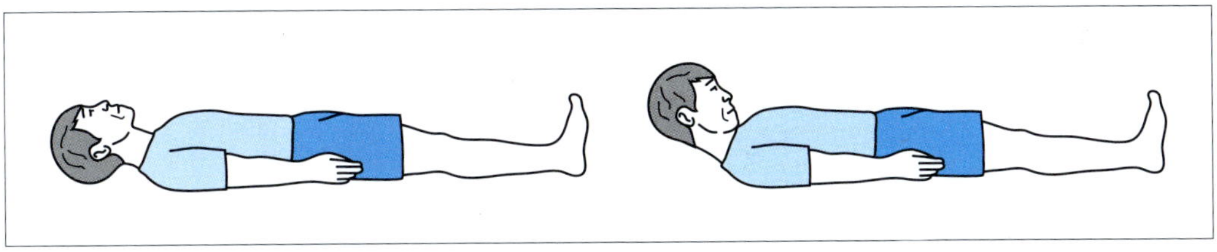

[그림 2-16] 쉐이커 운동

② 감각자극

온도-촉각 자극은 삼킴반사가 지연되거나 결손된 노인에게 사용된다. 온도-촉각 자극은 앞쪽 입천장활 부위에 반복적인 한냉자극을 함으로써 삼킴반사를 자극한다(그림 2-17). 자극을 수행할 때 냉각시킨 후두경이나 긴 면봉으로 앞쪽 목구멍활의 기저부에 댄다.

구강얼굴감각자극은 얼굴, 볼, 턱, 입술, 혀, 물렁입천장에 압박, 신장압박, 쓰다듬기, 두드리기, 얼음자극, 진동자극 등 다양한 자극을 제공함으로써 이루어진다. 이런 감각자극은 구강감각을 정상화시키고, 얼굴과 구강의 근 긴장을 정상화시키고, 비정상반사를 억제하고, 삼킴과 구강운동을 촉진할 수 있다. 감각자극이 효과적이기 위해 노인은 자극 동안과 자극 후에 능동적으로 입술을 움직이려고 노력하는 것이 중요하다.

③ 보상적 삼킴기법

멘델슨기법, 성문상부 삼킴, 초성문상부 삼킴, 힘주어 삼킴과 같은 일부 보상적 삼킴기법은 삼킴능력을 향상시키기는 효과도 있기 때문에 재활기술에 포함되기도 한다. 이러한 보상삼킴기법을 적용하기 위해서는 지시사항에 대한 이해력이 좋아야 하며 순서적 다단계 활동에 대한 기억과 수행이 가능해야 한다.

④ 전기자극 치료

최근에는 삼킴장애 노인에게 삼킴장애 전기자극 치료기(Vital Stim)가 많이 적용되고 있다(그림 2-18). 삼킴장애 전기자극 치료기는 피부에 전극을 부착하는 방법인 표면전기자극을 이용한 것으로, 특수패드를 이용하여 턱 밑 근육(턱끝목뿔근과 턱목뿔근)과 목 부위의 후두 올림근(방패목뿔근)에 전극을 붙여 미세 전류를 보내어 근육을 수축시킬 수 있다. 4개의 전극을 부착하는 위치는 노인의 증상에 따라 다양하다.

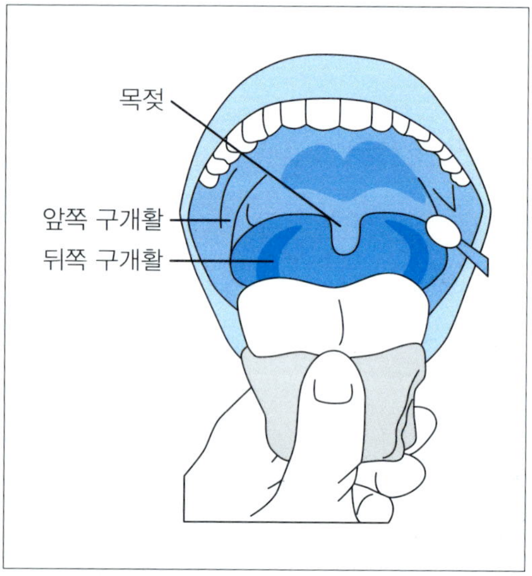

[그림 2-17] 온도-촉각 자극

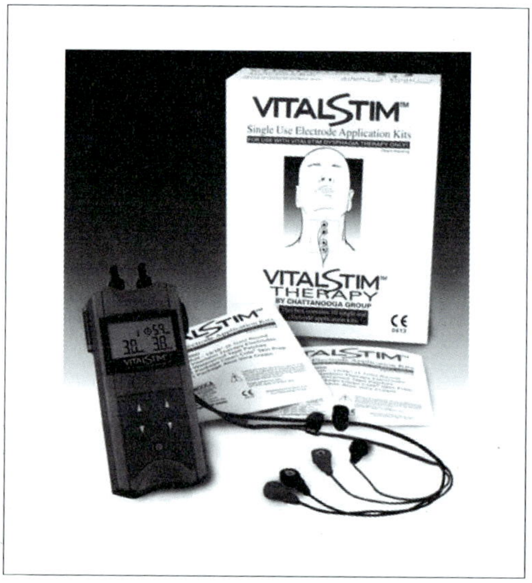

[그림 2-18] VitalStim 치료도구

2 영양관리

1) 노인의 영양관리

(1) 식사 조건과 의의

노인에게 중요한 식사기능 중 하나는 식사시간에 가족과 사회와의 관계를 유지하면서 사회적, 심리적, 정신적 교류를 갖고 일원으로서 참가하는 것이다. 식사를 하는 것은 노인의 개인적인 면과 사회와의 교류 기회의 두 가지 측면에서 고려해야 한다.

건강한 노인과 질병으로 장애가 있는 노인은 차이가 있을 수 있다. 건강한 노인인 경우는 식생활을 바꾸지 않아도 주변의 사람들과 어울려 살 수 있다. 그러나 식이요법을 필요로 하는 질병이 있는 노인에서는 우선 그 질환을 이해시킨 다음 식이요법을 지도하는 것이 중요하다. 노인 개개인의 질병상태를 정확하게 파악하여 합병증, 신장, 체중 등을 고려하고 가정상황, 사회적, 경제적 배경 등을 충분히 이해한 후에 적절한 식사지도를 하는 것이 중요하다.

(2) 노인 생리와 식사

일반적으로 노인은 각종 장기, 조직의 대사와 기능의 저하로 영양소를 체내에 주입하여 에너지로 바꾸는 효율이 떨어진다. 노인은 음식물을 섭취하여 영양으로까지 가는 씹기, 삼킴, 소화흡수와 배설의 전 과정에서 어느 한 단계를 보더라도 기능저하가 나타나고 질병에 걸리기 쉬운 상태가 된다. 이와 같이 저하된 음식물의 섭취, 소화, 흡수, 배설과정에 대한 대책으로 기능저하를 극복할 수 있는 방법을 찾아야 한다. 노인의 시각과 미각, 후각의 저하에 대해서 식욕을 돋우어 줄 수 있는 식기와 음식물의 색채 혹은 맛을 연구해야 한다. 잔존치의 감소는 우선 의치를 보충하고, 씹기능력은 낮은 점을 고려하여 식품의 선택과 조리에 연구로 가볍게 소화가 잘 되는 음식으로 한다. 노인의 식사는 생리적 현상인 감각계, 소화기계, 신경계, 그리고 씹는 능력의 저하를 고려하면서 식생활을 관리하는 것이 중요하다.

2) 식사환경 관리

(1) 식사제공 환경

노인이 식사를 할 때는 식사하기 쉬운 자세를 고려하여 환경을 제공하여야 한다. 자세를 유지할 수 있는 식탁과 의자, 경우에 따라 침대기능과 자세에 대해서도 살펴보아야 한다. 음식을 입에 넣고 삼키기 쉬운 환경을 만들어주는 것이 중요하다. 휠체어를 탄 채로 식사하는 경우에 테이블의 높이가 낮아 휠체어의 팔걸이가 테이블 아래로 들어가지 못하면 식탁에서 멀어져 음식을 뜨거나 입까지 운반하는 것이 어려워 식사에 어려움을 느끼게 된다. 이때는 휠체어에 랩 보드를 이용하거나 테이블을 높여 식사 동작을 원활히 할 수 있도록 하는 것이 필요하다.

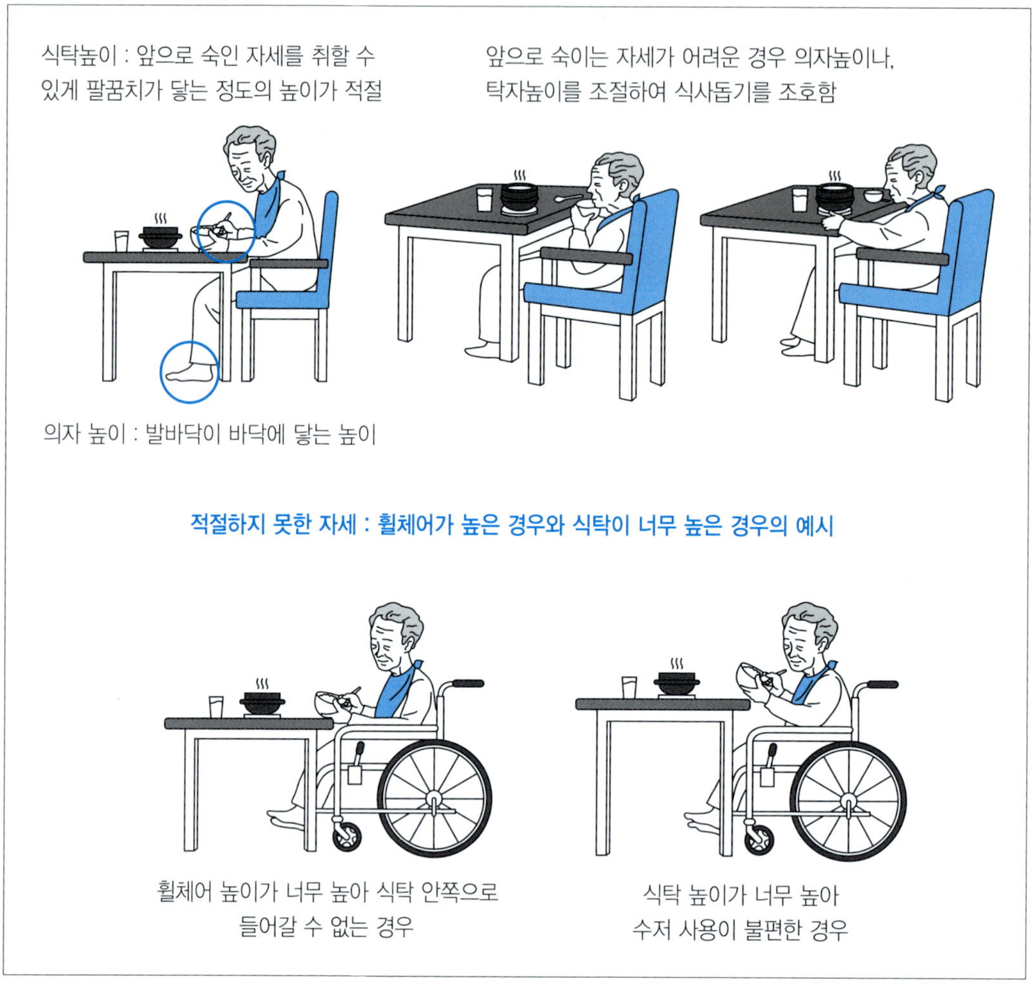

[그림 2-19] 노인 식사제공 환경

출처 : 치매정보365 홈페이지, http://www.edementia.or.kr/main/mainStart
국가건강정보포털 홈페이지, 보건복지부, http://health.mw.go.kr/Main.do

(2) 삼킴 시 목의 자세

머리를 앞쪽으로 약간 숙이고 턱을 당긴 채 90도로 바르게 앉아있는 자세로 식사를 하고 고개가 정면을 기준으로 위로 올라가거나 아래로 내려가서는 안 된다. 자세와 균형을 잡기 위해 목뿔위근육(Supra hyoid muscle)들이 과긴장 하게 되면 삼킴을 제대로 하지 못하며 삼킴장애의 원인이 되며 그럴 뿐만 아니라 노인 흡인의 원인이 되기 때문에 목 근육의 긴장은 줄여주어야 한다. 목 긴장을 줄이기 위해서 휠체어의 머리 받침을 이용할 수 있으며, 앉기 자세 조절이 어려워 팔꿈치로 몸통을 지지하는 경우 적절한 팔걸이 높이를 통해서도 목의 긴장을 완화시킬 수 있다.

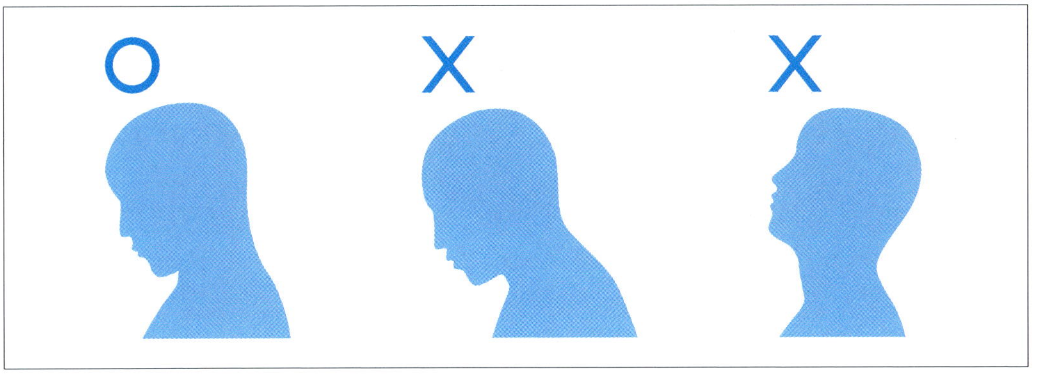

[그림 2-20] 노인 삼킴 시 목의 자세

출처 : 치매정보365 홈페이지, http://www.edementia.or.kr/main/mainStart
국가건강정보포털 홈페이지, 보건복지부, http://health.mw.go.kr/Main.do

(3) 앉은 자세 식사 환경

신체조절 능력이 부족한 노인들에게 앉은 자세에서 식사를 제공할 때에는 쿠션 등을 사용하여 편안하게 앉도록 자세를 고정하고 필요시 앞치마를 착용하도록 한다. 식단을 설명하고 식기, 수저, 포크 등을 사용하기 편한 위치에 둔다.

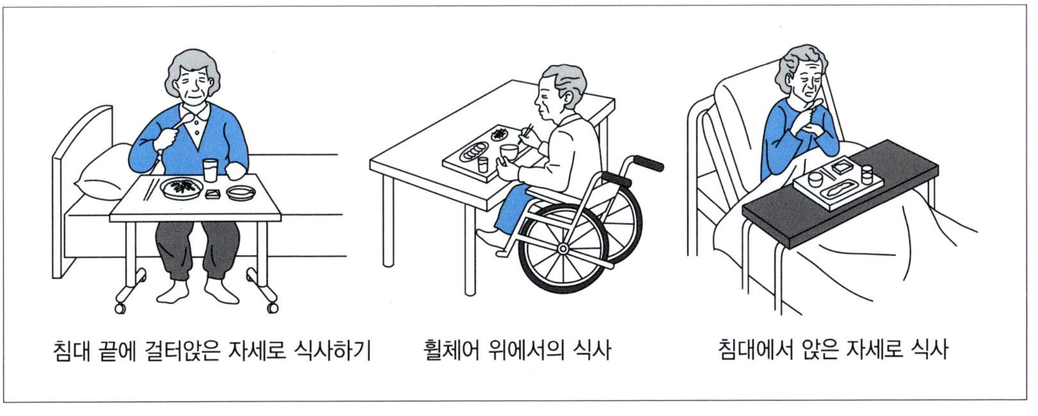

[그림 2-21] 노인 앉은 자세의 식사 환경

출처 : 치매정보365 홈페이지, http://www.edementia.or.kr/main/mainStart
국가건강정보포털 홈페이지, 보건복지부, http://health.mw.go.kr/Main.do

(4) 식사 전 준비체조

식사 전 준비체조는 안전하고 수월한 식사와 삼킴을 도와주는 목적으로 시행된다.

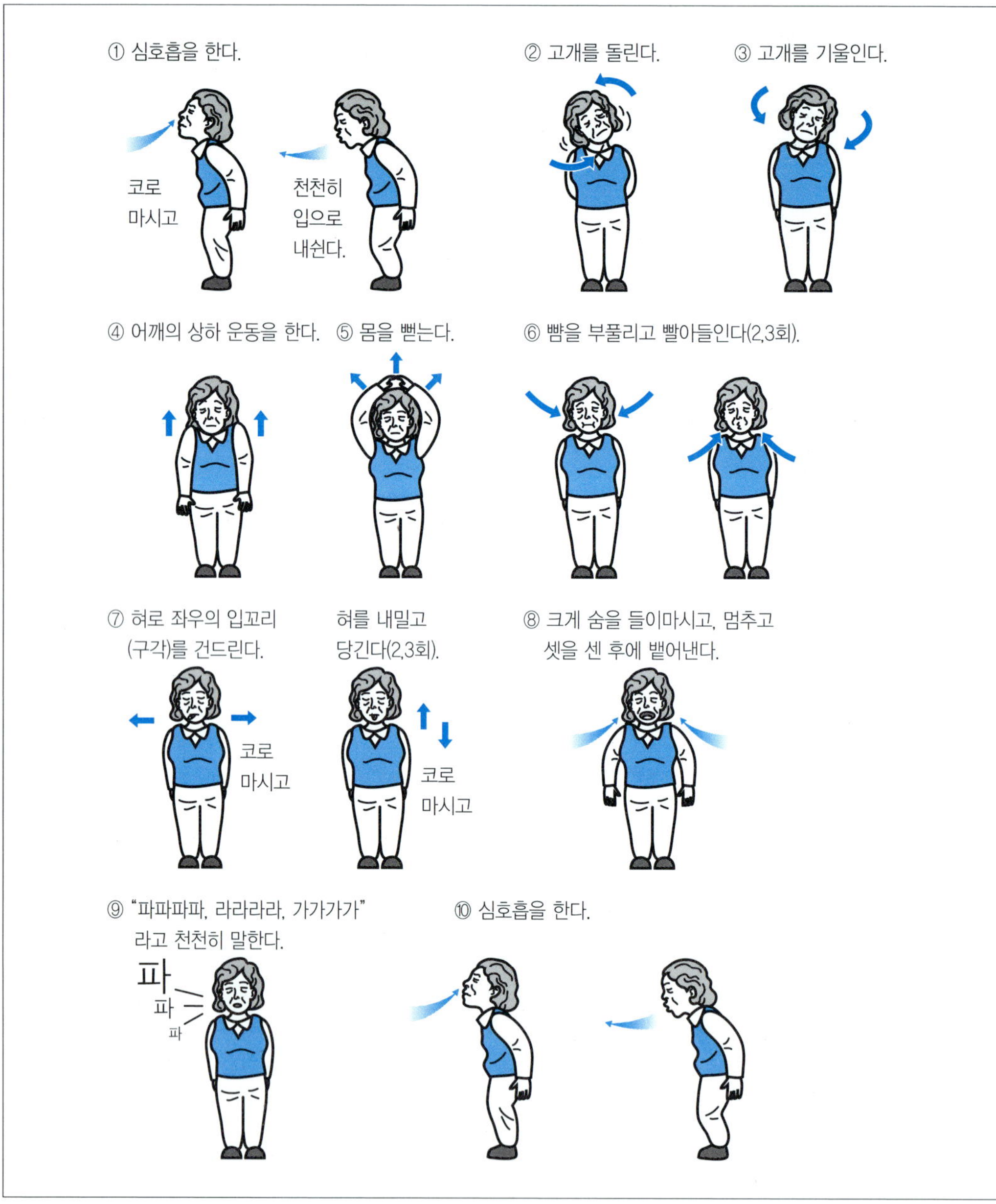
① 심호흡을 한다.
코로 마시고
천천히 입으로 내쉰다.
② 고개를 돌린다.
③ 고개를 기울인다.
④ 어깨의 상하 운동을 한다.
⑤ 몸을 뻗는다.
⑥ 뺨을 부풀리고 빨아들인다(2,3회).
⑦ 혀로 좌우의 입꼬리 (구각)를 건드린다.
코로 마시고
혀를 내밀고 당긴다(2,3회).
코로 마시고
⑧ 크게 숨을 들이마시고, 멈추고 셋을 센 후에 뱉어낸다.
⑨ "파파파파, 라라라라, 가가가가" 라고 천천히 말한다.
파
파
파
⑩ 심호흡을 한다.

[그림 2-22] 노인 식사 전 준비체조

출처 : 치매정보365 홈페이지, http://www.edementia.or.kr/main/mainStart
국가건강정보포털 홈페이지, 보건복지부, http://health.mw.go.kr/Main.do

3) 식이단계

(1) 삼킴장애가 있는 노인의 식이단계

삼킴장애가 있는 노인에게 식사 제공 시에는 식이단계를 적용하여 노인에게 발생할 수 있는 흡인의 위험성을 낮추고 적절한 영양공급을 해야 한다. 입으로 식사는 가능하지만 맑은 액체는 삼키기 어렵다면 흰죽, 푸딩과 같이 입안에서 흩어지지 않고 하나의 덩어리를 형성하는 점도로 식사를 제공해야 하며 씹기 쉬운 음식은 소량으로 삼킬 수 있다면 요플레, 크림수프, 으깬 바나나와 같이 입안에서 흩어지지 않으면서 약간 흐르는 정도의 점도를 가진 음식을 제공하는 것이 좋다. 부드러운 음식을 씹을 수 있고 묽은 액체를 삼킬 수 있다면 요구르트, 우유 등 쉽게 흐를 수 있는 점도의 음식의 제공도 가능하다.

[표 2-24] 삼킴장애 노인의 식이단계

식이단계	대상 노인	점도	식단	액체(물)	기타
1단계	• 입으로 식사는 가능하지만 맑은 음료는 삼키기 어렵다.	• 입안에서 흩어지지 않고 하나의 덩어리를 형성하는 점도	흰죽(되직하게), 푸딩, 으깬 감자, 갈은 고기	액체(물)에 점도 증진제를 각 단계의 점도에 맞게 혼합하여 삼키도록 한다.	• 음식 건더기 크기는 균일하게 제공한다. • 너무 끈끈한 음식은 제공하지 않는다. • 너무 잘게 썬 음식도 혀로 모으기가 힘들고 입 안에 남을 수 있음으로 주의한다. • 딱딱한 음식이나 건조한 음식의 경우 입 안에 상처가 날 수 있음으로 주의한다.
2단계	• 씹기 쉬운 음식은 소량으로 드실 수 있고 삼킬 수 있다.	• 입안에서 흩어지지 않으면서 약간 흐르는 정도의 점도 • 빨대로 마실 수 없는 점도	요플레, 주스+점도증진제, 크림수프, 으깬 바나나, 카스타드, 생선 살		
3단계	• 부드러운 음식을 씹을 수 있고 묽은 액체를 삼킬 수 있다.	• 쉽게 흐를 수 있는 점도	요구르트, 우유, 부드러운 토스트 등		

(2) 액체 점도조절

입으로 식사는 가능하지만, 삼킴장애가 있는 노인의 식사를 위해 적절한 음식의 점도와 재질을 조절해 주어야 한다. 점도 증진제를 이용하여 액체의 점도를 조절하며 점도계 또는 삼킴 식이 표준(International Dysphagia Diet Standardisation Initiative; IDDSI)에서 제시한 주사기를 이용하는 방법으로 쉽게 측정할 수 있다. 액체로 인한 기도 흡인이 발생한다면 적절한 액체 점도를 통해 액체의 이동속도를 늦추어 기도 보호시간을 확보하는 것이 필요하다.

(3) 고형 식이

흡인의 위험성을 낮추기 위해 한 번에 많은 양을 입 안에 넣지 않아야 하며 음식 건더기 크기는 균일하게 제공되어야 한다. 너무 잘게 썬 음식도 혀로 모으기가 힘들고 입안에 남을 수 있어 주의해야 하며 딱딱한 음식, 특히 땅콩과 옥수수 콘 등은 입안에 상처가 날 수 있고 흡인의 위험이 있으므로 주의한다.

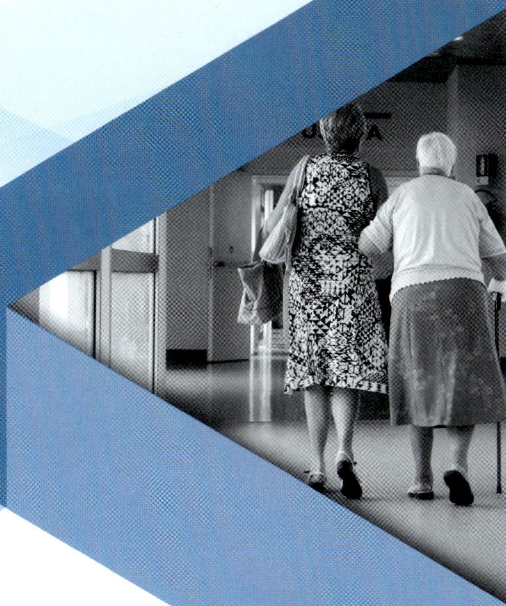

제 4 장

여가활동과 레저

학습목표

- 노인 여가활동의 의미와 중요성을 이해하고 설명할 수 있다.
- 노인 여가활동의 현황을 파악하고 설명할 수 있다.
- 여가활동에서의 작업치료 역할과 중재방법을 적용할 수 있다.

핵심용어

여가의 의미, 노인 여가활동, 여가활동 중재

노인의 여가시간은 평균수명의 연장으로 길어지고 있다. 우리나라 기업의 정년제도는 대부분 55세를 전후하여 이루어지고 있으며 한국인의 평균여명은 남자는 55세 정년 이후로 약 25년, 여자는 약 30년 이상을 더 살 수 있다.

여가활동 참여는 성공적 노화에 긍정적인 영향을 주며 이는 개인 삶의 질 향상으로 이어진다. 노년을 할 일이 없는 시간으로 사는 노인은 인생이 무료하고 지루하고 괴로운 생활로 간주될 것이며, 노년을 새로운 인생행로의 시작으로 계획하고 은퇴와 함께 자신의 자아를 재편성하며 자신에게 적절한 역할을 찾아서 살아간다면 노년의 여가기간은 젊은 시절 일에 몰두하는 것 못지않게 창조적인 의미를 지닐 것이다.

1 여가활동 개념과 의의

여가는 노동의 반대 개념으로 강제성, 의무성을 띠지 않고, 정신적 · 정서적 면에서의 자유, 즐거움, 휴식을 갖는 것을 의미한다. 작업치료 실행체계(OTPF)에 의하면 여가는 "일, 신변처리, 잠자기 등의 의무적인 작업을 수행하는 시간이 아닌 내적 동기가 부여된 강제성이 없는 활동"으로 정의되어 있으며 즉 여가에 참여하는 사람들은 스스로 그 활동을 선택하고 즐긴다. 작업치료사는 여러 가지 의미 있는 작업들을 개인별로 제공하여 삶의 만족감을 얻도록 도와주며 사회적인 교류, 운동, 재미 및 기쁨을 동반하는 여가작업에 참여시켜 균형 있는 삶을 살아가도록 돕는다.

2 노인 여가활동 의미와 영향

노인 여가는 다양한 욕구를 충족시켜 줄 수 있다. 카팔란(Kaplan)은 여가활동이란 노인의 욕구를 충족시켜 줄 수 있으며 이는 사회적으로 유용한 서비스를 제공하려는 욕구, 자신이 지역사회의 한 부분으로 느껴지고 싶은 욕구, 여가시간을 만족스러운 방법으로 사용하려는 욕구, 정상적인 동반자 관계를 즐기려는 욕구, 개인적으로 인정받고 싶은 욕구, 자기표현과 성취감의 기회를 가지려는 욕구라고 정의하고 있다.

노인은 여가활동을 통해 신체적 건강과 정서적 안정을 유지하고 새로운 문화나 기술을 습득하면서 여가활동 중 만나는 사람과 활동하는 기관과의 접촉 등을 통해 자연스럽게 친구와 집단 간의 사회적 관계망을 형성하고 이를 통해 고독감을 해소하고 사회적 지지망을 구축하게 된다. 여가활동의 사회 심리적 · 신체적 장점으로는 다음 [표 2-25]에 정리된 바와 같다.

[표 2-25] 여가활동의 장점

사회 심리적 장점	
• 자아존중감 증진 • 적대감과 공격성 감소 • 자기와 환경의 동화 • 선택의 경험 • 사회성 증가	• 리더쉽 개발 • 적응행동과 대처기술 훈련 • 집중력 향상 • 그룹 활동의 인내력 향상 • 지적 자극 경험
신체적 장점	
• 혈액순환 증진 • 대근육, 소근육, 양손사용, 눈-손 협응력 향상 • 전정자극 증진 • 감각자극 증진 • 운동계획 증진	• 지각능력 유지 및 향상 • 적응 및 대처기술 유지 및 향상 • 근력, 관절가동범위, 신체 지구력 향상 • 균형 향상 • 다양한 활동 기회의 제공

노인 여가활동의 효과는 첫째, 인생최고의 자아실현 기회가 될 수 있다. 둘째, 노인의 자아실현 기회는 삶을 윤택하게 함과 동시에 일상적인 생활을 계획적으로 구성하여 건강한 삶으로 발전시키고, 이를 통하여 사회적 건강을 도모할 수 있다. 셋째, 여가활동을 통한 사회참여는 노인 복지와 사회발전을 위한 사회적 책임을 수행하고 세대 간의 이해와 공동체 문화의 창출에 기여할 수 있다.

3 여가활동의 분류

1) 여가활동의 일반적 분류

여가활동은 정신적, 신체적, 사회적 여가활동으로 나누어 여가활동의 정의와 종류를 구분할 수 있다. 정신적 여가활동에는 종교, 사교, 취미, 휴양, 교양, 학습 활동이 포함되고, 신체적 여가활동에는 실내스포츠, 실외스포츠 활동이 있으며, 사회적 여가활동에는 사회활동과 봉사활동으로 나눈다. 우리나라의 여가활동의 세부 내용은 [표 2-26]과 같다.

[표 2-26] 여가활동의 분류

대분류	중분류	정의 및 종류
정신적 여가활동	종교 · 사교활동	• 정신적인 위안 및 안녕과 심리적인 평안을 위한 활동 • 정서적인 안정 및 사교를 위한 활동
	취미 · 휴양활동	• 취미활동 및 문화 예술 감상을 위한 활동 • 휴양 및 오락을 위한 활동
	교양 · 학습활동	• 교양 및 학력 증진을 위해 유 · 무료 교육기관을 통한 정기적인 수강, 실습 및 교육활동 • 관람, 체험학습, 현장답사, 유적지 방문 등의 견학 활동
신체적 여가활동	실내스포츠	• 실내에서 하는 레저 스포츠 활동
	실외스포츠	• 실외에서 하는 레저 스포츠 활동
사회적 여가활동	사회활동	• 공동체 활동 또는 이를 통한 사회구성원으로서의 역할 담당 및 소신과 의지를 표현하는 활동
	봉사활동	• 인생의 다양한 경험을 무료로 사회에 환원하는 활동

2) 여가활동의 유형

노인 여가유형은 개인의 성격, 교육정도, 경제적 수준, 과거의 습관 등에 따라 각기 다를 수 있으며, 일반적으로 노인의 생활주기에 따라 나눌 수 있다(표 2-27).

[표 2-27] 노인여가활동의 유형

유형	내용
근로형	• 자기 자신이나 가족들의 생계에 보탬이 되도록 일하지 않으면 안되는 경우 • 전적으로 소득이 목적임 • 대개 부업이나 시간제 혹은 비정규직으로 여가를 이용하여 간단한 소일을 함
한가형	• 주로 무거운 중책을 맡거나 어려운 일들을 해결해야 하는 분야에서 종사하다가 은퇴하여 비교적 여유 있는 생활을 하는 경우 • 독서, 그림, 음악 등으로 혼자서 즐길 수 있는 기회를 가지며 심신을 쉬며 지냄
사교, 오락형	• 대부분의 여가가 이에 해당됨 • 골프, 낚시, 등산, 여행, 사냥 등을 함
자기완성형	• 젊었을 때 하지 못했던 부족한 부분을 노후에 충분한 시간을 이용해 보완해 나가는 유형 • 종교에의 몰두, 예술, 음악, 문학, 철학 등 평소에 가깝게 할 수 없었던 분야를 배우거나 각종 교양강좌, 토론회, 세미나 등을 참석하면서 인격을 완성하는 일에 여가의 대부분을 보냄
참여활동형	• 각종 사회활동에 부지런히 참여하고 정치활동, 학습활동, 지역사회 개발, 봉사활동 등으로 여가를 보냄

폐쇄형	• 건강상 활동이 부자연스럽거나 다니기가 귀찮아서 거의 집에만 있는 경우 • 여생을 폐쇄된 가운데 쓸쓸히 보냄

4 여가활동 현황

노인여가활동은 일반적으로 문화예술관람활동, 문화예술참여활동, 스포츠관람활동, 스포츠참여활동, 관광활동, 취미오락활동, 휴식활동, 사회 및 기타활동 등으로 나눌 수 있다.

[표 2-28] 노인(65세 이상)의 연령군별 주요 여가활동(1~2순위 중복응답)

주된 여가활동	전체	65~69세	70~74세	75~79세	80~84세	85세 이상
문화예술관람활동[1]	3.5	6.0	2.7	2.0	2.0	0.2
문화예술참여활동[2]	5.1	5.7	6.0	4.9	3.8	2.4
스포츠관람활동	2.9	2.8	3.7	2.5	2.6	1.7
스포츠참여활동	8.1	10.1	10.2	6.1	4.8	1.5
취미오락활동[3]	49.8	56.3	51.1	43.3	44.1	43.8
휴식활동[4]	52.7	52.5	52.9	57.2	47.3	47.7
사회 및 기타활동[5]	44.4	41.2	43.7	45.6	49.4	50.9

출처 : 보건복지부(2020). 노인실태조사

1) 문화예술관람활동 : 영화보기, 전시회, 박람회 관람 등

2) 문화예술참여활동 : 악기연주, 노래교실, 미술활동(그림, 서예 등), 춤 · 무용 등

3) 취미오락활동 : 화투, 등산, 화초 · 텃밭가꾸기, 독서, 낚시, 바둑, 장기, 노인교실 참여 등

4) 휴식활동 : 산책, 음악감상, 낮잠, 라디오 청취 등

5) 사회 및 기타활동 : 종교활동, 사회봉사활동, 가족 및 친지방문 등

5 작업치료에서 여가의 의의

작업치료에서 여가는 나이, 문화, 성별, 신체장애 등에 따라 여가활동의 기능수준을 정하고 평가를 통하여 적합한 여가활동을 제공하게 된다. 여가의 평가와 중재는 중요하며 작업치료 실행체계(OTPF)에서는 노인을 중심으로 접근하면서 치료 과정에는 노인과 가족이 함께 참여하는 것에 초점을 둔다. 계획에는 노인의 작업 경력과 과거와 현재의 관심사, 수행능

력, 가치를 포함해야 한다. 작업치료사는 노인과 노인의 가족이나 보호자가 중요하게 고려하는 문제와 목표를 인식하여 의미 있는 중재계획을 세워야 한다.

여가의 평가는 공식, 비공식의 수행평가와 노인의 필요와 욕구를 충족하는 초기평가와 작업치료사가 제공한 개별적인 중재 과정을 마친 후 실시하는 재평가를 포함한다. 작업치료사가 사용하는 여가 평가도구로는 작업프로파일(Occupational Profile), 캐나다작업수행평가(COPM), 역할 체크리스트(Role Checklist), 흥미 체크리스트(Interest Checklist) 등이 있다.

(1) 작업프로파일(Occupational Profile) : 면담을 통해 인종, 언어, 건강상태, 사회경력 및 의료적 과거력에 관한 정보를 수집하는 평가이다.
(2) 캐나다작업수행평가(COPM) : 인터뷰를 통하여 노인의 자조활동, 생산적 활동, 여가활동 수행의 문제를 판단하게 하며, 노인은 각 문제에 대해 중요도 점수를 부여하고, 중요도 순으로 선택된 활동들의 수행도와 만족도를 측정하는 평가도구이다.
(3) 역할 체크리스트(Role Checklist) : 인터뷰를 통하여 과거, 현재, 미래의 작업역할과 고객의 가치를 확인하는 평가도구이다.
(4) 흥미 체크리스트(Interest Checklist) : 흥미 유형들과 특성들에 관한 자료를 수집하고, 이것들을 통해 일생에 걸쳐 관련된 흥미 있는 작업을 발견하여 개인별로 치료계획 설정에 사용할 수 있으며, 각 개인의 역할, 활동의 유형, 능력에 대한 정보를 수집하는 평가도구이다.

노인이 처해 있는 상황과 여건, 마음가짐과 태도에 따라 여가는 그 의미가 달라질 수 있다. 여러 가지 활동은 개인의 다양한 목적을 성취하게 하는 수단이 되며, 궁극적으로는 노인의 성공적 노화를 돕는 일차적 수단이 될 수 있다.

여러 연구에서 노인에게 여가 프로그램을 실시하였을 때 인생의 만족도가 높아지며 여가재활프로그램을 실시한 결과 참가자들은 움직임과 기술이 의미 있게 좋아졌고 긍정적으로 변화한 것으로 나타났다. 효과적인 여가교육프로그램을 위한 준비사항은 다음과 같다(표 2-29).

[표 2-29] 여가교육프로그램

	주제	내용
1	여가를 위해 무엇을 할 것인가?	여가에 대한 신체적 정신적인 잠재적 이익과 개인적인 여가에 대한 관심을 끌어낼 프로그램을 개발한다.
2	왜 당신은 그것을 하려합니까?	작업치료사는 관심목록을 근거로 무엇이 여가에 참여하는 동기부여를 하는지 결정하는 것을 돕는다.
3	어떻게 할 것인가?	노인의 여가에 관한 각각의 관심을 분석하고 행동하게 하는 것을 배운다.
4	할 수 있습니까?	현재나 잠재적인 신체적 정신적 능력을 키우고 앞으로 어떻게 그들이 여가에 참가할 수 있는지 실질적인 가르침을 준다.
5	적응할 수 있겠습니까?	적응활동과 수정장비에 대한 개념을 알려주고 여가 참여에 대한 만족도를 줄 수 있는 시설들을 어떻게 이용하는지를 알려준다.
6	여가의 장애물은 무엇입니까?	그들이 직면하게 될 다양한 장벽들을 알려주고 그 장벽들을 극복할 수 있는 방법을 개발해 주어야 한다.
7	당신은 미래의 여가에 대해 어떤 계획을 합니까?	여가에 대한 장 · 단기적 실질적 프로그램을 만들어 가르친다.
8	그밖에 다른 것들은?	잠재적인 여가의 추구, 이러한 활동에 참여를 통한 기술습득, 참여계획을 개발한다.
9	자원	노인에게 누구에 의해서 지원이 이루어지는지 어떻게 지원의 요구가 확실해 지는지를 가르친다.
10	개인적 자원	노인의 여가 프로그램과 관련된 교통, 장비, 재정 등에 관해 가르친다.
11	공동체적 자원	공동체 재원과 시설이 어떻게 접근하는지를 가르친다.
12	재인식	필요시 참여의 목적을 다시 알려준다.

출처 : Drummond & Walker(1995).

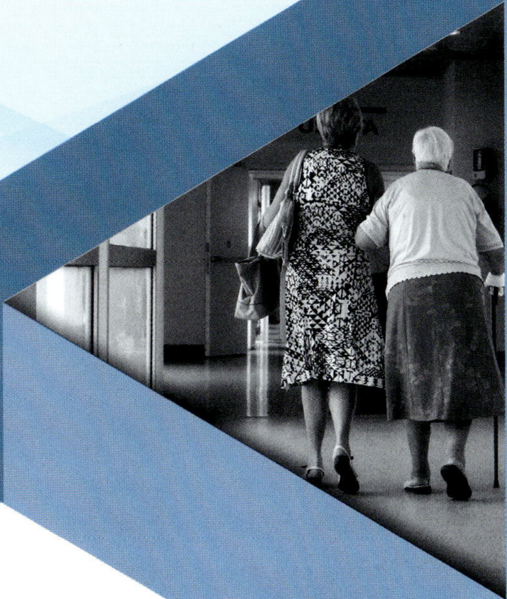

제 5 장

지역사회 참여를 위한 노인 안전 운전

학습목표

- 노인 안전 운전의 필요성과 중요성을 이해하고 설명할 수 있다.
- 고령자 운전을 위한 평가 방법을 이해하고 적용할 수 있다.
- 노인 안전 운전 교육 및 운전 재활 서비스를 파악하고 설명할 수 있다.

핵심용어

노인 안전 운전, 운전 평가, 운전재활 및 보조장치

1 노인 안전 운전의 개요

1) 노인 운전자 증가와 안전 운전 교육의 필요성

최근 10년간 우리나라 운전면허 소지자는 2.6% 증가한 반면 65세 이상 고령 운전자는 14.4% 증가하였다. 노인 운전자는 2011년에는 145만 명, 2015년에는 231만 명으로 크게 증가하였다. 이러한 노인 운전자의 증가 추세에 따라 전체 교통사고 중 노인 운전자들이 일으키는 사고가 13% 이상 증가하였으며, 고령 운전자 교통사고 사망자가 전체의 46%를 차지하고 있는 것이 현실이다. 미국의 경우 베이비부머 세대가 노년기로 접어들면서 2020년에 75세 이상 노인 운전자가 1700만명으로 증가하였으며, 한국의 경우 65세 이상 고령 운전자는 2025년에는 618만명에서 2040년에는 1895만명까지 그 수치가 훨씬 증가하여 사고의 위험성 또한 높아질 것으로 예상된다. 고령자의 운전에 장애를 주는 주요 원인은 노화에 따른 백내장, 황반변성, 주변시 상실 등과 같은 시력의 문제로 시야가 흐려지거나 좁아지는 문제가 발생하는 것이다. 이에 더해 인지 저하로 인해 집중 시간이 짧아지거나 목적지 및 진출입로 혼동, 역주행, 페달 밟는 속도의 지연 등의 발생 위험성이 높아질 수 있다. 따라서 노인이 가정과 사회에서 자신의 역할을 충족하고 안전하게 운전을 함으로써 여가와 사회활동의 기회를 지속적으로 풍부하게 가질 수 있도록 작업치료사는 사회적 제도 개선과 예방 활동, 노인의 운전 평가, 교통안전 교육 분야에 대한 전문가로서의 협력적 역할을 더욱 확대해 나가야 한다.

2) 노인의 안전 운전

운전을 하기 위해서 외부 환경으로부터 오는 자극에 신속히 반응하고 정보를 통합하여 안전을 위한 복잡한 과제를 수행할 수 있어야 한다. 만약 질병이나 사고, 노화로 인해 정상적인 운전이 어려워지면 원인을 파악하기 위해 감각운동, 인지능력, 정신사회 기능에 대한 정확한 평가가 필요하다. 문제가 확인되면 수행 수준에 맞게 적응 훈련, 차량 개조, 환경 수정 등과 같은 포괄적 안전 운전 프로그램에 참여하는 것을 통해 사고의 위험을 줄일 수 있다. 이 과정에서 작업치료사는 노인이 운전 시 돌발상황에 대처하여 치명률을 줄일 수 있도록 전문가 팀협력을 통해 노인의 안전에 영향을 주는 신체적, 정신적 문제에 대한 안전 운전 중재

서비스를 제공하고 가정과 지역사회에서 노인이 독립적으로 이동함으로써 자신의 역할을 계속 유지할 수 있도록 지원하는 역할을 수행해야만 한다.

3) 한국과 외국의 운전제도

고령자 운전은 우리나라에서는 법적 · 제도적 장치가 아직까지는 미흡하고 인식이 부족한 상태이지만 미국 같은 경우에는 이미 1940년대부터 지속적으로 발전하여 재활 영역에서 중요한 부분이다. 제도에 대한 내용은 [표 2-30]과 같다.

[표 2-30] 한국과 외국의 운전제도

국가	내용
미국	• 1940년대~1950년대 : 운전재활 서비스 병원에서 첫 실시 • 1950년대~1960년대 : 2차 세계대전 이후 장애인 수 증가로 운전재활 요구 증가 • 1965년 : LA 운전프로그램교육 최초 실시 • 1974년 : 군인을 위한 운전재활 프로그램(Public Law 93-538)법 통과 • 1977년 : ADED(Association for Driver Educators of the Disabled)멤버 구성 • 1988년 : ADED의 운전재활전문가(DRS, Certified Driver Rehabilitation Specialist) 자격과정 제도 시행 • 1995년 : DRS 시험 처음 실시 • 75세 이상 노인의 경우 뉴햄프셔주는 4년 마다 도로 주행 시험 시행 • 79세가 되면 텍사스주는 시력 검사를 바로 받아야 함 • 80세가 되면 플로리다주는 시력 검사를 바로 받아야 함
일본	• 71세가 넘으면 3년 마다 적성검사를 받음 • 갱신 시 인지지각 검사 실시 • 조건부 운전면허 제도 도입(야간운전, 고속도로 이용 금지, 차량에 안전장치를 달아 최고 속도를 제한) • 급발진 억제 장치를 장착하는 고령 운전자에게 보조금을 지급함 • 65세가 넘으면 운전면허증을 자발적으로 반납할 수 있도록 권장하고 있음
유럽	• 뉴질랜드에서는 80세가 되면 운전면허를 말소시키며, 2년 마다 신체 검사와 함께 조건부로 면허를 갱신함 • 2년 마다 다시 시험을 치도록 하고 있음
한국	• 65세 이상 모든 운전자에 대해 5년마다 적성 검사 시행 • 한국도로교통공단 : 고령자 대상 교육기회 제공과 교통사고 예방에 힘쓰고 있음 • 전국 13개 시 · 도지부 교통안전교육장에서 월 1회 고령운전자 교통안전 교육을 시행 • 고령운전자 교통안전교육 : 2013년 8월 1일부터 새롭게 시행 – 국립재활원이 개발한 인지지각검사(CPAD)와 교통안전교육을 병행 실시 – 교육시간 : 3시간 – 인지지각검사 합격판정 : 일부 보험사의 보험료 5%를 할인 시행 • 75세 이상은 적성 검사 주기를 3년마다 시행

- 2019년에 행정안전부, 국토교통부, 경찰청, 교통안전공단, 도로교통공단, 손해보험협회 등은 고령자 교통사고를 줄이기 위한 범정부협의체인'고령운전자 안전대책 협의회'를 조직함
- 2022년부터 서울시는 '운전면허 자진반납 어르신 교통카드 지원 사업'을 시행하여 만 70세 이상 어르신이 운전면허를 반납하면 10만원이 충전된 교통카드를 지원하고 있음
- 고령운전자의 택시에 차량의 주행 상황에 따라 운전자의 안전운전을 지원하는 첨단운전자보조시스템(Advanced Driver Assistance System, ADAS)을 달아 사고 예방에 도움을 주는 정책 연구 시행 중

2 운전에 영향을 미치는 작업수행 평가

평가를 통해 운전하는 것이 위험하다고 판단되면, 안전을 위해 운행을 즉시 중단해야 한다. 자가운전 대신 대중교통을 이용할 수 있도록 방법을 교육하거나 사용이 용이하도록 차량을 개조 또는 다른 이동 수단을 이용할 수 있도록 안내하여 사고를 예방하고 새로운 상황에 적응할 수 있도록 안전 운전 교육 및 훈련 계획을 체계적으로 세워나가야 한다.

1) 임상적 판별 및 평가

임상적 판별 및 평가는 운전을 시작하기 전에 기초적인 근력, 지구력, 관절가동범위, 시지각 등을 평가하여 운전 가능 여부에 대한 적합 또는 부적합 여부를 판별한다(예; range of motion, maunal muscle test, rapid pace walk, trail-making test, clock drawing test).

2) 도로주행 안전 평가

임상적 판별 및 평가에서 통과한 노인을 대상으로 도로주행 평가를 시행하며, 실제 도로에서 신호 규칙 인식, 시각 및 공간관계지각 능력 발휘, 사물 및 차간 거리 유지, 가속 및 제동을 통한 속도 조절, 자세 조절능력을 평가하는 단계로, 다양한 도로 상황에서 신속히 대처할 수 있는지에 대한 능력을 평가한다.

3) 비도로주행 안전 평가

주행 이외의 요소로 안전벨트 착용, 통풍 및 온도 조절, 좌석 조절, 와이퍼, 라디오 주파수

및 볼륨 조절 등 부가적으로 필요한 장치들을 조절할 수 있는 능력을 평가한다.

4) 도로주행 훈련

주행 훈련 대상은 운전면허를 취득한 자에 한하며, 운전면허 취득자 중 다양한 이유에 의하여 운전이 미숙한 자에게 실시한다. 주행 훈련은 다양한 방법에 의해서 이루어지며, 실제 도로 상황에서의 연습이 가장 효율적이나 위험요소가 따르므로 먼저, 가상으로 모의운전 시뮬레이터를 이용하여 충분히 연습하는 것이 좋다.

5) 운전에 영향을 주는 요인(client factor) 평가

(1) 신체 기능과 구조 요인

노화가 진행됨에 따라 운전에 있어 사고의 위험성이 높아질 수 있으므로 관절가동범위, 근력, 지구력, 균형능력, 반응속도, 눈과 손의 협응력과 같은 신체적인 요인과 양안조절, 색깔 인식, 주변시야, 깊이지각, 시각-운동통합 능력 등에 대한 평가가 이루어져야 한다(표 2-31).

[표 2-31] 시각 평가 내용

<table>
<tr><td colspan="2">1. 시력 : 물체를 정확하고 섬세하게 구별하는 능력으로 공간에서 물체를 분석한다.</td></tr>
<tr><td colspan="2">2. 눈의 조절 능력</td></tr>
<tr><td colspan="2">(1) 안구 조절 능력</td></tr>
<tr><td>• 양쪽 눈의 정렬이 바르게 되어 있는지, 물체의 상을 선명하게 유지하기 위해 두 눈의 움직임 협응이 잘 일어나는지에 대한 능력을 평가한다. 일반적으로 안과에서 사용하는 시각판별 검사를 통해 측정이 가능하다(그림 1).</td><td>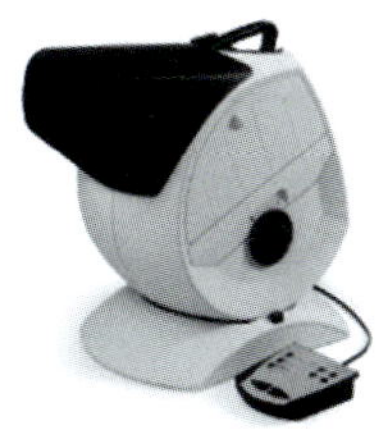
그림 1. Optec 시각판별 검사
(출처: 2016 Stereo Optical, Inc.)</td></tr>
<tr><td colspan="2">(2) 안구 추적 및 빠른 눈의 움직임</td></tr>
<tr><td colspan="2">• 머리를 고정한 상태로 피검자의 눈앞 30cm 정도의 거리에서 물체를 움직이면서 자극을 줄 때마다 안구가 부드럽게 따라서 움직이는지에 대해 평가한다.
• 한 물체에서 다른 물체로 빠르게 안구를 교대로 움직이면서 사물을 인식하여 볼 수 있는 능력으로 백미러나 사이드 미러를 보면서 대응 운전을 하거나 계기판을 읽고 장치를 조작할 때 필요하다.</td></tr>
</table>

3. 시야 범위
• 시야는 자신의 차량과 외부 환경을 파악할 수 있는 시공간 범위를 아는 능력으로, 평가는 수직적인 부분과 수평적인 부분으로 시야 범위를 각각 나누어서 검사를 실시한다. 피검자와 마주 보고 앉은 상태에서 물체가 보이기 시작할 때까지 상/하(수직시야 범위)와 좌/우(수평시야 범위), 바깥쪽에서 안쪽방향으로 물체를 이동시키면서 시야 범위 측정을 시행한다. • 일반적으로 수평시야 범위는 위 : 60 ° / 아래 : 70~75 ° / 바깥쪽: 100~110 ° 범위를 가진다.
4. 시지각 인식능력
전자의 자동차와 다른 사람의 자동차, 물체, 도로 경계와의 거리를 판단하는 것으로 운전에서 중요하다. • 색깔 구별 및 색상 대비 민감도 • 입체인지 지각 및 깊이지각 능력 • 시각-운동 통합 능력 • 위치인지 지각 및 공간관계 지각 능력

5. 수행 요소에 따른 운전 요인

수행의 문제점	수행 요소	운전 능력
시각 인식 (백내장, 녹내장, 황반변성, 당뇨성망막질환, 눈의 다양한 말초혈관 질환)	색상 대비 민감도	시각적 식별의 문제(이정표 읽기), 빛에 대한 눈부심의 문제
	말초 시각	렌즈의 변화, 눈의 초점 조절의 어려움
	반응속도 지연	잠재적인 위험 요소 확인, 정지 신호 및 표시 확인, 부적절한 정지거리 반응
청각 및 촉각 (말초혈관 장애)	청각	경적 등 위험 발생 경고음을 듣지 못하는 어려움
	촉각	페달을 못 찾거나 페달 밟는 압력 조절이 어려움
인지 (경도인지장애, 치매, 파킨슨, 알츠하이머, 당뇨병성 인지장애)	기억, 주의집중력	위험 상황 인지 및 확인, 사고 예방을 위한 조치 동작의 어려움
	판단, 정보처리	위험인지, 확인 및 사고예방 동작의 어려움
	지각처리 과정	한 번에 두 가지 일을 수행해야 하는 경우(응급상황의 발생, 차량 끼어들기, 고속도로 진출입, 주차하기)의 어려움

6) 운전에 영향을 미치는 작업 수행 배경(performance context)

운전에 영향을 미치는 수행 배경에는 개인, 문화, 신체적, 사회적, 정신적, 시간적 배경이 있다(표 2-32).

[표 2-32] 운전에 영향을 주는 수행 배경

	수행 배경
개인적	• 나이, 성, 사회경제적 상태, 교육 수준은 어떠한가?
문화	• 운전을 하는 주된 목적(생계, 취미, 일상생활 등)은 무엇인가? • 주변음식, 은행 등에 접근할 수 있는 이동수단 선택 방법이 있는가?

신체적	• 도로 환경(고속도로, 도시, 골목길)에 따라 몸 상태는 어떠한가? • 피로하거나 숨이 차고 힘이 들지는 않는가?
사회적	• 가족이나 사회가 운전을 허용해 주는가? • 다른 사람들이 운전에 의존하는가? • 운전이 사회참여에 영향을 주는가?
정신적	• 개인에게 운전은 어떤 의미가 있는가?
시간적	• 운전을 언제 배웠으며 얼마나 오랫동안 했는가? • 운전을 계속하고 있는가?

3 운전을 위한 작업치료 모델

작업치료사는 운전자를 대상으로 평가와 차량 개조를 위한 제안 등의 업무를 수행할 때 근거중심의 작업치료 중재 이론을 사용하여 접근한다. 자주 사용되는 근거 모델에는 생태학적 모델(Ecology of Human Performance Framework, EHP), 캐나다작업수행 모델(Canadian of Occupational Performance Model, COPM), 인간-환경-작업 모델(Person-Environment-Occupation Model, PEO)이 있다. 신체적 손상에 국한된 평가가 아닌 정신사회적인 부분과 개인의 요구와 특성에 맞는 포괄적이고 전인적인 평가가 이루어져야 있다.

1) 운전재활 시행 과정

운전을 위한 작업치료모델은 작업치료사가 개인의 특성에 맞게 운전재활을 시행할 수 있도록 적합한 평가와 이에 맞는 차량 개조를 위한 제안을 하는데 이론적 근거로 자주 활용되고 있다. 운전에 필요한 신체 기능뿐만 아니라 감각 및 정신기능에 대해 평가를 시행하고 나면, 중재 방법으로 유형에 따라 회복적 전략(restorative strategy), 적응 전략(adaptive strategy), 대체 전략(alternative strategy)을 사용할 수 있다. 첫째, 회복적 전략(restorative strategy)을 통해 시지각 반응속도, 손 기능, 협응 능력, 인식능력 향상 등 기능을 증진시켜 운전을 가능하게 할 수 있다. 둘째, 적응 전략(adaptive strategy)으로 운전을 위해 브레이크, 핸들 등 조정 장치 등을 변경하거나 결손된 부분을 보상할 수 있는 적응 보조 장치 등을 활용하는 방법을 사용한다. 셋째, 대체 전략(alternative strategy)으로, 회복적 전략 및 적응 전략을 사용해도 운전이 힘들다고 판단되면 대중교통을 이용하거나 운전 제한, 전동 휠체어 등을 사용하는 중재 방법을 사용할 수 있다.

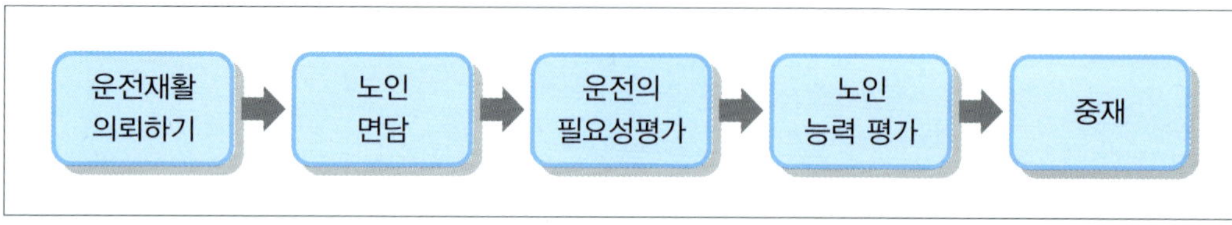

[그림 2-23] 운전재활 중재 과정

2) 정보수집을 위한 작업치료 운전 평가

운전 시에는 다양한 위험 상황에 노출될 수 있기 때문에 아래의 항목을 충족시키는 경우에

[표 2-33] 의학적 정보에 대한 평가

항목		
1. 현재 건강상태, 장애, 질병, 손상에 대해서 적어 보세요 :		
2. 당뇨병이 있습니까?	☐ 있다	☐ 없다
3. 백내장 등 다른 안과적 질환이 있습니까?	☐ 있다	☐ 없다
4. 의식 상실을 경험한 적이 있습니까?	☐ 있다	☐ 없다
5. 복용하는 약물이 있습니까? 있다면, 약의 종류와 복용사유는?	☐ 있다	☐ 없다
6. 다음과 같은 문제를 경험한 적이 있습니까?		
근약화, 불협응, 팔다리 움직임 제한	☐ 있다	☐ 없다
경련, 진전, 팔다리의 불수의적 움직임	☐ 있다	☐ 없다
균형능력 감소	☐ 있다	☐ 없다
감각 손상 또는 손실	☐ 있다	☐ 없다
통증	☐ 있다	☐ 없다
머리 회전의 어려움	☐ 있다	☐ 없다
피로감/ 지구력 감퇴	☐ 있다	☐ 없다
시야범위 제한 및 감소	☐ 있다	☐ 없다
시각 소실	☐ 있다	☐ 없다
복시 또는 전방주시의 문제	☐ 있다	☐ 없다
주의집중력 또는 주의산만의 문제	☐ 있다	☐ 없다
최근 기억의 어려움	☐ 있다	☐ 없다
장기 기억의 어려움	☐ 있다	☐ 없다
충동적 행동(생각 없이 섣불리 행동하는 문제)	☐ 있다	☐ 없다
자주 길을 잃어버리는 문제	☐ 있다	☐ 없다

만 운전을 권장하고, 작업치료사는 운전 평가 시 의학적 정보수집을 위한 작업치료 평가, 감각운동 기능 평가, 작업치료 상담 평가를 시행할 수 있다(표 2-33,34,35).

[표 2-34] 작업치료 감각운동 기능 평가

이름 : 성별 : 연령 : 평가일 :

신체운동 기능 및 이동 능력

우세 손	□ 오른쪽	□ 왼쪽	
오른쪽 팔 기능	□ 제한없음	□ 부분적 제한	□ 제한
왼쪽 팔 기능	□ 제한없음	□ 부분적 제한	□ 제한
오른쪽 다리 기능	□ 제한없음	□ 부분적 제한	□ 제한
왼쪽 다리 기능	□ 제한없음	□ 부분적 제한	□ 제한
몸통 균형 능력	□ 제한없음	□ 부분적 제한	□ 제한
머리/목의 회전	□ 제한없음	□ 부분적 제한	□ 제한
보행 능력	□ 제한없음	□ 보조도구 필요	□ W/C 사용
이동 능력	□ 제한없음	□ 보조 필요	

어깨 관절	오른쪽	왼쪽
굽힘		
폄		
벌림		
모음		
수평 벌림		
수평 모음		
안쪽 돌림		
바깥 돌림		
팔꿉 관절		
굽힘		
폄		
아래 팔		
엎침		
뒤침		
손목 관절		
굽힘		
폄		

평가 결과 :
□ 운전 적합 □ 부분적 운전 제한 □ 운전 불가

서 명 : ____________________

출처 : R. B. Bette et al.(2009). Functional performance in older adults(3rd).

[표 2-35] 작업치료 상담 평가

이름 : 성별 : 연령 : 평가일 :

권고사항 :

진단명 : ____________________

병력 : ____________________

의뢰 내용 : ____________________

운행 경력 : ____________________

최근 교통법규 위반 및 사고 사항 :

____

____

운전 적합 여부 임상 평가 요약 :

신체 감각운동 기능 :	□ 적합	□ 제한	□ 불가
시 · 지각 기능 :	□ 적합	□ 제한	□ 불가
인지 기능 :	□ 적합	□ 제한	□ 불가

주행 평가 요약 :

경로 변경 : ____________________

주행 능력 : ____________________ 신호인식 : ____________________

(도로/비도로)

____

____

운전 위험성 여부 : □ 매우 위험 □ 중등도 위험 □ 경도 위험

권고 사항 :

□ 독립적으로 운전을 할 수 있다.

□ 특정 환경과 시간대에는 운전을 하지 말아야 한다.

□ 차량 개조를 통해 운전을 할 수 있다.

□ 운전 재활이 필요하다.

□ 운전 수행이 어렵다.

□ 재평가가 필요하다.

향후 계획 : ____________________

3) 운전에 영향을 미치는 수행 패턴 평가

운전에 필요한 노인의 능력을 평가하는 것으로 현 기능 및 기능 증진 여부 등을 파악 하게 되며 운전 습관, 일상, 역할과 관련된 수행 패턴을 평가한다.

(1) 습관

운전과 관련된 자동적인 행동으로 위험하거나 적절하지 않은 운전 습관 평가

(2) 일상

하루 중 운전으로 소요하는 시간, 한 번에 운전으로 소비하는 시간

(3) 역할

가족을 태우거나 카풀 또는 일의 한 부분으로 하는 운전

4 노인 운전을 위한 수행능력 및 실기능력 평가

1) 교정시력, 색깔 구별, 청력에 대한 검사

(1) 교정시력

1종 및 대형(양안 0.8 이상, 각안 0.5 이상, 시력이 0.6 이상), 2종(양안 0.5 이상)

(2) 색깔 구별

적색, 녹색, 황색의 색깔 식별

(3) 청력

대형 및 특수면허(55dB 이상의 소리 식별, 보청기 사용 시: 40dB 이상의 소리 식별)

2) 운동능력 및 실기능력 검사

운전능력에 영향을 미치는 수행능력을 평가할 필요가 있으며, 가상 시뮬레이터를 이용하여 핸들, 브레이크, 엑셀레이터, 클러치, 기어변속 조작 등 6개 항목을 측정한다(표 2-36,37,38).

[표 2-36] 운동능력 평가 항목

핸들 조작	• 5초 이내에 3Kg 이상의 힘으로 핸들 580° 돌리기 • 핸들을 돌린 상태로 10초 이상 유지
브레이크 조작	• 0.72초 이내에 20Kg의 힘으로 브레이크 밟기 • 브레이크를 밟은 상태로 10초 이상 유지
수동 브레이크 조작	• 8Kg 이상 힘으로 수동식 브레이크 밟기 • 수동식 브레이크를 밟은 상태에서 10초 이상 유지
엑셀레이터 조작	• 4Kg 이상의 힘으로 엑셀레이터 밟기 • 엑셀레이터를 밟은 상태로 10초 이상 유지
수동 엑셀레이터 조작	• 3.1Kg 이상의 힘으로 수동식 엑셀레이터 밟기 • 수동식 엑셀레이터를 밟은 상태에서 10초 이상 유지
사이드 브레이크 조작	• 12Kg 이상의 힘으로 사이드 브레이크 정확히 조작

[표 2-37] 운전능력에 영향을 미치는 수행능력

자세 유지 및 움직임 조절	• 운전을 하는 동안 몸통 조절, 자세유지, 운전 조작을 위한 몸통 굽힘, 회전, 조절, 균형유지할 수 있는 능력 • 효율적인 팔과 다리의 움직임
협응 능력과 에너지	• 몸의 협응, 눈과 손의 협응 움직임 • 바퀴를 부드럽게 움직일 수 있는 능력 • 규칙적인 힘, 속도, 안전한 핸들 조작, 적절한 악력 조절 • 운전 과정에서 피로감 없이 일정한 속도 유지
주의집중 및 인지	• 일정한 속도 유지 및 시각 또는 청각 자극 시 과제를 수행할 수 있는 집중력 유지 • 시동걸기, 교통법규, 차로 변경 및 진입 등과 같은 운행정보 및 지도사용, 이정표 등 적절하게 인식하고 계획할 수 있는 능력 • 목표지점 도달, 안전한 조작, 적절한 과정을 수행할 수 있는 능력 • 공간과 사물 인식, 전조등 조절, 차 열쇠, 바퀴, 타이어, 사고 예방에 대한 인식 • 다양한 운전 상황에 대한 적절한 반응과 적응 • 환경적 자극에 대한 예측, 원치 않는 상황을 예방, 문제해결
의사소통 및 상호기술	• 신체적 : 운전에 필요한 눈 맞추기, 제스쳐 등 적절한 신체적 동작 • 정보교환 : 운전 도중 다른 운전자와의 효율적인 의사소통 능력 • 관계 : 도로에서 다른 운전자에 대한 존중과 교통법규를 지키는 능력

[표 2-38] 운전 실기능력 평가

Name :	Sex :	Age :	Date :

						Electronic Turn Signal
Area	☐ Residential	☐ Urban	☐ Expressway	Modifications :	☐ None	☐ switch
Traffic	☐ Light	☐ Moderate	☐ Heavy	Miles driven :		
Weather	☐ Clear	☐ Rain/Snow	☐ Overcast/Fog		☐ Steening Device	
Road cond.	☐ Dry	☐ Wet	☐ Snow/Ice		☐ Hand Controls	
					☐ Left Side Acclerator	
					☐ Seat Cushion	

Use of controls		Low-Risk/Technicle	Moderate-Risk	High-Risk
Adaptations	Improper Operation Of Controls	______	______	______
	Used Turn Signal Early/Late	______	______	______
	Failed To Use Turn Signal	______	______	______
	Abrupt Acceleration/Braking	______	______	______
Limit line	Insufficient Braking	______	______	______
	Rolled Beyond Stop Sign/Line	______	______	______
	Excessively Slow Proceeding Form Stop	______	______	______
	Failed To Attain Clear View For Possible Traffic	______	______	______
Observation	Flashing School Zone	______	______	______
Judgment	Essential Road Sign	______	______	______
Failed To Identify	Long-Standing Caution Light	______	______	______
Acknowledge	Change In Status Of Traffic Light	______	______	______
	Stop Sign/Traffic Light	______	______	______
	Navigation Landmark Or Sign	______	______	______
	Sign Or Markings Needed To Identify Lane	______	______	______
	Failed To Attain Clear View For Possible Traffic	______	______	______
Gab acceptance	Rejected Safe Gap In Traffic	______	______	______
	Maintained Unsafe Fwd Distance	______	______	______
	Accepted Marginal Gap	______	______	______
	Attempted To Accept Unsafe Gap	______	______	______
Lane Changing/	Omitted Signal	______	______	______
Merging	Delayed Activating Turn Signal	______	______	______
	Rejected Safe Opportunity To Change-Lanes	______	______	______
	Failed TO Check Appropriate Mirror	______	______	______
	Failed To Turn Head To Check Blind Spot	______	______	______
	Slowed Excessively/Veered	______	______	______
	Accepted Marginal Gap	______	______	______
	Attempted To Accept Unsafe Gap	______	______	______
Speed	Over Posted Limit)5 MPH	______	______	______
	Under Posted Limit)5 MPH	______	______	______
	Over/Under Posted Limit ()10-15 MPH)	______	______	______
	Slowed Excessively in A Manner Difficult To Predict	______	______	______
	Fast Turn ()10-15MPH)	______	______	______
	Inadequate Acceleration Exiting Turn	______	______	______
Path of travel	Excessively Wide/Sharp Turn	______	______	______
	Failed To Turn Into Proper Lane	______	______	______
	Failed To Turn From Proper Lane	______	______	______
	Straddled Unmarked Lane	______	______	______
	On/Over Lane Dividing Line To Right	______	______	______
	On/Over Lane Dividing Line To Left	______	______	______
	Tire Briefly On Center Line	______	______	______
	Over Center Line	______	______	______
	Erratic Path Of Travel Within Lane	______	______	______
	Off-Road/Made Contact With Curb	______	______	______
Maneuverability/Parking		______	______	______
	Totals	☐	☐	☐

출처 : R. B. Bette et al.(2009). Functional performance in older adults(3rd).

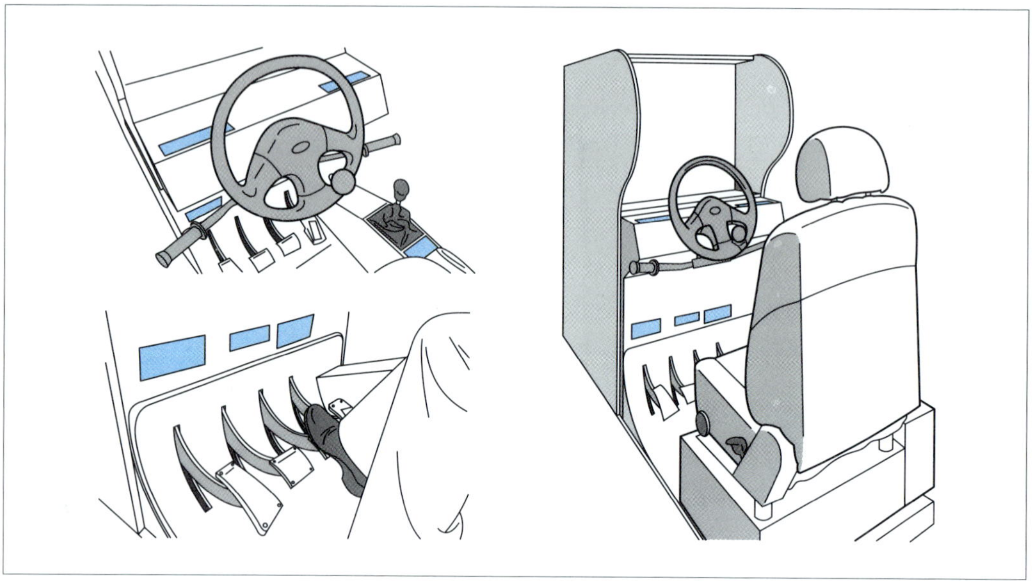

[그림 2-24] 가상 시뮬레이터

5 운전재활 보조장치 및 국내 서비스 지원 현황

1) 운전재활 보조장치

(1) 기본형(spinner knob)

핸들 안쪽으로 부착하고 회전 각도를 줄인다(그림 2-25).

(2) U타입(amputee ring)

손등까지 넣고 고정하며 경추 C6, 7 척수손상자와 손 절단자에게 용이하다(그림 2-26).

(3) Y자형

어깨와 팔 힘을 사용하여 손바닥을 밀착하여 누르고 경추 C7, 8 손상자에게 용이하다(그림 2-27).

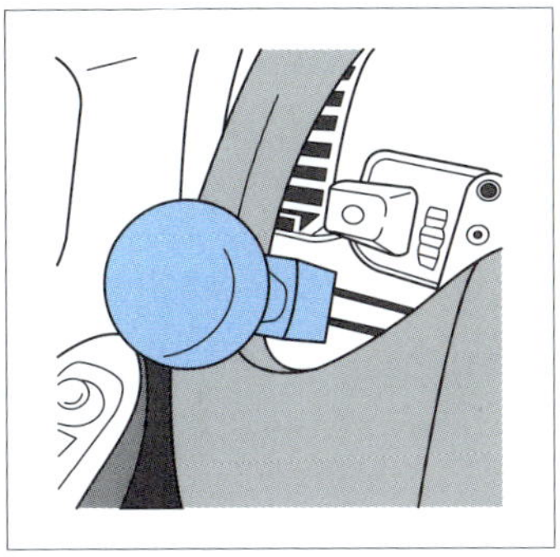
[그림 2-25] 기본형

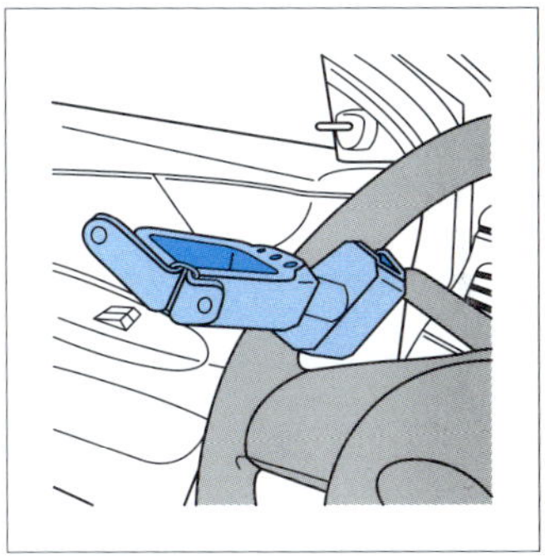
[그림 2-26] U타입

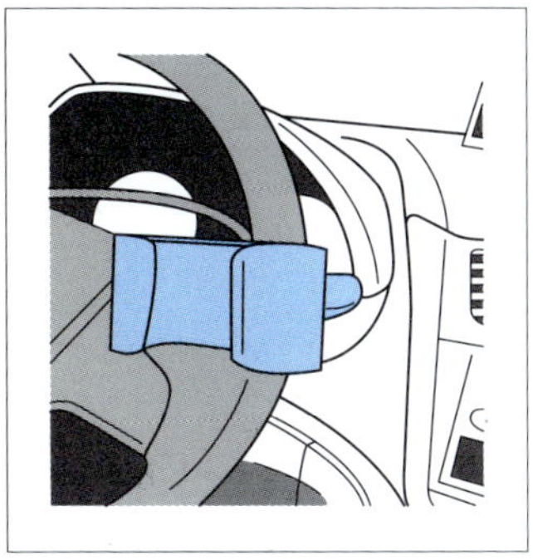
[그림 2-27] Y자형

(4) 트리핀(tri pin)

손잡이 사이에 손목을 끼우고 어깨와 팔 힘으로 조작하고 경추 C6, 7 척수손상자에게 용이하다(그림 2-28).

(5) 좌측 수동 제어 장치

양쪽 다리가 마비된 경우는 양손을 사용하여 운전 조작을 할 때 사용한다(왼손은 제어, 오른손은 핸들 작동). 엑셀, 브레이크, 방향지시등, 전조등, 경음기를 조작한다. 위로 올리면 엑셀레이터가 작동되며 아래로 내리면 브레이크가 작동된다(그림 2-29).

(6) 우측 수동 제어 장치

앞으로 밀면 브레이크, 당기면 엑셀레이터가 된다. 잠금장치가 있어 잠금 작동 후 기어 변속이 가능하다(그림 2-30).

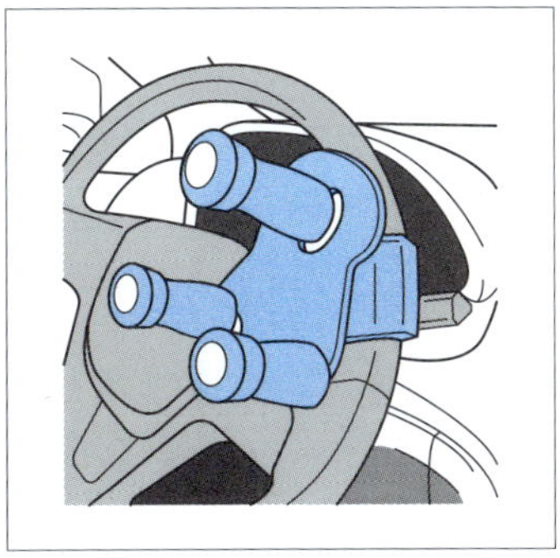
[그림 2-28] 트리핀

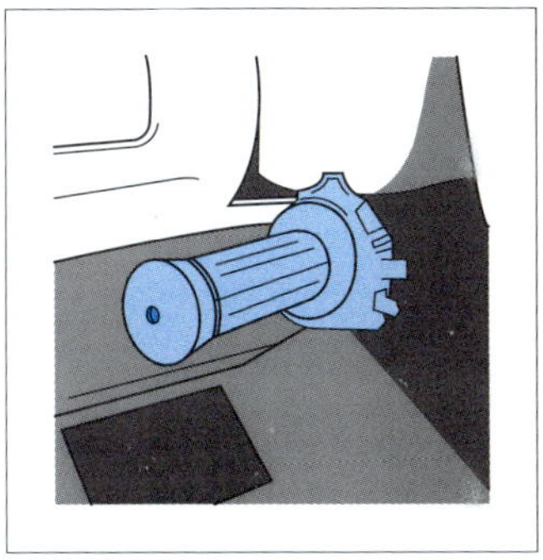
[그림 2-29] 좌측 수동 제어 장치

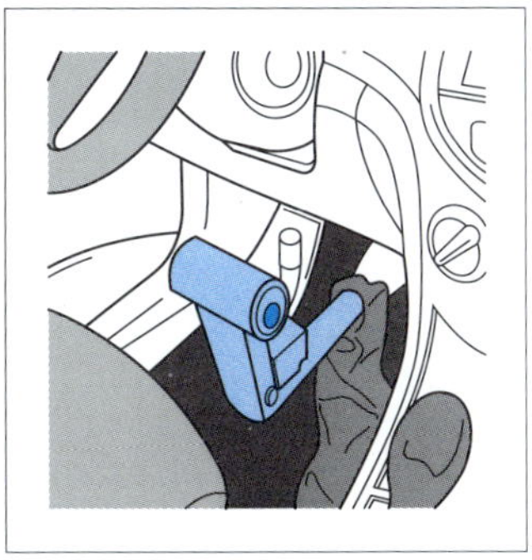
[그림 2-30] 우측 수동 제어 장치

2) 국내 운전재활 및 고령 운전자 안전 교육 서비스 지원 현황

현재 노인과 장애인 인구의 증가에 따라 운전재활의 요구도 증가하며 운전재활 전문교육을 확대하여 실시하고 있다(표 2-39). 장애인 운전지원센터의 지원 항목에는 운전능력 측정, 운전교육(학과교육 2시간, 기능교육 4시간, 도로주행 12시간), 시험 응시를 지원하고, 운전재활 전문교육 기관으로 기존의 4개 기관 중 국립재활원과 송파구청은 전문적으로 운전재활을 실시하고 있다. 강원도 장애인종합복지관 및 경북 농아인협회는 운전면허 학원과 연계하여 운전재활을 실시하고 있다. 도로교통공단 이러닝센터에서는 고령 운전자의 인지 운동능력의 변화를 알아보고 노화에 따른 안전 운전 방법을 습득할 수 있도록 하기 위해 도로교통법 제73조 제5항에 근거하여 만 75세 이상 운전자의 운전면허 갱신(적성검사)을 위한 의무교육을 시행하고 있다.

[표 2-39] 우리나라 운전재활 서비스 지원기관

- 국립재활원(http://www.nrc.go.kr)
- 부산 남부 운전면허 시험장(http://dl.koroad.or.kr)
- 경북 농아인협회(http://www.kbdeaf.or.kr)
- 강원도 장애인종합복지관(http://www.rehab.or.kr)
- 송파구청(http://www.songpa.go.kr)
- 강서 장애인 운전지원센터 개설
- 전남, 용인 장애인 운전지원센터 개설
- 도로교통공단 이러닝센터; 만 75세 이상 운전자를 대상으로 운전면허 갱신(적성검사)을 위한 의무교육을 시행하고 있음(신청 기간은 상시이며, 신청일로부터 30일 이내에 수강해야 함)

3) 고령자 안전 운전 및 운전재활을 위한 서비스 개선점

의학기술의 발달로 인한 잠재적 장애인 유병률 증가와 고령화 등 사회적 변화에 대응하는 고령자 안전 운전 교육 및 인식 홍보의 중요성이 강조되고 있지만 현재 관련 프로그램을 제공하는 곳이 많이 부족한 실정이다. 고령자가 안전하게 자동차를 운전하기 위해서는 노인의 감소된 능력을 정확하게 측정할 수 있는 체계적인 평가시스템과 부족한 부분에 대해서 보완할 수 있는 운전 재교육시스템의 의무화가 요구되며, 빠르게 진행되는 고령화 시대에 대비하여 정부차원에서의 운전면허관리제도 및 갱신과 같은 노인의 안전 운전을 위한 체계적인 제도 마련이 필요할 것이다.

6 장애인을 위한 복지차 및 안전 운전 첨단보조장치

수동휠체어와 전동휠체어가 장애인의 이동수단으로 중요하지만 휠체어만으로는 독립적인 생활을 영위하기 어렵다. 수동 또는 전동 휠체어는 이동하는 범위가 제한되어 자신에게 맞는 차량으로 직접 이동하고 원활한 사회생활이 가능할 수 있도록 운전 보조장치를 제공하고 자동차 개조를 통해 장애인의 편의를 제공하는 모든 차량을 복지차(vehicle for disabled)라고 일컫는다(그림 2-31).

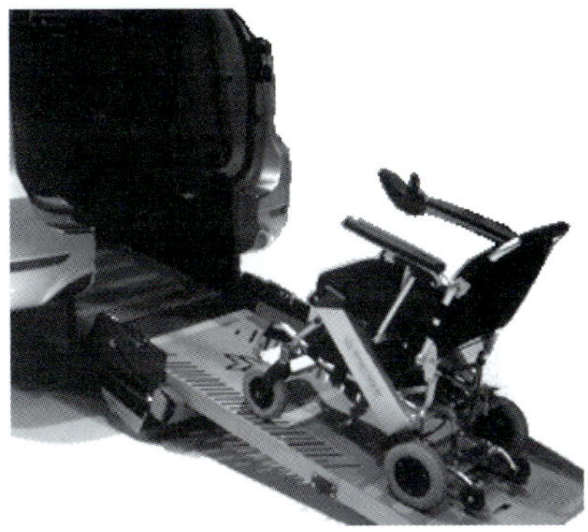

[그림 2-31] 복지차

1) 복지차의 종류

(1) 운전 보조장치(driving controls)

① 기본적 조정장치(primary driving controls)

[그림 2-32]에서 차가 움직이는 방향을 좌우하는 핸들 조정장치는 부속기능 조정장치(㉠)가 있다. 차가 움직이는 중 원할 때 멈출 수 있는 제동 장치는 브레이크/액셀러레이터 장치(㉡)이다. 차가 출발하거나 원하는 속도로 움직이는 가속 장치는 기어 컨트롤장치(㉢)와 방향을 나타내는 지시등(㉣), 그리고 조이스틱 핸들(㉤)이다.

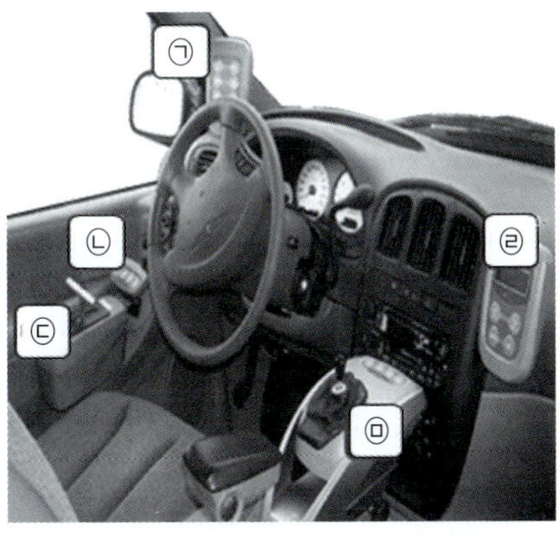

[그림 2-32] 운전 보조장치

㉠ 부속기능 조정장치, ㉡ 브레이크/액셀러레이터 장치, ㉢ 기어 컨트롤장치, ㉣ 방향지시등, ㉤ 조이스틱 핸들

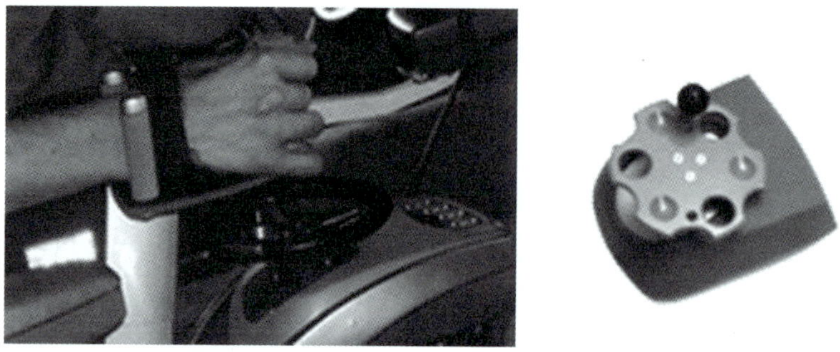

[그림 2-33] 핸들 조정장치

② 부가 조정장치(secondary driving controls)

엔진을 시동하거나 기어를 변속하고 움직이는 방향을 다른 차에게 알리는 회전 신호 장치이다. 위험하다는 것을 소리로 알리는 경적 및 눈/비 제거 와이퍼도 있다.

(2) 탑승 보조장치(boarding controls)

① 좌석 이승시스템(seat transfer system)

좌석 자체가 차에서부터 빠져나와 거동이 불편한 중증장애인이 옮겨 타면 전동에 의해 운전석으로 이동하는 시스템이다(그림 2-35).

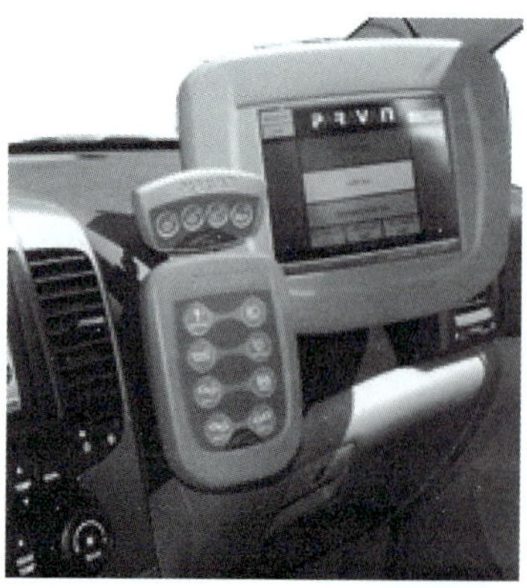

[그림 2-34] 부가적 조정 입력장치(터치스크린)

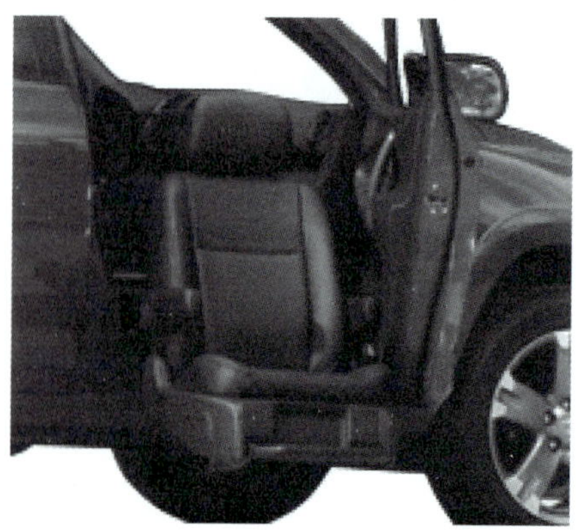

[그림 2-35] 좌석이동 시스템

② 휠체어 탑승시스템(wheelchair boarding system)

리프트형은 휠체어에 탄 채로 차안으로 끌어 올리는 시스템이고, 램프형은 휠체어를 타고 차안으로 올라갈 수 있도록 하는 시스템이다.

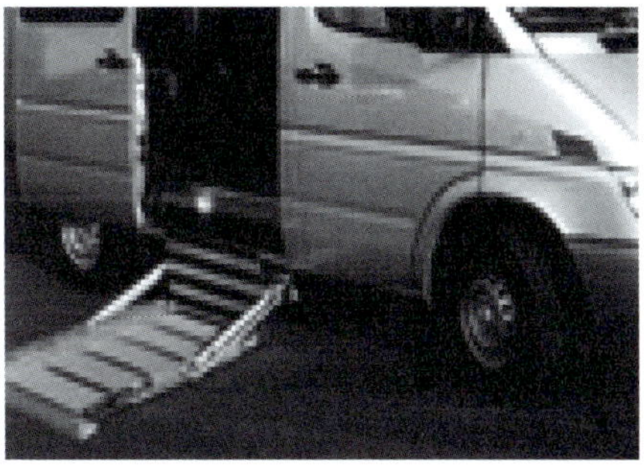

[그림 2-36] 탑승 보조장치(리프트형)

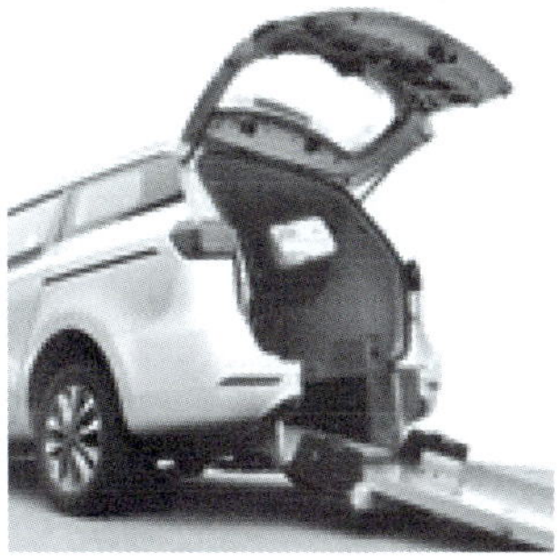

[그림 2-37] 탑승 보조장치(리프트형)

③ 휠체어 적재 운반(wheelchair carrying system)

후방 적재 장치는 휠체어에서 내려 운전석에서 운전할 경우 빈 휠체어나 스쿠터를 적재하기 위한 장치이다. 측방 적재 장치는 차 안의 뒤 부분 공간에 싣는 방법과 차 바깥에 적재하는 방법 등을 이용할 수 있다. 휠체어 고정 장치는 적재한 후 휠체어가 움직이지 않게 고정하는 장치로 필요하다.

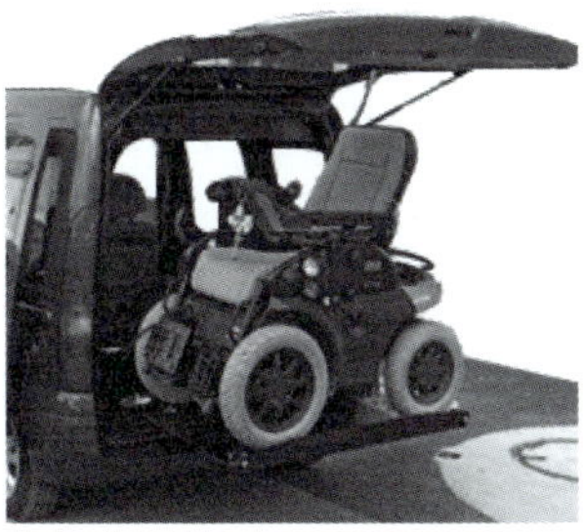

[그림 2-38] 후방 적재 장치

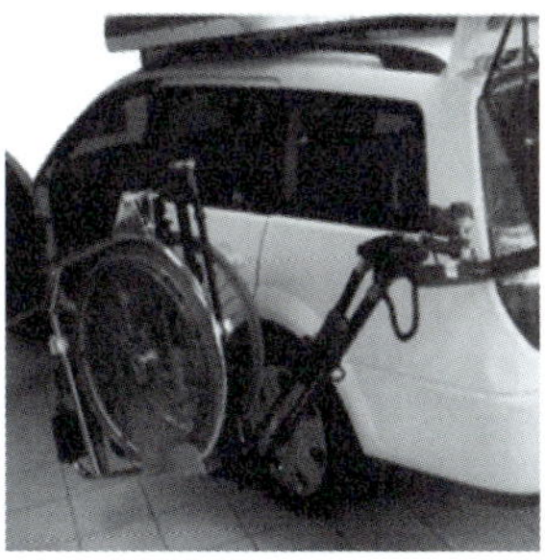

[그림 2-39] 측방 적재 장치

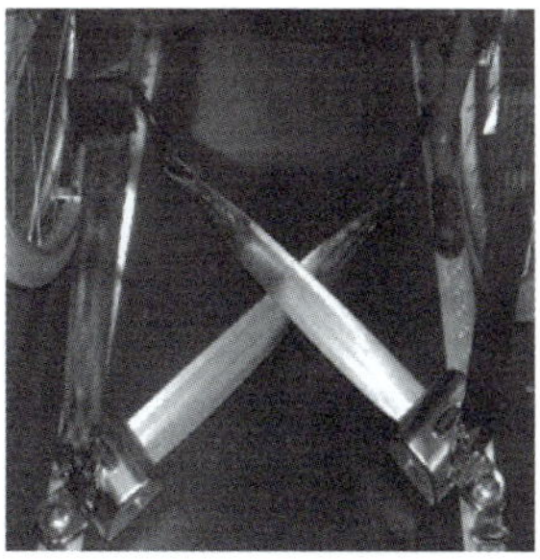

[그림 2-40] 휠체어 고정 장치

2) 첨단 운전자보조시스템(Advanced Driver Assistance System, ADAS)

65세 이상 고령자인 노인 운전자의 교통사고를 줄일 수 있는 기술로써, 한국교통안전공단

(교통공단)이 고령 운전자의 교통사고를 줄일 수 있도록 첨단운전자 보조장치(ADAS, Advanced Driver Assistant System)를 차량에 달고 이용했을 때 실질 효과를 분석하는 연구가 시행되고 있다. ADAS는 운전자가 차선을 이탈하면 경고를 해 주고, 차량이나 물체와 추돌할 가능성이 높아지면 경고를 통해 운전자가 안전운전을 할 수 있도록 보조해 주는 역할을 한다.

(1) 조정 장치(driving control)

충돌 위험이 감지되면 브레이크를 밟지 않아도 알아서 속도를 줄이고, 차선을 감지해 벗어나지 않게 하거나 정해놓은 속도 이내에서 앞차와의 간격을 유지하게 하는 기능이 있으며, '딥러닝 카메라'를 활용하거나 스티어링휠의 움직임과 차선 유지 여부 등을 통해 졸음운전을 감지하거나 소리 또는 진동으로 잠을 깨우고 잠시 휴식이 필요하다는 안내음이 나온다.

(2) 운전 상태 모니터링 기술(driving state monitoring)

심박 측정이나 동공 추적 등을 활용해 운전자의 건강상태를 감지하는 헬스케어 기술로써, 운전자의 부주의, 졸음, 응급상황뿐 아니라 스트레스, 피로, 체지방 등도 감지하는 기술이다. 향후에는 혈당 정보 확인이나 심전도 체크를 통해 음주운전을 파악하는 기술도 가능해질 전망이다. 또한, 이어셋 형태의 센서를 착용하여 운전자의 뇌파를 감지해 실시간 컨디션을 측정할 수 있으며 이를 스마트폰 앱과 연동하여 LED 램프(시각), 진동시트(촉각), 헤드레스트 스피커(청각) 등으로 경고를 보냄으로써 사고를 예방할 수 있다. 현재는 운전자의 개입이 전혀 없는 레벨4 수준의 자율주행차의 상용화가 가까워지면서 첨단 안전 운전기술 개발은 더욱 가속화될 전망이며, 고령자의 안전 운전을 위해 기여할 부분이 많을 것으로 기대된다.

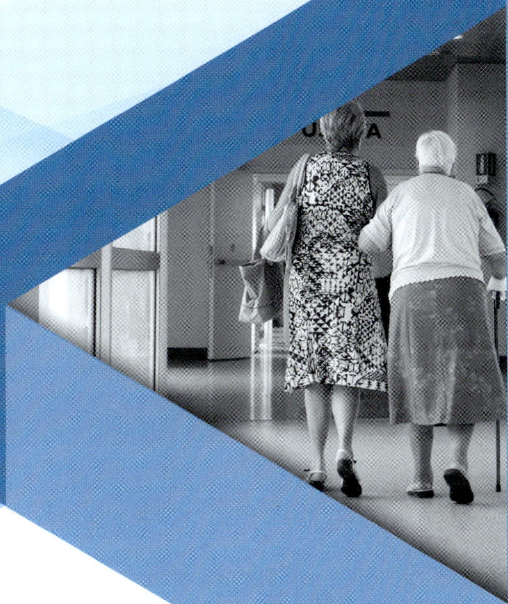

제 6 장

안전과 생활건강

학습목표

- 노인의 안전과 생활건강에 대해 이해하고 설명할 수 있다.
- 노인의 낙상예방을 위한 내용을 파악하고 적용할 수 있다.
- 노인의 수면장애에 대한 내용을 이해하여 적용할 수 있다.

핵심용어

안전, 낙상, 수면장애

1 안전과 생활건강

1) 안전 관리의 중요성

노인의 안전관리는 사고를 예방하며 활동의 제한을 받지 않고 독립적이고 자율적인 활동을 가능하도록 한다. 만약 안전사고가 발생하면 노인의 건강문제가 악화되기 때문에 수발에 대한 부담도 커지게 되어 노인과 가족에게 더욱 심각한 문제가 초래될 수 있다. 안전한 생활이 유지될 수 있는 능력이 없다면 항상 잠재적인 부상의 위험이 뒤따른다. 관절염, 불면증 및 약물 부작용 등은 몸의 조화와 균형을 감소시키고 반응시간이 느려지며, 판단력을 흐리게 한다. 이러한 요인들은 주변의 위험을 최소화하기 위하여 환경의 정리가 꼭 필요하다.

노화와 관련된 상태는 운동기능, 감각기능, 언어기능 제한 등이 있으며 뇌혈관질환, 관절염, 시력문제, 청력, 미각과 후각, 인지기능과 관련이 있다. 인지기능의 쇠퇴는 정상적인 노화과정으로 인지기능이 감소되면서 자기관리, 안전 및 기능적인 이해는 크게 감소한다.

2) 노인의 가정환경관리

노인은 노화로 인하여 기능에 제한이 생긴다. 중재방법으로 교정적 전략, 보상 및 적응적 전략을 사용할 수 있다. 환경수정 시에는 [표 2-40]에서 제시하는 사항들을 권고하고 있으며, 작업의 수정에 있어서는 다음 사항들을 고려해야 한다.

① 활동에 대한 성공과 필요에 관한 욕구가 있는가?
② 노인의 감각과 운동능력의 부족이 조금이라도 개선의 여지가 보이는가?
③ 수정한 방법이 사람이 돕는 것에 비해 더 선호될 수 있는가?
④ 수정한 방법이 안전한가?

(1) 화기 취급

인지기능 저하가 진행되고 있다면 난방이나, 조리 시 혼자 불을 취급하는 것은 피하는 것이 좋다. 노인이 흡연을 하는 경우 담뱃불을 남길 수도 있어 감독이 필요하다. 가스사용은 가스 중간 밸브를 잠그고, 콘센트를 뽑아 두는 것이 필요하며, 전기용품의 경우에는 일정시간 후 스위치를 차단하는 타이머콘센트를 사용한다.

만약의 경우에 대비하여 자동소화장치와 화재경보기를 설치할 수 있다. 부주의로 의복에 불이 붙을 수 있는 경우를 대비하여 난연성 의복을 바깥에 입도록 하고, 뜨거운 음식물을 엎질러 화상을 입는 것을 방지하기 위해 방수 앞치마를 이용한다.

(2) 주방 이용을 고려한 개선안

바닥은 미끄럽지 않고 청소하기 쉬운 재질로 선택하고, 휠체어를 사용하는 대상자를 고려하여 충분한 공간을 확보하도록 한다. 화재에 대비하여 모든 조리기구는 자동꺼짐장치 등 안전장치가 있는 것을 사용한다.

[표 2-40] 권고되는 환경변화의 목록

조건	추천되는 환경변화
시각 보조	바탕과 대조가 잘 되는 큰 글자 : 큰 시계, 큰 글씨의 달력, 책, 카드놀이, 빙고카드, 큰 다이얼의 전화기
조명	높은 조도 : 직접 조명, 야간 조명은 광택이 있는 너무 밝은 것은 피함
색깔 인지	바닥과 벽의 대조적인 색 사용 : 바닥과 슬리퍼, 음식과 쟁반 등을 대조되는 색으로 배치
청력	청력 보조 : 천천히 명확하게 문장을 반복해서 말함, 소리치지 않고 시각적인 단서를 이용
미각	설탕과 소금을 대체할 수 있는 허브나 양념
냄새	팝콘, 커피, 빵굽는 냄새, 꽃, 식물의 냄새
촉각	삼베, 카펫, 천으로 감싸진 벽 손잡이
고유수용감각	카펫과 대조되는 비닐 바닥, 바닥표면에 장애물이 없도록 함
걷기	핸드레일, 견고한 테이블, 낮은 계단
균형	천천히 움직이고, 빠른 움직임을 피함, 선반이나 옷장의 높이를 낮춤

(3) 화장실 이용을 고려한 개선안

화장실을 이용하는 경우 안전을 고려하여 입구의 문턱을 없애고 미끄럽지 않은 재질의 바닥을 선택한다. 변기는 휠체어로 옮겨 앉기 쉬운 적절한 높이로 선택하고 주변에 안전손잡이를 설치한다. 더불어 개인적 사생활을 함께 유지할 수 있도록 고려한다.

(4) 욕실 사용을 배려한 개선안

욕실 이용시 안전에 대한 고려와 함께 개인적 사생활을 함께 유지할 수 있도록 한다. 미끄러짐 등으로 인한 낙상이 일어나기 쉬우므로 안전 손잡이나 미끄럼방지 매트, 목욕의자 등을 구비하여 안전성을 갖추어야 하며 더불어 목욕을 보조해 주는 보호자의 편의도 고려하여 충분한 공간을 확보하도록 한다.

(5) 계단이용을 고려한 개선안

계단은 특히 낙상이 일어나기 쉬운 장소로 미끄럽지 않은 재질로 설계하고 안전 손잡이를 계단과 복도에 설치한다. 이때 벽과 안전 손잡이 사이에 의복이 끼지 않도록 설치하여야 한다. 일직선의 계단은 오르고 내리는데 부담이 크므로 한 번 쉬는 장소가 있는 계단이 좋다.

2 낙 상

1) 개요

낙상은 노인에게 흔하게 나타나는 사고로, 운동기능의 결여와 균형, 생리학적 이유로 나타나게 된다. 낙상은 넘어지거나 높은 곳에서 떨어져서 신체를 다치는 것을 말하며, 모든 연령에서 발생할 수가 있다.

노인의 낙상은 심각한 손상을 동반하며 낙상에 따른 합병증으로 사망하는 경우가 많다. 미국의 65세 이상 노인의 1/3 이상이 연간 한 번 이상 낙상을 경험하였고 우리나라 65세 이상 노인의 신체손상 중 50% 이상이 낙상에 의해 발생하는 것으로 알려져 있다. 낙상으로 인한 엉덩관절 골절 노인 중 34%가 1년 이내에 사망에 이르며 골절노인 40%가 병원에 입원하게 된다. 낙상은 인간의 사고사 원인 중 2위를 차지할 만큼 흔한 사망사례이다.

낙상의 내적인 주요 원인으로는 질병, 다양한 약물의 부작용, 연령과 관련된 생리학적 변화(시력, 근력, 균형능력의 감소)와 같은 요소들에 의해 나타날 수 있다. 환경적인 요소도 중요하며 경사로나 울퉁불퉁한 길, 집안의 환경 중 욕실, 화장실, 거실 카펫 등도 낙상의 중요한 원인이 되고 있다(표 2-41).

[표 2-41] 낙상 유발 요인

낙상 유발 요인
• 좁아진 시야, 밝고 어둠에 적응하는 능력의 저하, 눈부심에 민감성 증가 • 균형감의 변화로 자세 흔들림과 불안정한 자세 • 보행속도, 보폭, 보행높이 감소 • 자세가 굽어지고 걸을 때 무릎과 엉덩관절이 충분히 펴기 어려워지며 균형을 유지하는 능력이 저하 • 치매노인은 환경의 위험을 잘못 지각하거나 안전한지 위험한지를 잘 판단하지 못함으로 인해 스스로 위험한 환경에 처할 수도 있고, 위험한 상황을 피하지 못함 • 이동능력에 문제가 있으면서 배회할 경우 • 약물 복용(불면으로 수면제를 복용하는 경우 아침에 졸리고 기력이 없을 수 있는데 이때 낙상사고가 발생할 수 있음) • 부적절하게 높거나 낮은 침대, 침대 난간, 낮거나 팔걸이가 없는 불안정한 의자, 지지대가 없는 낮은 변기, 조명이 어두운 공간, 낮게 놓인 물건, 고정되지 않은 매트, 돌출된 타일 바닥, 매우 미끄럽거나 젖은 바닥, 미끄러운 깔개, 바닥에 어질러진 물건, 평편하지 않은 바닥, 전깃줄, 난간이 없는 층계, 부적절한 가구 배치 등의 물리적 환경

2) 증상

낙상은 감각과 평형기능 저하로 나타나며 노인에게 정적인 선 자세를 취하게 할 경우 몸의 안정성 저하를 관찰할 수 있다.

(1) 감각기능 저하

감각기능의 저하로 인한 중심의 흔들림은 젊은 사람에 비해 2배나 증가하고 눈을 감았을 때는 3배 가까이 된다. 중심 흔들림이 크게 나타나는 것은 신체의 중심을 원활하게 유지하거나 이동하지 못하여 쉽게 넘어지는 것을 유발한다. 이는 평형기능에 관한 촉각, 압각, 운동각, 위치각, 전정계와 시각을 포함한 감각수용기로부터의 감지능력 저하와 효과기에 이르는 과정에서의 소뇌계를 포함한 중추신경계의 전달기능의 쇠퇴에 의해 적절한 평형반응 및 평형속도반응을 일으킬 수 없음을 나타낸다.

(2) 시각기능 저하

낙상에 영향을 미치는 시각의 변화는 깊이지각, 공간지각, 전경배경, 시력, 색구별, 안구운동능력이 나타날 수 있고, 65세 이상 노인의 30%는 시각손상을 보일 수 있다. 시각의 퇴화로 인한 질병으로는 백내장, 당뇨병성망막증, 황반변성, 녹내장이 있고, 이런 질환은 이동

시 안전을 위협하게 된다. 질환으로 인한 시각장애는 노인이 이동 시 사물과 부딪치게 되는 일이 생기기도 하고, 자세안정성의 결여로도 나타나게 된다.

(3) 전정기능 장애

전정기능의 장애는 현기증이나 어지러움이 발생하고, 나이가 들어감에 따라 척추세움근과 골반대를 포함한 전신의 근력이 저하된다. 몸을 갑자기 이동하거나 움직였을 때 균형을 잡기 힘들고, 빠른 움직임에 어려움이 있다면 전정기능의 장애를 검사해야 한다.

(4) 근력저하

근력저하는 일어서기의 수직 자세에서 균형을 무너뜨린 경우 자세의 바로잡기 반사에 대응한 작용이 어렵게 된다는 것을 의미한다. 척추의 유연성과 척추변형으로 뒤굽음 증가가 보이는 경우 돌기사이관절(Zygapophysial joint, 추간관절)의 가동범위제한과 척주세움근(Erector spinae muscle, 척추기립근) 위축이 나타난다. 척추변형과 둥근 등을 가지고 있는 경우, 골반의 후반경사를 동반하고 엉덩관절 및 무릎관절이 구부러지고 엉덩관절(Hip joint, 고관절) 폄근의 근력저하를 초래하며, 신체의 급격한 자세변화에 대응하지 못하게 되어 넘어지면서 낙상을 일으키는 경우가 있다.

(5) 신경 · 근 질환

신경 · 근 질환에 의한 보행장애는 신경계의 퇴화로 인해 낙상에 영향을 주게 된다. 대표적인 질환으로는 파킨슨병, 뇌졸중, 알츠하이머 등이 있다. 발을 끌거나 균형 소실의 증상으로 나타나게 되고, 뇌혈관장애의 후유증으로 한쪽이 마비되었을 경우 건강한 쪽과 마비 쪽에 각각 차이가 있어 운동장애와 감각장애, 이에 더해 운동실조와 편측무시 등이 있는 경우 균형이 무너지는 빈도가 증가한다. 가속보행을 보이는 파킨슨병에서도 불안정 자세에 더하여 신체 전체가 강직을 일으켜 넘어지게 된다.

(6) 다리의 관절성 질환

무릎관절, 발목관절, 엉덩관절의 관절질환 등 다리의 관절성 질환이 있는 경우 노인은 균형의 흐트러짐을 느끼는 관절주위 감각에 장애가 생겨 평형을 유지하기 위한 운동에도 악영향을 초래하여 넘어지는 것을 피할 수 없는 경우가 많다. 만성관절 류마티스, 외상성 · 감염성 관절염의 경우 관절통, 부종으로 다리의 지지력과 바로 서기 능력이 더 저하되어 넘어짐으로 연결된다.

3) 평가

외적 환경 변화에 대응하는 운동조절이 중요하며 다음과 같은 검사를 시행할 수 있다(부록 1 참조).

(1) 시각검사

많은 노인이 노안과 백내장 등으로 인해 시력장애를 가지고 있다. 특히 어두운 곳에서 잘 보이지 않는 경우가 많고 환경을 충분히 인식할 수 없어서 넘어지게 되는 경우도 많다. 시력과 색채 인지 능력을 평가하고 이상이 있으면 생활환경을 조사하고 환경개조와 보완이 필요하다.

(2) 청각검사

청력에 문제가 있는 경우 운동과 움직임에 영향을 준다. 좌우의 청력에 차이가 없는지 조사하여 확인한다.

(3) 표재감각, 운동감각 검사

낙상으로 말초신경 손상이 나타나면 표재감각, 위치감각 및 운동감각이 손상되는 경우가 있다. 이 경우 환경 변화를 감지할 수 없고 바로 앉는 반응과 행동을 취하기가 어렵게 된다. 그러므로 말초신경의 지배를 받는 부위에 대한 표재감각과 심부감각의 검사를 실시하고 운동과 행동을 평가한다.

(4) 균형검사 – Berg Balance Scale

버그 발란스 검사는 대표적인 균형능력의 검사이다. 총 14가지 항목에서 점수를 측정하여 총점으로 노인의 균형능력을 알아볼 수 있다.

- 최저점수 0 ~ 최대점수 56
- 정상범위 45점 이상

BERG BALANCE SCALE

* PATIENT ID :	
* NAME :	* DATE OF ASSESSMENT :
* AGE / SEX :	* ASSESSOR :

EXAMINATION DATE	/	/
1. 앉은 상태에서 서기		
서기 위해서는 중등도 도움(50%) 또는 최대 도움(75%)이 필요하다.	0	0
서거나 안정화되기 위해서 최소(25%)의 도움이 필요하다.	1	1
여러 번 시도 후 양 손을 사용하여 일어설 수 있다.	2	2
손을 사용하여 독립적으로 일어설 수 있다.	3	3
손을 사용하지 않고 독립적으로 일어서고 안정화할 수 있다.	4	4
2. 도움 없이 서 있기		
도움 없이는 30초간 서 있을 수 없다	0	0
의지하지 않고 30초간 서 있기 위해 여러 번의 시도가 필요하다.	1	1
의지하지 않고 30초간 서 있을 수 있다.	2	2
감독 하에 2분 동안 서 있을 수 있다.	3	3
안전하게 2분 동안 서 있을 수 있다.	4	4
3. 기대지 않고 스스로 앉기		
10초간 지지 없이 앉아 있을 수 없다.	0	0
10초간 앉아 있을 수 있다.	1	1
30초간 앉아 있을 수 있다.	2	2
감독 하에 2분 동안 앉아 있을 수 있다.	3	3
안전하게 2분 동안 앉아 있을 수 있다.	4	4
4. 선 상태에서 앉기		
앉을 때 도움이 필요하다.	0	0
독립적으로 앉지만 털썩 주저앉는다.	1	1
양다리를 의자에 기대어 앉기 조절이 가능하다.	2	2
양 손을 사용하여 앉기 조절이 가능하다.	3	3
양 손을 최소한으로 사용하여 안전하게 앉을 수 있다.	4	4
5. 의자에서 의자로 이동하기		
도움이나 안전을 위해 2명의 도움이 필요하다.	0	0
1명의 도움이 필요하다.	1	1
구두지시나 또는 감독 하에 이동할 수 있다.	2	2
양 손을 적절히 사용하여 안전하게 이동할 수 있다.	3	3
양 손을 최소한으로 사용하여 안전하게 이동할 수 있다.	4	4
6. 눈감고 서 있기		
넘어지지 않으려면 도움이 필요하다.	0	0
눈을 감은 채 3초간 유지하기가 어려우나 잠깐은 설 수 있다.	1	1
3초간 서 있을 수 있다.	2	2
감독 하에 10초간 서 있을 수 있다.	3	3
안전하게 10초간 서 있을 수 있다.	4	4
7. 양 발 모으고 서 있기		
자세 유지에 도움이 필요하고 15초간 서 있을 수 없다.	0	0
자세 유지에 도움이 필요하지만 15초간 서 있을 수 있다.	1	1
독립적으로 양 발을 모으고 30초간 서 있을 수 있다.	2	2

독립적으로 양 발을 모으고 감독 하에 1분간 서 있을 수 있다.	3	3
독립적으로 양 발을 모으고 안전하게 1분간 서 있을 수 있다.	4	4
8. 선 자세에서 팔 펴고 뻗기		
시도하는 동안 균형을 잃고 외부의 도움이 필요하다.	0	0
앞으로 뻗을 수 있지만 감독이 필요하다.	1	1
5cm(2 인치) 이상 안전하게 앞으로 뻗을 수 있다.	2	2
12.5cm(5 인치) 이상 안전하게 앞으로 뻗을 수 있다.	3	3
25cm(10 인치) 이상 앞으로 뻗을 수 있다.	4	4
9. 선 자세에서 바닥에서 물건 집어 올리기		
시도할 수 없고 균형을 잃지 않고 넘어지지 않기 위해 도움이 필요하다.	0	0
시도하는 동안 도움이 필요하며 집을 수 없다.	1	1
슬리퍼는 집을 수 없지만, 슬리퍼로부터 5cm까지 접근할 수 있고, 독립적으로 균형을 유지할 수 있다.	2	2
슬리퍼를 집을 수 있지만 감독이 필요하다.	3	3
쉽고 안전하게 슬리퍼를 집어 올릴 수 있다.	4	4
10. 선 자세에서 양쪽 어깨를 넘어 뒤돌아보기		
균형을 잃거나 넘어지는 것을 방지하기 위해 도움이 필요하다.	0	0
돌아볼 때 감독이 필요하다.	1	1
옆으로 돌아보기 까지만 균형유지가 가능하다.	2	2
한쪽은 가능하나 반대쪽은 체중이동이 잘 되지 않는다.	3	3
체중이동을 잘하며 양쪽 어깨 넘어 잘 뒤돌아 볼 수 있다.	4	4
11. 제자리에서 360° 돌기		
도는 동안 도움이 필요하다.	0	0
근접 감독이나 말로 지시를 해야 한다.	1	1
안전하게 돌 수 있으나 시간이 오래 걸린다.	2	2
4초 내에 한쪽으로만 360° 돌 수 있다.	3	3
4초 내에 안전하게 360° 돌 수 있다.	4	4
12. 선 자세에서 발판에 양 발 교대로 놓기		
시도할 수 없거나 넘어지지 않기 위해 도움이 필요하다.	0	0
최소한의 도움으로 2번 오르내릴 수 있다.	1	1
감독 하에 도움 없이 4번 오르내릴 수 있다.	2	2
발판에 8번 오르내리기를 20초 이상 걸린다.	3	3
발판에 8번 오르내리기를 20초 이내에 한다.	4	4
13. 한 발을 다른 발 앞에 놓고 지지 없이 서 있기		
발 놓기 및 서 있는 동안 균형을 잃는다.	0	0
15초간 유지가 가능하나 발 놓을 때 도움이 필요하다.	1	1
30초 동안 유지가 가능하며 독립적으로 작은 보폭으로 발 놓기를 할 수 있다.	2	2
30초간 독립적으로 한 발을 다른 발 앞에 띄어서 놓을 수 있다.	3	3
30초간 독립적으로 한 발을 다른 발 앞에 붙여서 놓을 수 있다.	4	4
14. 한 발로 서 있기		
넘어짐을 방지하기 위해 도움이 필요하며 서 있을 수 없다.	0	0
3초 동안 한 발 서기를 유지할 수 없지만 독립적으로 서 있을 수 있다.	1	1
독립적으로 3초 또는 그 이상의 시간을 유지하며 한 발 서기를 할 수 있다.	2	2
독립적으로 5~10초 유지하며 한 발 서기를 할 수 있다.	3	3
독립적으로 10초 이상 유지하며 한 발 서기를 할 수 있다.	4	4
TOTAL SCORE	/ 56	/ 56

출처 : Katherine Berg(1989).

(5) 수정된 낙상효능감 척도(The Modified Falls Efficasy Scale, MFES)

수정된 낙상효능감 척도(MFES)는 14개의 문항으로 각각의 특별한 활동(예를 들어 옷 입기, 목욕하기, 길 건너기 등)을 중심으로 이루어져 있다. 초기 수정이전의 평가에서는 외부 활동도 포함되었지만, 수정 · 보완되면서 집에서 활동을 중심으로 이루어져 있다. 평가하기 힘든 항목이나 안전에 위협이 되는 항목은 수행하지 않는다. 점수는 총점에서 시행된 항목으로 나누어 평균값으로 내도록 한다.

(6) 일어서서 걷기 검사(Timed Up and Go Test, TUG Test)

일어서서 걷기 검사는 현재의 균형능력을 평가하는 것으로, 평가대상자는 팔걸이가 있는 의자에 앉아 있다가, 검사자의 지시에 따라 일어서서 잠시 선후, 3m까지 갔다가 들어와서 다시 의자에 앉는다. "시작"이라는 검사자의 신호부터 평가대상자가 의자로 돌아와 시작자세를 취할때까지의 시간을 측정한다. 준비물은 의자, 줄자와 표지판으로 검사할 수 있으며, 5점 척도로 이루어져 있고, 1점은 정상이며, 5점은 심각한 비정상으로 평가되며, 3점 이상은 낙상위험이 높은 것으로 평가한다.

건강한 성인은 10초 이내로 기록되며, 20초 이내 노인이 수행했을 때 독립적인 보행이 가능하다고 할 수 있다.

(7) 비표준화 평가(한발서기 검사 – One Leg get stance Test)

균형능력 손상을 1분 이내로 평가할 수 있으며, 상지(팔)나 반대측 다리의 어떠한 지지 없이 한쪽 다리로 서있는 시간을 측정하는 것으로 2~3회 측정하여 가장 좋은 값을 기록한다.

(8) 비표준화 평가(스텝테스트 – Alternate Step Test)

일상생활 중 계단을 오를 수 있는 하지 근력과 균형감각을 측정하는 것으로 수평마루에 19cm 상자를 고정시키고 제자리 걸음으로 보행하여 스텝상자 높이까지 올리는 것이다. 좌우 스텝을 번갈아 시행을 1회로 간주하며 8회 실시한다. 반복에 소요된 시간을 측정한다.

(9) 비표준화 평가(의자에서 앉았다 일어서기 검사 – Chair Stand Test)

하체의 근력을 평가하는 것으로 높이 46cm의 팔걸이가 없는 의자에 손목을 앞으로 교차시킨 후 앉은 자세에서 앉았다 일어나는 동작을 1회로 측정하여 30초 동안 정확하게 반복하는 횟수를 기록한다.

(10) 비표준화 평가(의자에 앉아 팔뻗기 검사 – Chair Sit and Reach Test)

하체의 유연성을 평가하는 것으로, 앉아서 한쪽다리를 뻗고 양손을 발끝을 향해 뻗었을 때, 뻗은 손의 손가락과 발끝사이의 간격을 측정한다.

(11) 비표준화 평가(기능적 뻗기 검사 – Functional Reach Test)

선자세에서 균형능력을 평가하는 것으로, 선자세에서 발을 떼지 않고 팔을 앞으로 뻗어 최대한 도달할 수 있는 거리를 검사하는 것이다. 가로 150cm, 세로 100cm 크기의 검사지에 세로줄을 1cm 간격으로 눈금화 하여 표시한다. 검사지를 벽면에 부착하고, 검사대상자에게 자주 사용하는 어깨부분을 벽면에 붙이고 시선을 정면을 보도록 하며, 양팔을 앞으로 펴서 어깨 높이까지 올리고 양발은 바닥에 붙인다. 허리를 굽히지 않고 엉덩이는 빠지지 않은 상태에서 앞으로 양팔을 뻗도록 한다. 시작은 0cm에서 시작하여 앞으로 진행되는 방향으로 뻗친 거리를 cm 단위로 측정한다.

(12) 평형기능 검사

낙상의 발생 기전은 균형상실과 바로서기 감각이 결여되어 나타나므로 서기 균형검사, 한쪽 다리로 서기 검사 등을 실시하고 평형 유지 능력의 정도를 평가한다.

(13) 호흡기능 검사

일반적으로 노인은 폐활량이 감소한다. 이는 최대 산소 섭취량이 감소하며 신체 예비능력이 저하됨을 의미한다. 호흡기능 검사는 흉곽의 변형이나, 척주의 변형이 있는지, 양쪽 팔과 머리 거상의 각도 등을 동시에 평가한다.

(14) 심리적 · 정신적 문제

낙상 후 노인은 신체가 뜻대로 움직이지 않아 어쩔 수 없이 누워 지내는 경우가 많다. 때로는 치매로 인한 인지장애가 나타나기도 하며, 자신의 인생에 대해 포기하거나 미래에 대한 불안들을 호소하는 경우가 있다. 이러한 문제들을 조기에 발견하여 적절한 대응을 취하는 것이 중요하다.

	넘어질 위험이 많다	보통이다	넘어질 위험이 없다
	0 1 2 3 4	5	6 7 8 9 10
옷을 입거나 벗을 때	0	5	10
간단한 음식 준비할 때	0	5	10
목욕이나 샤워할 때	0	5	10
의자에서 앉거나 설 때	0	5	10
침대에 들어갈 때 나올 때	0	5	10
전화 받거나 인터폰 받을 때	0	5	10
집안에서 걸어 다닐 때	0	5	10
옷장이나 찬장 문 열 때	0	5	10
불 켤 때	0	5	10
가게에서 물건 살 때	0	5	10
대중교통 이용할 때	0	5	10
길 건널 때	0	5	10
정원 관리할 때 빨래 널 때	0	5	10
집에서 계단 오르내릴 때	0	5	10
총점/항목 수 = ……../……. = ……..			

출처 : Hill et al.(1996). The modified falls efficacy scale(MFES).

4) 작업치료 중재

(1) 환경적인 중재

작업치료사는 낙상위험을 감소시키기 위해 환경수정과 가옥평가를 실시하여야 한다. 생활

환경에서 '발에 걸려 넘어졌다' 또는 '미끄러졌다' 등과 같은 원인은 궁극적으로 개인의 신체 능력이나 주의력에 관한 문제 외에도 환경에 문제가 있는 경우이다(표 2-42).

[표 2-42] 환경적인 중재방법

환경	중재 내용
바닥	• 바닥에 잡지, 코드선 같은 장애물은 낙상의 가장 큰 요인이 될 수 있음 • 실외 경우 자전거 등의 방치가 주요 원인이 됨 • 어두운 실내, 밤길 보행에 주의 • 가정안전점검(Home safety checklists) 평가 : 낙상 예방 측정도구로 사용 • 미끄럼방지 양말을 착용하고, 슬리퍼 등 미끄럼을 유발하는 신발은 사용하지 않음
욕실	• 욕실 개조 : 등받이 욕조, 안전손잡이, 난간, 높은 변기좌석 등 • 미끄럼방지매트, 고무매트를 욕조나 욕실바닥에 부착 • 이동성 확보 위해 공간과 세면대 하단의 열감지 안전밸브 설치 • 밤에는 침대 옆 이동변기를 사용하여 낙상을 예방할 수 있음 • 필요한 위생용품은 손이 닿기 쉬운 곳에 위치 • 휠체어 사용 시 기울어지는 거울을 설치 • 물기가 있는 욕실 바닥, 비가 내리는 노면은 낙상의 위험이 큼
의자 사용	• 팔걸이의자 사용을 권고 • 바퀴 의자는 피함 • 계단은 양쪽에 난간을 설치 • 계단은 다양한 색깔로 구분하며, 각 가장자리가 잘 표시 나도록 함
조명	• 조명스위치는 계단 위쪽과 아래쪽 모두 설치해서 쉽게 보이도록 함 • 필요 시에는 움직임 감지 센서를 사용 • 시각소실로 인한 보상 : 직접조명 제한, 가구와 바닥색을 대비색으로 배치, 어지러운 바닥 정리
주방	• 자주 사용하는 식기와 접시는 손이 잘 닿는 곳에 배치 • 에너지 보존법칙을 활용 • 전자기기를 이용한 간단한 요리 통해 주방 활동 감소하여 피로도를 줄임
보조도구	• 지팡이, 워커, 휠체어 등을 통해 안전한 이동성 확보 • 이동훈련을 통해 필요에 따라 적절하게 사용하여야 함

(2) 운동을 통한 신체적인 중재

① 운동

근력강화 프로그램은 일상생활에서 낙상을 예방하는데 효과적인 것으로 나타났다. 작업치료사는 다리근력 강화운동을 시행하고, 춤, 수영, 아쿠아로빅, 걷기와 같은 활동을 통해 기능을 향상시켜야 한다. 균형과 안정성을 향상시키는 것도 중재영역에서 필요한 부분이다. 활동은 단계별로 증가하여 움직임을 다양하게 나타내고, 중간 중간 휴식을 위해 적절한 의자의 배치도 필요하다.

(3) 예방교육

① 교육

낙상 예방 프로그램은 노인의 삶의 질을 높이고, 건강을 유지하며 지낼 수 있도록 돕는다. 작업치료사는 노인에게 혈압, 당뇨, 신경학적 질환, 약복용이나 치료적 중재시 복잡한 의학적인 문제가 있다면 관련 전문가와 같이 상의하면서 중재계획을 세우는 것이 좋다. 특히 혈압 문제, 당뇨, 신경학적 질환의 경우는 약복용이나 문제점 등을 치료적인 중재시 검토하여 서비스를 제공하는 것이 좋다. 혈압에 문제가 있는 경우 누운 자세에서 일어나 앉거나 자세변화가 있는 경우 천천히 자세를 변경하여 기립성저혈압을 예방한다. 자세와 균형을 잘 유지하도록 하며, 일상생활에서도 올바른 자세 방법과 보조도구를 사용하는 법을 교육하고 훈련한다. 가족에게는 낙상사고예방을 위해 안전에 관한 문제를 상담하고 환경에서 예방과 보조하는 방법을 교육과 훈련을 통해 생활에 도움을 줄 수 있다.

3 웰빙 생활건강

1) 영양 및 약물 관리

나이가 들면서 노인의 몸에는 여러 변화가 생기고, 그에 따라 영양상태나 영양 요구량도 달라진다. 특히 여러 가지 만성질환을 가진 노인의 영양을 평가하는 것과 건강한 노인의 삶의 질을 높이기 위해서 영양관리는 중요하다.

노인식사가 중요한 이유는 노인에서 나타나는 특이성 때문이다. 노인은 젊은 사람에 비해 신진대사가 저하되거나, 노동량이 적어지거나, 일상생활 중에도 식사를 하면 젊은 사람에 비해 섭취량이 적어진다.

필수 영양소에 대한 요구는 일생전반에 걸쳐 계속적으로 필요하고, 특히 몇 가지 영양소는 노인에게 더욱 중요하며 지속적인 관리가 필요하다. 노인에게 비타민과 무기질의 결핍이 흔하게 나타나고, 이는 나이로 인하여 비타민과 무기염류의 요구는 증가하지만, 흡수가 저하되면서 대사와 배설의 변화로 인한 결핍이 더욱 심화된다.

(1) 칼로리

에너지 섭취 권장량은 51~70세 성인 남자의 경우 2,400kcal이고 여성은 1,700kcal이다. 에너지 요구량은 안정시 에너지 소비량, 신체활동, 성장, 열 발생(음식 소비, 운동, 차가움 스트레스에 의해 발생하는 열 생산)의 4요소에 의해 결정된다. 나이가 들어가면서 안정시 에너지 소비량과 신체활동이 감소함에 따라 에너지 요구량이 낮아진다.

(2) 단백질

단백질 필요량은 매일 몸무게 1kg 당 0.8g을 권장하고 있다. 평균적으로 남성은 대략 56g 정도이며 여성은 44g 정도 된다. 노인에게서 제한된 식이는 신체 단백질 섭취의 감소를 일으키고 이는 발생한 근육량의 감소가 나타나면서, 노인의 활동 및 적응 능력에 문제를 일으킨다.

(3) 칼슘/비타민 D

칼슘은 신체에 가장 풍부한 무기염류로 칼슘은 뼈와 치아를 형성하는 데 필요하다. 칼슘은 혈액 응고, 신경세포에서의 신호 전달, 근육수축을 위해 필요하며 폐경기 후 뼈엉성증을 예방하는 데 도움을 주기 때문에 여성의 경우 섭취에 신경써야 한다. 노인은 칼슘의 섭취가 적고 장에서 흡수율도 역시 떨어지기 때문에, 칼슘의 결핍이 빈번하게 나타난다.

(4) 철분

철은 체내에 산소를 공급해 주는 헤모글로빈의 구성 성분으로 산소를 각 조직으로 운반하는 역할을 한다. 체내에 미량 존재하나 그 작용은 매우 중요하며 철분 결핍은 노인을 쉽게 피로하게 한다. 철은 51세 이상의 경우 일일 권장량은 10mg이다. 철의 섭취 필요는 여성의 경우 나이가 들면 감소하게 되고, 이것은 철이 월경출혈과 출산을 통한 철의 손실이 줄어들기 때문이다.

(5) 비타민 C

비타민 C는 강한 항산화제로서 수용성이며 산화 손상으로부터 콜레스테롤을 보호하는 기능을 한다. 비타민 C는 근육과 혈관 같은 몸의 많은 부분을 강하게 연결해주는 교원질을 만들 뿐 아니라 상처치료와 자연 항히스타민으로 건강유지에 중요한 역할을 한다.

비타민 C는 콜라겐 형성을 도와주며 치아, 잇몸 및 뼈의 성장과 재생에 도움을 준다. 혈관을 깨끗하게 하고 면역력을 높여준다는 보고가 있다.

(6) 비타민 E

비타민 E는 노화를 감소시키며 항산화제의 역할과 세포막과 콜레스테롤을 보호하여 신경의 구조와 기능을 유지하는 데 중심 역할을 한다. 비타민 E 결핍은 흔하지 않지만 치료가 지연될 경우 심각한 신경손상이 초래된다.

(7) 비타민 A

비타민 A는 정상적으로 분화로 불리는 과정을 재생산하는 세포를 돕는다. 건강한 세포막을 유지하는데 필요한 비타민 A는 질병을 발생시키는 세균의 침범을 막는 것을 돕는다. 비타민 A는 면역을 자극하고, 뼈, 단백질, 성장 호르몬의 형성에 필요하다.

(8) 수분 섭취

노인은 나이와 관련된 변화에 의해 기관의 탈수를 경험한다. 탈수는 나트륨, 칼륨, 칼슘, 마그네슘, 염화물과 인 같은 전해질의 양을 감소시킨다. 전해질은 뇌로 신경학적 신호 전달에 있어 중요하다. WHO는 하루의 수분섭취 권장량을 본인체중×0.3L로 총 1.5-2L를 추천한다. 인지가 손상된 노인의 경우, 실금과 많은 약 복용으로 인하여 수분이 저하되어 주의가 필요하다.

2) 노인의 영양권장량

우리나라 65세 이상 노인의 영양권장량은 젊은 성인에 비해 열량이 감소되며, 비타민 B 및 나이아신이 낮게 설정된다.

(1) 열량

기초대사와 신체 활동저하로 열량 필요량이 감소한다. 기초대사량은 성별, 나이, 체격 및 신체조성에 영향을 받으며 주로 근육량에 의존한다. 연령이 증가하면 근육량은 감소하고 지방량은 증가하는 게 일반적인데, 소비열량은 감소하지만 섭취열량이 많으면 체지방이 축적되어 비만이 나타날 수 있다.

- 65~74세 남자 : 2,000kcal/day, 75세 이상 남자 : 1,800kcal/day
- 65~74세 여자 : 1,700kcal/day, 75세 이상 여자 : 1,600kcal/day

(2) 단백질

체성분의 재생과 유지에 필요하다.

- 65~74세 남자 : 65g/day, 75세 이상 남자 : 60g/day
- 65세 이상 여자 모두 : 55g/day

(3) 당질

당질은 총열량 섭취량의 50~70%가 바람직하며 당의 과잉섭취는 고중성 지방혈증을 일으킬 수 있어 설탕이 많은 식품을 과잉 섭취하지 않도록 주의한다. 식이섬유는 변비, 동맥경화, 암, 당뇨병 예방에 필요하며 채소와 과일을 충분히 섭취하도록 한다.

3) 노인의 약물관리

(1) 약물관리

노인은 약물의 잘못된 복용으로 인한 문제를 경험할 수 있으며, 약물 간 상호작용으로 위험에 빠질 수도 있다. 노인의 경우 다양한 만성질환으로 젊은 사람에 비해 다양한 약물을 복용하기에 노인에게 올바른 약물 복용법을 교육시켜야 하며, 보호자도 약물의 올바른 지식이 필요하다.

노인은 불편한 증상에 대하여 인내심이 부족해지고, 약물에 대한 의존성이 높아진다. 위산분비 감소로 약물 흡수가 줄어들면서, 약물의 흡수시간 지연으로 약효도 지연되는 경우도 생긴다. 신장으로 가는 혈류량 감소로 순환 혈류 내에 약물의 축적을 초래하고 약물 중독의 위험도 증가한다.

특히 인지와 시간저하의 문제로 약의 상표나 지시사항을 읽고 이해하는 능력이 부족하고, 약물에 대한 올바른 판단 부족으로 부적절한 약물의 사용 위험이 있으며 투약에 대한 부적절한 지식은 노인에게 치명적 문제를 초래할 수 있다(표 2-43).

[표 2-43] 노인 약물관리

노인 약물관리
• 노인질환에 맞는 복용 약물의 목적을 확인하여야 한다. • 올바른 약, 양, 복용 형태, 시간, 어떤 경로로 복용하는지를 확인한다. • 특정 약물의 부작용이 있는지 확인한다. • 비처방약 복용 전에도 노인들은 의사와 상담 후 복용할 수 있도록 교육한다. • 다른 사람 약을 절대 복용해서는 안 됨을 상기시켜 준다. • 쉽게 구입 가능한 비상약을 알려주고 비상약은 상시 구입 가능함을 교육한다. • 약의 포장마다 복용하는 시간이나 용도를 표시해 둔다. – 약의 용도 표시 : 먹는 약, 바르는 약, 뿌리는 약 등 – 약의 종류 표시 : 혈압약, 당뇨약, 위장약 등 – 복용시간 표시 : 아침, 점심, 저녁, 잠자기 전, 식전, 식후 등

(2) 부작용의 약물과 증상

노인에게 약물의 부작용은 흔히 나타날 수 있는 증상이다. 노인 대부분은 관절염 같은 근골격계 질환을 가지고 있으며 다른 동반질환 때문에 생긴 통증으로 인해 진통소염제를 장기간 복용하고 있는 경우가 흔하다. 특히 여러 진료과를 방문하여 처방받는 경우에 중복 처방의 위험이 많아서 통증으로 인해 약을 처방받을 때에는 반드시 의료진에게 알려주어야 한다.

당뇨병약제는 인슐린주사나 먹는 당뇨약으로 치료하게 되는데, 노인은 식욕저하로 인하여 식사를 거르거나 적게 먹게 되고, 만성질환, 신체조건의 변화로 인해 약이 작용하는 대사과정이 변하게 되어 젊은 성인보다 저혈당이 흔히 생기게 된다.

스테로이드는 부신에서 생성되는 호르몬의 일종으로 우리 몸의 면역상태나 염증반응을 조절하며 수분과 전해질, 각종 영양소의 조절, 뇌하수체 호르몬의 조절, 뼈의 대사 조절 등 체내에서 전신적 작용을 나타내는 중요한 물질이다. 이러한 스테로이드는 3개월 이상 장기 복용 시 심각한 부작용을 일으킬 수 있다.

근육이완제는 근골격계질환으로 인해 노인들이 자주 복용하게 된다. 고혈압, 심근경색, 협심증, 뇌졸중 등의 심혈관계 질환을 가지고 있는 경우도 많아서 다양한 심혈관계 약물이 사용되고 있다. 이뇨제는 노인에게 고혈압의 초기치료로 자주 처방되는 약이므로 녹내장이나 부종이 심한 경우에도 사용되는 약이다. 이뇨제는 비교적 안전한 약물로 알려져 있으나 부작용에 주의해야 한다. 약국에서 의사의 처방 없이 살 수 있는 약들도 비교적 안전하다고 생각되지만 복용시 노인은 주의해야 한다(표 2-44).

[표 2-44] 대표적인 노인 복용 약물과 부작용

종류	내용	
진통소염제	• 비스테로이드성 소염제 – 신장 기능 저하 – 고혈압 환자의 혈압 올림 – 신부전 환자의 심부전 악화 – 소화기계 부작용 – 소화성 궤양, 위장관 출혈	• 비스테로이드성 항염증제 – 장기 복용 환자는 주기적인 검사 필요 – 위장관 내시경, 대변 잠혈 반응 검사 – 위장관 출혈 유무 확인
당뇨병약제	• 인슐린 주사 및 경구약 – 저혈당의 위험 : 피로, 불안, 초조, 두근거림, 빈맥, 식은땀, 어지럼증, 오심, 구토, 감각저하, 의식저하, 두통, 시각장애, 혼수 등	
스테로이드	• 장기복용의 문제 – 체중 증가 – 정신장애 – 섬망 – 우울 – 소화기 궤양	 – 당뇨병 – 뼈의 대사 이상 – 면역저하로 인한 각종 감염병의 증가 – 피부질환 – 호르몬 조절이상으로 인한 전신 질환
근육 이완제	– 어지럼증 – 혼돈 – 변비 유발	– 입마름 – 소변보기 어려움
수면제를 포함한 신경정신계 약물	– 섬망 – 인지기능 저하	– 배뇨장애 – 낙상
심혈관계 약물	• 강심제 디곡신(심부전 치료제) 주의 요함	
이뇨제	– 두근거림 – 가슴 통증 – 오심 – 구토 – 설사	– 피로 – 어지러움 – 변비 – 전해질 불균형 원인
처방전 없이 약국에서 살 수 있는 약	• 항히스타민 성분의 알레르기약, 감기약, 타이레놀 – 시야장애 – 배뇨장애	 – 변비 – 입마름

4 수면장애

1) 정상 수면

수면은 인간에게 있어 기본적인 욕구이며 신체기능을 회복하고 건강을 유지하는데 매우 중요하다. 정신적으로 재충전할 수 있게 하며, 개인의 안녕과 삶의 질을 높여주는 필수요소이다. 수면은 회복, 에너지 보존, 기억, 면역, 감정조절 등의 역할을 하고 있으며 수면이 부족한 경우 피곤하고 주간졸림증과 기억력 및 집중력의 감소, 감정기복이 심하고 식욕이 증가하여 체중이 증가하게 된다.

수면은 빠른 안구운동이 수면 중에 나타나는 렘수면(REM: Rapid Eye Movement sleep)과 빠른 안구운동이 나타나지 않는 비렘수면(non-REM sleep)으로 구성된다. 렘수면에서는 꿈을 꾸고 이때는 몸을 움직일 수 없어 꿈을 꾸면서도 행동을 직접 하지 않게 만들어준다. 렘수면은 전체수면의 20~25%를 차지하고 비렘수면은 75~80%를 차지한다. 렘수면 중에는 혈압, 심장박동, 호흡 등의 생리적 상태가 깨어 있을 때와 비슷한 정도로 항진되며 근육이 이완되어 있다. 비렘수면은 대부분의 생리적 기능의 활성이 저하된 상태로 얕은 수면인 1-2기 수면과 깊은 수면인 3-4기 수면으로 구성된다. 수면시작 단계가 1단계가 되며 점차 2~3단계로 진행되어 깊은 잠에 빠지게 되며 깊은 잠을 충분히 자는 것이 신체기능 회복에 매우 중요하다. 수면 중 렘수면이 20~25%, 비렘수면의 깊은 잠이 15% 정도가 이루어져야 충분

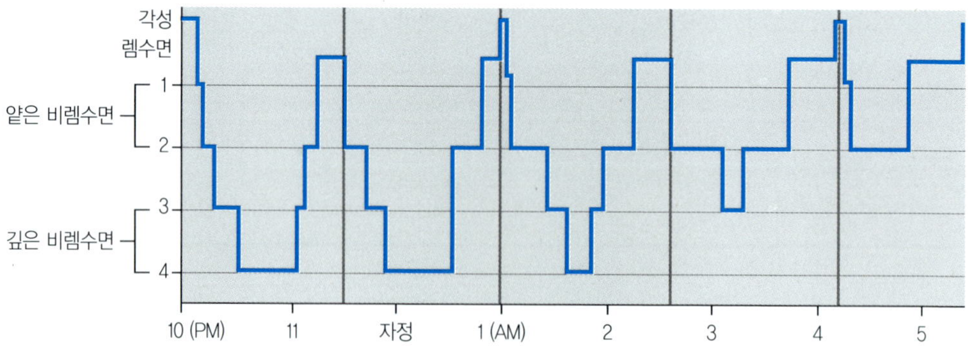

[그림 2-41] 수면단계

출처 : 서울대학교병원 의학정보

한 수면이라고 할 수 있다. 렘수면–비렘수면은 약 90–120분의 주기로 반복되고 정상적으로는 하룻밤에 약 5회 정도의 주기를 가지게 된다(그림 2–41).

수면과 각성은 수면욕구와 생체시계의 두 가지에 의해 조절된다. 생체시계는 뇌의 시상하부의 상교차핵이라는 부분에 존재하며, 낮에는 생체시계에 의한 각성효과가 높아 수면욕구가 낮아져 깨어있게 하고, 밤에는 각성효과가 낮아 수면욕구가 높아져 수면을 취하게 하는 기능을 한다.

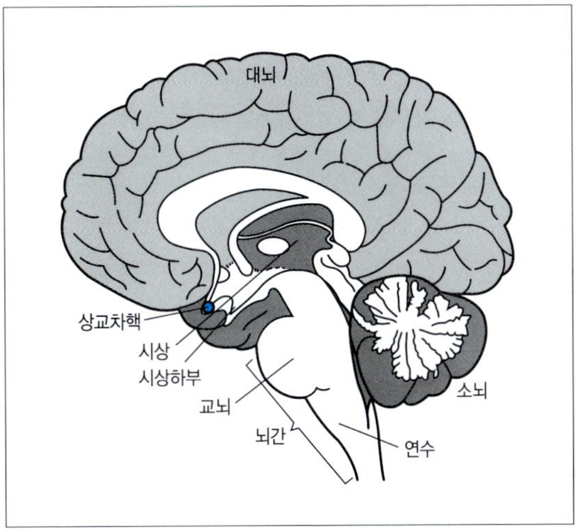

[그림 2–42] 상교차핵–생체시계 존재

출처 : 대한수면연구학회

2) 노인 수면장애

수면장애(Sleeping disorder)는 건강한 수면을 취하지 못하거나 충분한 수면을 취했음에도 불구하고 낮 동안에 정신을 차리지 못하는 상태, 또는 수면리듬이 흐트러져 있어서 잠을 자거나 깨어 있을 때 어려움을 겪는 상태를 말한다. 노인의 수면양상은 렘수면이 감소하고 비렘수면 중 1단계 수면은 좀 더 길어지며 3~4단계 비렘수면은 감소하여 깊은 수면이 적어지고 숙면을 취하지 못하는 것처럼 느끼게 된다. 또한, 시신경 교차 위축으로 인해 멜라토닌(수면–각성주기 통제)과 성장호르몬(수면증진) 감소로 하루주기 리듬 변화로 이른 저녁에 잠자리에 들게 되고, 아침에 일찍 일어나게 된다. 노화로 인한 노인의 수면 양상의 변화로 인해 수면장애가 발생하게 되는데 많은 노인에게서 수면시간의 단축, 수면만족도 저하, 수면양 부족, 수면 중 자주 깨어나는 등 다양한 수면장애가 나타난다.

노인이 호소하는 일반적인 수면 문제는 잠들거나 깨어나기 어렵고, 이른 기상과 자고 난 후 개운함이 없고, 낮에 잠이 오기도 하며 초저녁에 잠이 들고 새벽에 깨어나는 횟수가 많으며, 잠에서 깨면 다시 잠들기가 어렵다는 것이다. 젊은 사람에 비해 침상에서 더 많은 시간을 보내지만, 수면시간이 감소하여 수면 효율이 떨어지는 것이 특징이다. 또, 노인들은 다양한 질환들과 이에 따른 많은 약물치료를 받고 있는데 이런 요인들도 수면문제의 원인이 될 수 있다. 노인의 수면장애는 수면의 질 저하 외에 이차적인 문제를 야기할 수 있는데, 수면 부족은 낮 동안의 피로감으로 이어지고, 피로감은 무력감과 우울감을 느끼게 할 수 있으며, 주의력, 실행기능, 기억력과 관련된 인지기능의 저하를 초래하여, 치매의 위험성을 높일 수 있다. 또한, 노인의 인지기능 저하는 골절, 낙상과 같은 사고의 위험성을 증가시킬 수 있고 이러한 건강상태 저하는 삶의 질을 저하시킨다.

3) 노인 수면장애 종류

(1) 불면장애

밤에 잠들기가 어렵거나 자주 깨는 것, 아침에 일찍 깨는 경우, 그리고 숙면을 취하지 못하는 것을 불면증이라 한다. 불면증이 있는 사람은 밤에도 괴롭지만 다음날 졸리고, 피곤하며, 정신집중이 어려우므로 낮 시간에도 몹시 힘들다. 밤에 잠을 못 자면, 다음날 피곤하고 졸리나 다음날 밤에는 또 잠을 잘 수가 없게 된다. 다행히 최근 수면의학의 발전은 이런 사람들에게 도움을 줄 수가 있다. 불면증은 모든 연령층에서 발생하며 여자와 노인에서 더 흔하다. 수일에서 일주일 못 자는 단기 불면증에서 종종 몇 주, 몇 달, 몇 년 동안 지속되는 만성 불면증이 되는 경우가 매우 흔하다.

① 평가 및 치료

불면증상의 적절한 평가를 위해서는 자세한 병력청취와 수면력 조사가 우선되어야 한다. 노인은 특히 질병, 복용약물, 하지불안증후군, 통증, 수면무호흡증, 우울증, 인지기능장애 등에 대해서 자세한 병력청취가 필요하며 수면일지의 작성도 진단에 도움이 된다. 수면다원검사는 수면무호흡증 등의 다른 수면장애를 감별하기 위해서 또는 불면증에 대한 적극적 치료를 행하였음에도 불구하고 증상개선이 없을 때 고려된다. 불면증의 치료로는 수면습관개선, 인지행동치료, 약물치료 등이 있다.

② 불면증 노인의 행동지침

㉠ 비효율적이고 수면을 저해할 수 있는 습관을 제거한다(카페인, 흡연, 알코올, 과식과 지나친 수분섭취, 수면 중 시계보기 등).

㉡ 규칙적인 수면-각성 일정을 유지한다(일정한 기상시각, 낮잠금지 등).

㉢ 주간에 밝은 빛에 노출하고 운동한다.

㉣ 수면에 적절한 환경을 조성한다(소음 감소, 야간 빛 노출 방지, 편안한 잠자리 마련,

적정한 온도와 습도).

ⓜ 체력에 문제가 되지 않으면 실제 자는 시간보다 오래 눕지 않는다.

ⓗ 체력에 문제가 없다면 졸리지 않을 때는 잠자리에 들어가지 않는다. 20분 이상 잠이 안 오면 침실에서 나간다.

ⓢ 잠에 대한 집착과 강박관념을 줄인다. 자려고 노력하면 더 잠들기 힘들다.

ⓞ 몸과 마음의 긴장을 풀고 이완시킨다.

(2) 수면호흡장애

수면 도중 호흡이 멈추거나 얕은 호흡이 반복적으로 나타나는 질환으로 상기도가 막히는 폐쇄성 수면무호흡증과 호흡중추의 기능장애에 의해 호흡노력이 감소해서 발생하는 중추성 수면무호흡증이 있다. 그 중 폐쇄성 수면무호흡증이 가장 대표적이다(그림 2-43).

이러한 호흡이 반복되면 수면의 질이 저하되고, 자는 동안 체내 산소 공급이 원활하게 되지 않아 심혈관계, 뇌혈관계 합병증의 위험성이 높아진다. 코골이, 아침 두통, 낮 시간의 피로감, 짜증, 주간졸림, 집중력 및 기억력 감퇴 등의 증상을 흔히 호소하게 되지만, 주관적 증상이 전혀 없을 수도 있다. 폐쇄성 수면무호흡증의 원인으로는 정상보다 턱이 작은 경우, 혀나 편도선이 큰 경우, 목젖이 길게 늘어져 있는 경우처럼 기도를 부분적으로 막는 조직이 있는 경우들이다. 과체중인 경우 목의 지방조직으로 인하여 기도를 좁게 만들게 된다. 남성, 비만, 늘어진 목젖 또는 큰 혀, 큰 목둘레, 중년 이상의 연령, 적거나 뒤로 들어간 턱, 비중격만곡, 가족력 등의 특징이 있는 경우 폐쇄성 수면무호흡증 발생 가능성이 높다. 수면제, 안정제 등은 근육의 긴장도를 더욱 감소시켜 기도가 더 잘 막히게 되므로 수면 무호흡이 있는 사람은 피하거나 주의해야 한다.

수면 중에 무호흡이 발생하면 체내의 산소가 부족하게 된다. 심장은 더 많은 피를 순환시키기 위하여 빨리 뛰게 된다. 또한, 자주 깨고 교감신경이 항진되어서 심장은 더 세게 박동을 해야 한다. 혈압이 올라가고 심장박동이 불규칙해지며 심장박동이 일시적으로 멈추는 경우도 있다. 이와 같이 심장정지가 지속되면 다른 질병이 없던 건강한 사람도 사망할 수 있다. 이런 경우가 건강하다고 생각했던 사람이 잠자리에 들었다가 갑자기 사망하는 원인 중 하나이다. 수면무호흡증이 오래되면 성생활에 문제가 발생하고 혈압이 올라가며 심장부전, 부정맥, 심근경색증 및 뇌졸중 등이 발생할 수도 있다. 따라서, 코골이나 수면무호흡증이 있으면, 필요한 검사와 치료를 받아야 한다.

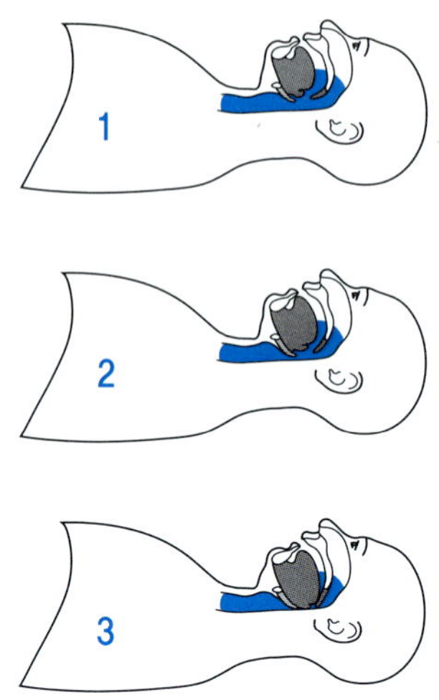

[그림 2-43] 수면무호흡증

출처 : 대한수면연구학회

① 진단 및 치료

정확한 진단을 위해서는 수면다원검사가 필요하다. 무호흡저호흡지수가 5회 이상이면서 증상이 있으면 수면무호흡증으로 진단할 수 있으며, 증상이 없는 경우에는 무호흡저호흡지수가 15 이상이어야 진단된다. 무호흡저호흡지수와 증상이 경하고 심혈관계 합병증이 없는 경우에는 수면 중 옆으로 눕거나 체중감량을 통해 증상이 완화되기도 한다.

그러나 무호흡저호흡지수가 15 이상으로 중등도 이상이거나 지수가 낮더라도 주간 졸음 등의 증상을 보이거나 심혈관계 합병증이 있다면 양압기(CPAP)가 가장 효과적이고 일차적인 치료법이다. 경우에 따라서 구개수구개인두성형술이나 구강내 장치를 사용하기도 한다.

㉠ 상기도 양압 치료

폐쇄성 수면 무호흡 – 저호흡의 치료로 가장 흔하게 쓰이는 방법으로 방에 있는 공기를 압축하여 마스크를 통해 코로 불어 넣어주어 기도가 막히지 않도록 하는 치료이다. 상기도 양압기는 휴대할 수 있는 장비로, 잠자리 옆에 두면서 매일 잘 때 착용 가능하다. 잘 이용한다면 치료 성공률은 90% 이상으로 가장 효과적인 치료 방법이다.

㉡ 수술

늘어나거나 커진 물렁입천장, 목젖, 편도 등을 수술하여 기도를 넓게 해주는 방법이다. 정상 수면호흡으로 회복되는 성공률은 약 50% 정도이며 노인의 구강구조 및 수면무호흡의 정도에 따라 성공률이 다르다. 수면 무호흡-저호흡의 정도에 따라 재발하는 경우가 많고 부작용으로 코 소리, 물을 삼킬 때 코로 역류하는 것, 인후 통증 등이 생길 수 있다. 따라서, 다른 치료법이 여의치 않을 때 수술을 고려하는 것이 좋으며, 이때도 정확한 검사를 통하여 수술의 성공 가능성을 고려한다.

㉢ 구강 내 기구

비수술적인 치료로 단순 코골이(수면무호흡이 없는 코골이), 경증 수면호흡장애가 있는 노인에게 고려된다. 틀니같이 생긴 것으로 수면 중에만 사용한다.

㉣ 체중감량

과체중의 경우 체중을 줄이면 수면 중 호흡이 좋아지는데, 자기 체중의 약 10%를 줄이면 수면 무호흡-저호흡의 횟수가 절반으로 감소한다. 매일 1시간 정도 운동하고 간식을 줄이고 저녁식사를 적게 하는 것이 좋다.

㉤ 금주

술을 마시게 되면 모든 근육이 이완되어 수면 무호흡을 악화시킨다. 피할 수 없는 경우라도 잠자기 4시간 이내에는 음주를 삼가야 한다.

㉥ 수면제 금지

일부 수면제는 호흡중추를 억제하고 근육을 이완시켜 수면 무호흡을 더 심하게 한다. 꼭 필요한 경우에 전문의와 상의를 해야 한다.

㉦ 약 복용 시 주의

두통, 불안, 기타 신체증상을 조절하기 위하여 처방되는 약들도 수면과 호흡에 영향을 주기 때문에 주의를 해야 한다.

⑥ 옆으로 누워서 자기

일부 사람들은 수면 무호흡이 똑바로 누워서 잘 때 심해지기 때문에 옆으로 누워 자는 것이 도움이 된다.

(3) 렘수면행동장애

렘수면행동장애는 노년의 사건수면 중에서 가장 중요하고 흔한 질환 중 하나이다. 남성에서 더 빈번하게 발생한다. 첫 발병하는 시기는 50대 초반이지만, 간혹 10대나 20대에 발병하는 경우도 있다. 렘수면행동장애의 상당수에서 향후 파킨슨병이나 루이소체치매가 발생될 수 있다. 호흡과 관련된 근육을 제외하고 몸의 모든 근육들은 렘수면 동안 정상적으로 마비된다. 특히, 노인의 경우 꿈의 행동을 실제로 하게 된다. 이런 수면과 관련된 행동은 폭력적일 수 있고, 노인 자신이나 같이 자는 사람을 다치게 하기도 한다. 렘수면행동장애는 약물로 조절 가능하다.

① 진단 및 치료

진단은 비디오 녹화를 하면서 시행하는 수면다원검사가 필요하며 렘수면 시 근전도의 긴장도 증가 소견이 나타나면 확진할 수 있다. 수면무호흡증 등의 다른 수면장애도 자주 동반되는데 수면무호흡증이 동반되는 경우 이를 치료하는 것이 중요하다. 약물치료로 벤조디아제핀계 약물 또는 멜라토닌을 사용할 수 있다. 무엇보다 중요한 것은 안전으로 잠자리 주변 환경을 정돈하고 위험한 물건을 치우는 것이 필요하다.

(4) 하지불안증후군

하지불안증후군은 감정적 스트레스나 정신과적인 병에서 오는 증상이 아니다. 대부분 다리에서 증상이 발생하지만 허벅지, 발, 팔, 또는 몸통에서 느껴지기도 한다. 가만히 앉아 있거나 누워있을 때, 특히, 자려고 할 때 다리가 무언가 불편한 느낌, 벌레가 기어다니는 듯한 이상한 느낌이 들고 종종 다리가 시리고 저린 느낌이다. 이 증상은 밤에 심해진다. 이것은 다리에 경련이 생기는 것이나 다리가 눌려 쥐가 나는 것과는 다르다. 이러한 다리의 불편한 느낌은 종아리에서 가장 많이 발생하며, 다리를 뻗거나 움직이면 일시적으로 호전되나 가만히 있게 되면 다시 나타난다.

심한 경우에는 통증으로 느끼기도 하며, 이로 인해 잠들기가 어려워 불면증이 생기는 경우도 흔하다. 다리를 계속 뻗거나 움직여야 증상이 호전되기 때문에 잠들 수 없게 되는 것이다. 잠을 충분히 못 자기 때문에 노인은 낮 동안에 비정상적으로 피곤하고 졸리게 되며, 일이나 사회생활에 지장을 받게 된다. 뿐만 아니라 낮 동안에 자동차나 비행기 등의 이동수단 이용 시 오랜 시간 동안 앉아 있는 것이 힘들다. 잠을 못 자고 낮 동안의 일상생활에 지장을 받음으로써 신경이 예민해지고 우울해질 수 있다.

① 진단 및 치료

하지불안증후군은 표현하는 특징적인 증상들로 인해 진단되는 경우가 많다. 이런 증상들은 벌레가 기어가는 느낌, 근질근질한 느낌, 당기는 느낌 등으로 표현된다. 이런 느낌들로 인해 다리를 계속 움직이게 된다. 하지불안증후군을 진단하는 또 다른 증상은 움직이는 것이 증상호전에 도움을 준다는 것이다. 하지만 하지불안증후군과 유사한 다른 질환을 감별하기 위해 자세한 문진과 신체 검진이 필요하다. 또한, 철분 결핍성 빈혈이나 신장의 이상, 비타민 문제 등의 원인이 동반되어 있는지 혈액검사를 시행하게 되고 필요 시 신경전도검사 등을 시행하기도 한다.

치료는 증상이 심하지 않고 간헐적으로 발생되는 경우에는 약물치료에 앞서 증상을 악화시키는 요인을 찾아 조절하고 일상생활습관과 수면습관을 개선시키는 것이 중요하다. 일부 사람들에게는 가정요법들이 도움이 될 수 있다. 뜨거운 목욕, 다리 마사지, 온열 요법, 얼음팩, 아스피린이나 다른 진통제, 정기적인 운동, 카페인 섭취금지, 비타민E나 칼슘 보충이 증상을 호전시키지만 이같은 치료들이 효과가 있다는 연구는 거의 없다. 가정요법이 효과가 없을 경우, 하지불안증후군은 처방된 약에 의해 조절될 수 있다. 치료약물로 사용될 수 있는 약제들로는 도파민제제, 항경련제, 철분제, 벤조디아제핀, 아편양 계열 약물 등이 있다. 치료는 증상이 심하지 않고 간헐적으로 발생되는 경우에 약물치료에 앞서 증상을 악화시키는 요인을 찾아 조절하고 일상생활습관과 수면습관을 개선하는 것이 중요하다.

4) 진단기준

(1) 면담 및 진찰

면담을 통해 개인이 호소하는 수면 증상의 종류와 시작된 시기, 구체적 특징, 약물사용 등을 파악하고, 수면 증상과 관련된 신체적 정신적 질환에 대해 평가한다. 키, 체중, 목의 둘레를 측정하고, 신체 진찰을 통해 혀와 편도의 위치와 크기를 파악하여 수면호흡장애의 위험인자를 평가한다. 이를 통해 진단적으로 가능성이 높은 수면질환을 선별한다.

(2) 수면 증상 척도

주간졸림, 불면, 코골이, 수면습관, 수면 증상으로 인한 일상생활에 미치는 영향 등을 객관적으로 측정하는 다양한 수면 척도들이 있다.

(3) 수면일기

실제 자고 일어나는 리듬을 개인이 직접 일기처럼 기록하는 방법이다. 눕는 시각, 잠드는 시각, 자다가 깨는 횟수와 시간, 잠에서 깨는 시각, 몸을 일으켜 활동하는 시각 등을 기록하며, 주관적 수면 만족도를 함께 체크하게 된다. 일주일 이상의 기간 동안 기록한 수면일기 자료는 개인의 수면 패턴을 평가하는데 중요한 자료가 된다.

(4) 활동 측정기

시계처럼 손목에 착용하며 생활하는 검사도구로, 움직임과 빛의 양을 기록하는 장치이다. 이를 통해 수면일기에서 얻을 수 있는 수면-활동 주기의 지표들을 객관적으로 측정할 수 있다.

(5) 엑스레이, 전산화단층촬영

수면호흡장애가 의심될 경우 기도의 형태, 기도조절근육과 혀의 크기, 위치를 객관적으로 측정하기 위해 머리, 목 부위의 엑스레이 또는 전산화단층촬영(CT) 사진을 시행하기도 한다. 수면무호흡증에 대한 수술치료나 구강 내 보조장치를 고려하는 경우 꼭 필요하다.

(6) 혈액검사

수면장애의 일차적 및 이차적 원인을 조사하고, 수면장애로 인한 신체적 영향을 확인하기 위해 시행된다.

(7) 야간수면다원검사

가장 자세하고 객관적인 수면검사로 하룻밤 동안 수면검사실에서 잠을 자면서 주요 생체지표를 평가하는 검사이다. 뇌파, 근전도, 심전도, 호흡센서를 포함한 다양한 모니터링 센서를 몸에 부착한다. 다소 불편함이 있지만, 통증이나 검사로 인한 위험성은 없다. 수면의 구

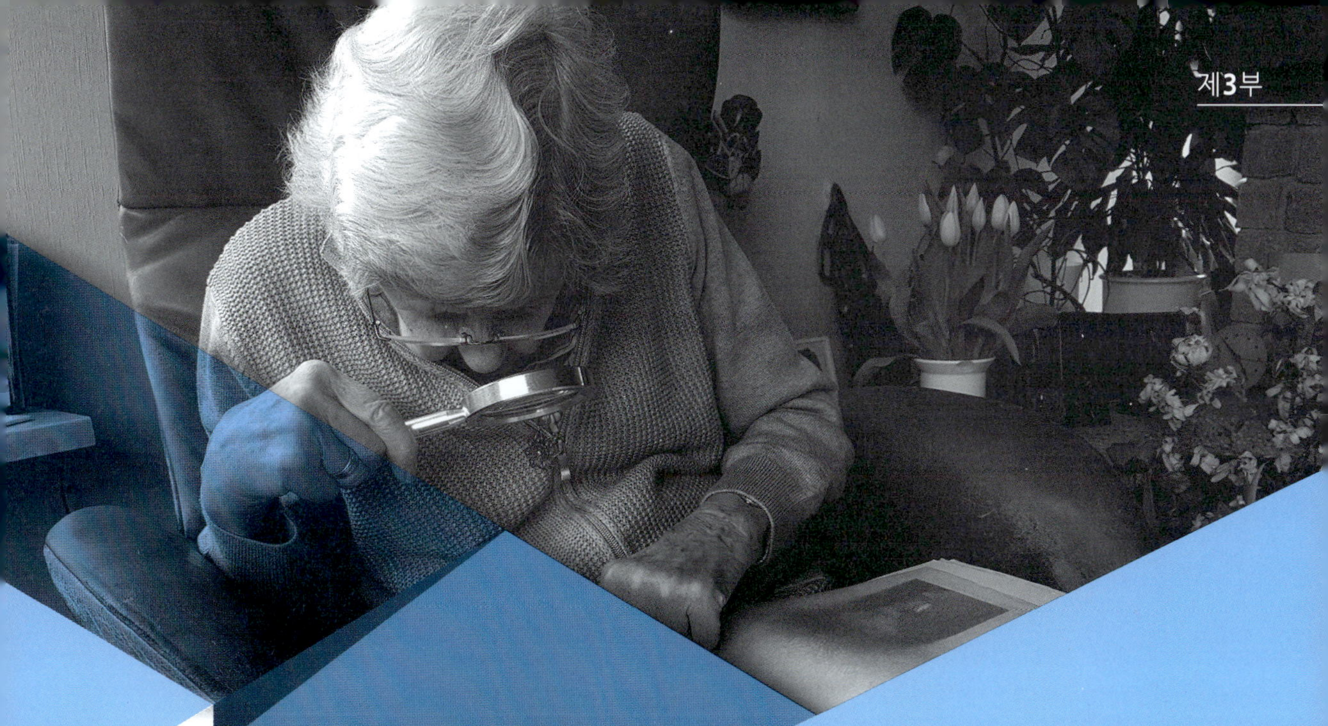

3

노인질환의 특성과 작업치료 중재

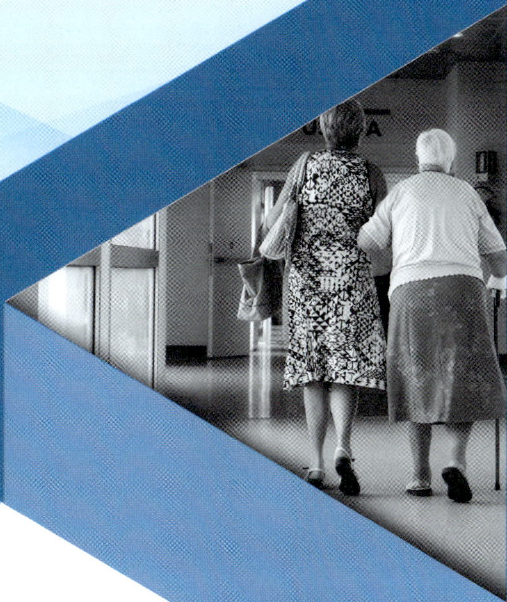

제 1 장

감각기능과 작업치료 중재

학습목표

- 노화로 인한 감각기능의 특성을 이해하고 설명할 수 있다.
- 감각영역에 따른 질환을 이해하고 평가할 수 있다.
- 감각 질환에 따른 중재를 이해하고 적용할 수 있다.

핵심용어

감각기능 변화, 주요 감각계 질환, 감각기능 평가

인간의 감각은 주위 환경으로부터 들어오는 자극 및 변화에 적응하며 대처하는 가장 기본적인 능력으로, 무엇보다도 감각처리 능력은 인생의 어느 한 주기에만 국한되는 것이 아니라 전 생애에 걸쳐서 삶을 살아가는데 필요한 인간의 필수기능 중 하나이다.

다양한 감각기관의 노화는 감각기능의 저하를 가져오며 노인의 시력과 청력의 감퇴와 같은 감각기능 저하는 일상생활 불편함을 포함하여 크고 작은 사고를 일으킬 수 있는 중요한 문제이다. 감각기능의 문제에 도움을 주는 작업치료 중재는 전반적인 삶의 질과 독립적인 일상생활활동을 효율적으로 증진할 수 있게 해 준다.

1 시 각

1) 개요

눈은 외부환경을 지각하는 수용기로 변화를 가장 먼저 받아들이는 중요한 기관이다. 눈은 노화가 진행될수록 구조적, 기능적인 변화가 가장 많이 일어난다. 눈꺼풀은 쳐지고 각막은 흐리게 변하며 체액의 양이 변함에 따라 눈물 생성량이 줄어들어 불편함이 발생한다. 노화와 함께 발생하는 시력 저하와 각막 이상으로 난시가 발생하여 정확한 물체의 형상을 보기가 어려우며 섬세한 작업을 수행하는데 어려움이 있다. 또한 눈물 생성량 감소로 세균의 침입에 대해 눈을 보호하는 능력도 떨어진다.

2) 증상

평균수명의 증가로 인하여 노인 인구에서 만성질환이 증가하고 있으며, 특히 백내장, 녹내장, 황반변성, 당뇨망막병증과 같은 노인성 안질환의 비율이 점점 증가하고 있는 실정이다. 노인 시력 저하의 주요 원인인 백내장은 가장 많이 하는 수술로, 60대의 경우는 71.5%, 70대 이상에서는 94.1%가 백내장을 갖고 있는 것으로 나타나 시력 저하는 보편적인 건강문제라고 할 수 있다.

(1) 백내장(cataract)

① 원인

백내장은 수정체가 혼탁해서 빛을 제대로 통과시키지 못하게 되면서 안개가 낀 것처럼 시야가 뿌옇게 보이게 되는 질환이다. 백내장의 원인은 수정체의 혼탁으로 이는 노화현상의 하나로 나이가 들어갈수록 발생위험이 높아진다(그림 3-1).

② 증상

백내장이 발생하면 혼탁해진 수정체로 인해 시야가 흐리거나 왜곡되어 보일 수 있으며 증상은 혼탁의 위치, 정도, 범위에 따라 다르게 나타난다. 백내장에 의한 시력감퇴는 상당히 진행된 경우라 하더라도 빛의 밝고 어두움, 빛과 그림자 등은 느낄 수 있는 것이 특징이다.

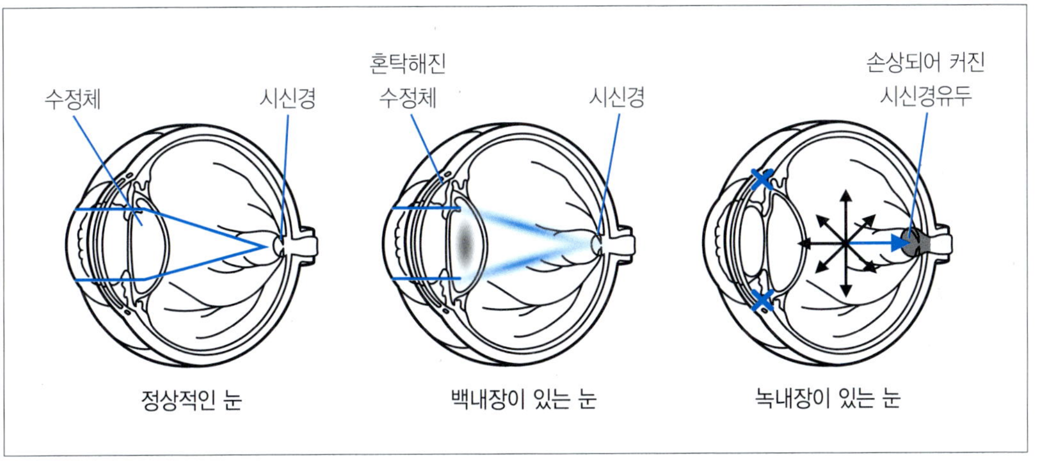

[그림 3-1] 정상적인 눈과의 비교

(2) 녹내장(glaucoma)

① 원인

녹내장은 안압의 상승으로 인해 시신경이 눌리거나 혈액 공급에 장애가 생겨 시신경의 기능에 이상을 초래하는 질환으로 주요 원인은 안압 상승으로 인한 시신경의 손상이다. 안압 상승은 방수가 적당히 빠져나가게 하는 능력을 저하시키며, 이로 인해 방수의 생산과 배출이 불균형해진다.

② 증상

녹내장을 분류하는 기준은 다양하며, 급성과 만성으로 나누어 증상을 설명할 수 있다. 녹내장 환자에게서 가장 많이 보이는 만성 증상은 주변 시야의 손상이 먼저 오고 중심시력은 말기까지 보존되는 경우가 많다.

(3) 황반변성(muscular degeneration)

① 원인

노화, 유전적인 요인, 독성, 염증 등에 의해 황반의 기능이 떨어지면서 시력이 감소되고, 심할 경우 시력을 완전히 잃기도 한다. 황반변성의 원인은 명확하게 규명되지는 않았지만, 모세혈관 장애로 인한 저산소증으로 인해 망막과 맥락막에 비정상적인 혈관이 생기고, 이 혈관에서 누출된 혈액이나 액체가 원인이 되어 시력 저하를 유발하는 것으로 보고 있다.

② 증상

황반변성 초기에는 환자 스스로 뚜렷한 이상을 찾기 어려우나 컨디션이 좋지 못한 날에는 시력이 떨어지고 컨디션이 좋으면 시력이 다시 회복된다. 진행이 시작되면 선이 물결치듯 굽어보이는 이상 시각을 경험하게 된다. 더 진행하면 사물의 중심이 까맣게 보이고, 글자의 공백이 생기거나 중심 부분이 지워진 듯 보이지 않게 된다.

(4) 당뇨망막병증(diabetic retinopathy)

① 원인

전신 질환인 당뇨병에 의해 말초순환장애가 발생하며 망막의 미세순환에 장애가 생겨 시력 감소가 발생하는 눈의 합병증이 당뇨망막병증이다. 당뇨 합병증인 혈액순환장애로 발생하며 고혈당으로 인하여 망막의 모세혈관이 손상 받게 되고 이로 인해 혈관이 줄어들고 약해지게 되면서 출혈이나 삼출물의 생성들로 인하여 망막조직에 손상을 주게 되는 합병증이다.

② 증상

초기 당뇨망막병증의 경우에는 증상이 없는 경우도 있지만, 비문증, 광시증, 시야 흐림,

야간 시력 저하, 독서 장애 등이 나타날 수 있다. 혈관 투과성의 증가로 황반부 망막이 붓게 되면 황반부종이라고 하여 심각한 시력 저하가 발생할 수 있다. 상당히 진행된 당뇨망막병증에서도 황반부에 장애가 없다면 좋은 시력을 유지할 수 있으나, 경도의 당뇨망막병증에서도 황반부종 발생 시 시력 저하가 발생할 수 있다.

3) 평가

(1) 시력측정

시각 장애를 경험하고 있는 노인에게 가장 먼저 실시해야 하는 것이 시력평가이다. 현재 가장 많이 사용하는 것은 시력검사차트를 활용한 평가 방법이다.

(2) 기능력 시각 평가

원시와 근시, 안과 전문 검사, 색 시력과 대비-민감도 검사, 안압 측정, 중심말초 시야 검사 등의 다양한 안과 전문의를 통한 검사가 필요하다. 시각 기능의 기능적 평가도 관련 전문가에 의해 이루어질 수 있다. 가까운 곳이나 먼 곳에서 중심, 말초시야 1/4 이내의 환경에서 사물을 지각하는 능력을 평가하며, 머리를 고정시키고 눈동자를 움직이거나 주시하는 안운동 기술 평가와 과제 수행을 위한 환경내 시력과 비시력 사용의 유용성도 평가해야 한다.

4) 중재

(1) 시력관리

이상적인 시력관리는 정기적인 눈의 검사로 부터 시작되며, 60세가 넘는 모든 사람은 시력의 문제가 발생하는 것을 방지하기 위하여 적어도 1년에 한 번은 정기적인 안과 검진이 필요하다. 시력을 관리하고 손상을 예방해야 한다. 교정되지 않은 낮은 시력은 전체적인 일상생활활동 및 재활 프로그램을 방해하게 된다. 시력 손상이 있는 노인은 다른 감각능력을 향상시켜 남아있는 시력을 이용하는데 도움을 줄 수 있다.

(2) 일상생활의 보상기술

① 주변 환경을 밝게 한다.

② 환경의 눈부신 빛을 줄인다.
③ 노란색과 붉은 색처럼 강한 대조를 이루는 보색을 사용한다.
④ 빛의 갑작스런 변화를 피한다.
⑤ 모든 지시, 방향, 분류표시에 큰 글씨를 사용한다.

(3) 시각적 혹은 비시각적 보조도구의 예

① 확대경/ 망원경(telescopes)
② 조명을 밝게 하기 위해 다양한 자세에 적합하도록 조정 가능한 거위 목 램프
③ 큰 글자(숫자)로 된 전화기와 시계
④ 굵은 선으로 밑줄 확인
⑤ 전경과 배경의 대조성을 증가시킬 수 있도록 아세테이트(acetate)필터 사용

2 청 각

1) 개요

청각은 소리에 대한 자극을 감지하고 신체의 방향을 설정하여 균형을 맞추는데 주 기능이 있다. 연령이 증가할수록 나타나는 청력 손실은 노인성 난청으로 질환과 유전적 요인 없이 50세 이상에서 나타난다. 노화에 의한 청력 손실의 증상은 60cm 거리에서 다른 사람의 목소리를 듣기 힘들 때, 말할 때 목소리가 커질 때, 시끄러운 장소를 빠져나온 후 소리가 흐릿하게 들릴 때, 귀가 아프거나 이명 현상이 나타날 때 등이다.

2) 증상

(1) 노인성 난청(presbycusis)

① 원인

노인성 난청은 노화에 따른 청각기관의 노쇠화 현상 때문에 점진적으로 나타나는 청력 감소를 의미한다. 노인성 난청은 현재까지 연구된 달팽이관 속의 유모세포와 청신경의 퇴

행성변성이 원인으로 알려져 있다.

② 증상

노인성 난청의 증상은 갑자기 발생하기 보다는 양쪽 귀가 점차적으로 서서히 안 들리게 된다. 초기에는 고음을 듣기가 어렵다가 진행함에 따라 저음 영역으로 확대된다. 난청이 계속 진행해 저음 영역으로 확대되면 본격적으로 소리를 감지하는 능력이 떨어지게 된다. 노인성 난청은 아무런 조치 없이 내버려 둘 경우 청력을 잃을 수 있다.

(2) 귀울림(tinnitus, 이명)

① 원인

귀울림은 특정한 질환이 아니라 '귀에서 들리는 소음에 대한 주관적 느낌'을 말한다. 즉, 외부로부터의 청각적인 자극이 없는 상황에서 소리가 들린다고 느끼는 상태이다. 자각적 귀울림의 원인을 밝히는 것이 어려운 일이지만 추정해볼 수 있는 것은 내이질환, 소음, 두경부 외상, 중이염, 바깥귀길(external auditory canal, 외이도)염, 약물, 상기도염, 스트레스나 피로, 청신경 종양 등이 있다.

② 증상

귀울림을 호소하는 노인에게 청력검사를 시행한 경우 난청을 동반한 경우가 월등하게 많다. 귀울림이 내이와 청각 신경로에 이상이 생겨 발생하는 경우가 많다는 것을 알 수 있다.

3) 평가

(1) 노인성 난청의 진단

노인성 난청의 진단은 전문의에 의한 자세한 진찰 후 청력검사를 시행하여 진단할 수 있다. 다음은 노인성 난청의 자가진단 방법으로 문제가 있다고 느껴질 시에는 이비인후과에서 청력검사를 실시해 볼 것을 추천한다.

노인성 난청 자가진단(예"라는 대답이 3개 이상일 경우 청력 이상)

- 전화 통화하는 데 문제가 있다.
- 시끄러운 곳에서 대화하는 것에 어려움이 있다.
- 둘 또는 그 이상의 사람과 한 번에 대화하는 것이 어렵다.
- 다른 사람과의 대화를 이해하기 위해 귀를 기울여야 한다.
- 다른 사람에게 말할 때 중얼거리는 것처럼 보인 적이 있다.
- 다른 사람이 말한 것을 잘못 이해하거나 부적절하게 반응한 적이 있다.
- 사람들에게 다시 한 번 말해달라고 요청한 적이 자주 있다.
- 여자나 아이가 말하는 것을 들을 때 이해하는데 어려움이 있다.
- TV 소리가 너무 크다고 사람들이 나에게 불평한 적이 있다.
- 울리는 소리, 으르렁대는 소리 혹은 '쉿쉿' 하는 소리가 많이 들린다.
- 어떤 소리가 너무 크게 느껴진 적이 있다.

(2) 순음청력검사

청력검사에는 대표적으로 순음청력검사와 뇌줄기(brain stem, 뇌간)유발반응(청각을 인위적으로 자극한 뒤 청신경에서 유발되는 신호를 전극으로 채취하여 기록하는 검사법) 청력검사가 있다. 가장 기본적으로 많이 시행하는 것은 순음청력검사로 낮은 주파수부터 높은 주파수까지 여러 주파수별 청력역치를 측정하는 검사이다.

난청의 정도 구분

- 25dB 이하 – 정상 : 모든 소리를 들을 수 있다.
- 26~40dB – 경도난청 : 주변이 조용하고 또렷하게 이야기할 때 대화에 어려움이 없다.
- 41~55dB – 중등도난청 : 일상적인 대화에 어려움이 있다.
- 56~70dB – 중등고도난청 : 가까이에서 큰 소리로 이야기해야 알아듣는다.
- 71~90dB – 고도난청 : 대화가 거의 불가능하다.
- 91dB 이상 – 전농 : 소리를 전혀 듣지 못한다.

4) 중재

(1) 보청기

보청기는 귀에 장착하여 소리를 증폭해주는 기구로 소리를 받는 마이크로폰과 소리를 증폭시키는 증폭기와 증폭된 소리를 내보내는 스피커로 구성되어 있으며, 각각의 주파수를 청력에 맞추어 동작하게 만들어진 기구이다. 보청기를 착용하면 부족한 청각을 개선하여 잘 듣게 되며, 노후의 전반적인 생활 적응력을 개선하는데 크게 기여한다. 또한 보청기는 청력이 더 이상 손실되는 것을 막아주는 중요한 장치이기 때문에 사용에 긍정적인 자세를 가져야 한다.

① 보청기 처방

이비인후과 전문의에 의한 청력검사를 한 후 보청기 착용을 결정한 뒤 전문가와의 상담을 통해 보청기의 종류, 형태에 따른 적절한 선택을 실시한다. 개인이 가지는 청력 손실의 특성에 맞추어 프로그램을 만들고 바깥귀길에서 떠온 본의 모양대로 만들어 착용하게 된다. 착용 후 불편하거나 통증을 느끼는 부위를 점검하고 보청기의 효과 및 울림현상을 확인하여 적응과 조절에 한 달 정도의 기간을 보내게 된 뒤 장기착용의 과정을 밟게 된다.

② 보청기 관리

통상적으로 보청기는 5년 정도 사용이 가능하나 개인차, 사용방법 및 보관방법에 따라 차이가 날 수 있다. 보청기의 관리방법은 전문가로부터 충분히 설명을 듣고 시행해야 한다. 보청기는 전자제품이기 때문에 열이나 습기에 노출되지 않도록 한다. 귀지나 귀 분비물은 보청기를 손상시킬 수 있기 때문에 사용 후에는 항상 깨끗하게 닦아준다. 중이염 혹은 바깥귀길염으로 귀 질병이 발생한 경우에는 이를 치료한 후 보청기를 사용해야 오래도록 사용할 수 있다.

(2) 대화 방법

대화란 일방적인 과정이라기보다 양방향으로 상호작용에 의해 이루어지는 것이기 때문에 올바른 대화를 하기 위해서는 말하는 사람과 듣는 사람의 역할이 모두 중요하다. 따라서 대화 예절을 지켜주는 것만으로도 의사소통을 하는데 큰 도움을 얻을 수 있으므로 난청이 있는 사람과 그 주변인들이 다음과 같은 예절을 지킬 수 있도록 교육하고 노력하는 것이 필요하다.

(3) 일상생활 보상기술

① 눈높이를 노인에게 맞추어 눈부심 없이 말하는 사람의 입술을 읽을 수 있게 한다.
② 노인이 말을 이해하지 못한다면, 다른 단어나 구를 사용하여 반복해 준다.
③ 가능한 주위의 소음을 없애고 조용한 환경을 선택한다.

④ 대화에서 말이 필요없는 비언어적 의사소통방식을 사용한다(웃음, 손 흔들기, 가리키기 등).
⑤ 설명을 필요로 하는 상황에는 글로 적는다.
⑥ 청력 보조장치를 올바르게 사용하고 있는지를 체크한다.

3 미 각

1) 개요

노화에 따른 미각의 감소가 두드러지는 시기는 남성은 40대 초반, 여성은 50대 부터로 혀에서 뇌의 미각 중추에 이르는 자극의 전달기능 감소가 주요 원인이다. 나이가 들수록 단맛, 쓴맛, 짠맛, 신맛 등 모든 맛의 인지 및 식별 능력이 저하된다. 우리나라 노인의 입맛을 비교한 연구에 의하면 단맛은 젊은 사람의 2배, 짠맛은 5배, 신맛은 4배, 쓴맛은 7배의 강한 자극이 필요하다.

2) 증상

미각 기능은 나이가 들어감에 따라 점차적으로 저하되고, 60대 초반부터 시작되어 75세 이후에는 심하게 감소된다. 노화 자체에 의해 미각이 변화할 수 있으며, 약물복용, 고혈압, 만성신부전 등의 질병으로 미각 기능이 손상될 수 있다. 노인은 미각의 변화로 한계 농도 이상에서 자극 강도에 대한 예민도가 떨어져 맛의 강도변화에 대해 잘 느끼지 못하거나 맛 구별을 잘하지 못하는 일이 발생한다. 미각 기능의 변화는 노인의 영양 및 건강상태에 영향을 미칠 수 있고, 이로 인해 음식 섭취 패턴이 변화되어 충분한 영양섭취를 하지 못하게 된다. 노인은 소화 흡수 기능 저하와 만성질환 등으로 영양소의 체내 이용률도 떨어지므로 영양소 결핍의 우려가 발생할 수 있다.

(1) 노화에 따른 미각의 특징

① 식욕감퇴에 의한 식품 섭취량이 줄어들어 영양 결핍을 초래할 수 있다.
② 노인은 쓴맛에 대한 역치가 젊은 사람에 비해 증가한다.

③ 미각 중 단맛, 짠맛의 감소는 당뇨병과 고혈압 등의 질환들을 악화시킬 수 있다.
④ 뇌졸중 중 뇌출혈은 영양 결핍 또는 부족이 위험인자 중의 하나이다.
⑤ 미각 기능 변화 및 선호 식품의 변화를 호소하여 우울증이나 사회적 고립감을 야기할 수 있다.

(2) 미각장애의 종류

① 무미각증(ageusia) : 모든 미각 자극에 대해 못느끼는 경우
② 저미각증(hypogeusia) : 일부 혹은 모든 미각 자극에 대한 미각 반응이 감소된 상태
③ 이상미각증(dysgeusia) : 일부 혹은 모든 미각 자극에 대해 왜곡되게 느끼는 경우, 아무런 미각자극이 없는데도 미각을 느끼는 경우
④ 과미각증(hypergeusia) : 일부 혹은 모든 미각 자극에 대한 미각 반응이 증가된 경우
⑤ 미각 실인증(taste agnosia) : 미각 기능은 있지만 그것을 언어로 확인, 분류 혹은 대조할 수 있는 능력이 없는 경우

3) 평가

(1) 화학미각 검사

단맛, 짠맛, 신맛, 쓴맛을 내는 용액을 여러 단계로 희석하여 평가 용액을 만들고 가장 낮은 농도 용액부터 시작해서 피검자의 혀 표면에 고르게 뿌린 다음 입안에 잠깐 머금다가 삼키게 한 다음 용액의 맛을 대답하도록 한다. 시험 용액이 증류수와 어떻게 맛이 다른지 질문하고 알아차리는 최저 농도를 인지 역치로 기록한다.

4) 중재

(1) 적응적 접근

① 맛에 대한 경험을 높이는 데 다른 감각에 의해 보완되도록 한다.
② 노인이 음식의 맛을 강하게 인지하도록 음식의 색깔을 선명하게 한다.
③ 요리된 음식 냄새로 후각을 자극시킨다.
④ 음식을 준비하는데 향, 온도, 촉감을 다양하게 사용한다.
⑤ 음식을 보기 좋은 모양으로 만들어 낸다.

⑥ 테이블 세팅 및 조명 등을 이용한다.

(2) 예방적 접근

① 꼭 필요한 경우가 아니라면 약이나 진통제 복용을 줄인다.
② 미각에 좋은 아연과 비타민B12 등이 함유된 종합 비타민을 복용한다.
③ 아연이 풍부한 조개류, 무의 잎, 파슬리 같은 녹황색 채소 섭취를 많이 한다.
④ 식품첨가물은 아연 흡수를 방해하기 때문에 피하는 것이 좋다.
⑤ 미각 세포를 파괴하고 맛 감별을 둔화시키는 카페인, 니코틴, 맵고 짠 음식을 줄인다.

4 후각

1) 개요

노화과정에서 나타나는 다양한 감각 기능 저하 중 후각 상실은 후천적으로 발생할 수 있는 증상이다. 일반적으로 후각은 40대 이후부터 후각에 관여하는 후각세포와 후각신경, 신경전달물질 등이 영향을 받으며 후각 감퇴, 후각 상실이 나타나 70대에는 후각이 50% 정도 저하된다. 후각의 감소는 후각 수용기가 연령이 증가함에 따라 감소하고 후각 신경섬유의 수가 줄어들기 때문이다. 후각은 미각과 함께 노인이 음식물을 구별하고 즐기도록 하는데 매우 중요한 역할을 한다.

2) 증상

(1) 문제점

① 후각의 감소는 식욕감퇴를 일으킬 수 있다.
② 후각의 중요한 기능은 개인의 환경적 위험을 경고하기 때문에 후각의 감소는 가정 혹은 직장에서 안전에 대한 위험을 증가시킬 수 있다.
③ 노인의 경우 후각의 감퇴로 사회성에 영향을 주는데 신체에서 나는 냄새를 맡지 못하므로 목욕 습관을 갖도록 교육한다.
④ 향수는 타인에게 불쾌할 만큼 과잉으로 사용될 수 있으니 주의해야 한다.

3) 평가

(1) 주관적 검사

부탄올을 이용한 후각역치와 10개의 냄새를 이용한 후각인지의 합산 점수를 이용하여 후각장애의 정도를 측정하는 후각기능검사(CCCRC검사)와 부탄올을 사용하여 맡을 수 있는 가장 낮은 온도를 측정해 후각역치를 알아내는 부탄올후각역치검사 방법이 있다.

(2) 객관적 검사

코에 냄새를 자극한 후 직접 후각상피에 나타나는 전위를 측정하는 전기후각검사와 뇌파의 변화를 측정하는 후각유발전위검사, 뇌 자기장의 변화를 측정하는 자기뇌촬영방법 등이 있다.

4) 중재

(1) 적응적 접근

후각의 기능이 약화된 노인의 환경적 적응으로는 큰 소리로 울리는 연기 감지기의 사용이다. 냄새와 악취를 감지하는 능력이 제한되면 스토브에 안전 스프링 장치를 추천한다. 감각손실이 심각하면, 가스에 스위치로 감지하는 전기 장치를 설치한다. 긍정적인 삶의 질을 위해 유쾌한 향을 종종 제공한다. 꽃향기는 노인의 감각 경험을 향상시키기 위해 거실에 놓는다.

(2) 예방적 접근

후각 상실을 예방하기 위해 젊은 시절부터 비강질환을 관리 및 치료하도록 한다. 너무 자극적이고 인공적인 냄새에 노출되어 후각의 과부하가 발생하지 않도록 하는 것이 좋다. 산림욕과 같은 활동을 통해 후각을 쉴 수 있게 해주는 것이 좋다. 후각 상실의 진행을 막기 위해 자극성 음식을 멀리하고 적절한 식이 관리와 실온상태의 물을 자주 섭취하는 것이 도움이 된다. 자율신경의 균형 유지를 위해 규칙적인 식습관과 생활습관을 갖고 산책과 등산 같은 무리하지 않는 운동을 실시하는 것이 도움이 된다.

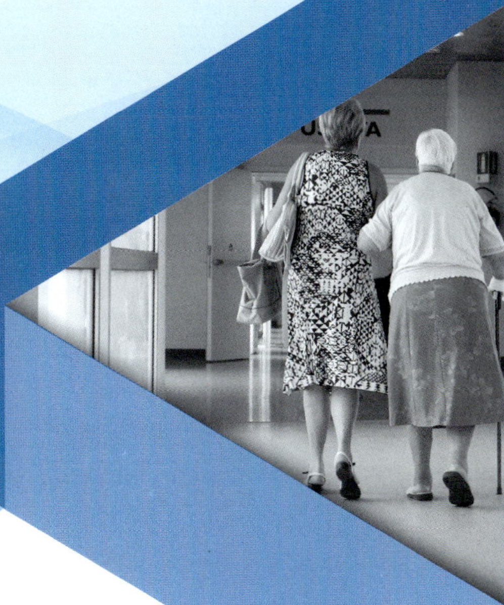

제 2 장

중추신경계 질환에 따른 작업치료 중재

학습목표

- 주요 중추신경계 질환 및 증상을 이해하고 설명할 수 있다.
- 중추신경계 질환 유형에 따른 평가를 시행할 수 있다.
- 질환에 따른 작업치료 중재 방법을 적용할 수 있다.

핵심용어

중추신경계 질환, 뇌졸중, 파킨슨, 헌팅톤, 근위축성측삭경화증, 다발성경화증

1 뇌졸중

1) 개요

뇌졸중은 우리나라 단일질환 중 사망원인 1위인 질병이며, 생존 환자의 약 80%에서 감각, 운동, 인지기능 등 여러 가지 장애를 남기게 되어 후천적 장애의 흔한 원인이 되며 가족의 신체적 정신적 부담과 사회적 비용 부담을 유발한다.

뇌졸중은 뇌에 혈액을 공급하는 혈관이 막혀서 발생하는 허혈성 뇌졸중과 뇌로 가는 혈관이 터지면서 출혈이 발생하는 출혈성 뇌졸중의 2가지 형태가 있으며 일시적으로 혈류 공급이 중단되어 발생하는 일과성 허혈 발작이 있다. 허혈성 뇌졸중은 전체 뇌졸중의 80% 정도이고, 출혈성 뇌졸중은 전체 뇌졸중의 20%이며, 뇌출혈은 뇌의 혈관이 여러 가지 원인에 의해 파열되면서 발생한다. 일과성 허혈 발작은 뇌졸중과 똑같은 증상으로 시작되지만 24시간 내에 증상이 소실되고, 뚜렷한 장애를 남기지 않는 특징이 있다.

2) 증상

(1) 운동장애

뇌혈관 병변의 반대쪽 팔다리의 운동장애가 나타나며(표 3-1), 초기에는 이완되고, 근력이 약화되며, 근긴장도가 감소되면서 움직이지 못하다가 시간이 지나 수의적 운동능력의 회복과 함께 시너지 동작과 경직이 증가된다.

[표 3-1] 운동장애

운동장애	내용
자세조절의 상실	비대칭적 자세를 보이며 마비쪽으로 체중을 지지하지 못하며, 체중이동에 어려움을 보임 후방골반경사, 척추 뒤굽음, 몸통의 가쪽굽힘자세를 보임
근력의 약화	혈관손상 반대쪽의 팔, 다리, 몸통 및 안면의 하부에 근력약화를 보임
비정상 근긴장도	초기에는 이완이 나타나며 수일에서 수개월 후 경직으로 진행됨 경직은 속도-의존적인 수동운동에 대한 저항의 증가, 과도한 신장반사, 팔다리의 상동자세와 클로누스를 보이며, 통증, 감정적 동요나 서두르는 노력에 의해 악화될 수 있음
비정상 움직임패턴	경직으로 팔은 굽힘근시너지 패턴을, 다리는 폄근시너지 패턴을 보임(그림 3-2) 경직 패턴으로 팔다리의 정상적이고 부드럽고 협응된 움직임이 방해됨

비정상 반사	초기에는 무반사 상태이며 이후에 경직과 상동움직임의 증가로 반사항진 상태가 됨 발병 직후에 정위반응, 평형반응, 보호폄반응과 같은 정상자세반사가 소실되며, 긴장성목반사, 양성지지반응, 연합반응과 같은 원시반사가 나타남

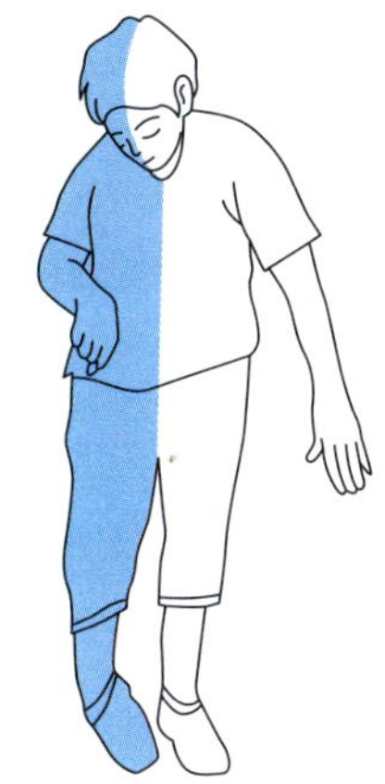

[그림 3-2] 편마비환자의 전형적인 자세

(2) 감각손상

손상된 뇌의 반대쪽 얼굴, 몸통 및 팔다리의 감각에 이상이 생겨서 남의 살 같거나 저리고 불쾌한 느낌이 생기는 수도 있고, 닿는 감각이나 아픈 감각이 감소되기도 한다. 감각의 손실은 관절과 피부의 보호, 균형 및 기민한 협응운동에 현저한 지장을 초래할 수 있다.

(3) 언어장애

뇌졸중의 언어장애로 실어증과 구음장애가 있다. 실어증은 말을 알아듣지도 표현하지도 못하는 전반적 실어증, 말을 이해는 하지만 표현하지 못하는 브로카실어증, 표현은 하지만 말을 이해하지 못하는 베르니케실어증이 있으며, 이외에 명칭실어증과 전도성실어증 등이 있다. 구음장애는 실어증과는 달리 말은 할 수 있으나 입술이나 혀가 제대로 움직이지 않기 때문에 일어나며, 정확한 발음이 어렵고 침 흘림이나 얼굴 표현의 감소를 보인다.

(4) 시각장애

뇌졸중의 흔한 시각장애로 반맹증과 편측무시가 있다. 반맹증은 시야결손으로 시각로 손상이 있을 때 나타난다. 편측무시는 뇌병변의 반대쪽 시공간에 나타나는 자극에 대해서 반응하지 못하는 것을 말하며, 주로 왼쪽무시 양상으로 나타난다. 반맹증과 편측무시는 구분하기 힘들다. 두 가지 상태 모두 왼쪽 시각적 정보를 생략하지만, 시각탐색에 차이를 보인다. 이것은 과제수행 동안 탐색패턴을 관찰함으로써 구별할 수 있다.

(5) 지각장애

지각장애는 인지적 문제와 같이 일상생활동작에 어려움을 가져오며, 심각한 안전사고에 영향을 준다. 예로 관념 실행증을 보이는 환자가 셔츠를 입을 경우 과제의 요구를 이해하지 못하고, 잘못된 운동계획을 사용하여 소매구멍에 다리를 집어넣으려 할 수 있다.

(6) 인지장애

뇌졸중으로 기억장애, 집중력, 지남력과 추론, 문제해결 등의 인지기능 장애를 호소하는 경우가 많다. 이런 인지장애로 인해 일상활동에서 독립성이 감소되고, 과제수행을 위해 새로운 기술을 학습하는 것에 어려움을 겪으며 안전 인식이 감소하고 사회적 상호작용이 감소된다.

(7) 삼킴장애

뇌졸중으로 인한 삼킴장애 증상은 입술과 혀의 조절약화, 삼킴반사의 지연, 인두기에 음식이 남는 것, 후두로의 유입 등이 나타난다. 삼킴장애가 있는 경우 환자들은 사레가 잘 들게 되어 기관지로 음식이 들어가 흡인성 폐렴이 발생할 수 있다.

(8) 어깨통증

뇌졸중 환자의 어깨통증은 경직, 구축, 부딪침 증후군, 연조직 손상, 관절낭염, 두갈래근 힘줄염과 복합성 동통 증후군으로 인해 발생하며, 운동장애, 감각장애, 편마비 기간, 어깨관절가동범위의 제한 등과 관련이 있다.

(9) 어깨 부분탈구

어깨의 부분탈구는 어깨 근육 근 긴장도의 변화, 어깨관절의 안정성 변화와 어깨뼈 위치의 변화에 의해 발생하며, 하방, 전방, 상방 부분탈구로 나뉜다. 가장 흔하게 나타나는 하방 부분탈구는 주로 어깨뼈와 몸통의 나쁜 정렬로 인해 발생한다.

(10) 우울증

우울증을 보이는 환자의 대다수는 에너지 저하, 수면장애, 의욕저하, 무기력증 등을 경험한다. 이런 반응은 개인적 상호반응 장애를 일으키며, 사회적 및 여가 활동을 수행하지 못하게 되고 궁극적으로 고립을 이끈다.

3) 평가

평가는 의무기록의 검토나 면담을 통해 환자에 대한 프로파일과 환자의 장애에 대한 인식 및 수용여부를 알고, 환자의 역할, 활동, 그 활동의 의미와 생활과 관련해서 목표와 요구를 확인하는 것으로 시작한다. 뇌졸중은 다양한 증상과 기능 장애를 갖기 때문에 다각면의 평가도구들이 필요하다. 뇌졸중의 평가는 환자중심 및 상위하달식 접근(top-down approach)이 권장되는데, 환자중심의 접근을 통해 작업치료사는 환자의 환경, 역할, 흥미, 문화에 초점을 맞추며 환자 스스로 수행을 평가하고 목표를 설정하게 한다. 환자의 역할과 작업수행에 초점을 두며 COPM, 흥미체크리스트 등을 사용하여 평가하고, 추후 평가로 수행 능력과 관련된 요소들의 장애와 잔여 능력을 확인한다.

(1) 작업수행의 평가

환자가 원하는 일상생활, 여가, 일 활동을 수행하는 능력을 관찰하여 평가하며, 작업수행 평가를 통해 수행요소의 장애들을 예측할 수 있다.

① 기본적 일상생활활동(BADL)

기본적 일상생활활동의 측정으로 수정바델지수(Modified Barthel Index, MBI)와 기능적 독립 수준 평가(Functional Independence Measure, FIM)가 권고되며, 그 외 신경학적 인지기능평가(Arnadirrir OT-ADL Neurobehavior Examination, A-ONE), Kenny Self-Care Evaluation 등이 있다.

② 수단적 일상생활활동(IADL)

수단적 일상생활활동의 측정으로 Frenchay-Activities Index가 권고되며, 운동과 실행기술 평가(The Assessment of Motor and Process Skills, AMPS), 부엌과제평가(Kitchen Task Assessment, KTA) 등이 사용된다. 적절할 경우 운전과 직업복귀에 대한

가능성이 평가될 수 있다.

(2) 운동기능 평가

① 자세조절

자세조절의 평가는 뇌졸중 환자 능력 평가의 출발점이 된다. 자세조절을 위해 버그발란스척도(Berg Balance Scale, BBS)가 권장되지만, 의미 있는 과제수행 동안에도 관찰할 수 있다. 이것은 비정상 자세와 비대칭성, 정위반응과 평형반응의 상실, 자세결여로 인한 팔 길이를 넘어 팔을 뻗는 능력의 부재 등 관찰을 통해 평가된다(표 3-2).

[표 3-2] 과제수행 동안 몸통조절 평가

과제	몸통조절
식사하기	상부몸통을 식탁으로 가져가고, 수저에서 음식의 흘림을 방지하고, 손을 입으로 가져가는 동작을 돕기 위해 전방 체중이동이 일어난다.
옷입기	바지를 엉덩이 위로 입을 수 있도록 골반의 편측으로 측방 체중이동이 일어난다.
구강케어	타액(침)과 치약을 뱉을 수 있도록 전방 체중이동이 일어난다.
이동하기	sit-to-stand 이행을 개시하기 위해 몸통 폄과 엉덩관절 굽힘이 수반된다.
음식준비하기	냉장고의 낮은 선반에 손을 뻗기 위해 몸통이 중력 방향으로 굽힘된다.

② 관절가동범위

수동 및 능동 관절가동범위를 측정한다. 마비쪽 팔다리의 관절가동범위 평가 결과를 비마비쪽 팔의 측정값과 비교하거나 정상 관절가동범위를 참조하여 치료의 기준선을 결정한다.

③ 근력 및 지구력

근력검사는 저항으로 마비쪽 팔다리의 경직이 증가될 수 있기 때문에, 경직이 감소하여 시너지 패턴의 움직임에서 벗어날 때 수행할 수 있다. 지구력은 환자의 상태와 기능적 목표에 의존하여 동적 또는 정적으로 측정된다.

④ 비정상 근긴장도

근긴장도는 환자의 팔다리를 수동적으로 움직일 때 느껴지는 저항의 강도로 알 수 있다. 근긴장도 검사를 위해 흔히 근육 경직 척도(Modified Ashworth Scale, MAS)가 사용된다. 마비쪽 팔다리를 잡고 1초 동안에 수동적으로 움직이며 3번 반복한다. 3번의 검사 동작을 수행한 후 치료사는 느낀 저항을 검사기준에 따라 등급을 매긴다.

⑤ 비정상 반사

뇌졸중 환자는 비대칭성 긴장성 목반사와 연합반응과 같은 뇌줄기 수준의 반사가 나타난다. 비대칭성 긴장성 목반사는 머리를 한쪽으로 돌리는 것에 의해 유발되며 얼굴방향의 팔다리의 폄근 긴장이 증가하고 뒤통수 방향의 팔다리는 굽힘근 긴장이 증가하게 된다.

⑥ 어깨의 부분탈구

어깨의 부분탈구는 마비쪽 어깨의 봉우리빗장관절 간격이나 위팔머리의 촉진으로 검진한다. 어깨의 하방부분탈구 검사를 위해 환자의 팔을 안정된 몸통 옆에 자유로이 내려뜨리고 어깨봉우리 아래 공간을 촉진하여 어깨봉우리와 위팔뼈머리 사이의 분리를 확인하고 비마비쪽 어깨와 비교한다. 상방부분탈구는 어깨봉우리와 위팔뼈머리 사이 아무런 공간이 느껴지지 않을 때 의심된다.

⑦ 어깨통증

어깨통증은 주관적이기 때문에 자기보고 측정을 통해 평가한다. 움직임 동안 어떤 부위에 통증이 있는지와 통증의 종류와 강도를 말하도록 요청한다. 이런 정보는 통증의 원인을 결정하는데 도움을 준다. 또한 통증행동(경계 행동, 고정하기, 얼굴 찡그림, 불편함 호소)의 관찰이 통증 평가를 위해 도움이 된다.

⑧ 팔 기능

팔과 손의 사용을 위한 표준화된 평가도구로 Fugl-Meyer의 운동기능 평가(Fugl-Meyer Assessment of Motor Function), 운동평가척도(Motor Assessment Scale), 젭슨 테일러 손 기능 평가(Jebson-Taylor Hand Function Test), 뇌졸중 상지기능검사(Manual Function Test), Box and Block Test, Frenchay Arm Test가 있다.

(3) 감각, 시지각 평가

① 감각평가

뇌졸중이 경미하고 기초적 감각이 정상인 환자들은 두-점 구별검사나 Morberg Pick-up 검사 등을 사용하여 보다 미세한 식별 문제들을 검사한다. 이런 검사는 운동 회복이 되었지만 손 기민성은 아직 손상된 상태일 때 적용한다.

② 시각기능 평가

뇌졸중에 흔히 나타나는 시각장애는 반맹증과 편측무시이다. 반맹증을 평가하기 위해 대면검사가 사용되며, 편측무시를 평가하기 위해 그림 그리기 검사, 선이등분하기 검사, Albert 검사, 기호지우기 검사, 이중동시자극 등이 사용된다. 시각장애는 기능적 상황에서 시각탐색을 관찰하여 평가할 수도 있다.

③ 지각기능 평가

지각 검사에는 실인증, 시공간지각장애, 신체도식장애, 실행증 등 검사가 포함된다. 지각장애를 평가하기 위한 표준화된 도구로 MVPT, LOTCA, TVPS 등이 있다. 대부분 검

[표 3-3] 과제수행에 대한 신경행동 기능장애의 영향

수행 영역	관찰된 행동	가능한 손상
식사하기	접시 왼쪽 부분에 있는 음식을 먹지 못한다. 컵을 집을 때 거리를 잘못 평가하여 컵을 뒤집어 엎는다. 손안에 컵이 있는 것을 잊고 다른 음식에 손을 뻗어 흘린다.	공간무시 공간관계장애 신체무시
옷입기	운동화를 신은 후 양말을 신으려고 한다. 셔츠의 소매의 위치나 앞뒤를 구별하지 못한다. 소매를 끼운 후에 계속 위로 당긴다. 오직 몸 오른쪽만 옷을 입는다. 옷이 무엇인지 어떻게 입는지 모른다. 수행하는 것을 보지 않고 셔츠의 단추를 채우지 못한다.	조직화/순서화 장애 공간관계장애 전운동보속증 신체무시 관념실행증 촉각실인증
몸단장하기	면도기나 칫솔 쥐기를 수정하는데 어려움이 있다. 이를 닦기 위해 머리빗을 사용한다. 입 한쪽만 반복적으로 칫솔질한다.	관념운동 실행증 관념실행증 전운동보속증
거동	자신의 병실에 있는 화장실의 위치를 알지 못한다. 휠체어 브레이크를 잠그거나 발판을 제거하지 않고 이동한다. 이동 후 오직 정상 측 엉덩이만 의자 좌석에 걸친다.	지리적 지남력 장애 조직화/순서화 장애 신체무시

사 도구들은 지각기능과 인지기능을 분리하지 않고 같이 검사된다.

지각장애는 A-ONE, AMPS 등 기능적 검사를 통해 검사할 수 있다. 이것은 기능적 과제들에 대한 수행의 처리과정을 평가하고 그 영향을 평가한다. A-ONE 검사는 기능 활동에서 환자를 관찰하고, 실수를 분석하여 작업수행을 방해하는 손상들을 발견할 수 있다(표 3-3).

실행증은 새로운 과제나 기술을 학습하거나 독립적인 일상생활활동 수행능력을 감소시키고, 심할 경우 독립적인 일상생활활동의 수행을 불가능하게 만든다. 이것은 일상생활 과제의 수행 동안 확인될 수 있다. 실행증의 임상적 증상은 [표 3-4]와 같다.

[표 3-4] 실행증의 임상적 증상

실행증의 임상적 증상
• 도구 사용을 못하며 물건을 향해 손을 적절하게 위치시키지 못한다. • 움직임을 개시하는데 어려움을 보이거나 올바른 순서로 운동수행을 하지 못한다. 예로, 셔츠를 입을 때 단계별로 언어나 신체적 단서를 주지 않으면 입지 못한다. • 주저함과 보속증을 보인다. 예로, 환자에게 칫솔질 후 면도기로 면도하도록 요청할 때 잠시 지체한 후 면도기를 입으로 가져가 이를 닦으려 한다. • 익숙한 물건이나 익숙한 상황에서만 움직임이 수행된다. 예로, 먹을 것이 주어지지 않으면 손을 입으로 가져가라는 명령을 따르지 못한다.

(4) 인지기능 평가

인지기술 범위를 판별하기 위해 유용한 평가도구로 간이정신상태검사(Mini Mental Status Examination, MMSE), 신경학적 인지상태 검사(Neurobehavioral Cognitive Status Examination, NCSE), Lowenstein 작업치료 인지평가(Lowenstein Occupational Therapy Cognitive Assessment, LOTCA)와 미네소타 인지평가 등이 있다. 기능 활동을 통해 인지능력을 검사하기 위해 A-ONE, AMPS, KTA 등이 사용된다.

(5) 언어기능, 심리적 적응평가

① 언어기능 평가

언어기능에 대한 평가는 주로 언어치료사에 의해 수행된다. 작업치료사는 환자의 의사소통 평가의 결과를 알고, 환자의 언어치료 목표를 지지하고, 가장 효과적인 의사소통 방법들에 대해 알기 위해 언어치료사와 의논해야 한다.

② 심리적 적응평가

심리사회 기술에 대한 평가로 융의 우울증 자가-평가척도(Zung Self-Rating Depression Scale), Beck 우울척도(Beck Depression Inventory, BDI), Beck 불안척도(Beck Anxiety Inventory, BAI) 등이 있다.

4) 작업치료 중재

(1) 급성기 작업치료

급성기의 뇌졸중 환자는 발병 후 의식수준의 변화로 인해 또는 주의나 감시의 필요 때문에 침상안정 상태로 있게 된다. 급성기에 근육은 이완이나 저긴장 상태를 나타내어 움직이지 못한다. 이 단계 동안 치료는 이완이나 저긴장 상태로 인한 근육의 단축이나 구축과 피부손상의 예방에 중점을 둔다.

① 올바른 자세취하기

구축과 피부손상을 방지하기 위해 올바른 침상자세를 유지한다(표 3-5).

[표 3-5] 뇌졸중환자에게 권장되는 올바른 침상자세

자세	내용
바로누운 자세	• 머리와 목을 약간 굽힘한다. • 몸통을 직립으로 하고 정렬한다. • 마비쪽 팔은 작은 베개로 어깨뼈와 위팔뼈를 지지하고, 어깨는 내밈, 가쪽돌림, 벌림 및 약간 굽힘하고, 팔꿉관절은 펴고, 아래팔은 중립위나 뒤침으로 하고, 손목은 중립위로 손은 편다. • 마비쪽 다리의 골반 밑에 낮은 베개나 수건, 모래주머니를 대어주며, 발꿈치에 아무것도 없게 하며 가급적 자연스런 자세를 유지한다.
비마비쪽으로 눕기	• 머리와 목을 대칭적으로 중립위로 놓는다. • 몸통을 정렬한다. • 마비쪽 팔을 베개에서 팔을 전방으로 하여 내밈하고, 팔꿉관절을 펴거나 약간 구부리고, 아래팔과 손목은 중립위로 하고 손은 편다. • 마비쪽 다리의 엉덩관절과 무릎관절을 전방으로 굽힘하고 베개 위에 지지한다.
마비쪽으로 눕기	• 머리와 목을 대칭적으로 중립위로 놓는다. • 몸통을 정렬한다. • 마비쪽 팔을 전방으로 내밈하고 가쪽돌림하고 팔꿉관절을 펴거나 약간 구부리고, 아래팔은 뒤침, 손목은 중립위로 하고 손은 편다. • 마비쪽 다리의 무릎을 약간 굽힘한다. • 비마비쪽 다리의 무릎을 구부리고 베개 위에 지지한다.

② 연조직 단축의 방지

연조직 단축 및 구축을 방지하기 위해 관절가동운동과 스플린트를 사용한다. 마비쪽 사지의 능동운동이 힘들 경우 하루에 한번 이상 수동관절운동을 수행하며, 이때 어깨뼈-위팔뼈리듬이 이루어져야 한다. 마비쪽 팔다리를 움직일 수 있으면 능동운동을 시작한다. 스플린트는 손과 손목의 연조직 단축을 방지하기 위해 사용된다.

③ 이완 치료

마비된 팔다리의 이완은 마비쪽으로 체중을 지지하는 침상자세와 기능적 신경근전기자극, 빠른 신장 등과 같은 촉진기술로 치료한다. 손 스플린트의 사용, 수동관절가동운동, 올바른 자세취하기와 관절보호에 대한 환자와 가족 교육이 중요하다.

④ 피부관리

작업치료사는 피부보전 또는 욕창방지를 위해 다음을 수행한다.

㉠ 지나친 피부마찰을 피하기 위해 올바른 이동과 거동 기술을 사용한다.
㉡ 규칙적으로 자세를 변화시키고 적절한 침상자세와 앉기자세를 취하도록 권고한다.
㉢ 마비쪽의 신체와 피부의 손상을 피하도록 주의사항을 교육한다.
㉣ 피부압박이나 손상의 징후를 발견하고 의료진에게 알린다.

(2) 재활기 작업치료

① 자세조절 훈련

자동적으로 자세를 조절하는 능력은 과제들을 성공적으로 수행하기 위한 선행조건이다. 작업치료사는 환자가 활동에 참여하기 위해 안전하고 효과적인 준비 자세와 몸 자세의 변화에 적응하는 전략들을 가르치고, 앉은 자세나 선 자세에서 과제를 수행하는 능력을 증가시키는 치료를 수행한다(표 3-6).

② 비정상 근긴장도의 치료

비정상 근긴장도는 보통 루드(Rood), 브룬스트롬(Brunnstrom), 고유수용성 신경근 촉진법(Proprioceptive Neuromuscular Facilitation Stretching Techniques, PNF), 신경발달치료(Neuro-Development Treatment, NDT) 등의 감각운동접근이 사용된다. 여기

[표 3-6] 앉은 자세에서 과제수행 능력을 증가시키는 치료

방법	구체적 설명
좋은 몸통 정렬 자세를 확립한다.	• 발을 바닥에 붙이고 체중지지 • 양쪽 궁둥뼈결절에 동등하게 체중지지 • 중립이나 약간 전방경사된 골반자세 • 척추 직립 • 머리가 어깨 위에, 어깨가 엉덩관절 위에 위치
외부단서와 함께 몸통을 중간선에 유지하는 능력을 성취한다.	구두 또는 시각적(거울) 피드백을 제공한다. 자세를 교정하기 위해 환경적 단서를 이용할 수 있다.
적절한 몸통정렬을 위해 휠체어와 팔걸이의자에 앉아서 몸통의 관절 운동을 수행한다.	몸통의 관절가동범위와 유연성에 초점을 둔 운동프로그램을 제공한다. 바람직한 움직임 패턴을 이끌어내는 활동을 선택하고, 필요하다면 몸통에 대한 가동화기술을 사용한다.
팔 뻗기 동작과 함께 동적체중이동 활동을 통한 골반조절과 체중이동을 수행한다.	몸통과 팔다리를 통합하여 체중이동을 연습한다. 환자가 팔의 길이를 넘어 손을 뻗는 동안 자세를 조절할 수 있도록 물건을 배치한다. 물건의 위치에 따라 골반조절과 체중이동이 달라진다.
몸통 근력을 강화한다.	중력에 대항하여 몸통조절을 요구하는 과제를 수행한다. 예로, 등의 폄근 강화를 위해 바로 누운 자세에서 엉덩이 들기를 한다.
몸통조절이 회복되지 않아 손상위험이 있을 경우 보상전략과 환경개조를 사용한다.	휠체어에 가쪽 지지대, 가슴 띠, 머리지지대를 사용하거나 몸통의 치우침을 감소시키기 위해 리처, 긴 손잡이 도구를 사용한다.

에 수동/능동운동, 매트운동, 균형 및 자세 훈련 등의 운동치료와 기능 훈련이 같이 시행된다. 치료 기술이나 접근을 선택할 때 한 가지 방법만 적용하기 보다는 환자의 특성과 상태에 따라 개별화하여 상호 보완적으로 사용하는 것이 바람직하다.

③ 부분탈구 치료

어깨 부분탈구의 치료는 몸통정렬을 확보하고 어깨뼈가 위쪽돌림된 위치에서 안정을 획득하는데 초점을 둔다. 어깨가 부분탈구되지 않도록 자세를 취하거나 도구를 사용하는 것이 중요하며, 이것은 어깨와 어깨뼈의 테이핑, 휠체어에서 랩보드(lapboard)와 큰 베개의 사용, 앉거나 서있는 동안 탁자의 사용, 기립자세에서 손을 호주머니 안이나 벨트 아래 놓거나 어깨에 걸치는 백의 사용 등을 통해 이루어진다(그림 3-3).

④ 어깨통증 예방 및 치료

어깨통증을 예방하기 위해 이동, 침상거동과 같은 활동 동안 환자 스스로 팔의 자세를

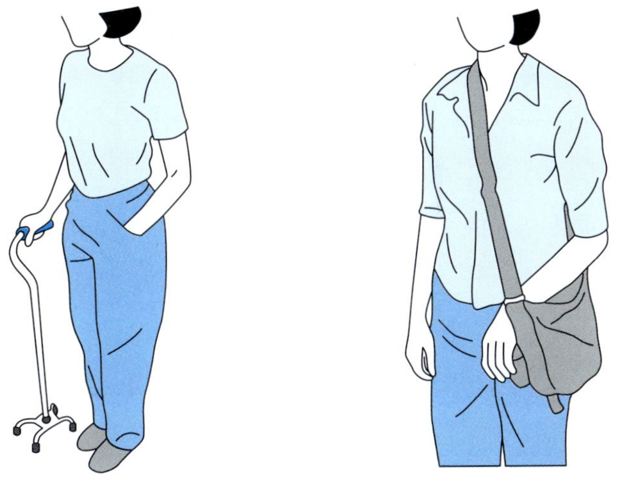

[그림 3-3] 마비쪽 팔을 지지하기 위한 대안적 방법
A. 손을 호주머니 안에 넣음 B. 어깨에 걸치는 백을 사용

유의하도록 하며 이동할 때 마비쪽 팔보다는 보행 벨트를 사용한다. 어깨뼈 위쪽돌림과 위팔뼈의 가쪽돌림 없이 90° 이상의 어깨 굽힘과 벌림을 피한다. 통증을 감소시키기 위해 일반적으로 약물치료, 스플린트 사용, 이완훈련, 경피자극치료(TENS)를 이용한다.

⑤ 손 부종 치료

손의 부종을 감소시키기 위해 손의 거상, 역방향 마사지, 압박장갑을 사용한다. 약간의 수의적 움직임이 가능한 환자는 오랜 기간 동안 손과 팔을 내려뜨리는 것을 피한다. 손의 심한 통증, 감각과민, 혈관운동장애와 결합된 부종은 견수증후군으로도 불리는 복합성 동통 증후군의 증상으로 기능 상실을 방지하기 위해 주의하여 다룬다.

⑥ 구축의 예방 및 치료

구축예방을 위해 빈번한 자세변경, 올바른 관절가동운동, 자세취하기를 수행한다. 자세취하기는 관절의 조직 길이를 유지하기 위해 정상적인 자세정렬을 촉진하고, 이미 단축되거나 구축된 근육에 신장을 제공하도록 자세를 취한다. 연조직의 단축이 있을 경우 저부하 장기 신장을 수행하고 이는 단축된 연조직을 장시간 최대한 신장상태로 두는 것으로 자세취하기, 스플린트 착용, 석고붕대 고정을 통해 수행된다.

⑦ 팔의 수의적 움직임 및 기능적 사용 훈련

마비쪽 팔의 상태에 따라 여러 방법으로 기능적 사용을 훈련한다(표 3-7). 팔을 기능적으로 사용하지 못할 경우 이용되는 능동적 관절가동범위 운동은 탁자 위에서 정상 손으로 마비쪽 손을 지지한 채 밀거나 양손을 깍지 끼어 잡고 손을 뻗는 양손 활동을 수반한다.

[표 3-7] 팔의 기능적 사용 유형과 수행 방법

팔의 기능적 사용	수행 방법
팔을 기능적으로 사용하지 못함	• 어깨 보호를 가르친다. • 자가 – 관절가동운동(self ROM) • 자세취하기
자세지지/체중지지 (아래팔 또는 폄된 팔)	• 침상거동 도움 • 반대쪽 손으로 뻗는 동안 지지한다. • 물건들을 고정한다.
작업표면을 따라 물건을 움직이기	• 테이블 닦기(wiping table) • 다림질하기(ironing) • 세탁물 펴기(smoothing out laundry)
팔 뻗기와 조작	• 마비쪽 팔을 일상생활동작, 여가, 거동시 사용한다. 뻗는 거리/높이, 물건의 무게, 속도, 정확성에 의해 과제를 단계화 한다.

최근 억제유도치료, 로봇치료, 가상현실프로그램 등 새로운 뇌기능을 촉진시키는 재활치료법들이 개발되어 사용되고 있다. 억제유도치료는 뇌졸중환자들이 건강한 쪽 팔다리만을 사용하게 하고 마비가 있는 쪽의 팔다리를 잘 사용하지 않음으로 인하여 대뇌 운동겉질이 위축되는 것을 막기 위한 치료 방법이다. 건강한 쪽 팔의 사용을 억제하고 부분적 마비가 있는 팔의 운동을 촉진하는 방법을 사용하게 하는 것으로 짧은 치료기간에도 급격한 운동회복을 얻을 수 있으며 2주 정도 지속한다.

⑧ 감각훈련

환자의 감각장애 유형에 적합한 치료를 사용하며 예로 감각마비로 보호감각이 상실된 경우에는 손상을 방지하기 위하여 [표 3-8]과 같이 보상전략을 가르친다.

[표 3-8] 감각상실 환자를 위한 보상전략의 예

보상전략
• 압력이 지속적으로 가해지지 않도록 자세를 자주 바꾸어 체중을 분산시킨다. • 날카로운 도구를 다룰 때 주의하도록 교육하고 가방, 열쇠 등의 손잡이를 넓게 만들어 줌으로써 작은 물체를 잡을 때 특정부위에 가해지는 과도한 압력을 줄인다. • 요리할 때 나무 손잡이가 달린 조리기구나 장갑을 사용하여 화상을 입지 않게 예방교육을 실시한다. • 물의 온도를 정상 손으로 체크하거나 물체를 만지기 전에 눈으로 확인을 하는 등 다른 정상 감각을 이용한다.

⑨ 시각장애 치료

시야결손의 교정을 위해 컴퓨터 프로그램을 활용하고, 탁자 위에 일상 사물을 결손 쪽에 놓고 보게 하거나 소리나 촉각적 단서를 제공하여 결손 쪽을 보게 한다. 보상접근으로 사물을 환자의 시야 내에 배치하고, 시야결손으로 인한 기능장애에 대해 교육한다.

⑩ 지각/인지 기능 장애 치료

뇌졸중의 지각/인지 기능 장애 치료를 위해 교정접근과 보상접근이 사용된다(표 3-9). 지각/인지장애의 교정접근은 지필, 탁상과제, 컴퓨터를 이용한 인지훈련과 기능적 상황에서의 반복훈련을 통해 수행될 수 있다.

[표 3-9] 지각/인지 기능 장애의 치료 접근법들

접근	중재	중재의 예
교정접근	손상에 대한 교정	집중력을 향상시키기 위해 지필과제나 탁상활동을 이용한다.
보상접근	환경의 수정	집중력을 높일 수 있는 물리적 환경을 조성한다. 집중력을 위해 적절한 단서를 제공한다.
	습관화 및 일과의 수립	중요한 일상생활활동과 플래너 사용에 대한 체크리스트를 만들어 단서 없이 습관과 일과를 유지할 수 있을 때까지 반복한다.
	보상전략의 학습	도움과 함께 기억보조도구(플래너, 알람시계, 약 보관함)를 선택하게 하고 도구들의 사용을 연습하도록 한다.

⑪ 특정 지각/인지 기능 장애 치료

특정 지각/인지 기능을 훈련시키기 위해 환경과 과제를 조작할 수 있다(표 3-10). 보상접근은 환경의 수정, 습관화나 행동적 일과의 수립, 보상적 기술과 전략의 습득을 포함하여 옷 입기 동안 영향을 미치는 인지장애들에 대해 보상전략을 사용할 수 있다(표 3-11).

[표 3-10] 음식준비동안 지각/인지 기능을 훈련시키기 위한 환경 및 과제 조작의 예

특정 지각/인지 기능	수행 방법
전경 배경	• 흩뜨려져 있는 서랍에 필요한 용구를 배치한다. • 카운터의 색상에 배합하는 용구를 사용한다.
공간 장애	• 한 용기로부터 다른 용기로 재료를 따를 수 있는 품목들을 준비한다(예, 물 단지에 물을 채우거나 사발에 파스타를 쏟는다).
운동 실행증	• 음식 품목의 조작을 필요로 하는 조리법을 선택한다. • 팔다리의 먼쪽부위 조정을 필요로 하는 조리법을 선택한다(예, 국자 사용).

[표 3-11] 옷 입기에 관련된 지각/인지 장애를 위한 보상전략의 예

특정 지각/인지 기능	수행 방법
공간 무시	• 장롱과 서랍의 우측에 필요한 옷을 배치한다. • dressor를 방의 우측으로 이동시킨다.
운동 실행증	• 단추 없는 느슨한 옷을 이용한다. • 벨크로 잠금장치(velcro closure)를 사용한다.
공간 장애	• 올바른 방위를 알기 위해 앞에 상징이 있는 셔츠를 사용한다. • 올바른 방위에 옷을 배치한다.

(3) 지역사회로 퇴원

① 퇴원계획

환자의 퇴원을 계획하면서 환자의 선호도, 장애수준, 보호자의 지지수준 및 집의 안전과 접근성을 고려하여 퇴원환경을 판정하고, 환자와 가족에게 필수적인 기술을 훈련시키며, 지역사회서비스와 함께 연속된 관리를 준비하도록 돕는다. 작업치료사는 환자와 함께 가정방문과 안전평가를 실시하고, 필요시 집 개조나 교체를 권고하는 역할을 수행한다.

② 환자, 가족 교육

재활 후 사용할 기술과 문제해결 전략에 대해 교육하기 위해 홈 프로그램을 이용한다. 환자의 문제에 대한 치료를 실제적으로 일상생활활동과 여가 과정을 통합하는 홈 프로그램을 개발하여 연습시킨다. 이것은 뇌졸중 후 있음직한 문제점에 대해 상기시키고, 환자가 이미 숙달한 기술과 얻을 수 있다고 기대되는 기술을 보완시킬 수 있어야 한다.

③ 자동차 운전

운전을 하는 능력은 뇌졸중 환자가 지역사회에서 독립을 유지하고 고립을 피하기 위해 중요하다. 안전한 운전은 운동장애보다는 지각 및 인지장애에 의해 영향을 받는다. 운전을 재개하는 능력에 대한 표준화된 평가는 없지만 보통 시각 탐색 및 집중, 높은 수준의 시각-인지기술, 주의산만, 문제해결, 지시이행능력의 검사가 이루어진다. 운전재개훈련은 잠재된 손상을 교정하고, 차-내 운전재훈련과 운전시뮬레이터 훈련을 수반한다.

④ 지역사회 활동

지역사회 재통합을 위해 병원과 재활기관은 지역사회 자원에 대한 최근 목록을 작성하고, 뇌졸중 환자 및 가족에게 제공하여, 필요한 서비스를 얻는 데 도움을 제공한다. 이 서비스는 환자와 가족들에 대해 교육하고, 수단 및 감정적 지지의 방법들을 통해 제공한다.

⑤ 일 활동

직업복귀를 원하는 환자를 위해 직업-전, 직업평가와 직무준비훈련이 필요하다. 대부분 직장복귀 환자들을 위해 일 수정이 필요할 수 있다. 직장복귀를 위해 자조생활의 독립, 보행능력, 작업수준, 언어와 인지능력의 유지가 필요하다.

⑥ 여가 및 오락 활동

환자의 여가와 오락을 촉진하기 위해 집이나 지역사회의 물리적 장애물을 극복하는 방법을 포함하여 가치 있는 활동들에 대한 적응, 환자의 능력에 적합한 새로운 여가 활동들의 소개, 유용한 지역사회 자원에 관한 교육과 고취가 필요하다.

2 신경계 퇴행성질환

1) 파킨슨병(Parkinson's Disease, PD)

(1) 개요

파킨슨병(Parkinson's disease)은 1817년 영국 의사인 제임스 파킨슨(James Parkinson)에 의해 처음으로 기술되었고, 그의 이름을 따라서 파킨슨병이라고 부르게 되었다. 파킨슨병은 중추신경계의 바닥핵(basal ganglia) 손상과 관련된 퇴행성 질환이며, 느리게 진행된다. 바닥핵은 몸의 움직임을 조절하는데 있어서 선택적인 역할을 하는데 이곳에 이상이 생기면 수의적인 운동장애와 불수의 운동을 일으키게 된다.

(2) 증상

일반적으로 안정 시 떨림, 근육의 강직, 운동느림의 3대 증상이 나타난다. 이외에 자세 조절 장애, 보행장애(가속보행, festinating gait), 자발성 결손(autonomic deficits), 얼굴표정의 감소와 언어장애, 삼킴문제, 인지 · 지각장애, 자율신경계 이상, 정신 증상 등도 나타나기 쉽다. 파킨슨병의 3대 증상은 다음과 같다.

① 안정 시 떨림(resting tremor)

바닥핵 병변과 관련이 있는 안정 시 떨림은 수의적 움직임 동안에는 나타나지 않지만 움직임을 하지 않는 안정 시에 불수의 운동이 나타난다. 이것은 스트레스와 함께 증가하는 경향이 있다. 떨림은 주로 엄지, 둘째, 셋째 손가락으로 알약을 굴리는 듯한 움직임(pill rolling)을 보인다. 안정 시 떨림은 파킨슨병 초기에 편측에서 나타나지만 점차 양측성으로 진행하여 팔다리, 혀, 아래턱(mandible, 하악) 및 입술(lip, 구순) 등에서도 나타날 수 있다.

② 강직(rigidity)

근육은 대뇌로부터 이완하라는 메시지를 받지 못하기 때문에 긴장하거나 강직을 동반하게 된다. 팔다리를 수동적으로 움직일 때 근 긴장이 처음부터 끝날 때까지 지속적인 저항으로 나타난다. 수동적으로 근육을 신장하면 톱니바퀴형 강직(cogwheel rigidity)이 나타나는 경우가 많다. 근육의 강직은 결과적으로 움직임을 더욱 느리게 만들며 구부정한 자세, 종종걸음을 유발한다.

③ 운동느림증(bradykinesia, hypokinesia)

운동느림증은 운동의 속도, 반응시간의 지연 등으로 나타나며 일상생활활동을 방해하는 큰 요인이다. 눈 깜박임이 적고 무표정한 얼굴(가면형 얼굴)이 되는 것도 특징적이다.

(3) 평가

파킨슨병에 대한 평가항목 및 평가도구를 살펴보면 다음과 같다.

① 일상생활활동 : AMPS

② 여가 : COPM, 여가 흥미도 검사

③ 감각운동영역 : MMT, 악력계, 핀치계, 각도계, 글씨쓰기, 초시계를 이용한 움직임 측정(앉기, 서기, 지구력, 눈을 뜨거나 감고 균형 유지하기), 앞으로 걷기, 뒤로 걷기, 다리 교차하며 걷기 등의 능력 검사, 눈돌림(oculomotor)운동 조절 기술, 안구의 순간적 운동

④ 정신사회/심리영역 : 가족들과의 면담 및 개인 인터뷰

⑤ 환경 : 환경적 장애 및 방해를 주는 요인 평가

(4) 작업치료 중재

① 질병 단계에 따른 작업치료적 접근

파킨슨병에 대한 작업치료 중재는 환자의 질병의 진행정도에 따라 다양하게 접근해야 한다. 파킨슨병의 작업치료 중재는 순응(accommodation), 교정(remedial), 보상(compensation), 예방, 환경적 적응에 초점을 둔다. 전형적으로 보상전략을 제공해주어야 하고, 환자와 보호자 교육, 환경과 업무의 변형 및 지역사회의 참여에 중점을 둔다(표 3-12).

[표 3-12] 단계에 따른 작업치료 중재

단계	문제점	치료 목표
초기단계	• 일상생활에서 동작의 완만함 나타남 • 동작수행 시 피로감 등 증상 나타남 • 세밀성이 요구되는 동작이 어려워짐	• 목표는 폐용증후군 예방 • 자세 조절이나 팔 기능 등을 높임 • 환자가 가정이나 사회적 역할을 유지하도록 함
중간단계	• 특징적인 임상증상이 양쪽으로 나타남 • 평형반응이 현저하게 감소 • 일상생활은 감독이나 보조가 필요	• 목표는 집에서 가능한 독립적인 생활을 유지하도록 하는 것 • 안전성을 고려한 일상생활 활동지도 • 폐용증후군을 예방하기 위한 자기훈련 프로그램의 지도 • 생활리듬의 조정, 생활을 풍부하게 하는 취미활동 등을 탐색 및 지원

말기단계	• 스스로 할 수 있는 동작이 더욱 제한 • 치매 등 정신증상이 강하게 나타남 • 일상생활 활동능력 더욱 감소 • 와상상태로 지낼 수 있음	• 목표는 보조수준의 감소 및 폐용증후군의 예방, 가능한 일상생활 활동 유지 • 가옥개조 및 보조도구의 구입을 포함한 보조수준을 감소 하기 위해 지도 • 누워 지내는 것을 예방하고, 활동성을 유지하기 위해서 정기적인 활동 시행

② 일상생활에서의 작업치료 접근방법

일상생활활동 치료는 가능한 독립수준을 유지하고 각 동작의 효율화와 안전성을 확보하는 것이다. 원래는 할 수 있는 활동을 실제 생활에 적용하지 못하고, 동작의 효율화를 위한 자조도구도 효율적으로 활용하지 못하는 경우가 있다. 움직임을 재촉하는 훈련이 심리적인 부담감으로 작용하거나 보호자도 마음이 급해서 바로 도움을 주게 된다.

환자의 능력, 피로, 동기 및 보호자의 부담 등을 정확하게 평가하고, 환자와 보호자의 이해를 얻는 것이 중요하다. 동작이 익숙해지도록 반복하여 실시하도록 지도한다. 전반적인 일상생활에서의 구체적인 치료적 접근방법을 표로 제시하였다(표 3-13).

[표 3-13] 일상생활에서의 작업치료 접근방법

자조활동	작업치료 접근방법
식사	• 젓가락 사용이나, 구운 고기를 씹고 삼키는 것이 어려우므로 숟가락, 포크를 적절하게 사용하도록 지도하고 삼킴 작용이 원활하게 이루어지도록 딱딱한 음식은 주의한다. • 받침 접시나 손잡이가 두꺼운 숟가락을 이용하여서 가능한 스스로 식사를 하도록 식기도 고려한다.
개인위생	• 떨림 등에 의해 이 닦기가 어려운 경우에는 양손으로 하게 한다. • 반복 동작이 어려울 때는 전동칫솔 등도 고려한다. • 안전을 고려하여 다양한 보조도구를 활용한다(예, 고정되어 있는 손톱깎기).
옷 입기	• 세밀성 감소, 뻗기 제한 등으로 단추 사용, 옷 입고 벗기, 양말이나 신발 신고 벗기, 떨어진 옷 주워 올리기 등이 어려워진다. 옷 입기에서 주의할 점은 안전의 확보이며, 넘어질 위험성이 적은 자세에서 동작하도록 한다. • 비교적 입고 벗기가 쉬운 옷을 입는다. 큰 단추나 벨크로를 이용한다. • 바지도 허리가 고무줄로 되어 있으면 동작이 쉽다.
배설	• 자율신경장애 등에 의해 변비나 방광장애 등이 나타날 수 있으므로 수분 섭취량에 주의한다. • 변기에서 일어서기나 배설 후의 뒷마무리가 어려우므로 양변기 주위에 안전손잡이를 설치한다.
목욕	• 미끄러지기 쉬우므로 등받이가 부착된 샤워 의자 등을 이용한다. • 몸을 씻을 때는 끈 부착 타월이나 세정용 긴 자루 솔을 활용하면 좋다. • 욕조에 출입할 때, 방향 전환 시에 넘어질 위험이 있는 경우에는, 미끄럼방지매트나 안전손잡이를 설치한다.

이동	• 넘어질 위험이 많으므로 난간을 설치하고 안정된 가구를 붙잡거나 동선을 확보한다. • 무게중심이 뒤로 이동하기 쉬우므로 앞에서 보조하는 것이 효율적이다. • 발을 떼지 못하는 경우에는 호령을 붙여서 한 걸음을 걷고, 걷기 시작하면 좋다. • 휠체어를 집에서 사용하는 경우, 집의 넓이, 방의 형태, 통로 확보 등 환경을 고려하여 경사로 설치 등을 검토한다.
의사소통	• 글씨쓰기는 손가락의 세밀성, 협응성 훈련으로 할 수도 있지만, 편지나 안부를 묻는 글 등 의사소통 수단이나 기회를 늘리는 데 방편으로 하는 것이 좋다. • 목걸이용 무선 코일이나 휴대용 스위치식 송신기 구입을 검토한다. 혼자서 지내는 경우, 긴급 전화가 가능한 기종을 선택한다.

2) 헌팅톤병(Huntington's Disease, HD)

(1) 개요

헌팅톤병(Huntington's Disease)은 치명적인 신경계 퇴행성 질환으로 1872년 미국인 의사 조지 헌팅톤(George Huntington)에 의해 소개되어 헌팅톤병 혹은 헌팅톤 무도병으로 명명되었다. 인구 10만 명 중 5~10명 정도가 이 병에 걸리며, 보통 염색체 우성 패턴으로 전달된다. 부모가 이 병에 걸렸을 경우, 자녀가 유전될 확률이 50%이다. 헌팅톤병은 30~40대의 중년에서 발생하나 20세 이전 또는 50세 이후에도 발병하는 진행성 질환으로, 발병 후 서서히 진행하여 12~15년 후에 사망한다. 헌팅톤병은 치매를 유발하는 유전성 신경계 퇴행성 질환으로 보고되고 있다.

(2) 증상

헌팅톤병은 수의적, 불수의적 움직임에 점진적인 장애를 특징으로 하는 질환으로 인지력과 행동능력이 유의하게 감퇴한다. 초기징후는 다양하지만 주로 행동의 변화, 인지기능의 변화, 손의 무도병 등이 있다. 인지장애의 초기증상은 꼬리핵(caudate nucleus)의 퇴행과 관련이 있으며 자주 기억을 상실하고 집중을 못하게 된다. 헌팅톤 환자들은 치매에 걸리는 유병률이 매우 높다고 보고되고 있다.

① 무도병

한팅톤병 환자에게 나타나는 무도병은 빠르고 불수의적이고 불규칙적인 움직임으로 이루어져 있다. 헌팅톤병의 초기단계에서 무도병은 주로 손에 한정되어 나타난다. 이러한 불규칙적인 움직임은 스트레스 상태에서 악화되며 수의적인 행동시 감소된다. 무도병의 증상은 잠자는 동안에는 나타나지 않는다. 질병이 진행할수록 무도병은 심해지고 얼굴을 포함한 전신에서 나타난다.

② 보행장애

보행장애는 병의 중간 단계에서 나타나며, 균형도 자주 잃는다. 헌팅톤병 환자들은 팔자걸음의 패턴을 보이며 울퉁불퉁한 길을 걷기 힘들어한다.

③ 수의적 움직임 감소

질병이 진행될수록 수의적 운동수행이 느려지며 움직임의 시작도 어려워진다. 쓰기능력은 처음에 할 수 있을지라도 병이 진행될수록 어려워진다. 글씨는 커지고 형태 또한 일그러진다. 질병의 마지막 단계에서는 눈 움직임도 느려진다. 정상적으로 부드럽게 훑어보지 못하고 짧고 경련하는 방식으로 목표물에 접근하여 움직이는 목표를 응시하지 못하기 때문에 시각추적이 감소한다.

④ 인지기능 감퇴

인지기능은 질병이 진행됨에 따라서 감소한다. 기억력과 의사 결정력의 감소로 인하여 집이나 회사에서 시행하는 친숙한 업무는 수행할 수 있으나 환경이 바뀌거나 새로운 일을 요구받았을 때는 수행할 수 없다. 기억력 감소는 질병의 초기단계에서는 경미하지만 질병이 진행됨에 따라 악화된다. 단기기억의 감퇴가 두드러져 특히 기억을 회상할 때 많은 어려움을 호소하고, 도형과 얼굴 등을 기억하는 시각적 기억도 감소한다.

⑤ 심리변화

질병이 진행할수록 우울증이 악화되며, 자살도 흔하게 나타난다. 헌팅톤병 환자들은 우울증, 감정적 변화, 과잉행동과 같은 다양한 정신적 문제로 인해 입원하게 된다. 우울증은 가장 흔한 정신과 장애로 헌팅톤병 환자의 38~50%에서 우울증이 나타난다. 하지만 기괴한 환청과 망상의 증상은 드물며, 대신 질투와 의심이 많고 강박적인 경향이 있으며 과민성, 정서적 불안정, 불안 등이 나타나기도 한다.

(3) 평가

작업치료는 환자의 직장생활과 기능적 활동 평가에 중점을 둔다. 신체기능의 주 증상과 눈움직임 평가, 호흡 및 삼킴기능 평가, 치매를 유발할 수 있는 인지기능의 평가, 일상생활활동 평가를 수행한다(표 3-14).

[표 3-14] 헌팅톤병 평가

헌팅톤병의 평가	
신체기능 평가	ROM, MMT, 지구력(피로평가), 상지기능평가, 균형과 자세조절 평가, 근긴장도 평가
눈운동 평가	안구운동 조절, 빠른 눈의 움직임, 시각탐색
호흡 및 삼킴능력 평가	
인지기능 평가	집중력, 기억력, 실행능력과 같은 인지기능 평가, LOTCA, MMSE-K
일상생활활동 평가	MBI, FIM, AMPS, COPM

(4) 작업치료 중재

① 질병 단계에 따른 작업치료적 접근

헌팅톤병은 진행성-퇴행성 질환으로 각 진행단계에 따라 변화하는 잔존기능을 유지하고 이차적 합병증을 예방하고 환경적 지지와 보조기의 적용, 활동요건을 변화시켜주는 보상적 접근이 필요하다(표 3-15).

[표 3-15] 질병 단계에 따른 작업치료적 접근

단계	문제점	치료 목표
초기단계	• 심리적 불안 심해짐 • 운동능력 서서히 저하됨 • 기억력 저하 나타나기 시작함	• 목표는 심리적 안정, 사회참여, 운동조절장애에 초점을 맞춤 • 환자가 직업을 계속적으로 유지할 수 있도록 작업현장을 평가하여 변경 · 수정 • 환자의 집중력 향상
중간단계	• 우울증과 불안감이 심해짐 • 인지능력의 손상이 두드러짐 • 균형에 많은 문제가 발생함	• 환자가 목적 있는 활동에 참여하는 것에 초점을 둠 • 목적지향적이며 의미있는 수공예활동, 여가활동에 참여시킴으로 우울증을 예방하고 신체적 운동성을 유지 • 일상생활활동은 가능한 앉아서 하도록 함

말기단계	• 수의적 운동조절이 안되기 때문에 모든 일상생활을 타인에게 의존하게 됨 • 무도병의 움직임 대신 강직이 증가함 • 눈 움직임의 심한 장애 • 호흡과 삼킴장애도 두드러짐 • 인지장애가 더욱더 심해져서 대부분 치매로 진행됨	• 구축을 방지하기 위하여 바른 자세를 유지하도록 하고 보조기를 착용 • 삼킴장애 훈련을 받은 보호자에 의해서 음식을 섭취하도록 함 • 심각한 인지장애에 대한 대처 방안을 보호자에게 교육함

② 증상에 따른 작업치료 중재

병이 진행될수록 신체기능 및 인지기능, 정서적인 문제가 두드러진다. 이러한 증상별로 적용할 수 있는 작업치료 중재는 [표 3-16]에 제시하였다.

[표 3-16] 증상에 따른 작업치료 중재

증상	치료방법
떨림증상과 섬세한 동작의 기능저하	• 기능적 활동 수행 시 변형된 방법을 제공한다. – 옷을 선택할 때는 작은 단추, 스냅, 후크와 같은 작은 잠금장치가 없는 옷을 선택하고 옷을 입기 편하도록 변형해 준다. – 벨크로가 부착된 신발이나 탄력있는 의복은 섬세운동이 결여된 환자의 보상방법으로 적절하다.
인지기능의 저하	• 환자가 이해하기 쉽도록 쉬운 단어나 신호 쓰기를 이용하여 자조활동과 단순한 가사활동을 수행하도록 한다. • 옷을 잘 보이는 곳에 놓아 환자가 쉽게 옷을 입도록 하거나, 칫솔을 싱크대 옆에 놓아두는 등의 시각적 단서를 제공한다.
우울증 및 감정조절장애	• 수공예 및 레저활동에 참여하도록 한다. – 수공예 활동은 항상 환자의 흥미를 고려하여야 하며, 날카로운 물건은 피하도록 한다. – 활동을 할 때 환자가 최소한의 도움을 받고 수행할 수 있도록 변형된 방법을 적용한다.
균형장애	• 휠체어나 워커 등 보조도구를 사용하도록 한다. • 일상생활 활동을 쉽게 할 수 있도록 변형해 준다. – 앉아서 옷입기, 양치질하기, 면도하기 등 자조활동을 하게 한다.
무정위 움직임	• 안전에 유의할 수 있도록 중점을 둔다. – 침대레일에 패드를 씌워주거나 부가적인 쿠션을 이용한다. – 식사할 때 다리를 안정되게 하고 팔은 식탁에 지지하도록 한다.
삼킴장애	• 자세정렬, 구강운동을 실시한다. • 삼키기 쉬운 음식으로 종류를 바꾸어준다.

3) 근위축성측삭경화증(Amyotrphic Lateral Sclerosis, ALS)

(1) 개요

근위축성측삭경화증은 점진적인 퇴행성 신경근육 질환으로 척수, 뇌줄기, 운동겉질 내에 운동신경세포를 파괴하며 위운동신경세포(Upper motor neuron, UMN)와 아래운동신경세포(Lower motor neuron, LMN)의 조화가 이루어지지 않는다.

(2) 증상

[표 3-17] ALS의 임상형태

병명	침범 부위	징후
진행성 숨뇌마비(Progressive Bulbar Palsy, PBP; 숨뇌형)	겉질숨뇌로와 뇌간의 운동영역	구음장애, 삼킴장애, 얼굴과 혀 근육 약화
진행성척수근육위축증(Progressive Spinal Muscular Atrophy, PSMA)	척수아래운동신경세포와 때로는 뇌줄기	팔다리와 몸통, 때때로 숨뇌와 숨뇌근의 두드러진 근육 약화
원발성측삭경화증 (Primary Lateral Sclerosis, PLS; 위운동신경세포형)	대뇌겉질운동신경세포의 침범, 진행형 경직성 하지마비는 겉질척수로와 겉질숨뇌로 모두 손상	진행형 경직성 마비

처음에 어느 곳의 운동신경 세포가 파괴되느냐에 따라 다양하게 나타나며 전형적으로 팔, 다리, 입술 주변 근육의 약화가 시작된다. 넘어지거나 물건을 떨어뜨리고 말을 얼버무리며 비정상적인 피로, 웃음과 울음을 조절하지 못한다. 질병의 마지막 단계에서 환자는 튜브로 음식을 먹고 호흡기로 숨을 쉬게 될 수도 있다.

(3) 작업치료 중재

작업치료 중재는 환자와 보호자와 함께 결정을 내리는 것이 가장 중요하며 사회심리적 지지도 중요하다. 또한 병의 진행에 따른 기능적 활동에 적응하기 위해서 환자를 계속적으로 평가하고 교육해야 한다.

[표 3-18] 단계에 따른 작업치료 중재

Phase	중재환자의 특징	중점을 두어야 할 활동	치료에 중점을 두어야 할 작업수행요소
Phase 1	1단계 • 경한 약화 • 서투름(clumsiness) • 보행 • ADL 독립적 수행	• 가능하면 앉아서 하는 활동 증가시키고, 정상적인 활동에 지속적으로 참여 • ADL과 직업, 레저활동에서 에너지 보존 • 소리에 관심두도록 기회제공(필요할 경우 심리적 지지제공)	• ROM시작(스트레칭, 요가) • 너무 과도한 피로를 주지 않는 범위에서 모든 근육에 부드러운 저항운동 프로그램 실시
	2단계 • 중등도, 선택적인 약화 • 독립적인 ADL 수행능력이 다소 감소	• 손상된 자조활동, 일, 레저기술 등을 평가, 현재의 장애를 보상할 수 있는 기술에 중점; 일과 가사, 레저활동 사이에 균형 맞춤 • ADL적응도구 이용 • 손보조기 이용 • 삼킴곤란평가 기초선 마련: 질병의 각 단계에서 재평가 • Head rest, 다리 올려두는 장치, 팔이나 몸통지지 장치, reclining 장치가 있는 변경 가능한 수동 또는 전동 휠체어 처방	• 지속적인 스트레칭으로 구축 방지 • F+이상인 근육에 근력강화 운동 실시 • 보조기 고려
	3단계 • 발목과 손목의 심한, 손의 선택적인 약화 • 독립적 ADL 수행능력의 중등도 감소 • 장거리를 걸으면 쉽게 피로를 느낌 • 숨을 쉬기 위해 약간의 노력이 필요	• 직업 단순화, 우선적인 활동 할 수 있도록 • 적응도구의 필요성 재평가 • 의사소통도구 권장(쓰기 – 컴퓨터, 타이핑 – 적응도구) • 직업 잃었을 경우 지지 제공 • 가정구조의 변경에 대해 논의 • 에너지 보존과 안전 위해 욕실 보조도구 소개	• 즐거운 활동이나 걷기 통해 신체적 독립 유지 • 깊은 호흡을 위한 운동과 가슴 스트레칭, 호흡하기 쉬운 자세 교육
Phase 2	4단계 • 어깨통증과 때때로 손의 부종을 보이는 hanging-arm 증후군 • 휠체어에 의존 • 심한 다리의 약화(경직이 있거나 없음) • ADL을 수행할 수 있으나 쉽게 피로를 느낌	• Arm Sling, deltoid aids, over-head sling, 식사동작 위한 ball bearing feeders, 타이핑, 책장 넘기기 • 환자가 우선해야 하는 활동을 도와주고 다른 사람들과 상담 고려 • 집구조의 변경 필요성 강화	• 필요한 부위에 열치료나 마사지 • 부종 방지 • 약화된 관절에 능동보조운동이나 수동관절운동 실시 • 모든 근육에 등척성 수축운동 하도록 함

Phase 2	5단계 • 심한 다리약화 • 중간에서 심한 정도의 팔 약화 • 휠체어 생활 • ADL의 의존도가 높아짐 • 움직임의 감소로 인하여 2차적인 피부의 약화가 생길 수 있음	• 자조활동 돕기 위한 방법 가족들에게 지도 • 가족 교육 : 적절한 이동, 자세유지의 원리와 구르기 기술 가르치기 • 기계적 리프트 이동 추천 • 필요한 경우 휠체어에 호흡기 장착	• 병원용 전동침대와 압력방지용 보조도구의 이용 지도 • 필요할 경우 호흡기를 휠체어에 장착: 압력의 감소 위해 의자차 방식의 적합성 재평가
Phase 3	6단계 • 휠체어 생활/침대에 누워 있는 생활 • ADL 완전 의존	• 식사 : 삼킴장애 평가, 적절한 식사종류 추천, 영양급식관 삽입에 대해 논의, 객담배출 기계 추천 • 부수적 언어장비 추천	• 모든 관절에 PROM 지속적으로 실시 • 마사지로 감각자극을 주고 피부를 관리함

4) 다발성 경화증(Multiple Sclerosis, MS)

(1) 개요

다발성 경화증은 만성, 진행성 자가면역질환으로 중추신경계의 말이집을 손상시키는 질환이다. 손상된 중추신경계의 영역과 관련이 있다. 여성이 남성보다 발생할 확률이 2배 이상 높으며 주로 20~40세 사이에 많이 발생한다.

(2) 증상

초기증상은 이상감각, 복시증, 한쪽 눈의 시력손실, 피로, 감정이상, 팔다리의 감각손실, 삼차신경통 등이 있다.

(3) 작업치료 중재

작업치료사는 모든 수행영역과 기술, 실질적인 가정평가, 보호자와 환자의 인터뷰, 지구력과, 피로, 수면패턴 등에 관한 평가를 실시한다. 평가 후 목표를 설정하고 중재를 실시하는데, 환자가 장애에 잘 적응하도록 하는데 초점을 맞춰야 한다. 문제해결을 위한 보상전략을 제시하고, 시간 관리에 대한 교육을 실시한다. 다양한 신체적 증상을 보상하기 위해 적절한 보조도구의 이용과 훈련을 실시하여 일상생활활동을 돕도록 한다.

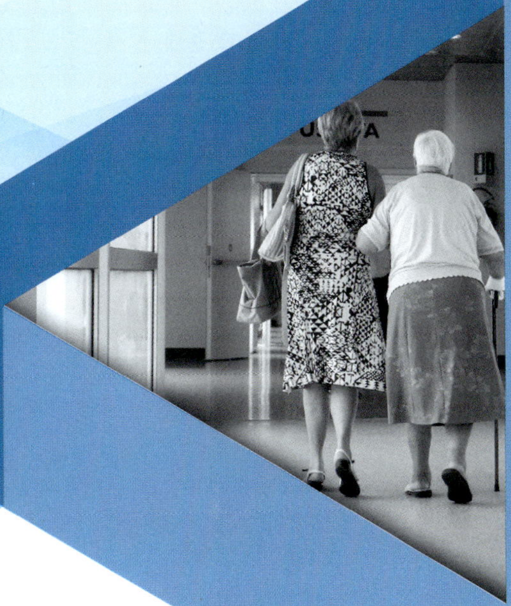

제 3 장

근골격계 질환에 따른 작업치료 중재

학습목표

- 주요 근골격계 질환 및 증상을 이해하고 설명할 수 있다.
- 근골격계 질환 유형에 따른 평가를 시행할 수 있다.
- 질환에 따른 작업치료 중재 방법을 적용할 수 있다.

핵심용어

근골격계 질환, 관절염, 뼈엉성증, 골절, 엉덩관절성형술, 요통

1 근골격계 질환

1) 뼈관절염

(1) 개요

퇴행성관절질환(Degenerative Joint Disease, DJD)이라고도 불리는 뼈관절염은 여러 종류의 관절염 중 가장 흔한 형태의 관절염으로 관절 내에 있는 연골의 파괴에 의하여 발생하며, 원발성과 이차성으로 나뉜다. 관절연골의 퇴행성 변화는 나이와 밀접한 관계가 있으며 60세 이상의 90% 정도가 이로 인한 다양한 증상을 경험한다. 현재까지는 완치방법이 없으나 새로운 여러 약제나 작업 · 물리치료, 몇몇 경우에는 수술 등의 치료법 등을 행하여 좀 더 활동적인 생활을 할 수 있도록 많은 도움을 주고 있다.

(2) 증상

뼈관절염은 대개 50세 정도에 발생하고 이차적 뼈관절염은 그보다 초기에 나타나 이환부의 간헐적 혹은 만성적 통증을 보인다. 통증은 운동 시 악화되며, 정도에 따라 매우 다양하게 나타날 수 있다. 아주 일시적인 가벼운 관절통부터, 매우 불편하며 심한 통증으로 관절이 뻣뻣해지고 열이 나며 붓는 증상까지 발생하게 된다. 따라서 걷거나 계단을 오르내리는 것이 어려워지게 된다. 그 외에도 삼출액과 골격 형성에 의한 관절의 부종, 관절 변형과 운동 시 마찰음(crepitus, 염발음) 발생 및 관절 운동 장애에 의한 근육 위축 등이 나타난다.

(3) 평가

뼈관절염에 대한 검사와 평가는 최대한의 독립을 위해 최대 필요 기술과 능력을 중심으로 수행되어야 한다. 평가영역으로는 관절가동범위(ROM), 쥐기를 포함한 근력, 손 기능, 소운동 협응력, 조작력, 민첩성, 보행과 관련된 기능적 운동성, 신체적 지구력, 통증과 부종, 자기개념, ADL과 자기 관리, 병력, 여가 기술과 흥미, 건축 또는 환경적 장애물, 가정의 안정성을 들 수 있다. 평가도구는 Goniometer, Manual Muscle Test(MMT), Dynamometer, Pinch gauge, Purdue pegboard Test와 같은 소근육과 민첩성 관련 평가와 건강 평가를 위한 설문지, 일상생활활동평가, 여가 체크리스트 등을 적절하게 선택하여 사용할 수 있다.

(4) 작업치료 중재

뼈관절염의 치료는 생체역학적 모델이나 정형외과적 모델에 근거한다. 무릎이나 관절을 무리하게 사용하면 증상이 심해지기 때문에 관절을 편하게 해주어야 한다. 쪼그려 앉아 걸레질을 하거나 뛰는 등의 활동은 삼가야 하며 좋지 않은 자세는 관절에 무리가 갈 수 있으니, 주의해야 한다. 이를 위해 환자에게 일상생활활동을 위해 에너지 보존(energy conservation), 작업의 단순화(work simplication) 및 관절 보호(joint protection)에 대해 교육시킨다. 가정에서는 안정성에 대한 것과 건축적 장애물을 제거할 수 있도록 보호자 교육도 중요하다.

과도한 체중은 무릎, 골반관절, 척추 등에 과도한 스트레스를 주게 되며, 연골의 퇴행성 변화를 일으키게 되어 통증을 더욱 심하게 한다. 따라서 작업치료사는 체중감량을 유도하여야 한다. 적절한 운동을 통하여 관절의 통증을 감소시키고, 관절운동범위를 넓혀 주며 주위 근육들을 강화시켜 관절의 기능을 향상시키도록 한다.

2) 류마토이드 관절염(Rheumatoid Arthritis, RA)

(1) 개요

류마토이드 관절염은 원인이 명확히 알려져 있지 않은 전신에 나타나는 자가면역 염증성 질환이다. 연부조직, 관절, 힘줄(tendon, 건)의 윤활막(synovium, 활액막)에 비세균성 만성 염증이 장기간 나타나면서 관절통을 호소하며 증상의 악화와 호전을 반복하면서 서서히 진행된다.

(2) 증상

류마토이드 관절염 초기에는 윤활막이 증식하고 윤활액양이 증가하여 관절의 부종과 동통이 발생한다. 이것이 장기간 진행되면서 관절의 연골과 뼈, 관절 주위의 조직이 파괴되고 강직과 관절 변형을 초래하게 된다. 증상은 강직, 운동 제한, 기능소실, 열 등이며 체중감소, 허약함, 피로, 빈혈, 뼈엉성증이 나타나고 폐, 심장, 비장, 눈, 입에도 영향을 준다. 발병은 점진적으로 서서히 일어나며 만성적으로 진행된다. 주로 손과 발의 작은 관절에서 시작하여 큰 관절로 대칭적으로 발생하지만 질병의 진행 과정을 정확히 예상하기는 어렵다. 류마토이도 관절염은 기형의 문제가 많으며 손의 외재근 손상과 백조목 변형, 단추구멍 변형, 방아쇠손가락(trigger finger), 손허리손가락관절자쪽편위(MP ulnar drift), 손허리손가락관절손바닥쪽아탈구(MP palmar subluxation–dislocation)가 나타난다.

(3) 평가

먼저 의학적 고려 사항으로 현재 건강문제, 약물치료 상태, 관련된 관절에 대한 정보를 얻고 제한되는 관절운동범위 및 관절기형, 통증, 피로, 부종, 독립적 일상생활 수행력을 평가한다.

① 과거병력

병변이 생긴 관절을 평가 전에 먼저 과거의 병력을 알아본다. 과거병력은 질병을 앓았을 때 환자의 치료에 임하는 태도나 받아들이는 태도를 예측할 수 있게 한다. 류마토이드 관절염은 선천성으로 가족력의 고려가 필요하며, 전신성 질환, 호르몬과 관련된 관절의 만성적 질병도 가족력의 조사 시 중요한 부분이다.

② 관찰

부종, 발진 및 기형 여부를 관찰한다. 발진은 대부분 감염성 윤활낭염(bursitis, 활액낭염)에서 자주 나타나는 증상으로 피부 색깔의 변화를 세심하게 관찰한다.

③ 촉진

윤활액의 점성, 압통, 마찰음, 국소부위 열, 관절의 두꺼워진 정도 등 관절 상태의 변화를 알아본다. 촉진은 어느 정도 근육을 이완시킨 상태에서 시행하는 것이 좋고 해당관절 부위의 경직 여부, 부종, 두꺼워짐을 확인한다. 관절주위 근육에도 촉진을 시행하여 근위축이 있거나 부분적으로만 수축되는지의 여부를 잘 살펴볼 필요가 있다.

류마토이드 관절염은 윤활막이 두꺼워지며 국소열을 유발한다. 반대편 다리나 다른 관절과의 비교를 통해 알 수 있다. 압통은 윤활막염(synovitis, 활액막염)과 윤활막이 비대해진 경우에 발생하며, 관절이나 관절 주위를 누르면 통증이 발생하므로 주의해서 촉진한다.

④ 관절가동범위(ROM)

류마토이드 관절염 환자는 관절의 손상과 인대의 지지력이 약해지고, 근 긴장도가 저하된다. 관절가동범위의 측정은 능동과 수동 모두를 측정해야 한다. 류마토이드 관절염은 대부분 능동관절운동(AROM)과 수동관절운동(PROM)의 차이가 심하게 나타나는 경우가 많다. 측정은 능동관절가동범위가 수동관절가동범위보다 먼저 시행되어져야 한다. 이것은 능동관절가동범위가 사실상의 기능적인 제한을 의미하기 때문이다. 수동관절가동범위는 최적의 상태에서 환자의 기능을 의미하며 이것을 측정할 때 환자가 통증을 전혀 느끼지 않아야 한다.

⑤ 근력(muscle strength)

류마토이드 관절염 환자는 심한 근력 감소를 보이며, 이는 관절가동범위의 제한보다도 더 전형적인 류마토이드 관절염 증상으로 볼 수 있다. 기계적인 변성으로 인한 관절면의 파괴, 힘줄이나 인대의 섬유화와 유착, 기계적 손상으로 인한 탈구된 관절(subluxed joint)을 원인으로 류마토이드 관절염 환자에게 영구적인 수동관절가동범위가 제한된다.

⑥ 마찰음(crepitation)

능동적과 수동적 움직임을 계속할 경우 관절면에서 딸깍거리는 것이 느껴지거나 소리가 들리는 것이 마찰음(crepitation)이다. 이것은 연골면이 거칠어지거나 흠집이 나 있기 때문에 나타나는 증상이지만 적은 마찰음의 경우는 정상의 경우에도 나타날 수 있어 변형에 의한 것인지 잘 구별해야 한다.

⑦ 관절 기형(deformity)

류마토이드 관절염 환자의 10% 이상은 2년 이내에 손의 작은 관절에 변형을 보인다. 대표적인 관절변형으로 먼쪽손가락관절(DIP)의 굽힘, 몸쪽손가락관절(PIP)의 과다폄이 특징적인 백조목 변형(swan-neck deformities), PIP의 굽힘, DIP의 과다폄이 나타나는 단추모양 변형(boutonniere deformities), 손가락 굽힘힘줄에 결절이나 종창으로 인해 마찰이 생기는 방아쇠 손가락(trigger finger)이 있다(그림 3-4).

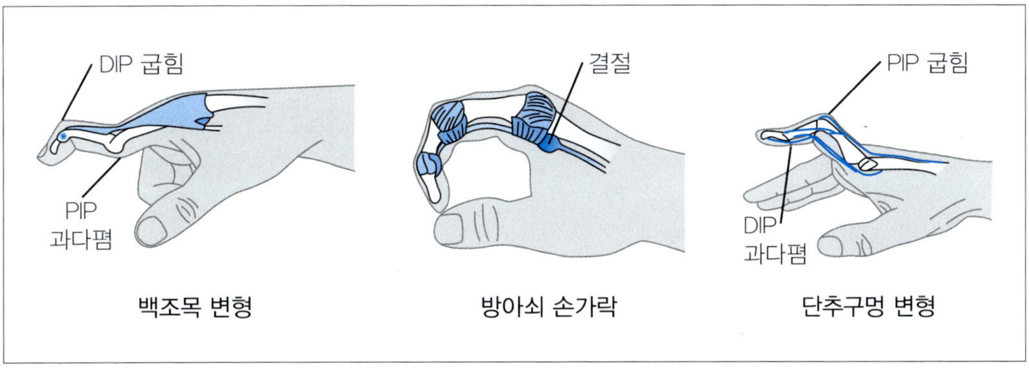

[그림 3-4] 백조목 변형, 방아쇠 손가락, 단추구멍 변형

⑧ 감각 운동 요소

촉각, 통증, 온도, 고유수용성 감각에 대한 평가를 한다.

⑨ 인지 및 심리 사회적 요소

통증, 불면, 우울, 기분, 산만함, 단기 기억상실, 문제해결능력, 스트레스 관리에 대한 평가를 실시한다.

⑩ 독립적인 일상생활 수행력

BADL, IADL, 레저, 흥미, 기술, 생산 활동 참여에 대해 평가한다.

⑪ 평가도구

도수근력검사, 관절운동범위각도계(goniometry), 장악력기와 핀치미터(dynamometer and pinch meter), 생산활동(productivity history), 기술(skills), 흥미(interests), 여가 선호도(leisure interests)를 평가한다.

(4) 작업치료 중재

작업치료 중재는 정상적인 관절 움직임과 근력 향상, 지구력 향상, 기형의 예방과 변형의 최소화, 일상생활 수행능력의 유지 또는 향상, 악화 예방을 위한 교육강화, 신체적, 심리적 스트레스 관리와 조절능력을 최대한 향상시키는 것이다.

일차적으로 국소 온냉치료를 적용하여 통증을 경감시킨다. 운동치료를 통하여 관절 움직임을 유지하고 회복, 근력과 지구력을 강화시키면서 심혈관 상태를 증진시킨다. 운동은 등척성 저항 운동, 등장성 운동, 등속성 운동, 유연성 운동, 근력강화 등을 단계별로 시행한다.

① 류마토이드 관절염환자의 일상생활활동 수행원칙

류마토이드 관절염환자는 신체의 관절부위에 변형 및 통증을 수반하기 때문에 관절을 보호해 주어야 하며 기형 · 스트레스를 주는 자세를 피하여 증상의 악화를 막는 일상생활 활동 수행이 필요하다(표 3-19).

② 에너지 보존원칙(energy conservation principle)

에너지 보존원칙은 피로를 예방하고 일을 간소화하여 작업의 수행 가능성을 높이고 남아있는 힘을 분배하고 유지하는 데 있다. 일상생활활동을 독립적으로 수행하고 환자가 현재 할 수 있는 일을 좀 더 잘 수행할 수 있도록 하는 것이다.

[표 3-19] 류마토이드 관절염환자의 일상생활활동 수행원칙

관절 보호	• 근육의 힘과 관절의 운동범위 유지를 위해 작업 시 팔은 쭉 펴고 경사진 곳보다는 편평한 곳에서 작업하는 것이 좋다. • 긴 막대 손잡이가 달린 진공청소기나 마루 걸레 사용 시 팔을 완전히 편 상태에서 밀고, 당길 때는 최대한 몸 가까이로 당긴다. 팔꿈치를 펴고 구부리면서 조절하도록 한다. • 다림질 시 팔꿈치를 곧게 펴고 어깨의 움직임을 이용한다. • 걸레질 시 걸레를 움켜잡지 않으며, 손가락을 펴고 닦는다. • 가벼운 물건들은 윗 선반에 두어 어깨의 가동범위 증가와 유지를 돕는다. • 오븐용 장갑 사용 시 손가락을 굽히지 않고 편 상태에서 두 손을 이용하여 잡는다.
기형, 스트레스를 주는 자세의 예방	• 새끼손가락 방향으로 손놀림이 일어나지 않도록 한다. • 손가락 대신 손바닥을 사용한다. • 관절 탈구, 자뼈(ulna, 척골)방향으로 관절을 탈선시키는 자세는 피한다. • 너무 세게 쥐는 손움직임을 피한다. • 가장 안정되고 기능적으로 바른 자세에서 각 관절을 사용하도록 한다. • 등을 똑바로 편 상태에서 작업을 한다. • 작업수행 시 가능하면 손목과 손가락은 항상 편 상태를 유지하도록 한다. • 물건을 다룰 때는 한쪽 방향에서만 작업하지 말고 정면에서 바로 서서 물건을 다룬다. • 작업을 할 때에는 가능하면 크고 강한 관절의 힘을 이용하도록 한다. • 엉덩관절의 힘과 무릎의 힘을 이용하여 물건을 들어 올린다. • 근육과 관절을 한 자세로 오랫동안 사용하지 않도록 한다. • 일하는 도중에 휴식을 취할 수 없는 활동은 피한다.
통증방지	• 관절부위가 부어오르거나, 열이나는 등 손상이 진행되면 관절사용을 되도록 하지 않는다. • 작업 후 1시간 이후 동안 통증이 계속된다면, 과도한 작업으로 반드시 수정되어야 한다. • 손보조기를 통증이 감소할 때까지 착용하여 통증을 관리한다.
체중관리	• 관절염이 있는 경우, 체중관리를 하여야 여러 관절의 통증을 완화시킬 수 있다.

[표 3-20] 류마토이드 관절염환자의 에너지 보존원칙

- 하루 활동을 미리 계획한다.
- 일의 중심점을 두고 조직화하여 사용한다.
- 일은 가능한 앉아서 수행한다.
- 편안하고 적절한 작업대 높이로 조정한다.
- 무거운 물건을 들거나 옮기지 않도록 한다.
- 보조도구와 기술을 적절히 이용하여 중간정도의 힘을 사용하도록 한다.
- 적절한 인체 역학을 이용한다(다리를 이용하고 허리를 사용하는 등 적절한 자세 사용).
- 스트레스, 흥분, 노여움 등을 적절히 조절한다.

- 식사 후 30분 정도 휴식을 취한다.
- 환경변화를 잘 고려하도록 한다.
- 피로를 방지하고 일과 휴식의 양을 적절히 조절한다.
- 하루 10~12시간의 휴식이 필요하다(오후에 1~2시간의 낮잠 포함).
- 보통 30~40분 일하고 5~10분 정도 짧은 휴식을 취한다.
- 주부는 빨리 일을 끝내고 싶어 하기 때문에 이것을 지키기는 힘들지만 적당한 휴식은 매우 중요하다.
- 집안일은 주와 달별로 미리 계획되어야 한다. 하루에 많은 일을 하기보다는 한 주에 작은 일과 큰일을 교대로 실시한다.
- 환자의 습관을 고려한다.
- 작업하는 시간과 시기가 중요하며 활동에 대한 준비 시간이 필요하다. 호흡기 장애가 있는 경우에는 오전 시간에 일을 하는 것이 좋다.

③ 작업의 단순화 원칙(work simplication)

작업의 단순화 원칙은 효율성을 높이기 위해 중요하며, 작업의 과정을 일부 생략 혹은 감소화하여 작업의 능률을 높이고 일상생활에서의 성취감도 좋아지도록 하는 것이다. 또한 기계나 다른 매개를 통해 작업으로 인한 피로와 관절의 변형을 예방할 수 있는 기회가 되기도 한다.

[표 3-21] 류마토이드 관절염환자의 작업의 단순화 원칙

- 활동을 조직화하고 정해진 원칙대로 수행한다.
- 활동에 따라 편리한 시간을 선택한다.
- 일을 계획성 있게 하기 위해서는 하루 계획, 주 또는 월 단위로 계획을 세우고, 재료들을 미리 준비해서 효율성을 높이거나 너무 많은 반복은 피하도록 한다.
- 에너지 소모와 긴장도를 줄이기 위해 서두르지 않는다.
- 전자제품은 손잡이가 긴 것이 좋다.
- 대걸레 사용은 시간과 힘을 절약시켜 준다.
- 부엌일을 간소화하고 동선을 줄여 효율적인 작업이 되도록 계획한다.
- 일상생활에서 도움을 받을 수 있는 전화번호나 인터넷 매체를 사용한다.
- 최신 전자기기와 가정생활용품을 최대한 활용한다.

④ 클라이언트 교육

㉠ 관절보호자세

ⓐ 관절가동범위 유지

ⓑ 변형자세 금지

ⓒ 안전하고 기능적인 자세이용

ⓓ 큰관절 사용
ⓔ 장기간 한 자세 유지 금지
ⓕ 보조도구 활용
ⓖ 힘을 절약하고 단계적으로 이동

ⓛ 에너지 보존과 일단순화의 4P 원칙

ⓐ Pacing(속도) – 적당한 속도와 보조로 작업수행하고, 규칙적인 휴식시간 제공
ⓑ Planning(계획) – 힘든 일은 먼저 하고, 작업도중 휴식시간을 가지며, 기구 사용 격려
ⓒ Priorities(우선순위) – 중요한 순서대로 우선배정하고, 피로도에 따라 다음날로 연장
ⓓ Position(자세) – 큰자세 사용, 자세를 자주 바꾸어주고, 앉아서 작업, 작업시 적당한 높이 제공, 체중관리, 허리를 구부리지 않도록 하며, 보조도구 사용

3) 뼈엉성증(Osteoporosis)

(1) 개요

뼈엉성증은 뼈량이 감소되어 외부의 조그마한 충격에도 쉽게 뼈가 부러질 수 있는 상태이다. 노인에게 잘 발생하는 만성질환이며 뼈의 흡수와 뼈형성의 불균형으로 뼈감소가 일어난다. 특히 폐경 후 여성에서 흔한 대사성 골 질환으로 사회 · 경제적으로 큰 문제가 되고 있다. 뼈엉성증과 관련된 중요한 문제는 골절로 손목과 엉덩관절의 골절은 노인에게 자주 발생하며, 일차적으로 예방이 가장 중요하다.

침범 부위에 따라 국소적 혹은 전신적으로 분류되고, 원인에 따라서는 일차성(원발성), 혹은 이차성(속발성)으로 분류된다. 일차성(원발성)은 가장 흔한 뼈엉성증으로 폐경 후 혹은 노인성 뼈엉성증을 말하며, 이차성(속발성)은 뼈량의 감소가 염증질환, 골수 세포 질병, 스테로이드 사용 등과 같이 밝힐 수 있는 물질이나 과정에 의해 생기는 경우이다.

원인 요소는 운동량의 감소, 에스트로겐 결핍, 칼슘과 비타민 D, 불소의 결핍, 부신겉질 기능항진증, 생식샘 기능 저하증, 갑상선 중독증, 뇌하수체 기능 저하증, 임신, 당뇨, 장기간의 헤파린 복용들이 있다.

(2) 증상

뼈의 통증, 신장의 감소, 골절, 허리뼈의 앞굽음이나 척주뒤옆굽음증(kyphoscoliosis, 측후만증)의 변형이 생길 수 있다. 진단은 뼈밀도 검사나 단순방사선 촬영 및 동위원소검사에 의한다. 단순 방사선상 뼈엉성증을 보이려면 30% 이상의 뼈 소실이 있어야 한다. 치료는 에스트로겐 양을 높이는 호르몬 투여와 체중 부하 관절을 강화하는 운동이다.

(3) 평가

뼈엉성증을 위한 별다른 평가도구는 없지만, 평가에서 다뤄져야 될 영역으로는 근력, 관절가동범위, 균형과 자세조절을 포함하여, 일상생활의 숙련도, 대처기술, 자기-개념 등도 포함시킨다.

(4) 작업치료 중재

뼈엉성증의 가장 좋은 치료는 예방이다. 하지만 이미 형성된 뼈엉성증 환자에게는 예방의 시기는 지나고 치료의 개념이 필요하다. 뼈엉성증의 치료는 통증에 대한 관리가 일차적으로 이루어져야 하며, 뼈엉성증의 진행을 막기 위해 뼈형성을 촉진하는 것이다. 뼈엉성증 치료에서 작업치료사의 주요 역할 중 하나는 적절한 칼슘, 마그네슘, 비타민 C, D, K를 섭취할 수 있도록 식이요법을 교육시키는 것이다. 일주일에 최소 3번 정도 근 긴장을 위해 웨이트를 들어올리는 운동도 효과적이다. 낙상에 대비하여 환자가 이동할 때 환경적 장애물에 주의하도록 안전에 대해 교육해야 하며, 핸드레일(handrails)을 사용하여 균형을 유지하게 하거나 적절한 조명과 바닥에 깔린 방석과 같은 장애물을 제거하는 등 환경에 대한 수정도 필요하다.

4) 골절(Fractures)

(1) 개요

노인은 뼈엉성증으로 인해 뼈가 약해져 있어 약한 외력에도 골절을 일으키는 경우가 많다. 노인의 골절사고 후 보존적 치료와 외과적 치료를 실시하여도 뼈유합에 상당한 기간이 필요하고 장기간 침상에 누워 있음으로 인해 전신에 걸친 근위축 및 근력 저하를 초래한다. 이는 기능적인 동작과 보행능력의 저하 뿐 아니라 활동 의욕도 저하시킨다. 또한 침상상태 이후 심폐기능이 저하되고, 여러 합병증까지 일으켜 죽음에까지 이른다.

(2) 분류

① 아래팔과 손목의 골절(fracture of the forearm and wrist)

노뼈 아래 골절은 넘어질 때 손을 짚어 생기며 손목 관절의 자세와 골편이 전위하는 방향에 따라 콜리스 골절(colles fracture)과 스미스 골절(smith fracture)로 나뉜다. 콜리스 골절은 노뼈 하단부의 골절로 등쪽전위가 일어나고, 역 콜리스 골절이라고도 불리우는 스미스 골절은 노뼈 하단부의 골절이 바닥쪽전위로 일어난다. 특히 콜리스 골절은 넘어질 때 방어반응으로 손바닥으로 바닥을 짚을 때 간접력에 의해서 일어나는 골절로 손목 골절의 약 90%를 차지한다.

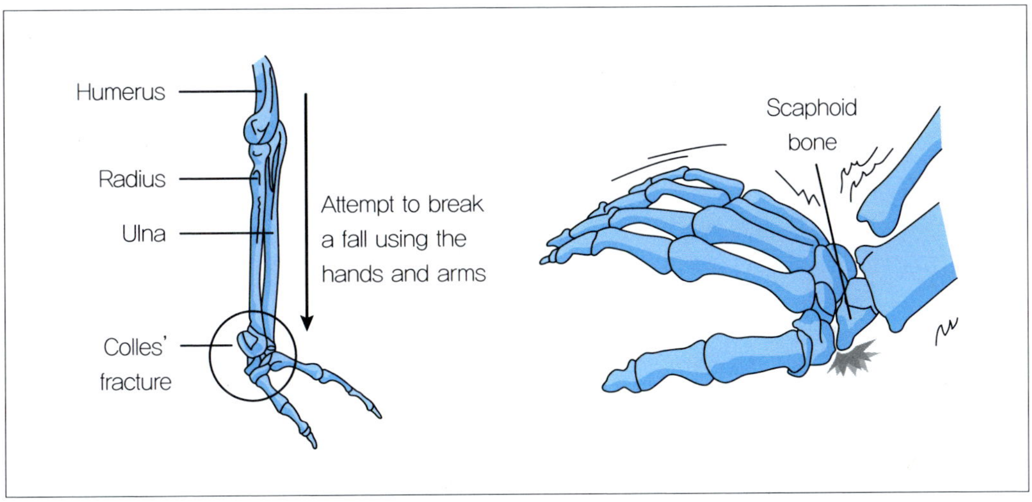

[그림 3-5] 콜리스 골절과 스미스 골절

② 엉덩관절 골절(hip fracture)

엉덩관절 골절은 넙다리뼈 목(neck)이나 그 아래 부위에 골절이 빈번히 발생한다. 특히 뼈엉성증이 있는 노인에서 대부분 발생하여, 노인 건강에 매우 중요하다. 작업치료사는 엉덩관절 골절 환자 재활에 중요한 역할을 한다. 병원에서 이동기술(transfer skill), 보행(ambulation), 보조도구 사용방법에 대한 교육을 한다.

(3) 증상

노인에게 발생하기 쉬운 골절은 넙다리뼈 목부분 골절, 노뼈아래부분 골절, 위팔뼈 윗부분

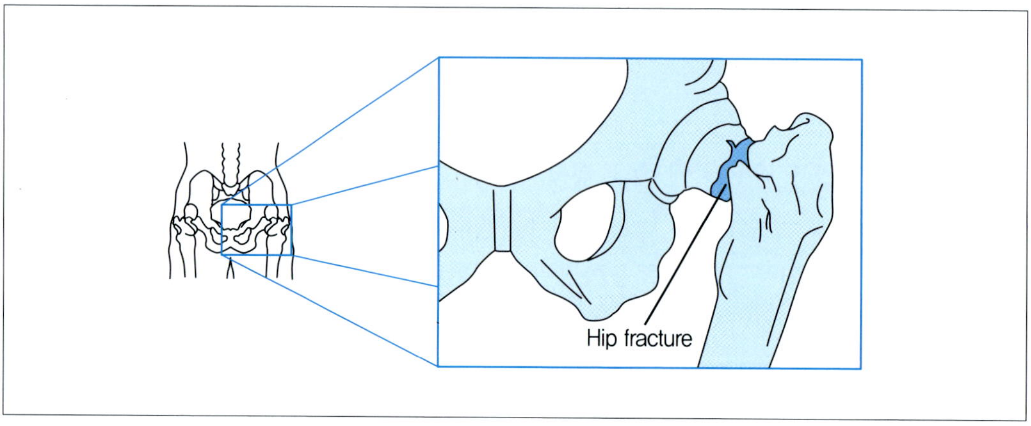

[그림 3-6] 엉덩관절 골절

골절, 척추 몸체 압박 골절을 들 수 있다. 또 남녀 비율로 보면 남성에 비해 여성 쪽이 발생 빈도가 높고, 60세 이상일 경우 남성의 약 2배가 되어 갱년기 이후 여성들의 경우 뼈건강의 위험성을 알 수 있다.

(4) 평가

① 정보 수집

진료기록에서 먼저 신체적인 면과 사회적인 면에 대한 기본 정보를 얻는다. 연령, 성별, 진단명, 과거력, 합병증, 가족구성, 가옥구조, 경제상태 등을 파악해 둔다. 다음으로 골절의 정형외과적 치료의 목적을 파악하고, 손상 부위 및 그 외 전신의 상태에 대해 파악한다. 진료기록 파악 이후 현재 병력 및 증세를 인터뷰한다. 손상을 당하기 전의 신체 및 생활의 상황과 과거 병력에 대해서도 파악해 둔다. 생활상의 문제와 가족관계, 퇴원 후 가정 및 주변 환경, 직업 및 취미 등을 인터뷰하여 앞으로 세울 치료 목표와 치료 프로그램의 설정에 참고한다.

② 관찰

골절 부위는 시진과 촉진에 의해 골절 주변부 연부조직의 병변을 진단할 수 있다. 발적은 연부조직의 염증상태를 나타내고, 통증 수용기의 역치가 떨어진 상태에 있다고 추측할 수 있다. 부종과 종창은 피부의 색채 · 염증 등으로 확인할 수 있다.

③ 관절가동범위 및 근력 평가

급성기에는 골절 부위에 역학적 부하가 걸리지 않도록 하며, 골절 부위의 유합 정도를 산정하여 관절가동범위 검사를 행한다. 도수근력 검사와 악력계 등을 이용하여 근력을 측정한다. 측정 시 뼈유합에 악영향을 미치지 않도록 충분히 배려하여 행할 필요가 있다.

④ 일상생활활동 평가

입원 당시부터 병실과 병원 내에서의 모든 일상생활활동을 운동학적으로 분석하고 능력의 자립도를 평가한다. 골절상을 입기 전의 생활 자립도를 파악하여 활동 능력의 저하정도를 평가하고, 치료 목표를 결정하는데 도움을 준다. 뼈 유합의 정도에 따라 생활 활동의 질과 정도가 변화하므로 Bathel Index와 FIM 등 일상생활활동 평가 항목을 늘릴 필요가 있다. 검사 결과로부터 생활동작의 문제점을 파악하고 가장 효과적인 이동 형태가 무엇인지, 어떤 보조도구를 이용해야 할 것인지 보조의 정도와 관련된 대책을 세운다.

(5) 작업치료 중재

골절은 장기간의 고정과 안정에 의해 뼈위축, 관절 구축, 근위축 · 근력저하, 욕창, 기립성 저혈압 · 부종, 치매 등의 무용성 증후군을 야기하는 경우가 있다. 이것은 더욱 심각한 기능장애를 초래하게 되므로, 안정과 고정이 장기화되지 않도록 한다. 작업치료 중재는 정형외과적 치료를 기초로 하고 개인차를 고려하면서 일상생활활동의 독립을 위한 재활을 실시한다.

① 예방 교육

뼈위축을 예방하기 위해서는 가능한 한 조기에 체중부하를 시작함으로써 얻을 수 있다. 근수축은 등척성 수축에 의한 운동이 좋은 것으로 알려져 있다. 고령자의 경우 넘어짐에 의해 순식간에 골절이 발생한다. 이를 피하기 위해서는 낙상으로 인한 외력에 대해 뼈가 대응할 수 있도록 뼈강도를 유지하고 증진할 것(뼈엉성증의 예방)과 고령자의 이동능력, 특히 균형 능력을 확보해야 하며, 생활환경에 적응할 수 있도록 대처하는 것이 중요하다.

② 보조도구 훈련

일상생활활동 중 환자별로 적절한 보조도구를 사용하여 독립적인 활동을 할 수 있도록 훈련한다. 예를 들어 실내, 화장실에 손잡이를 설치하여 일어나기 쉽게 할 수 있다. 높낮이가 조절되는 침대에서 반 누운 자세 혹은 앉은 자세에서 옷 입고 벗는 동작을 연습하도록 한다. 손이 닿는 위치에 젓가락, 컵, 화장지, 세면도구 등을 놓고 혼자 힘으로 사용할 수 있도록 한다.

③ 운동

장기간의 고정은 근위축과 근력저하를 유발한다. 따라서 누운 자세에서도 근력유지와 강화훈련을 할 수 있도록 프로그램을 설정해야 한다. 앉은 자세와 선자세시 필요한 몸통 근육, 휠체어 조작, 목발보행에 필요한 어깨 근육, 등 팔 근육의 근력유지와 증가에 필요한 프로그램을 추가해야 한다. 누운 자세에서도 등척성 운동을 반복하여 펌프작용을 촉진시킬 수 있다. 장기간의 침상생활로 인해 우울이 발생할 수 있으므로 환자와 보호자가 자주 만나서 대화할 수 있도록 하고, 수공예와 같은 취미 생활을 권유하도록 한다.

④ 욕창예방

골절 환자는 고정으로 인한 욕창의 2차적 손상이 발생한다. 이를 예방하기 위해 2시간마다 체위변경을 하며, 정적인 상태에서는 욕창방지매트리스, 공기매트와 물침대, 방석 등으로 압박 부분이 한 곳으로 몰리지 않고 분산되도록 한다.

5) 엉덩관절 성형술(Total Hip Replacement, THR)

(1) 개요

엉덩관절 성형술은 엉덩관절이 여러 원인에 의하여 손상을 받고 통증, 관절운동범위의 제한, 보행 장애와 같은 일상생활과 관련된 문제가 발생하였을 때 손상된 관절을 제거한 다음 인공 재질로 된 관절로 바꾸어 주는 것을 말한다. 엉덩관절 질환을 가진 상당수의 환자 중에는 50세 이후에 요통의 발생빈도가 증가하는 경우가 많다.

엉덩관절 성형술을 하게 되는 원인 중의 하나는 노년기의 퇴행성 뼈관절염, 류마티스성 관절염, 강직성 척추염, 넙다리뼈(femur, 대퇴골) 무혈성 괴사, 넙다리뼈목(femoral neck, 대퇴경부) 골절의 합병증, 선천성 엉덩관절 탈구, 절구의 골반내 돌출, 통풍에 의한 것이다.

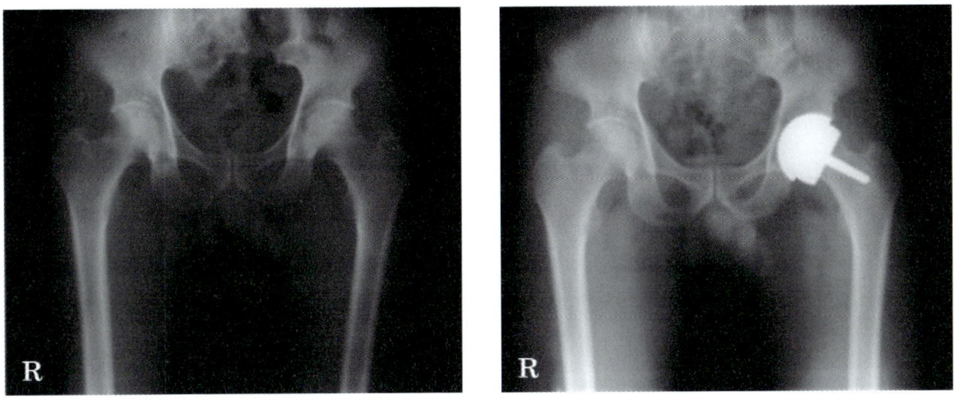

좌측 엉덩관절 통증을 주소로 내원한 환자로 절구(acetabulum, 비구) 부위는 이상 소견 없음

엉덩관절 표면치환술 시행 후 사진

[그림 3-7] 엉덩관절 성형술 실시 전 후

(2) 증상

환자의 대부분은 관절강직과 탈구 증상을 보인다. 엉덩관절 병변이 있는 경우, 보상작용으로 허리뼈부분에서 굽힘(flexion, 굴곡)이 일어나고 반복적으로 과도한 움직임이 일어나 퇴행성관절염이 발생해 그 후유증이 원인이 되는 경우가 많다. 변형은 심한 굽힘 구축, 모음(adduction, 내전), 안쪽돌림(internal rotation, 내회전)되는 경우에 심해진다. 엉덩관절 주위의 뼈 결손, 넙다리 근위부 성장 이상 및 이완된 다리의 사용 감소로 인해서 다리 길이의 단축, 뼈엉성증, 유연성 감소의 문제가 발생한다. 엉덩관절 질환으로 보행을 비롯해 집안에서 앉거나 옷 입기, 목욕, 가사일, 운전, 수면자세 등 일상생활활동 수행에 심한 장애를 갖게 된다.

(3) 평가

① 방사선 사진에 의한 계측

모든 엉덩관절 성형술 환자는 정확한 뼈의 크기를 파악하고, 변형에 따른 골성 결함을 알기 위해 방사선 촬영을 통해 측정하고, 적합한 인공관절을 선택한다.

② 엉덩관절 벌림근(hip abductor) 검사

엉덩관절 병변이 생긴 경우의 대부분은 엉덩관절 벌림근의 섬유화 및 주위 조직과의 유착으로 오랫동안 엉덩관절을 움직이지 않아 벌림 근육의 위축과 마비가 오는 경우이다. 그러므로 수술 전 벌림근의 수축검사 및 근전도 검사를 시행하여 벌림근의 수축 능력을 검사한다.

③ 다리 길이의 단축

수술 전 다리 길이가 어느 정도 단축되어 있는가를 아는 것이 바람직하다. 일반적으로는 환자가 서있는 상태에서 발바닥에 나무블럭을 놓아 골반의 높이를 측정하는 'wood block' 검사가 좋으나, 엉덩관절 변형이 있는 환자는 방사선 촬영으로 측정하도록 한다.

(4) 작업치료 중재

엉덩관절 성형술 환자는 현재의 기능 상태에 맞게 최대한 독립적으로 일상생활을 수행할 수 있도록 교육한다. 노인의 경우에는 수술 후 재탈구가 일어나지 않도록 철저하고 세심한 훈련과 교육이 필요하다. 일상생활활동훈련으로 침상자세, 옷 입고 벗기, 화장실 및 목욕 활동, 옮겨 앉는 자세, 이동, 보행, 가사일 등에 따른 바른 자세와 에너지 보존, 근력 증진에 관한 교육을 실시한다.

① 운동

인공관절 삽입 후 대개 4~5일 지나면 부분 체중 부하를 하면서 보행 운동을 점차로 시작하는 것이 보통이지만 엉덩관절 수술환자의 운동은 수술 후 3주 이상 지나서 운동시키는 것이 임플란트(implant)와 뼈와의 결합을 좀 더 좋게 만들 수 있다. 수술 후 누워있는 기간 동안 엉덩관절 벌림근 운동을 시키는 것이 수술 후 근육 발달에 도움이 된다. 일반적으로 엉덩관절 성형술 후 3개월부터 적극적인 운동 치료를 하는 것이 보통이지만 엉덩관절 유착이 심했던 환자의 경우에는 정상 운동범위까지 최대로 운동하는 것에 세심한 주의를 기울일 필요가 있다.

② 자세유지

엉덩관절 성형술 이후 환자는 올바른 자세의 유지가 가장 중요하다. 뒤가쪽 접근에서의 안정된 자세는 엉덩관절 굽힘(60도 이내), 엉덩관절 벌림, 가쪽돌림(external rotation, 외회전)된 자세이다. 이때 반드시 엉덩관절 모음, 안쪽돌림이 유발되지 않도록 주의해야 한다. 앞가쪽 접근법에서의 안정된 자세는 엉덩관절 약간 굽힘, 중립자세에서의 벌림과 안쪽돌림이며 반면에 불안정한 자세는 엉덩관절 모음, 가쪽돌림, 과폄되는 자세이므로 주의해야 한다.

㉠ 침상 자세

바로 누운 자세에서는 다리 사이에 넓은 베개를 사이에 두어 엉덩관절과 발목이 안쪽돌림되는 것을 막고 가쪽돌림이 유지될 수 있도록 해 준다. 옆으로 누운 자세에서는 먼저, 수술한 쪽으로 누워야 할 경우 엉덩관절 폄 상태를 유지하고, 반대쪽으로 누운 경우에는 다리 사이에 넓은 베개를 끼워서 벌림과 가쪽돌림을 유지한다.

침상에서 일어나고 앉을 때는 엉덩관절이 많이 구부러지기 때문에 낮은 침대를 피해야 한다. 푹신한 것보다는 딱딱한 침대를 사용하는 것이 좋으며 침대로 이동하는 경우에는 아픈 쪽 다리를 먼저 침대에 올린 다음 등을 대고 반듯이 눕도록 한다. 반대로 침대에서 내려올 때는 건강한 쪽 다리를 먼저 내려놓아서 아픈 쪽 다리가 침대 모서리 밖으로 안전하게 나올 때까지 지지해 주도록 한다. 그리고 일어서기 직전까지 아픈쪽 다리를 앞으로 뻗어 엉덩관절 폄이 유지될 수 있도록 해야 한다.

㉡ 의자에 앉은 자세

엉덩관절 굽힘은 반드시 90도 이하(60도가 적당)가 되도록 해야 한다. 수술 후 4일이 지나면 의사와 상의하여 굽힘각도를 조절할 수 있다. 엉덩관절의 과도한 굽힘을

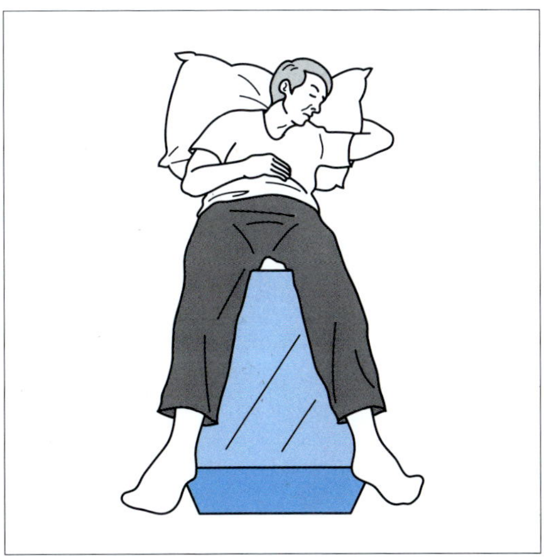

[그림 3-8] 엉덩관절 성형술환자 침상 자세

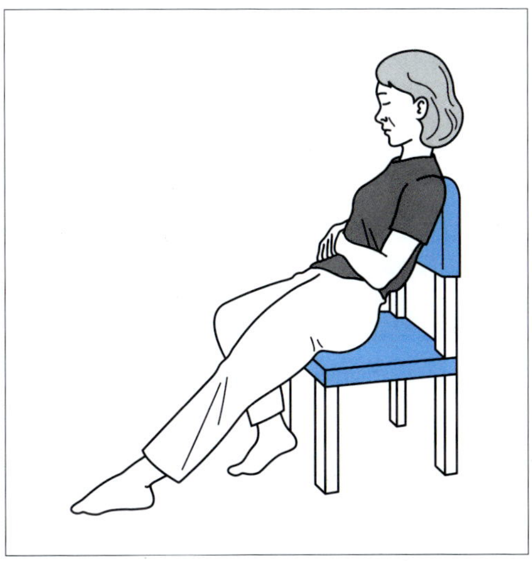

[그림 3-9] 엉덩관절 성형술환자 앉은 자세

방지하기 위하여 의자에 앉을 때 등받이를 대거나 단단한 방석으로 높이를 조절한다. 푹신한 의자, 기울어진 의자 및 흔들의자는 될 수 있으면 피한다.

의자는 팔걸이가 있는 견고한 의자가 좋으며 일어서기에 편하다. 의자에 앉을 때에는 아픈 쪽 다리를 앞으로 펴고, 양팔로 의자의 팔걸이를 잡고 허리를 앞으로 숙여지지 않도록 하면서 아픈쪽 다리가 앞으로 미끄러지듯이 앉는다. 의자에서 일어날 때에는 아픈 쪽 엉덩관절을 펴고 의자 팔걸이를 잡고 팔꿈치를 펴면서 일어선다. 이때 허리가 앞으로 숙여지지 않도록 하고 엉덩관절 폄 상태를 유지한다. 6~8주 동안 팔 힘을 이용하여 체중을 지지하면서 앉고 일어서는 것이 좋다.

㉢ 화장실 사용

팔걸이가 달린 이동식 변기를 사용하고 높이와 각도는 앞쪽 다리가 뒤쪽 다리보다 조금 낮게 되도록 조절하는 것이 좋다. 화장실 뒤처리 시 엉덩관절이 안쪽돌림되지 않도록 주의하면서 다리사이로 닦거나 일어서서 닦는다. 일어설 때 변기 손잡이를 잡고 일어나며, 보행기(walker)의 손잡이를 먼저 잡지 않도록 주의해야 한다.

㉣ 옷 입고 벗기 활동

옷을 입고 벗는 동안에 반드시 아픈 쪽 다리가 모음 및 안쪽돌림되지 않는지 주의해야 한다. 보조도구를 사용하는 것이 활동을 편하게 해 줄 수 있으며 예로, 리처

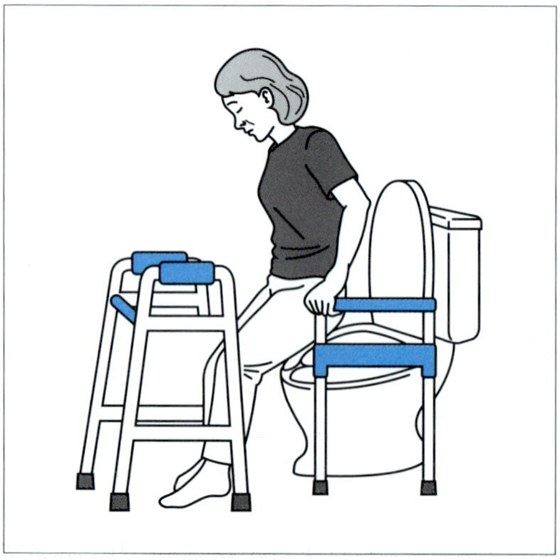

[그림 3-10] 엉덩관절 성형술환자 화장실 사용

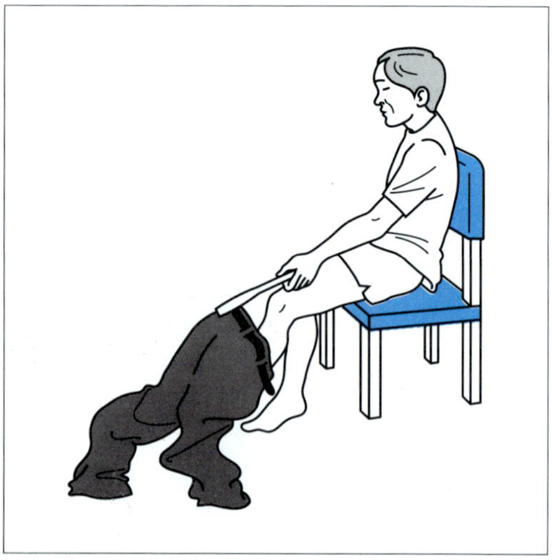

[그림 3-11] 엉덩관절 성형술환자 바지올리기 자세

(reacher)나 옷 입기 막대(dressing stick)는 바지를 입고 벗을 때 무릎 위아래로 올리고 내리는 데 편리하게 사용된다. 양말이나 스타킹을 신을 때에도 리처, 탄력 끈, 긴 손잡이 및 구두주걱을 사용하는 것이 좋다.

㉤ 목욕활동

욕조 안에서 목욕을 할 경우에는 먼저 아픈 쪽 다리를 욕조 안에 넣고 그 다음에 건강한쪽 다리를 넣도록 한다. 목욕탕과 욕조 안에 미끄럼방지 판을 깔아, 넘어지는 것을 막고, 균형에 문제가 있거나 손의 협응에 문제가 있는 환자의 경우는 벽면에 손잡이를 설치하거나 비누에 끈을 매달아 목에 걸고 사용할 수 있다. 수건은 리처를 사용하여 닦고, 손잡이가 길게 달린 스펀지로 등과 발을 닦는다. 욕조 밖으로 나올 때는 먼저, 건강한 쪽 다리를 밖으로 나오게 하고 의자에 앉은 다음 아픈 쪽 다리를 욕조의 편평한 턱 위에 올려놓고 엉덩관절 폄이 유지되도록 주의한다.

㉥ 보행기로 이동

발바닥을 바닥에 붙인 상태에서 절대로 골반을 회전시키거나 몸통을 돌리지 않도록 주의한다. 워커로 이동 시 먼저 건강한 쪽 다리에 체중을 실어 옮긴다. 이때 보행기를 기울이면 넘어질 위험이 있으므로 바닥에 평평하게 놓고 안정된 자세에서 체중을

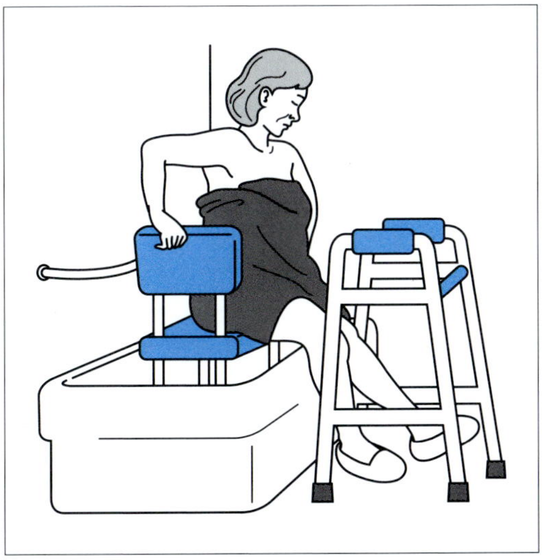

[그림 3-12] 엉덩관절 성형술환자 목욕활동 시 자세

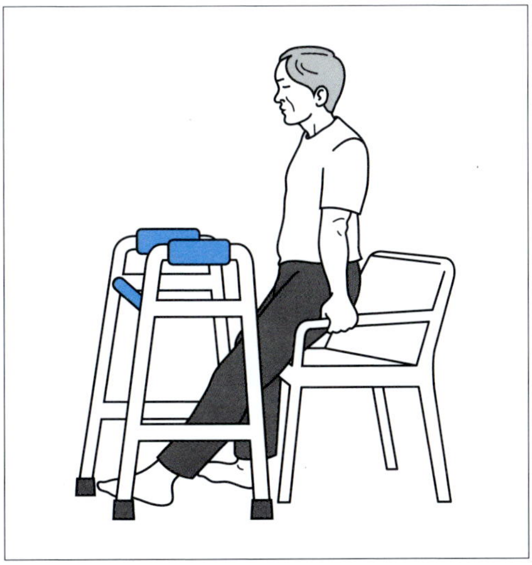

[그림 3-13] 엉덩관절 성형술환자 보행기 사용방법

옮기도록 한다. 의자에서 일어날 때에는 항상 의자 팔걸이를 짚고 먼저 일어난 다음에 나중에 보행기를 잡는다.

ⓢ 가사활동

바닥에서 물건을 들어 올릴 때는 리처를 사용하거나 청소를 할 때에는 엉덩관절 굽힘을 방지하기 위해 손잡이가 길게 달린 청소도구를 사용한다. 자세가 불편한 집안일이나 무거운 물건을 드는 것은 될 수 있으면 피하는 것이 좋다. 싱크대와 조리대에서 일할 때는 허리를 펴시킬 수 있는 높은 의자에 앉는 방법이 있다. 가벼운 물건을 옮길 때는 주머니를 단 앞치마를 이용하거나 바퀴달린 카트, 허리에 차는 가방을 매고 다니기, 워커에 작은 가방을 걸고 담아서 물건을 옮기는 방법이 있다.

ⓞ 자동차로 이동

차의 안전한 부분을 양팔로 잡은 다음 건강한 쪽 다리를 먼저 차 안으로 넣고 아픈 쪽 다리를 펌하면서 앉는다. 몸통과 아픈 쪽 다리를 함께 움직이면서 등을 반쯤 뒤로 기대면서 시트에 등을 대고 앉는다. 차의 의자 높이는 방석으로 조절하고 가능하면 차에 오랜 시간 앉아있는 것을 피하도록 한다.

6) 요통(Low Back Pain, LBP)

(1) 개요

요통은 다양한 원인에 의한 허리의 통증을 말하며 일생 중에 한 번씩은 요통을 경험한다. 보통 2주 이내에 50~60%, 3~4개월 내에 대부분 증상의 호전을 보이거나 2년 이내에 재발하는 빈도도 높다. 기간별로 요통을 분류하면 급성 요통은 지속기간이 6주 이하이며, 만성요통은 3개월 이상 통증이 지속된다.

요통은 척추사이원반(intervertebral disc, 추간판)의 병변으로 인한 척추의 질환, 연부조직의 질환으로 삠(sprain, 염좌), 근막통 증후군, 종양성 질환, 심리적 요인, 기타 내장의 질환, 혈관 질환 등이 원인이다.

(2) 증상

퇴행성 척추 관절염은 나이가 들어가면서 척추가 닳아져 척추뼈몸통(vertebral body, 추체) 위, 아래 가장자리에 뼈가 조금씩 자라면서 튀어나오거나 척추뼈몸통의 염증 반응으로 척추의 통증을 유발하는 척추 관절 이상 질환이다. 흔히 말하는 디스크와 퇴행성관절염이 여기에 해당한다. 디스크, 즉 척추사이원반이 빠져나오기 전에 전반적으로 까맣게 변성되는 것을 디스크 변성이라고 하며 이때에도 요통이 발생한다. 디스크와 비슷한 질환으로 척추관협착증이 있으며 이것은 척추 마디마디 사이가 좁아지면서 주변 신경을 압박하여 통증을 일으킨다. 뼈엉성증, 퇴행성관절염과 삠, 좌상에 의한 요통환자가 가장 많으며 40~50대 이후엔 퇴행성관절염이나 뼈엉성증, 삠, 타박상(contusion, 좌상), 척추사이원반 탈출증, 척추관협착증 순으로 요통을 일으킨다.

(3) 평가

요통은 하지 직거상방법(Straight Leg Rasining Test, SLRT), 넙다리신장검사(femoral nerve stretching test)를 통해 진단하고 궁둥신경통과는 감별 진단하고, 방사선 상이나 CT, MRI를 통해서도 평가할 수 있다. 직거상방법도 환자를 바로(앙와위) 눕게 하고 무릎을 완전히 신전한 상태에서 검사자는 환자의 한쪽 발을 서서히 들어 올린다. 고관절 굴곡이 최대에 이르거나 통증유발시까지 들어 올린다. 정상범위는 70~90°이다. 넙다리신경신장검사는 환자를 엎드리게 한 후 무릎관절을 90°로 굽히도록 한다. 그 외 방사선이나 CT 소견을 통해 진단내릴 수 있다.

(4) 작업치료 중재

요통은 환자 자신의 노력으로 예방이 가능하다. 다양한 치료법에 대한 적절한 선택과 수술 후의 관리, 일상에서의 올바른 자세, 적절한 운동방법, 요통에 대한 능동적이고 적극적인 대처기술 등을 습득해야 한다.

① 요통환자의 개인 건강관리

요통 발생은 일상생활과 밀접한 관계가 있고 개인의 체력도 영향을 미친다. 노인의 경우는 체력강화와 성인병 예방을 위한 개인별 운동 및 기타 체조를 병행하여 실시하는 것이 좋다. 건강진단은 요통에 관한 개인 의견 및 경과 사항 등을 관찰하고 건강진단 시 자세이동, 척추변형, 압통부위를 X-Ray 등을 통해 정확하게 진단받는 것이 좋다.

② 요통 예방을 위한 일상생활활동 기본자세

㉠ 바로 누운 자세

바로 누운 자세에서 무릎 밑에 베개나 이불을 고여 무릎과 엉덩관절을 약간 구부려 준다. 온몸에 힘을 빼고 편안히 눕는다. 침상은 몸이 푹 꺼지지 않을 정도로 단단해야 하며 베개의 높이는 머리가 10~15도 정도 기울어지는 것이 좋다.

㉡ 옆으로 누운 자세

엎드려야 하는 경우 아랫배에 쿠션을 받쳐 허리가 평평해 지도록 한다. 옆으로 누웠을 때는 무릎을 구부리고 두 무릎 사이에 베개를 끼워주어 척추앞굽음을 감소시킨다.

㉢ 의자에 앉는 자세

의자 높이를 다리 길이에 맞춘다. 팔걸이와 등받이가 있고 등받이의 모양이 척추모양에 맞는 의자를 구입한다. 복근에 힘을 주어 허리와 등을 펴고 앉는다. 팔걸이와 등받이에 체중을 분산시켜 앉고 다리를 번갈아 꼬아 앉아 허리에 부담을 줄여준다.

㉣ 탁자 앞에 앉는 자세

책상높이가 팔꿈치 높이가 되도록 조절하고, 책상 가까이 앉도록 한다. 허리와 목이 앞으로 굽어지지 않도록 한다.

㉤ 소파에 앉는 자세

비스듬히 뒤로 기대지 않는다. 허리를 곧게 하여 기대며 팔걸이에 팔을 놓아 상체를 지지한다. 장시간 앉을 경우 간단한 체조나 산보 후 다시 앉는다.

㉥ 운전석에 앉는 자세

핸들과 좌석의 거리를 적당히 유지한다. 너무 푹신한 방석은 허리에 부담을 주게 되므로 피해야 한다.

㉦ 옷 입고 벗기

허리를 굽히고 옷 입는 것을 피한다. 꽉 끼는 옷은 피하고 편안한 옷을 입는다. 누워서 입는 것이 허리에 부담을 줄일 수 있다. 침대의 모서리에 걸터앉아서 옷을 입거나 서서 입으면서 허리를 앞으로 과도하게 구부리지 않는 것이 좋다. 속옷이나 양말, 스타킹, 신발은 모두 누워서 입을 수 있다.

ⓞ 위생, 치장 및 목욕하기

세면대 앞에서 허리를 굽힐 때는 한 손으로 세면대를 지지한다. 발판을 사용하여 한 쪽 다리를 올리면 허리에 부담을 줄일 수 있다. 욕조 안에 욕실용 매트를 깔아 미끄러지지 않도록 주의하고 잡고 일어설 수 있는 보조 장치를 설치해서 욕조에 들어가고 나가는 것을 용이하게 한다. 샤워할 때 허리가 과다폄되지 않도록 하기 위해서 샤워호스를 이용하거나 허리와 어깨 높이 사이의 선반에 용품을 놓아두는 것이 좋다.

ⓩ 물건 꺼내기

허리를 과도하게 구부리지 말고 엉덩관절과 무릎을 함께 구부리면서 물건을 꺼내도록 한다. 높은 곳에 있는 물건을 꺼낼 때는 허리가 과도하게 신장되지 않도록 안전한 의자를 딛고 올라서서 가슴높이에 선반높이를 맞춘 후 꺼낸다. 싱크대에서 일할 때에는 발 받침대를 사용해 한 쪽 발을 번갈아 올리면서 허리에 부담을 덜어 주도록 한다.

ⓧ 물건 들어 올리기

물건을 들 때는 항상 허리는 곧게 펴고 들어 올린다. 물건은 몸에 최대로 밀착시키고 무릎을 굽혀 들어 올린다. 아랫배에 힘을 준 상태로 들어 올리면 허리에 부담을 감소시켜 준다.

ⓚ 침대와 의자에서 일어서기와 눕기

요통이 급성기에 있을 때는 허리를 너무 구부리지 말고 팔걸이를 짚으면서 일어나고 앉도록 한다. 침대에 눕거나 일어나 앉을 때는 먼저 침대 모서리까지 와서 걸터앉은 다음에 발바닥을 바닥에 대고 팔꿈치를 구부렸다 펴는 힘을 이용해서 상체를 눕히거나 일으키도록 한다. 상체와 다리가 동시에 움직이면서 발을 침상으로 올리거나 내리는 것이 좋으며 복부 근육의 힘을 이용하면서 몸을 움직이는 것이 좋다.

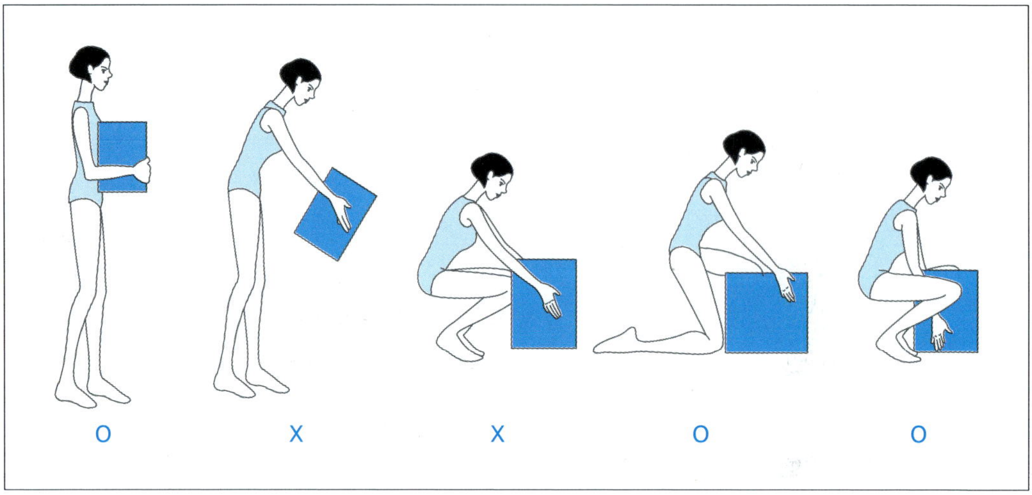

[그림 3-14] 요통환자를 위한 올바른 물건들기 자세

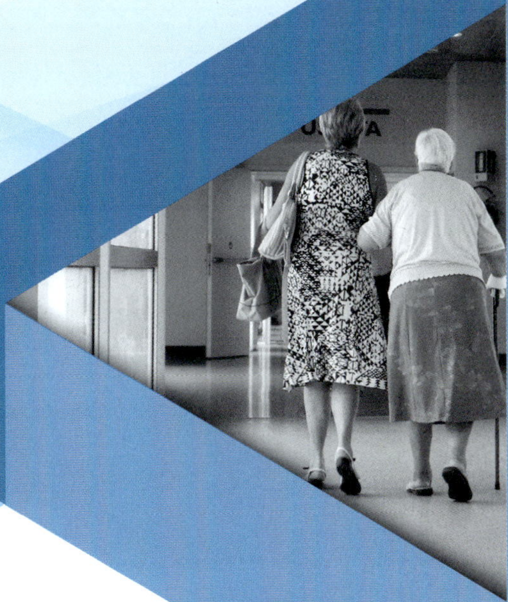

제 4 장

치매 및 인지장애에 따른 작업치료 중재

학습목표

- 치매의 개념과 단계별 증상에 대해 이해할 수 있다.
- 치매 진단에 따른 평가 방법에 대해 설명할 수 있다.
- 치매 진행에 따른 단계별 중재 방법을 적용할 수 있다.

핵심용어

경도인지장애, 인지중재, 정신행동증상, 치매, 치매안심센터

1 치 매

1) 개요

치매(dementia)는 라틴어에서 유래된 말로 '정신(−mens)'이 '사라진(de−)' '상태(tia)'로, 곧 '정신이 없어진 것'을 의미한다. 치매는 정상적으로 생활해 오던 사람이 다양한 원인에 의해 뇌기능이 손상되면서 인지기능이 지속적이고 전반적으로 저하되어 일상생활에 상당한 지장이 나타나는 상태를 말한다.

급속한 고령화로 인한 치매 유병률 증가는 개인과 가족만의 문제를 넘어서 사회가 함께 해결해야 하는 국가적 부담이 되고 있다. 국가적 차원의 치매관리종합계획이 실시되어 1, 2차 치매관리종합계획은 치매 인식개선, 인프라 구축 등 치매환자의 복지 분야를 중심으로 3차 계획은 실질적인 치료 · 관리 부분을 연계하여, 체계적인 네트워크를 구축하였다. 제4차 치매관리종합계획(2021~2025)이 수립 · 실행되면서 정상, 치매 고위험자(경도인지장애), 경증 치매, 중증치매와 같이 대상을 세분화 하여 예방중심 관리, 치료, 지역사회 돌봄, 가족지원을 제공하고 있다.

현재 65세 이상 치매환자 수는 2022년 약 92만 명으로 유병률은 10.31%이다. 치매노인의 성별 구성비율은 여성 61.7%, 남성 38.3%로 여성의 비율이 높다. 2030년에는 치매환자가 약 136만 명(유병률 10.48%), 2060년에는 치매환자가 약 332만 명(유병률 17.68%)으로 예

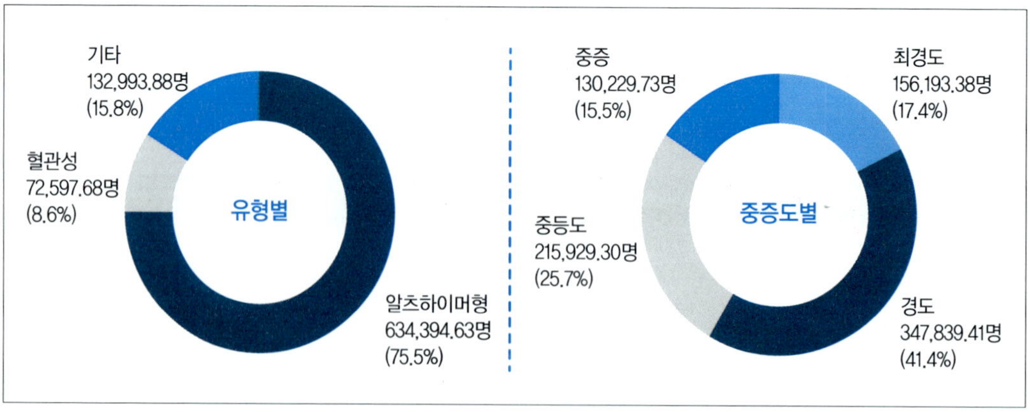

[그림 3-15] 전국 유형별·중증도별 추정치 치매환자 비교(65세 이상)

출처 : 보건복지부, 중앙치매센터(2021)

상된다. 보건복지부의 국내 치매환자 유형별 조사결과를 보면 알츠하이머병 치매(75%)가 가장 많고 다음으로 혈관성 치매(8.6%), 기타 치매(15.8%) 순이다. 치매의 중증도별 분포는 경도(41.4%)가 가장 많고, 중등도(25.7%), 최경도(17.4%), 중증(15.5%) 순이다(그림 3-15).

2) 원인과 증상

(1) 원인

치매는 일반적으로 대뇌 겉질의 퇴화에 의해 발생하며 사고, 기억, 행동 및 성격을 담당하는 뇌의 부분과 직접적으로 연관된다. 이 영역의 뇌 세포 소실은 인지장애에 이르게 하며, 뇌의 가역적 또는 비가역적 손상을 초래할 수 있는 질환들은 치매를 유발시킬 수 있다. 아직 국내에는 정확한 통계가 없지만 완치 가능한 가역성 치매는 전체 치매의 약 10% 전후로 알려져 있다. 치매 분류별 원인 질환은 [표 3-22]와 같다.

[표 3-22] 치매 원인 질환

분 류	질 환
퇴행성 뇌질환	알츠하이머 치매, 픽병, 레비소체병, 파킨슨병, 진행성핵상마비 등
뇌혈관 질환	뇌경색, 뇌출혈 등
결핍성 질환	베르니케뇌증, 비타민 B12 결핍증 등
대사성 질환	저산소증, 갑상선기능저하, 간성뇌병증, 요독증, 윌슨병 등
중독성 질환	알코올중독, 일산화탄소중독, 약물중독, 중금속중독 등
감염성 질환	신경매독, 크로이쯔펠트야콥병, 후천성면역결핍증 등
수두증	정상압수두증 등
뇌종양	뇌수막종 등
뇌외상	뇌좌상 등

(2) 증상

치매는 개인별로 특성이 다르며, 다양한 일반적 증상을 가지고 있다.

① 빈번하고 점진적 기억 상실(frequent and progressive memory loss)

치매는 기억을 잊어버리기 시작하고, 가장 최근의 사건이 가장 빠르게 잊혀진다. 가끔이긴 하나, 분명 "메모리 포켓"이 존재하고, 이들은 일반적으로 익숙한 얼굴, 냄새, 터치, 노래 또는 의식에 의해 촉발된다.

② 언어의 어려움(language difficulties)

치매는 종종 지시 사항을 이해하거나 보통의 복잡한 문장의 논리를 따르기 어려워진다. 그들은 자신의 생각을 말로 표현해내기가 어렵게 된다. 때때로, 누구든 올바른 단어를 찾는 문제를 갖게 되지만, 치매환자는 종종 단어를 잊어버리고 특이한 단어로 대치하며, 이야기를 하거나 기록하는 것을 이해하기 어려워진다.

③ 혼동(confusion)

이 문제는 치매환자와의 상호작용을 예측할 수 없게 되고, 다른 사람들로부터 멀어지게 만들게 된다. 혼동은 급성으로 나타나며, 입원에 의해서 한시적으로 나타나기도 한다. 일반적인 혼동은 시간과 장소에도 혼란을 일으키며 익숙한 환경 내에서도 시간에 대한 개념이 손상된다.

④ 익숙한 작업수행의 불가능(inability to perform familiar tasks)

치매환자는 일반적으로 작업을 수행하는 방법에 대해 생각하지 않아도 되는 익숙한 일상적인 작업에서 어려움을 보인다. 특히, 적절한 순서로 활동을 수행하는데 큰 문제를 갖게 되며, 예를 들면 옷을 입는 순서를 모를 수도 있다.

⑤ 추상적인 사고의 어려움(difficulty with abstract thinking)

치매환자들은 정신적인 과제를 수행하는데 특별한 어려움을 보인다. 예를 들면, 과제를 계획하거나, 의사결정을 하거나, 프로젝트를 편성하는 것들이 점점 더 어려워지며 비용 지불과 같은 단순 금전적 거래를 할 수 있는 능력을 잃는다.

⑥ 물건 잘못두기(misplacing belongings)

지갑이나 열쇠를 잃어버릴 수 있으며 냉장고에 다리미를 넣거나 설탕 그릇 안에 손목시계를 넣는 등, 이상한 장소에 물건을 넣을 수 있다.

⑦ 급속한 기분의 변화(rapid mood swings)

특별한 이유 없이 몇 초 이내에 감정이 전환되어 매우 변덕스럽게 되며 이전보다 감정표현이 감소된다.

⑧ 행동 변화(behavioral changes)

치매환자는 인지하거나 해석이 곤란한 점에서 평소의 자신과 달리 보일 수 있으며 기억 문제가 어려움을 일으키는 상황에서 의심, 민감, 우울, 무관심, 불안, 흥분이 될 수 있다.

⑨ 자발성 결여/무관심(apathy/lack of initiative)

치매환자는 몇 시간이든 계속해서 텔레비전 앞에 앉아 있고, 평소보다 더 자거나, 취미에서 흥미를 잃어버리는 등 매우 수동적이 될 수 있다.

치매의 일반적인 증상들은 치매환자 개개인마다 특성이 모두 다르다. 어떤 사람들은 이런 증상을 모두 보일 수도 있고, 다른 사람들은 일부를 드러내기도 하지만 더 광범위하다.

[표 3-23] 치매의 주된 경고증상

1. 같은 질문을 계속 반복한다.
2. 같은 이야기나 같은 단어를 계속 반복한다.
3. 정기적으로 쉽게 수행해 오던 활동(요리나 카드놀이 같은)들을 잊어버린다.
4. 요금을 지불하는 등의 간단한 수행 능력을 잃어버린다.
5. 친숙한 환경에서 길을 잃거나, 집안의 물건을 잘못 배치시킨다.
6. 목욕과 같은 개인위생을 무시하거나, 같은 옷을 반복해서 입는다.
7. 질문에 대답을 하거나 혼자 해오던 의사결정도 다른 사람에게 의존한다.

출처 : http://www.dementia.com

3) 진단

정신장애 진단 및 통계 편람-5판(DSM-V)에서는 “신경인지 장애(neurocognitive disorder)”라는 범주 아래로 두 가지인 ‘주요 신경인지 장애(major neurocognitive disorder)’와 ‘가벼운 정도의 신경인지 장애(mild neurocognitive disorder)’로 분류하고 병인에 따라 각각의 아형을 세분화한다.

[표 3-24] 치매/주요 신경인지 장애 진단 준거

DSM-V 주요 신경인지 장애의 진단 준거
A. 다음에 근거해 한 가지 또는 그 이상의 인지 영역(복합 주의력, 실행 기능, 학습 및 기억력, 언어 능력, 지각-운동 기능, 사회 인지)에 대해 이전의 수행 수준 보다 유의한 인지기능 저하의 증거가 확인되어야 한다. (1) 환자 자신, 환자의 상태를 잘 알고 있는 정보 제공자 또는 임상가가 인지기능의 유의한 저하가 있음을 염려함 (2) 표준화된 신경심리 검사 결과 또는 그렇지 못할 경우 수량화할 수 있는 임상가 평정을 통해 인지적 수행에서 실질적인 손상이 확인되어야 함
B. 인지적 결함이 독립적인 일상적인 활동 수행을 방해함(즉, 최소한 복잡한 도구적 일상생활활동에서 도움이 필요한 경우. 예를 들어 물건 값 지불, 투약 관리 등에서 도움이 필요함)
C. 인지 결함이 섬망의 맥락에 한정해 발생하지 않음
D. 인지 결함이 다른 정신 장애(예를 들어 주요 우울 장애, 조현병)로 더 잘 설명되지 않음

출처 : American Psychiatric Association, 2013

2 경도인지장애(Mild Cognitive Impairment, MCI)

경도인지장애(MCI)는 인지기능장애는 있으나 치매라고 할 만큼 심하지 않은 상태로 동일한 연령과 교육수준에 비해 인지기능이 저하되었으나, 일상생활능력과 사회적인 역할수행능력은 유지되는 상태로 정상노화와 치매의 중간단계이다. 경도인지장애를 DSM-V(2013)에서는 신경인지 장애의 범주 아래 가벼운 정도의 신경인지 장애로 분류하고 병인에 따라 각각의 아형을 세분화한다.

경도인지장애는 치매의 전 임상단계로 치매의 조기 발견 및 예방 측면에 중요하며, 치료효과를 극대화할 수 있다는 점에서 임상적으로 중요하다. 최근에는 경도인지장애를 하위유형으로 분류하고 하위유형 중 건망증형 경도인지장애는 알츠하이머병으로 진행될 가능성이 높으며, 비건망증형 경도인지장애는 이마관자엽(frontotemporal lobe, 전측두엽) 변성이나 레비소체(lewy body) 치매 등으로 이행할 가능성이 높다.

3 치매의 분류

치매는 일정하거나 동일하게 예측 가능하지 않다. 치매환자의 기억, 판단 및 수행은 예측이 불가능하다. 가역치매는 우울증, 약물 및 신진대사 장애이며, 불가역치매는 파킨슨병, 레비소체 치매, 이마관자엽 치매, 알츠하이머병이다.

[표 3-25] DSM-V의 치매 분류

DSM-V 치매 분류	
주요 신경인지 장애 (Major Cognitive Disorder)	병인에 따른 아형 세분화(Specify whether due to) • 알츠하이머병(Alzheimer's disease) • 이마관자엽 퇴화(Frontotemporal lobar degeneration) • 레비소체병(Lewy body disease) • 혈관성 질환(Vascular disease) • 외상성 두뇌 손상(Traumatic brain injury) • 물질/약물 유발형(Substance/mediction induced) • 인간면역결핍 바이러스(HIV) 감염(HIV infection) • 프리온병(Prion disease) • 파킨슨병(Parkinson's disease) • 헌팅턴병(Huntington's disease) • 다른 의학적 상태(Another medical condition) • 다양한 병인(Multiple etiologies) • 불특정형(Unspecified)

출처 : American Psychiatric Association, 2013

1) 알츠하이머형 치매(Alzheimer's Disease)

알츠하이머는 치매를 일으키는 원인 질환으로, 대표적으로 기억장애가 있으며 인지기능장애가 점진적으로 시작되고 악화되는 것이 특징적으로 나타난다. 유병기간은 2년에서 20년으로 개인차가 심하며 평균 유병기간은 약 8~10년으로 발병연령이 낮을수록 빨리 진행하는 경향이 있다.

(1) 원인

알츠하이머형 치매의 정확한 원인은 밝혀지지 않았지만, 대표적으로 콜린성 신경세포의 기능 이상, 아밀로이드전구단백질(APP)의 대사 이상, 타우단백의 기능 이상으로 세 가지가 거론되고 있다. 알츠하이머형 치매의 위험 요인에는 고령, 여성, 출생 시 부모 연령 등이 있으며 두부 외상, 뇌혈관질환, 우울증 및 기타 중독 상태 등 과거력도 포함된다. 알츠하이머형 치매에 취약한 유전적 소인도 논의되고 있으며, 다운증후군 가족력, 19번 염색체의 단백질 유전자로 알려진 ApoE4 유전자 보유도 있다.

(2) 증상

① 기억력 변화

초기에는 소소한 건망증 양상이 최근의 일화 기억력 저하로 나타나며, 새로운 정보를 학습하는 능력의 저하가 보인다. 하지만 시간이 지남에 따라 과거 반복적인 경험을 통해 장기 기억으로 유지하던 정보까지 망각하며 심한 경우 자신의 고향, 이름, 생일과 같이 기본적인 신상 정보조차 기억하지 못하게 된다.

② 인지력 변화

시공간 처리 능력의 저하로 익숙한 장소에서 방향 감각이 저하되어 길을 잃고 헤매기도 하며, 심한 경우는 익숙한 사물과 사람을 제대로 알아보지 못하는 실인증이 나타난다. 이마엽 기능의 저하로 인해 목표지향적 과제 수행에 요구되는 실행 기능의 저하도 뚜렷해진다. 초기에는 익숙하지 않거나 복잡한 판단이 요구되는 활동을 수행할 때 어려움을 보이다가, 점차 능숙하게 수행해 오던 요리, 돈 관리, 집안일 처리 등 수단적 일상생활에도 실수가 발생하며, 나중에는 식사, 옷 입기, 대소변 가리기와 같이 기본적 일상생활활동에도 어려움이 발생한다.

③ 정신행동적 변화

병의 진행 동안 우울, 불안, 과민하고 짜증스러운 감정 표출, 충동적 또는 공격적 행동, 의미 없는 말이나 행동을 반복하는 보속증, 탈억제 행동, 수면 장애 및 야간 수면 행동, 식탐이 늘거나 식성이 변하거나 식욕이 저하되는 식사 장애, 부적절한 성적 행동, 환청이나 망상과 같은 정신증적 증상 등 다양한 정신행동증상(Behavioral and Psychological Symptoms of Dementia, BPSD)이 동반된다. 이와 같은 정신행동증상은 돌보는 가족들의 심리적, 경제적 부담을 가중시켜 요양시설이나 병원으로 입소나 입원을 하게 한다.

알츠하이머형 치매는 약물 치료가 기본이지만 약물은 병의 진행을 근본적으로 차단하는 원인 치료보다는 일시적인 증상 호전과 병의 진행을 지연시키는 역할을 한다. 약물 치료 외에도 초기 및 경도 인지장애자들에게는 인지기능 손상을 지연 또는 보완해 줄 목적으로 인지재활 프로그램, 자존감 회복 및 정서 안정에 초점을 둔 지지적 심리 치료가 도움이 된다.

(3) 진단준거

알츠하이머형 치매는 DSM-V를 기준으로 알츠하이머병에 의한 주요 신경인지 장애(Major Neurocognitive Disorder due to Alzheimer's disease)의 항목으로 아래(표 3-26)를 준거로 진단을 한다.

[표 3-26] 진단체계에 따른 알츠하이머형 치매 진단준거

DSM-V 알츠하이머병에 의한 주요 신경인지 장애 (Major Neurocognitive Disorder due to Alzheimer's disease)
A. 주요 신경인지 장애 진단준거를 충족시킨다. B. 장애는 최소한 두 가지 이상의 인지 영역에서 서서히 발병하고 점진적으로 진행된다. C. 확실한(probable) 또는 가능성 있는(possible) 알츠하이머병의 진단준거는 다음과 같다. 다음의 경우에 해당할 때 확실한 알츠하이머병(Probable Alzheimer's disease)으로 진단하며, 이 밖의 경우라면 가능성 있는 알츠하이머병(Possible Alzheimer's disease)으로 진단한다. (1) 가족력 또는 유전자 검사를 통해 알츠하이머병의 원인이 되는 유전적 돌연 변이의 증거가 확인된 경우 (2) 다음 세 가지에 모두 해당하는 경우 a. 기억 및 학습 능력과 그 외 인지 영역 중 최소 한 가지 영역 이상에서 명백한 인지기능 저하의 증거가 확인되어야 함(상세한 병력 탐색 또는 일련의 신경심리 검사에 기초해야 함) b. 장시간의 안정된 절정기(plateaus) 없이 인지기능이 지속적, 점진적으로 저하되어야 함 c. 혼재성 병인의 증거가 없어야 함(즉, 다른 신경 퇴화, 다른 대뇌 혈관성 질환, 다른 신경학적 또는 정신 장애 또는 신체 체계의 질병, 인지 장애에 영향을 미칠 수 있는 기타 상태 등이 없어야 함)

출처 : American Psychiatric Association, 2013

2) 혈관성 치매

혈관성 치매는 치매 전체발병 인원의 약 16%를 차지한다. 병이 진행되는 동안 임상 양상이나 증상의 심각도 변화가 많고, 남성이 여성보다 빈도가 많다는 점이 알츠하이머형 치매와 차이가 있다.

(1) 원인

혈관성 치매는 뇌경색, 대뇌 허혈 및 대뇌 출혈 등 혈관 손상으로 대뇌에 충분한 산소 및 혈액이 공급되지 못하며 뇌에 병변이 생겨서 치매가 발생한다.

(2) 증상

인지기능 장애가 갑자기 나타나는 경우가 흔하지만 악화나 회복을 보이기도 하고 점진적인 악화가 나타난다. 손상 부위에 따라 차이가 있지만, 병의 초기부터 국소 신경학적 징후를 보이는 경우가 흔하며, 팔다리의 마비나 약화, 발음 및 구음 장애, 언어 장애, 느리고 둔한 동작, 중심 잡기의 어려움, 손발의 저림, 삼킴곤란, 잦은 사레 걸림 등의 증상을 보인다. 또한 정서 표현이 둔해진다거나 주변 환경이나 주위 사람들에게 무관심해지며 의욕이 저하되는 등 우울 증상을 동반한다.

3) 레비소체 치매

레비소체(lewy body) 치매는 전체발병 인원의 10% 이하에서 나타나며, 퇴행성 뇌질환에 의한 치매 중에 두 번째로 많다.

(1) 원인

파킨슨병의 경우 흑질과 청반 등에 국한된 레비소체로 인해 도파민의 변성이 나타난다. 레비소체 치매는 흑질뿐만 아니라 겉질 영역 전반에 걸쳐 도파민성 뉴런의 변성이 나타나는 퇴행성 질환이다.

(2) 증상

레비소체 치매는 파킨슨병과 겉질성 치매인 알츠하이머형 치매가 결합된 양상의 운동 장애와 인지 장애를 보인다. 전반적으로는 진행성 경과를 보이지만 초기 단계부터 인지기능 장애의 기복이 심하고 생생한 환시의 반복, 파킨슨병의 증상, 실신, 의식소실, 항정신병약물에 대한 과민 반응 등 알츠하이머병과 구별되는 임상증상을 보인다. 팔다리의 진전을 보이지 않는다는 점을 제외하고는 경직, 운동 서행 등 파킨슨병과 유사한 운동 장애를 보이고 알츠하이머형 치매보다는 기억 문제가 상대적으로 적지만 주의력, 시공간 처리 능력의 손상이 현저하게 나타난다. 또한 섬망, 렘(REM) 수면 단계에서의 행동 문제, 정동의 불안정성, 정신증적 증상 등이 나타난다.

4) 이마관자엽 치매

이마관자엽 치매는 전체발병 인원의 1~2%에서 나타나며, 서서히 발병하고 점진적으로 악화된다. 알츠하이머형 치매와는 다르게 일반적으로 40~65세 나이에 나타나며 75세 이후의 발병은 드문 것이 특징이다.

(1) 원인

이마관자엽 치매는 이마관자 부위의 퇴화가 원인으로 겉질성 치매의 한 유형이며 점진적으로 서서히 진행된다.

(2) 증상

초기에 기억력이 비교적 유지되고 있지만 행동 및 성격의 변화가 심하게 나타나고 사회적 환경에서 부적절하거나 기이한 행동을 보이며 대인관계 유지능력이 초기부터 악화된다. 언어 장애, 실행기능 및 판단력 장애가 점진적으로 두드러지게 나타나고 반면에 기억력, 시공간능력은 상대적으로 손상이 적은 편이다.

4 치매진단을 위한 검사

치매는 조기에 발견하여 적절히 치료할 경우 중증 상태로의 진행을 억제하거나 증상을 개선하는 것이 가능하다. 그 첫 단계는 치매진단을 위한 검사이다. 국가 치매관리사업에서는 치매조기검진을 치매선별검사 → 치매진단검사(신경심리검사, 전문의 진료 등) → 치매감별검사(혈액검사, 뇌영상촬영 등)의 3단계로 시행하고 있다.

1) 치매선별검사

치매선별검사는 환자의 전반적인 인지기능 수준을 알아보기 위한 선별 검사로, 보통 5분~10분 정도 소요되는 검사들로 이뤄진다.

(1) 인지선별검사(Cognitive Impairment Screening Test, CIST)

인지선별검사(CIST)는 제4차 치매관리종합계획의 치매선별검사도구 개발의 일환으로 개발된 검사이다. 기존 국가 치매관리사업에서 사용하던 치매 선별용 간이정신상태검사(Mini Mental State Examination-Dementia Screening, MMSE-DS)를 대체하는 것을 목적으로 개발되어 2021년 1월부터 치매안심센터, 보건지소 · 진료소, 협약병원 등에서 사용되고 있는 검사이다. 치매안심센터 치매예방관리사업(인지강화교실, 치매예방교실), 치매환자쉼터의 사전 · 사후 평가로 활용되고 있다.

1:1 대면검사로 시행되는 인지선별검사는 지남력, 기억력, 주의력, 시공간기능, 언어능력, 집행기능을 검사할 수 있는 총 13문항으로 구성되어 있다. 0점부터 30점까지의 점수범위를 가지며 점수가 높을수록 인지기능이 양호함을 나타낸다. 검사 규준은 연령과 학력수준에 따라 차등 적용한다. 검사시간은 10분 내외이다.

검사항목		점수
지남력	시간	4
	장소	1
기억력	기억회상	10
	재인	
주의력	숫자 바로 따라 말하기	2
	거꾸로 말하기	1
시공간기능	도형모사	2
언어기능	이름대기	3
	이해력	1
집행기능	시각추론	2
	언어추론	2
	유창성	2
총점		30

인지선별검사(CIST)				
"안녕하세요. 지금부터 ________님의 기억력과 사고능력을 살펴보기 위한 질문들을 드리겠습니다. 생각나는 대로 최선을 다해 답변해 주시면 됩니다."				
지남력	시간	1. 오늘 날짜를 말씀해주세요.		
		(1) 올해는 몇 년도입니까? (2) 지금은 몇 월입니까? (3) 오늘은 며칠입니까? (4) 오늘은 무슨 요일입니까?	0 0 0 0	1 1 1 1
	장소	2. 지금 ___ 님이 계신 여기는 어디인가요? 이 장소가 어디인지 말씀해 주세요.	0	1

<table>
<tr><td rowspan="5">기억력</td><td rowspan="5">기억등록</td><td colspan="2">3. 지금부터 외우셔야 하는 문장 하나를 불러드리겠습니다.
끝까지 잘 듣고 따라 해 보세요.</td><td rowspan="5">점수 없음
(단, 순서 상관없이 대상자가 말한 단어에 ㅇ표)</td></tr>
<tr><td colspan="2">(1차 시행) 민수는 / 자전거를 타고 / 공원에 가서 / 11시부터 / 야구를 했다</td></tr>
<tr><td colspan="2">잘 하셨습니다. 제가 다시 한번 불러드리겠습니다.
이번에도 다시 여쭈어 볼테니 잘 듣고 따라 해 보세요.</td></tr>
<tr><td colspan="2">(2차 시행) 민수는 / 자전거를 타고 / 공원에 가서 / 11시부터 / 야구를 했다</td></tr>
<tr><td colspan="2">제가 이 문장을 나중에 여쭤보겠습니다. 잘 기억하세요.</td></tr>
<tr><td rowspan="5">주의력</td><td rowspan="3">숫자 바로 따라 말하기</td><td colspan="2">4. 제가 불러드리는 숫자를 그대로 따라 해 주세요. (대상자가 잘 이해하지 못하는 경우) 제가 1–2–3 하고 부르면, 똑같이 1–2–3 이렇게 말씀해 주세요.</td><td></td></tr>
<tr><td colspan="2">(1) 6 – 9 – 7 – 3</td><td>0 1</td></tr>
<tr><td colspan="2">(2) 5 – 7 – 2 – 8 – 4</td><td>0 1</td></tr>
<tr><td rowspan="2">거꾸로 말하기</td><td colspan="2">5. 제가 불러드리는 말을 끝에서부터 거꾸로 따라 해 주세요. (대상자가 잘 이해하지 못하는 경우) OOO님 (대상자 이름) 이름을 거꾸로 하면 OOO 이렇게 되지요? 마찬가지로 제가 부르는 말을 거꾸로 말씀해 주세요.</td><td></td></tr>
<tr><td colspan="2">금수강산</td><td>0 1</td></tr>
<tr><td>시공간 기능</td><td>도형모사 (그림1)</td><td colspan="2">6. (그림을 가리키며) 여기 점을 연결하여 그린 그림이 있습니다. 이 그림과 똑같이 되도록 (아래 반응 공간을 가리키며) 같은 위치에 그려보세요. 점을 연결해서 그리시면 됩니다.</td><td>0 1 2</td></tr>
<tr><td rowspan="3">집행 기능</td><td>시각추론1 (그림2)</td><td colspan="2">7. 여기 모양들이 정해진 순서로 나옵니다. 모양들을 보면서 어떤 순서로 나오는지 생각해 보세요. 자(도형을 왼쪽부터 하나씩 가리키며), 네모, 동그라미, 세모, 네모, 빈칸, 세모. 그렇다면 여기 빈칸에는 무엇이 들어가야 할까요?</td><td>0 1</td></tr>
<tr><td>시각추론2 (그림3)</td><td colspan="2">8. (맨 앞 그림을 가리키며) 여기 네 칸 중의 한 칸에 별이 하나 있습니다. (두 번째 그림을 가리키며) 별이 이렇게 다른 위치로 이동합니다. 어떤 식으로 이동하는지 잘 생각해 보십시오. (마지막 반응 칸을 가리키며) 여기서는 네 칸 중에 별이 어디에 위치하게 될까요?</td><td>0 1</td></tr>
<tr><td>언어추론 (그림4)</td><td colspan="2">9. 카드에 숫자와 계절이 하나씩 적혀 있습니다. '1–봄–2–여름~' 이렇게 연결되어 나갑니다. (화살 표시된 빈칸을 가리키며) 여기는 무엇이 들어갈 차례일까요?</td><td>0 1 2</td></tr>
<tr><td rowspan="6">기억력</td><td rowspan="6">기억회상 /재인</td><td colspan="2">10. 제가 조금 전에 외우라고 불러드렸던 문장을 다시 한번 말씀해 주세요.
[조금 전에 외우라고 불러드렸던 문장(한 문장의 이야기)을 말씀해 보세요.]</td><td rowspan="2"></td></tr>
<tr><td>기억회상(각2점)</td><td>재인(기억회상 과제에서 회상하지 못한 항목만 시행. 각1점)</td></tr>
<tr><td rowspan="2">민수 [ ]</td><td>제가 아까 어떤 사람의 이름을 말했는데 누구일까요?</td><td rowspan="2">0 1 2</td></tr>
<tr><td>영수 [ ] 민수 [ ] 진수 [ ]</td></tr>
<tr><td rowspan="2">자전거 [ ]</td><td>무엇을 타고 갔습니까?</td><td rowspan="2">0 1 2</td></tr>
<tr><td>버스 [ ] 오토바이 [ ] 자전거 [ ]</td></tr>
</table>

		공원 [ ]	어디에 갔습니까? 공원 [ ] 놀이터 [ ] 운동장 [ ]	0 1 2
		11시 [ ]	몇 시부터 했습니까? 10시 [ ] 11시 [ ] 12시 [ ]	0 1 2
		야구 [ ]	무엇을 했습니까? 농구 [ ] 축구 [ ] 야구 [ ]	0 1 2
언어 기능	이름대기 (그림5)	11. 여기 있는 이 그림의 이름을 말씀해 주세요. 이것은 무엇입니까?		
		(1) 칫솔 [대상자 반응:] (2) 그네 [대상자 반응:] (3) 주사위 [대상자 반응:]		0 1 0 1 0 1
	이해력	12. 제가 말씀드리는 대로 행동으로 그대로 보여주십시오. 박수를 두 번 치고, 주먹을 쥐세요.		0 1
집행 기능	유창성	13. 지금부터 제가 그만이라고 말할 때까지 과일이나 채소를 최대한 많이 이야기 해 주세요. 준비되셨지요? 자, 과일이나 채소 이름을 말씀해 주세요. 시작!		____개
		[반응기록/제한 시간 1분] 0–8개: 0점 / 9–14개: 1점 / 15개 이상: 2점		0 1 2

결과요약표

인지영역	지남력	주의력	시공간기능	집행기능	기억력	언어기능	총 점
점수	/5	/3	/2	/6	/10	/4	/30

판정	☐ 정상	☐ 인지저하 의심

[그림 1]

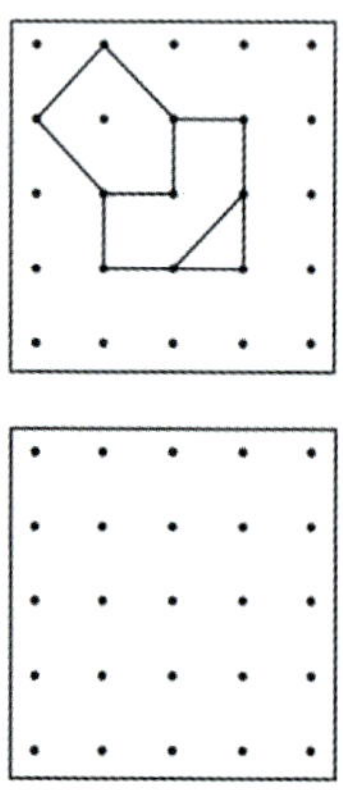

[그림 2]

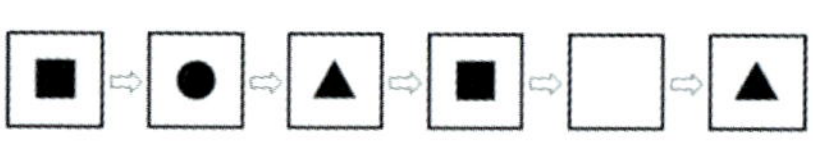

[그림 3]

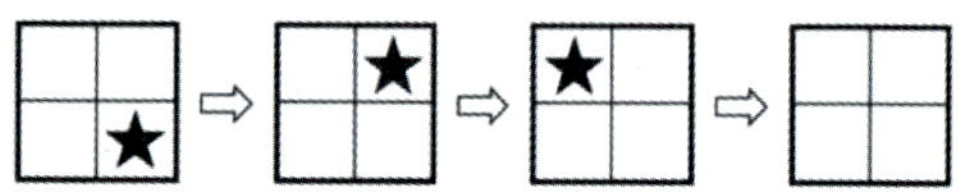

[그림 4]

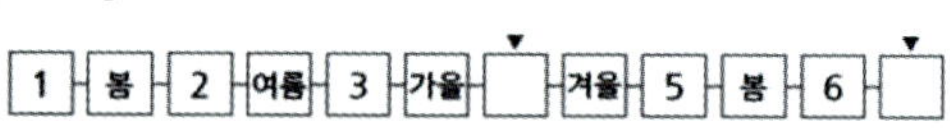

[그림 5]

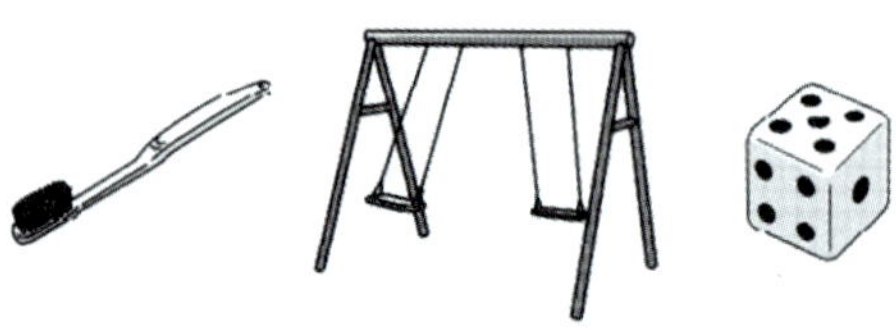

출처: 보건복지부(2022). 치매정책사업안내서식

(2) 간이정신상태검사(Mini Mental State Examination, K-MMSE, MMSE-K, MMSE-KC, MMSE-DS)

간이정신신경검사(MMSE)는 Folstein, Folstein과 McHugh(1975)에 의해 개발되었고, 전 세계 공통으로 가장 간편하게 인지능력을 선별하기 위해 사용되고 있는 검사이다. 이 검사는 시간 지남력, 장소 지남력, 기억 등록, 주의 집중 및 계산, 기억 회상, 언어, 시각적 구성, 이해 및 판단 항목으로 구성되어 있으며 총점은 30점이다. 높은 점수가 낮은 점수보다 인지 기능이 좋음을 의미한다.

우리나라에서 사용되고 있는 간이정신상태검사(MMSE)는 표준화 시기에 따라 MMSE-K 및 K-MMSE 로 분류되며, CERAD-K 신경심리 평가집에 삽입된 MMSE는 MMSE-KC로 불린다. MMSE-K 및 K-MMSE는 일반적으로 총점 24~30점은 인지손상없음, 18~23점은 경도의 인지기능장애, 0~17점은 분명한 인지기능장애로 분류하고 있다.

MMSE-DS는 치매 선별용 간이정신상태검사로 국가 치매관리사업에서 인지선별검사(CIST)가 치매선별검사 도구 도입되기 전까지인 2020년 12월까지 국가 치매관리사업에서 치매선별검사도구로 널리 사용되었던 검사이다. 치매 선별용 간이정신상태검사(MMSE-DS)는 인지선별검사(CIST)와 마찬가지로 연령, 학력수준, 나이, 성별에 따라 검사 규준을 차등 적용한다.

현재는 국가 치매관리사업에서 치매선별검사도구는 인지선별검사(CIST)로 대체되었지만 건강보험급여기관(병원 등)에서는 MMSE-K 및 K-MMSE를 건강보험 급여청구 및 환자의 인지상태를 선별하는데 지속적으로 사용 중에 있다.

치매 선별용 한국어판 간이정신상태검사지(MMSE-DS)

				시행차수	차
성명		성별		등록번호	
학력				실제 나이	
검사 일지	______년 _____월 _____일			평가자	
검사 장소	□ 치매안심센터 □ 대상자 집 □ 기타( )				

치매 선별용 한국어판 간이정신상태검사
(Korea version of MMSE for Dementia Screening : MMSE-DS)

검사지는 "지금부터 OOO님의 기억과 집중력을 알아보기 위해 몇 가지 질문을 드리겠습니다. 질문 중 몇 가지는 쉽지만 몇 가지는 어려울 수도 있습니다."라는 말로 검사를 시작한다.

문항		
1. 올해는 몇 년도 입니까?	0	1
2. 지금은 무슨 계절입니까?	0	1
3. 오늘은 며칠입니까?	0	1
4. 오늘은 무슨 요일입니까?	0	1
5. 지금은 몇 월입니까?	0	1
6. 우리가 있는 이곳은 무슨 도/특별시/광역시입니까?	0	1
7. 여기는 무슨 시/군/구입니까?	0	1
8. 여기는 무슨 구/동/읍/면입니까?	0	1
9. 우리는 지금 이 건물의 몇 층에 있습니까?	0	1
10. 이 장소의 이름이 무엇입니까?	0	1
11. 제가 세 가지 물건의 이름을 말씀드리겠습니다. 끝까지 다 들으신 다음에 세 가지 물건의 이름을 모두 말씀해 보십시오. 그리고 몇 분 후에는 그 세 가지 물건의 이름들을 다시 물어볼 것이니 들으신 물건의 이름을 잘 기억하고 계십시오. 나무 자동차 모자 이제 OOO님께서 방금 들으신 3가지 물건 이름을 모두 말씀해 보세요.		
나무	0	1
자동차	0	1
모자	0	1
12. 100에서 7을 빼면 얼마가 됩니까?	0	1
거기에서 7을 빼면 얼마가 됩니까?	0	1
거기에서 7을 빼면 얼마가 됩니까?	0	1
거기에서 7을 빼면 얼마가 됩니까?	0	1
거기에서 7을 빼면 얼마가 됩니까?	0	1
13. 조금 전에 제가 기억하라고 말씀드렸던 세 가지 물건의 이름이 무엇인지 말씀하여 주십시오.		
나무	0	1
자동차	0	1
모자	0	1
14. (실제 시계를 보여주며) 이것을 무엇이라고 합니까?	0	1
(실제 연필을 보여주며) 이것을 무엇이라고 합니까?	0	1
15. 제가 하는 말을 끝까지 듣고 따라해 보십시오. 한 번만 말씀드릴 것이니 잘 듣고 따라 하십시오.		
간장공장공장장	0	1

문항	점수
16. 지금부터 제가 말씀드리는 대로 해 보십시오. 한 번만 말씀드릴 것이니 잘 들으시고 그대로 해 보십시오. 제가 종이를 한 장 드릴 것입니다. 그러면 그 종이를 오른손으로 받아, 반으로 접은 다음, 무릎 위에 올려놓으십시오.	
오른손으로 받는다.	0 1
반으로 접는다.	0 1
무릎 위에 놓는다.	0 1
17. (겹친 오각형 그림을 가리키며) 여기에 오각형이 겹쳐져 있는 그림이 있습니다. 이 그림을 아래 빈 곳에 그대로 그려보십시오. 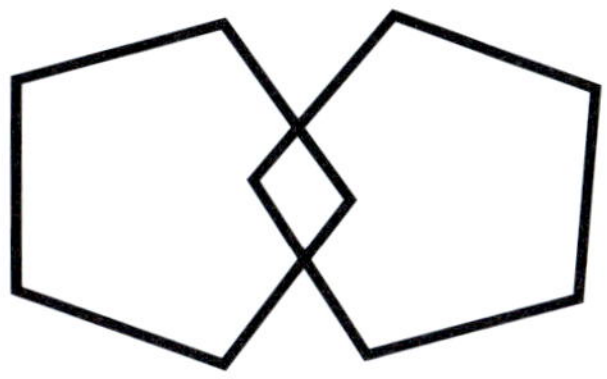	0 1
18. 옷은 왜 빨아서 입습니까?	0 1
19. "티끌 모아 태산"은 무슨 뜻 입니까?	0 1
총 점	/30

출처 : 보건복지부(2020). 치매정책사업안내서식

[표 3-27] MMSE-DS 진단검사 의뢰 점수

연령	성별	교육 연수			
		0–3년	4–6년	7–12년	≥13년
60–69세	남	20	24	25	26
	여	19	23	25	26
70–74세	남	20	23	25	26
	여	18	21	25	26
75–79세	남	20	22	25	25
	여	17	21	24	26
≥80세	남	18	22	24	25
	여	16	20	24	26

* 위 표에 제시된 점수 미만일 경우 진단검사로 의뢰함
* 60세 미만의 경우는 60–69세 연령기준을 준용

출처: 보건복지부(2020). 치매정책사업안내서식

(3) 주관적 기억감퇴 평가 설문(Subjective Memory complaints Questionnaires, SMCQ)

주관적 기억감퇴 평가 설문(SMCQ)은 Youn 등(2009)이 치매가 있는 노인 환자와 치매가 없는 환자를 구별하기 위해 개발한 평가 설문이다. 설문지는 일반기억, 일상기억에 대한 주관적 보고를 포함하여 총 14문항으로 구성되어 있다. 각 질문에 '예' 또는 '아니오'로 답하고 1점 또는 0점으로 채점한다. 6점 이상인 경우 이상이 있는 것으로 판단한다.

주관적 기억감퇴 평가 설문
(Subject Memory Complain Questionnaire: SMCQ)

이름 : ____________ 연령 : ________ 성별 : 남 / 여 작성일 : ______ 년 ______ 월 ______ 일

질 문	응답	
	아니오	네
1. 당신은 기억력에 문제가 있습니까?		
2. 당신의 기억력은 10년 전에 비해 저하되었습니까?		
3. 당신은 기억력이 동년의 다른 사람들에 비해 나쁘다고 생각합니까?		
4. 당신은 기억력 저하로 일상생활에 불편을 느끼십니까?		
5. 당신은 최근에 일어난 일을 기억하는 것이 어렵습니까?		
6. 당신은 며칠 전에 나눈 대화 내용을 기억하는 것이 어렵습니까?		
7. 당신은 며칠 전에 한 약속을 기억하는 것이 어렵습니까?		
8. 당신은 친한 사람의 이름을 기억하기 어렵습니까?		
9. 당신은 물건 둔 곳을 기억하기 어렵습니까?		
10. 당신은 이전에 비해 물건을 자주 잃어버립니까?		
11. 당신은 집 근처에서 길을 잃은 적이 있습니까?		
12. 당신은 가게에서 사려고 하는 두, 세가지 물건 이름을 기억하기 어렵습니까?		
13. 당신은 가스불이나 전기불 끄는 것을 기억하기 어렵습니까?		
14. 당신은 자주 사용하는 전화번호(자신 혹은 자녀의 집)를 기억하기 어렵습니까?		
총 점	점	

※ 점수가 높을수록 주관적 기억감퇴가 심한 것을 의미합니다.

출처: 보건복지부(2022). 치매정책사업안내서식

2) 치매진단검사

치매진단검사는 치매선별검사에서 인지저하 등 이상소견이 나온 경우 시행한다. 치매진단검사는 환자와 가족을 면담하는 전문의 진료와 종합적 인지기능을 평가도구를 활용하여 검사하는 신경심리검사로 구성된다. 신경심리검사는 문답식 혹은 설문지 방식의 검사 도구를 통하여 기억력, 언어능력, 시공간 구성능력, 행위능력, 이마엽 기능 등을 평가한다. 국가 치매관리사업과 임상적으로 사용되는 치매진단검사 도구는 한국판 CERAD 평가집(CERAD-K), 서울신경심리검사(Seoul Neuropsychologic Screening Battery, SNSB), LICA 노인인지기능검사(LICA)가 있다.

(1) 한국판 CERAD 평가집(The contents of The Korean Version of the Consortium to Establish a Registry for Alzheimer's Disease, CERAD-K)

한국판 CERAD 평가집(CERAD-K)은 알츠하이머병 환자에게 기억력, 언어능력, 시공간 능력 등 개별 인지기능을 정확하게 평가하는 필수적인 인지기능 검사로 치매와 관련된 인지기능 영역을 포괄적으로 검사한다. CERAD-K는 임상평가집과 신경심리 평가집으로 구성되어 있다. 전체 검사시간이 30-40분 정도로 비교적 짧고, 검사 시행과 평가가 용이하여 치매환자의 평가에 유용하다.

CERAD-K 임상평가집	CERAD-K 신경심리 평가집
A 인구학적 자료 : 대상자 B 인구학적 자료 : 정보 제공자 C 임상력 현병력, 개인력과 가족력, 임상력, 일상생활동작(BDS-ADL포함), 치매행동평가척도(BRSD) 시행을 위한 선별, 한국판 SBT-K(Korean Version of Short Blessed Test), 계산, 시계그리기, 언어표현 능력 평가 D 임상진찰 E 임상병리 및 영상학적 검사 F 임상진단 • Clinical Dementia Rating(CDR), m-HIS, 진단적 인상	J 신경심리학적 검사 J0 검사요약 J1 언어유창성 검사 J2 보스톤이름대기검사 J3 간이정신상태검사(MMSE-KC) J4 단어목록기억검사 J5 구성행동검사 J6 단어목록회상검사 J7 단어목록재인검사 J8 구성회상 검사 J9 길 만들기 검사 A와 B

출처 : 우종인(2009). CERAD-K 신경심리평가집

(2) 서울신경심리검사(The contents of Seoul Neuropsychological Screening Battery, SNSB)

서울신경심리검사(SNSB)는 치매의 조기진단과 원인 질환에 대한 유용한 정보를 제공하고 치료제의 효과를 평가할 목적으로 개발되었다. 서울신경심리검사는 기존의 짧은 평가로 인지기능을 포괄적으로 평가하기가 어려운 치매검사도구들의 한계를 극복하고 인지기능에 대한 종합적이고 심층적인 평가를 시행할 수 있다.

인지기능영역	신경심리검사
집중력	Digital Span: Forward / Backward
	Letter cancellation
언어 및 그와 관련된 기능들	Spontaneous Speech/ Comprehension / Repetition
	Korean–Boston Naming Test (K– BNT)
	Reading / Writing
	Finger Naming / Right–Left Orientation / Calculation / Body Part Identification
	Praxis Test: Buccofacial, Ideomotor
시공간 기능	Korean Mini–Mental Status Examination (K– MMSE) : Drawing
	Rey Complex Figure Test (RCFT) : Copy
기억력	K–MMSE : Registration / Recall
	Seoul Verbal Learning Test (SVLT)
	RCFT : Immediate & Delayed Recalls / Recognition
이마엽 / 집행기능	Contrasting Program / Go – No – Go Test
	Fist – Edge – Palm / Alternating Hand Movement
	Alternating Square & Triangle / Luria Loop
	Controlled Oral Word Association Test (COWAT) • Semantic (Animal, Supermarket) • Phonemic
	Korean – Color Word Stroop Test (K– CWST)
기타	K– MMSE
	Geriatric Depression Scale
	Barthel Active Daily Living (B –ADL)
	Clinical Dementia Rating (CDR)

출처 : 신준현(2010). 가정의학회지

(3) LICA 노인인지기능검사

LICA 노인인지기능검사는 비문해 노인을 위한 검사도구이다. 비문해 노인은 공통적으로 검사시 낮은 수행도를 보인다. 이에 인지기능이 정상임에도 성적 저조, 시행불가의 사유로 치매로 잘못 판단될 수 있다. LICA는 이러한 점을 착안하여 개발된 치매진단검사 도구로 비문해 노인 뿐만 아니라 문해 노인에 대해서도 치매진단검사로 활용할 수 있다. 평가는 13개의 검사항목으로 구성되어 있다. 기억력, 시공간구성력, 언어, 수행기능(executive function), 주의력, 계산을 측정한다.

검사항목	평가인지영역
이야기회상검사 – 즉각회상	기억력
막대구성검사	시공간구성력
단어회상검사 – 즉각회상	기억력
시공간주의력검사	주의력
숫자스트룹검사	수행기능
계산검사	계산력
이야기회상검사 – 지연회상	기억력
이야기회상검사 – 재인	기억력
막대재인검사	(시각)기억력
단어회상검사 – 지연회상	기억력
단어유창성검사 – 동물이름대기	수행기능
의미 모양 – 색깔 속성검사/이름대기검사	의미/언어

3) 치매감별검사

치매감별검사는 치매진단검사 결과 치매 원인에 대한 감별검사가 필요한 경우 시행하고 진단의학검사(혈액검사 등), 뇌영상촬영(CT, MRI 등)과 같은 방식으로 시행된다.

5 치매 작업치료를 위한 평가

작업치료는 인지기능이 일상생활 수행에 어떻게 영향을 미치는가를 평가하는 것부터 시작된다. 치매환자의 인지기능 요소와 일상생활 전반에 대한 실질적인 수행평가를 통하여 주요한 목표를 설정한다. 치매환자의 작업치료 평가영역은 작업영역, 수행기술, 수행패턴, 개인적인 요소들과 환자가 처해 있는 상황 및 환경으로 구성된다. 환자를 포함하여 보호자와 환자의 상태를 잘 알고 있는 의료기관 또는 의료진까지도 포함된다. 환자에 대한 정보는 인터뷰에 의한 작업프로파일, 작업치료사의 관찰에 의한 작업수행 분석, 표준화/비표준화된 평가도구를 통해 수집한다.

작업수행 영역은 기본적인 일상생활활동, 수단적 일상생활활동, 직업, 자원봉사, 여가활동, 사회적 참여, 휴식과 수면이다. 수행기술에서는 감각지각, 운동능력과 실행기술, 감정조절, 인지 처리능력, 대화기술과 사회적 기술, 수행패턴인 습관, 일과, 역할, 의식들, 개인적 요소로 신체기능과 구조, 종교, 가치, 신념과 환자가 처한 문화적, 물리적, 사회적, 개인적, 시대적, 가상적 상황 및 환경에 대해 평가한다.

1) 관찰 및 면담(인터뷰)

한 개인이 늙어가면서 겪는 건강상태의 변화와 치매와 같은 만성질환의 발병은 자기관리, 집안일, 쇼핑과 같은 지역활동, 봉사활동, 일, 놀이와 여가활동 등 일상생활을 수행할 때 어려움으로 나타난다. 치매의 기능변화를 평가할 때는 질병의 지식과 개인의 가치와 결점에 대한 특별한 이해, 신체적, 사회문화적인 환경 원인을 평가할 수 있는 능력이 요구된다.

(1) 인터뷰를 통한 자료수집

치매환자 평가 시 가족구성원을 포함해 정보 제공자들과 인터뷰하는 것이 아주 중요하다. 환자는 종종 자신의 기억력 문제를 부인하거나 최소화하여, 치매환자가 이야기하는 과거력은 어떤 수준에서는 신뢰하기가 힘들기 때문이다. 그러므로 치매환자의 정보를 알아내기 위한 가장 좋은 방법은 정보제공자와의 인터뷰를 포함하는 것이다.

① 정보제공자와 인터뷰하기

가족 구성원 인터뷰에서는 환자의 현재 인지능력과 10년 전을 비교하면서 질문을 시작해야 한다. 이런 방법은 환자의 기능에 대한 점진적인 후퇴에 집중할 수 있으며, 섬망과 치매를 감별할 수 있다. 섬망환자는 주의집중력이 손상되어 다른 인지과정도 손상된다. 하지만 치매환자는 주의집중력이 손상되지는 않지만, 인지과정 중 특별히 기억력이 손상된다.

[표 3-28] 일반적인 질문방식으로 노인의 인지장애를 사정하기 위한 정보제공자 질문지

- 최근에 일어난 일을 기억합니까?
- 물건을 어디다 두었는지 기억합니까?
- 가족이나 친구의 이름, 직업, 생일, 주소를 기억합니까?
- 매일의 생활에서 결정을 잘 합니까?
- 경제적인 문제를 잘 다룹니까?
- 어떤 것에 대해서 이야기 할 때 적절한 단어를 사용합니까?
- 집에서 매일 하는 요리나 청소 같은 일을 잘 합니까?
- 10년 전과 비교해 볼 때, 다음과 같은 점에 있어서 어르신은 어떠십니까?

출처 : Jorn(1991). Psychological Medicine

② 환자와 인터뷰하기

환자와 인터뷰 시 [표 3-29]의 질문지를 참고한다.

[표 3-29] 환자 인터뷰 질문지

- 주의집중력
  질문에 집중할 수 있는가?
  질문에 답을 하는 동안 생각의 흐름을 유지하는가?
- 지남력
  지금이 몇 년도이죠?
  몇 월 달이죠?
  무슨 요일이죠?
  오늘은 몇 일이죠?
- 개인적 지식
  현재 주소
  전화번호
  가족들의 이름과 나이
  생일 및 가족 행사 등
- 병에 대한 인식
  당신의 삶에 있어서 어떤 부분들이 향상될 필요가 있다고 생각하십니까?

출처 : Kaplan(1995). The medical interview

2) 치매임상평가

치매임상평가는 치매환자의 중등도를 나타내기 위해 사용된다. 대표적으로 임상치매척도(CDR)와 전반적퇴화척도(GDS)가 있으며, 일반적으로 임상치매척도(CDR)가 널리 사용되고 있다.

(1) 임상치매척도(Clinical Dementia Rating, CDR)

임상치매척도(CDR)는 기억력, 지남력, 판단력과 문제해결 능력, 사회활동, 집안생활과 취미, 위생 및 몸치장의 6가지 세부 영역의 기능을 평가하여 점수화 한 후, 치매환자의 인지장애로 인한 기능 저하 정도를 최종적으로 판단하는 도구이다. 치매환자의 중증도를 평가하는 대표적인 척도로 널리 사용 중이다.

임상치매척도(CDR)는 보통 기억력 점수를 기준으로 전반적 CDR 점수를 결정한다. 임상치매척도(CDR)는 최초 0~3점(0, 0.5, 1, 2, 3)으로 개발되었으며 이를 바탕으로 추후 0~5점(0, 0.5, 1, 2, 3, 4, 5)의 확장판이 개발되었다. 전반적 CDR 점수는 National Alzheimer's Coordinating Center에서 제공하는 CDR Dementia Staging Instrument Calculator로 쉽게 환산할 수 있다(https://naccdata.org/data-collection/tools-calculators/cdr).

[표 3-30] CDR 점수 해석지

기억점수 = 0인 경우
CDR = 0: 다른 항목도 전부 0이거나 한 가지가 0.5인 경우
CDR = 0.5 : 위의 사항에 해당되지 않는 모든 경우

기억점수 = 0.5인 경우
CDR = 0.5
CDR = 1 : 기억력을 제외한 나머지 항목 중 적어도 3가지가 CDR1 이상 되는 경우

기억점수 = 1, 2, 3인 경우
기억력을 제외한 5항목 중 3가지 이상 공통되는 항목의 점수를 CDR 점수로 한다. 단, 이때 세가지 항목이 기억력 점수보다 높은(또는 낮은) 점수로 일치하고, 또 다른 두 가지 항목이 기억력 점수보다 낮은(또는 높은) 점수로 일치할 때는 기억력 점수를 전체 CDR 점수로 한다.

기억력 점수보다 큰 쪽이든 작은 쪽이든 한쪽으로 치우치면서 흩어진 경우는 기억력 점수에 가장 가까운 점수를 전체 CDR 점수로 한다(예를 들면 기억력과 한가지 항목 = 3, 두 항목 = 2, 남은 두 항목 = 1: CDR = 2).

한 개나 두개 항목의 점수가 기억력 점수와 일치하고, 나머지 항목 점수는 기억력 점수의 양쪽으로 두개 이하씩 흩어진 경우는 기억력 점수를 전체 CDR 점수로 한다.

기억력 점수가 1 이상인 경우는 전체 CDR 점수는 '0'이 될 수는 없다. 예를 들어, 기억력을 제외한 다른 항목들이 대부분 '0'이면 CDR = 0.5가 된다.

출처 : 최성혜 외(2001). 대한신경과학회지

한국판 Expanded Clinical Dementia Rating (CDR)

	CDR 0	CDR 0.5	CDR 1	CDR 2	CDR 3	CDR 4	CDR 5
기억력 Memory	기억장애가 전혀 없거나 경미한 건망증이 때때로 나타남	경하지만 지속적인 건망증 : 사건의 부분적인 회상만 가능 : "양성 건망증"	중등도의 기억장애: 최근 것에 대한 기억장애가 더 심함 : 일상생활에 지장이 있음	심한 기억장애: 과거에 반복적으로 많이 학습한 것만 기억: 새로운 정보는 금방 잊음	심한 기억장애: 부분적이고 단편적인 사실만 보존됨	부분적인 사실조차도 보통 잊어버림. 난해하거나 부적절한 말을 사용하기 때문에 기억력을 검사하기 힘든 경우가 잦음	의미 있는 기억기능이 전혀 없음. 이해력이 없거나 둔한 경우가 잦음
지남력 Orientation	정상	시간에 대한 경미한 장애가 있는 것 외에는 정상	시간에 대해 중등도의 장애가 있음: 사람과 장소에 대해서 검사상으로는 정상이나 실생활에서 길 찾기에 장애가 있을 수 있음	시간에 대한 지남력은 상실되어 있고 장소에 대한 지남력 역시 자주 손상됨	사람에 대한 지남력만 유지되고 있음	자신의 이름에 대해서만 때때로 반응함	자신에 대한 인식이 전혀 없음
판단력과 문제해결 능력 Judgment and Problem solving	일상생활의 문제를 잘 해결하고 사업이나 재정문제도 잘 처리함 : 과거에 비해 판단력은 아직 좋음	문제해결능력, 유사성, 상이성 해석에 대한 경미한 장애	문제해결능력, 유사성, 상이성 해석에 대한 중등도의 장애: 사회생활에 대한 판단력은 대부분 유지되어 있음	문제해결, 유사성, 상이성 해석에 심한 장애: 사회생활에서의 판단력이 대부분 손상됨	판단이나 문제해결이 불가능함	단순한 지시나 명령에 대해서도 수행할 능력이 없음	문제에 대한 인식이나 주변 환경에 대한 이해가 전혀 없음
사회활동 Community afairs	직장생활, 물건사기, 자원봉사, 사회적 활동 등에서 보통수준의 독립적 기능이 가능함	이와 같은 활동에 있어서의 장애가 의심되거나 약간의 장애가 있음	이와 같은 활동의 일부에 아직 참여하고 있고 언뜻 보기에는 정상활동을 수행하는 것처럼 보이나 사실상 독립적인 수행이 불가능함	집 밖에서 독립적인 활동을 할 수 없으나 외견상으로는 집 밖에서도 기능을 잘 할 수 있어 보임	집 밖에서 독립적인 활동을 할 수 없고 외견상으로도 가정을 떠나 외부에서는 정상적인 기능을 할 수 없어 보임	어떠한 사회적 상황에서도 의미 있는 참여를 할 수 없음	어떠한 활동에도 참여할 수 없음
집안생활과 취미 Home and Hobbies	집안생활, 취미생활, 지적인 관심이 잘 유지되어 있음	집안생활, 취미생활, 지적인 관심이 다소 손상되어 있음	집안생활에 경하지만 분명한 장애가 있고, 어려운 집안일은 포기된 상태임. 복잡한 취미나 흥미(예를 들어 바둑)는 포기됨	아주 간단한 집안일만 할 수 있고, 관심이나 흥미가 매우 제한됨	집안에서 의미있는 기능 수행이 없음	어떠한 취미 활동이나 집안일에도 의미 있는 참여를 할 수 없음	어떠한 활동에도 전혀 참여할 수 없음

위생 및 몸치장 Personal Care	정상	정상	가끔 개인위생에 대한 권고가 필요함	옷 입기, 개인위생, 개인 소지품의 유지에 도움이 필요함	개인위생과 몸치장의 유지에 많은 도움이 필요하며, 자주 대소변의 실금이 있음	옷 입기나 식사를 하려는 시도는 있음. 도움 없이는 이동하지 못함	식사 시 먹여주어야 함. 누워 지내는 상태임

출처 : 최성혜 외(2001). 대한신경과학회지

(2) 전반적퇴화척도(Global Deterioration Scale, GDS)

전반적퇴화척도(GDS)는 퇴행성 치매의 중증도를 평가하기 위해 개발된 도구이다. 인지장애를 GDS 1(인지장애 없음), GDS 2(매우 경미한 인지장애), GDS 3(경미한 인지장애), GDS 4(중등도의 인지장애), GDS 5(초기 중증의 인지장애), GDS 6(중증의 인지장애), GDS 7(후기 중증의 인지장애)의 일곱단계로 구분하고 있다. 각 단계의 인지장애 정도에 대하여 예시가 제시되어 있는 것이 특징이다.

Global Deterioration Scale(GDS)		
1	인지장애 없음	임상적으로 정상. 주관적으로 기억장애를 호소하지 않음. 임상 면담에서도 기억장애가 나타나지 않음
2	매우 경미한 인지장애	건망증의 시기. 주관적으로 다음과 같은 기억장애를 주로 호소함 : (1) 물건을 둔 곳을 잊음, (2) 전부터 잘 알고 있던 사람 이름 또는 물건이름이 생각나지 않음. 임상 면담에서 기억장애의 객관적인 증거는 없음. 직장이나 사회생활에 문제없음. 이러한 자신의 증상에 적절한 관심을 보임
3	경미한 인지장애	분명한 장애를 보이는 가장 초기 단계. 그러나 숙련된 임상가의 자세한 면담에 의해서만 객관적인 기억장애가 드러남. 새로이 소개 받은 사람의 이름을 기억하기 어려울 수 있음. 책을 읽어도 예전에 비하여 기억하는 내용이 적을 수 있음. 단어나 이름이 금방 떠오르지 않는 것을 주위에서 알아차리기도 함. 귀중품을 엉뚱한 곳에 두거나 잃어버린 적이 있을 수 있음. 낯선 곳에서 길을 잃은 적이 있을 수 있음. 임상 검사에서는 집중력의 감퇴가 보일 수 있음. 직업이나 사회생활에서 수행 능력이 감퇴함. 동료가 환자의 일 수행 능력이 떨어짐을 느낌. 환자는 이와 같은 사실을 부인할 수 있음. 경하거나 중등도의 불안증이 동반될 수 있음. 현재 상태로는 더 이상 해결할 수 없는 힘든 사회적 요구에 직면하면 불안증이 증가됨.
4	중등도의 인지장애	후기 혼동의 시기. 자세한 임상 면담 결과 분명한 인지장애. 다음 영역에서 분명한 장애가 있음 (1) 자신의 생활의 최근 사건과 최근 시사 문제들을 잘 기억하지 못함, (2) 자신의 중요한 과거사를 잊기도 함, (3) 순차적 빼기(예: 100-7, 93-7…)에서 집중력 장애가 관찰됨, (4) 혼자서 외출하는 것과 금전 관리에 지장이 있음.

		그러나 대개 다음 영역에서는 장애가 없음 (1) 시간이나 사람에 대한 지남력, (2) 잘 아는 사람과 낯선 사람을 구분하는 것, (3) 익숙한 길 다니기. 더 이상 복잡한 일을 효율적이고 정확하게 수행할 수 없음. 자신의 문제를 부정하려고 함. 감정이 무디어지고 도전적인 상황을 피하려고 함.
5	초기 중증의 인지장애	초기 치매. 다른 사람의 도움 없이는 더 이상 지낼 수 없음. 자신의 현재 일상생활과 관련된 주요한 사항들을 기억하지 못함(예를 들면, 집 주소나 전화번호, 손자와 같은 가까운 친지의 이름 또는 자신이 졸업한 학교의 이름을 기억하기 어려움). 시간(날짜, 요일, 계절, 등)이나 장소에 대한 지남력이 자주 상실됨. 교육을 받은 사람이 40에서 4씩 또는 20에서 2씩 거꾸로 빼나가는 것을 하지 못하기도 함. 이 단계의 환자들은 대개 자신이나 타인에 관한 주요한 정보는 간직하고 있음. 자신의 이름을 알고 있고 대개 배우자와 자녀의 이름도 알고 있음. 화장실 사용이나 식사에 도움을 필요로 하지는 않으나 적절한 옷을 선택하거나 옷을 입는 데는 문제가 있을 수 있음(예를 들면 신을 좌우 바꾸어 신음).
6	중증의 인지장애	중기 치매. 환자가 전적으로 의존하고 있는 배우자의 이름을 종종 잊음. 최근의 사건들이나 경험들을 거의 기억하지 못함. 오래된 일은 일부 기억하기도 하나 매우 피상적임. 일반적으로 주변 상황, 년도, 계절을 알지 못함. '1 – 10' 또는 거꾸로 '10 – 1'까지 세는데 어려움이 있을 수 있음. 일상생활에 상당한 도움을 필요로 함(예를 들면 대소변 실수가 있음). 또한 외출 시 도움이 필요하나 때때로 익숙한 곳에 혼자 가기도 함. 낮과 밤의 리듬이 자주 깨짐. 그러나 거의 항상 자신의 이름은 기억함. 잘 아는 사람과 낯선 사람을 대개 구분할 수 있음. 성격 및 감정의 변화가 나타나고 기복이 심함: (1) 망상적인 행동(예를 들면 자신의 배우자가 부정하다고 믿음, 주위에 마치 사람이 있는 것처럼 얘기하거나 거울에 비친 자신과 얘기함): (2) 강박적 증상(예를 들면 단순히 바닥을 쓸어내는 행동을 반복함): (3) 불안증, 초조, 과거에 없었던 난폭한 행동이 나타남: (4) 무의지증, 즉 목적 있는 행동을 결정할 만큼 충분히 길게 생각할 수 없기 때문에 나타나는 의지의 상실임.
7	후기 중증의 인지장애	말기 치매. 모든 언어 구사 능력이 상실됨. 흔히 말은 없고 단순히 알아들을 수 없는 소리만 냄. 요실금이 있고 화장실 사용과 식사에도 도움이 필요함. 기본적인 정신 운동 능력이 상실됨(예를 들면 걷기). 뇌는 더 이상 신체에 무엇을 하라고 명령하는 것 같지 않음. 전반적인 겉질성 또는 국소적 신경학적 징후나 증상들이 자주 나타남.

출처 : 최성혜 외(2001). 대한신경과학회지

3) 인지기능 평가

(1) Lowenstein Occupational Therapy Cognitive Assessment(LOTCA)

LOTCA는 이스라엘의 Lowenstein 병원에서의 임상적 경험을 토대로 뇌손상 환자의 인지 기능을 세분화하여 평가할 목적으로 개발되었다. LOTCA는 지남력, 지각, 시각운동 구성,

사고조작 등 4개 영역의 20개 항목과 피검사자의 검사태도를 관찰하여 채점하는 1개 항목(주의력/집중력)으로 이루어져 있다. 이후 파생된 LOTCA-R은 지각을 시지각, 공간지각, 운동실행으로 나누어 6개의 영역(지남력, 시지각, 공간지각, 운동실행, 시각운동 구성, 사고조작)의 26개의 항목과 추가 관찰항목(주의력/집중력) 1개 항목으로 이루어져 있다. 각 문항마다 1~4점(예외, 지남력 항목: 1~8점, 분류하기 및 ROC 분류: 1~5점)으로 총점 범위는 26~115점이며, 점수가 높을수록 인지기능이 높음을 의미한다. LOTCA-G는 노인 환자들의 특성에 맞게 기억 영역을 추가하여 7개의 영역(지남력, 시지각, 공간지각, 운동실행, 시각운동 구성, 사고조작, 기억)의 23개 항목과 추가 관찰 항목으로 이루어져 있다. 검사시간은 30~45분이 소요된다.

(2) 알렌 인지 판별 검사(Allen Cognitive Level Screen, ACLS)

알렌 인지 판별 검사(Allen Cognitive Level Scale, ACLS)는 알렌 인지 수준(Allen cognitive level)을 바탕으로 개발된 인지기능 검사 도구이다. 세 가지의 가죽 바느질로 구성된 감각 운동 과제 수행을 관찰하여 검사하며, 점수 범위는 3.0에서 6.0이다. 점수가 높을수록 인지기능이 좋은 것을 나타내고, 개인의 기능 수준과 적응 능력 수준을 알 수 있다. 알렌 인지 수준 검사는 환자의 지시 따르기 능력, 문제해결능력, 새로운 정보를 학습하는 능력을 검사할 수 있고, 지남력과 지각력과 같은 기초인지기능보다는 운동 조직력, 사고 조작력과 같은 고위 인지기능과 더 관련이 있는 검사 도구이다.

[표 3-31] ACLS 단계에 따른 인지 수준

Level	Action	Response
1	자동적 행동 (automatic action)	누군가에 의해 자극을 받았을 때 다양하지 않은 자동적인 행동이 나타난다. 행동은 아주 습관적이거나 반사적이다. 숙련된 보호가 필요한 단계이다.
2	자세 반응 (postural action)	스스로 중력에 대항하여 큰 움직임을 만들려고 자세 반응을 시도한다. 외부환경을 인식하고 자신과 외부환경을 나누어 인식하는 능력에 제한이 있다. 24시간 보호가 요구된다.
3	조작 행동 (manual action)	물건을 조작하기 위해 손을 사용한다. 과제의 수준을 가이드 해주어야 하지만 성공적으로 과제를 수행할 수 있다. 24시간 감독이 필요하다.
4	목적 지향적 행동 (goal-directed actions)	단순하고 명료한 과제는 순서에 맞게 완성하는 방법을 알고 행동한다. 변화된 환경에 성공적으로 협력하기 위해서는 도움을 필요로 한다. 보호자의 관찰이 필요한 단계이다.

5	탐구 행동 (exploratory action)	탐구 행동은 재료를 이용하여 다른 결과나 제품을 만들 수 있도록 신경근육계 조절을 변화시킬 수 있다. 환경의 물리적 요소에 대한 행동의 영향을 탐색하고, 직접 해보고 활동을 보면서 배운다. 시행착오를 겪으면서 활동이 다른 환경으로 전이되는 것을 배운다.
6	계획된 행동 (planned actions)	재료를 이용하여 만들게 될 자신의 행위를 미리 예측할 수 있다. 행동을 조직화하고, 만족할 만한 결과를 독립적으로 이끌어낼 수 있다. 만족스럽지 않은 결과를 예상하고 피할 수 있어 불필요한 단계가 없어진다.

출처 : Allen(1985). Occupational therapy

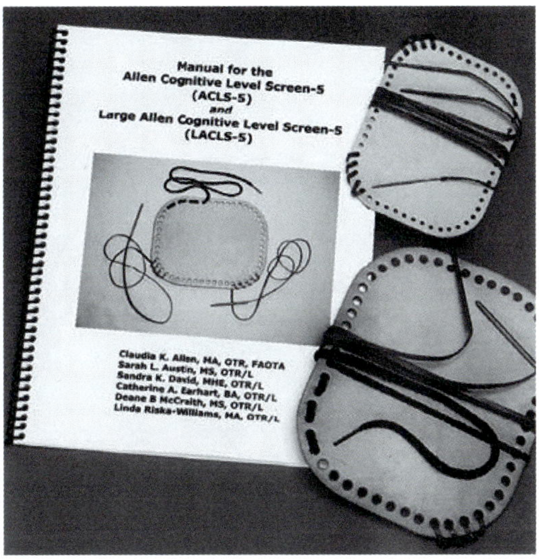

[그림 3-16] 알렌 인지 판별 검사

(3) 몬트리올 인지평가(Montreal Cognitive Assessment, MoCA)

몬트리올 인지평가(Montreal Cognitive Assessment, MoCA)는 간이정신상태검사(Mini Mental State Examination, MMSE)에서 정상으로 판별되는 경도인지장애를 검진하기 위해 개발된 방법이다. 단기 기억, 시공간 능력, 수행력, 집중-작업 기억, 언어, 지남력으로 구성되어 있으며 총점은 30점 만점이다. 국내에서는 한국판 몬트리올 인지평가(MoCA-K)로 표준화되어 있다.

MoCA-K의 경도인지장애 선별 절단점은 23점 미만으로, 23점 미만인 경우 인지기능이 저하된 것이다. MoCA-K는 MMSE와 유의한 상관관계를 보이며, 각각의 항목을 보면 경도인지장애를 감별하기 위해 MMSE보다 까다로운 항목이 포함되어 있다.

한국판 몬트리올 인지평가(MoCA-K)

성별: 교육년수: 생년월일:
이름: 검사일:

시공간/실행력 정육면체 복사 | 시계 그리기(열한시 십분)(3점) | 점수

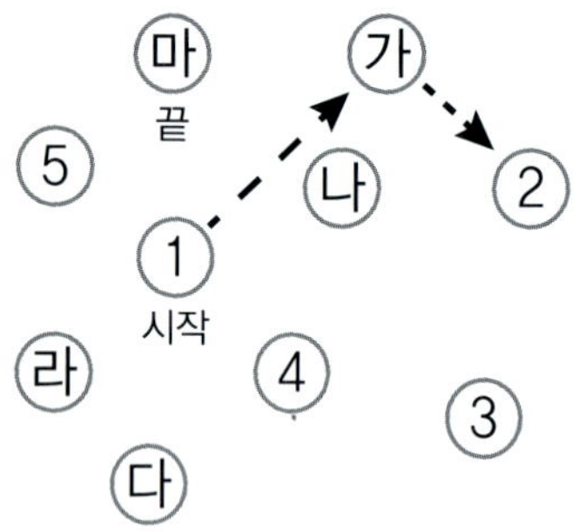

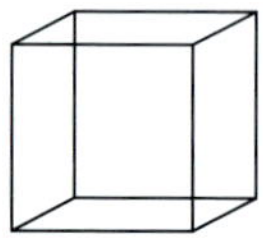

[ ] [ ] [ ] 윤곽 [ ] 숫자 [ ] 바늘 __ /5

어휘력

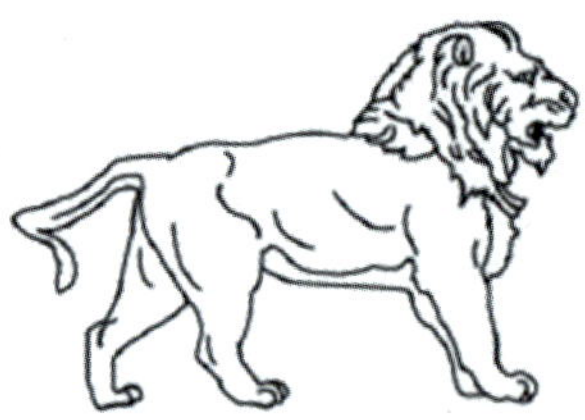
[ ]

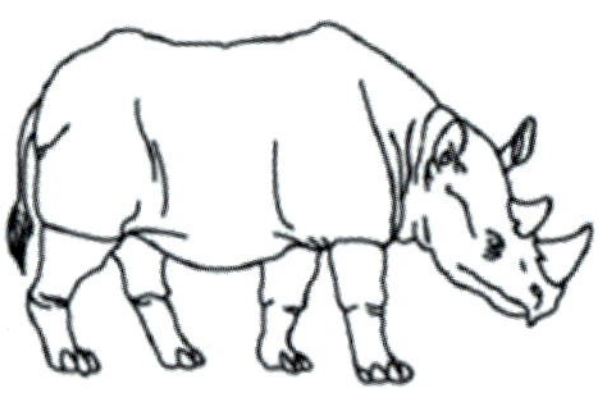
[ ]

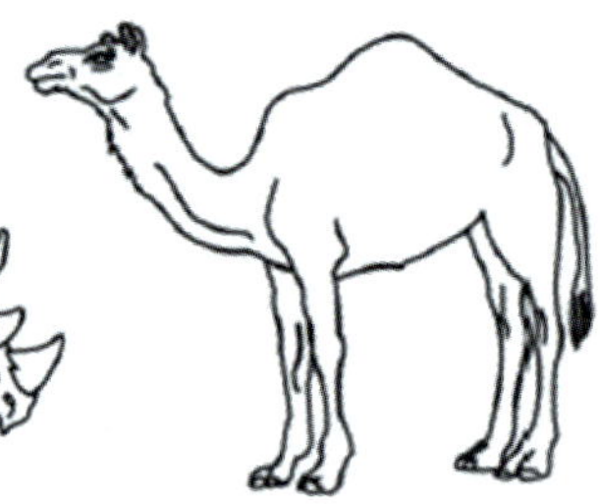
[ ]

__ /3

기억력		얼굴	비단	교회	진달래	빨강	점수 없음
단어를 듣고 따라 말하기. 2회 실시. 5분 후에 회상	첫 번째 시도						
	두 번째 시도						

주의력 숫자목록을 읽어줌(초당 숫자 하나씩) 바로 따라 외우기 [ ] 2 1 8 5 4
거꾸로 따라 외우기 [ ] 7 4 2 __ /2

들려주는 글자에서 '가'가 나오면 책상 두드리기. 두 번 이상 실수 시 점수 없음
[ ] 바 나 가 다 차 파 가 가 사 아 자 나 가 바 가 아 라 마 가 가 가 사 가 차 하 바 가 가 나 __ /1

(100 빼기 7) [ ] 93 [ ] 86 [ ] 79 [ ] 72 [ ] 65
정답이 4–5개: 3점, 2–3개: 2점, 1개: 1점, 0개: 0점 __ /3

문장력 [ ] 오늘 나를 도와줄 사람은 철수뿐이다.
(따라하기) [ ] 강아지가 방에 들어오면 고양이는 의자 밑에 숨는다. __ /2

(유창성) 일 분동안 사장에서 살 수 있는 물건 이름 대기(11개 이상이면 점수) __ /1

추상력 공통점 찾기(예: 사과–배=과일) [ ] 기차–자전거 [ ] 시계–자 __ /2

지연 회상력	얼굴	비단	교회	진달래	빨강	단서없이 회상한 단어만 점수
단서없음	[ ]	[ ]	[ ]	[ ]	[ ]	
범주단서						
다중선택						__ /5

지남력 [ ] 년 [ ] 월 [ ] 일 [ ] 요일 [ ] 장소 [ ] 시(군) __ /6

Z.Nasreddine, JY.Lee 한국판. 2006년 3월 1일. 정상≥23/30
www.mocatest.org

총점 __ /30
(학력이 6년 이하면 1점 더함)

4) 일상생활활동 평가

치매환자의 일상생활활동의 기능을 평가하기 위해서 기본적 일상생활활동(Basic Activity of Daily Living, BADL), 수단적 일상생활활동(Instrumental Activities of Daily Living, IADL)을 평가한다. BADL 평가로는 수정바델지수(MBI), 기능적 독립수준 평가(FIM), 기본적 일상생활활동(K-ADL), 서울 일상생활활동(Seoul-Activities of Daily Living, S-ADL)이 사용된다. IADL 평가로는 수단적 일상생활활동(K-IADL), 서울 수단적 일상생활 활동(Seoul-Instrumental Activities of Daily Living, S-IADL)이 사용된다.

(1) 수정바델지수(Modified Barthel Index, MBI)

수정바델지수(MBI)는 가장 많이 알려진 객관화된 평가도구로 Mahoney와 Barthel(1965)에 의해 개발되었고 기능적 의존 정도를 완전독립, 최소 보조, 중등도 보조, 완전 보조의 5점 척도로 평가한다. 평가항목은 총 10개 항목으로 점수는 총 100점이다. 한국판 수정바델지수(K-MBI)는 정한영(2007)에 의해 MBI를 우리나라 실정에 맞도록 수정 보완하여 표준화하여 사용되고 있다.

(2) 기능적 독립수준 평가(Functional Performance Measure, FIM)

기능적 독립수준 평가(FIM)는 바델지수를 기본 개념으로 사용하면서 인지기능 및 의사소통 항목을 추가한 도구로 Carl Granger(1983)의해 개발되었다. 신뢰도 및 타당도가 높으며 클라이언트가 가정에서 사용하는 수행력을 측정하며 수행 시 보호자의 도움의 정도에 따라 1~7점으로 측정하며 최대 점수는 126점(완전독립)이고 최소 점수는 18점(완전의존)이다.

(3) 서울 일상생활활동(Seoul-Activities of Daily Living, S-ADL)

서울 일상생활활동(S-ADL)은 치매환자들의 기본적인 일상활동을 평가하기 위한 평가이다. 신체를 돌보고 유지하는데 필요한 활동을 평가한다.

요인	내용	문항수
자기관리위생	세수, 양치질, 머리감기, 식사하기, 옷 입기, 목욕하기, 홀로 남기, 신발 · 구두 신기 문항	6
보행	옮겨가기, 실내거동 및 보행, 계단 오르내리기 문항으로 걷고 이동하는 것과 관련된 문항	3
대소변조절	대변 가리기, 소변 가리기, 화장실 사용 및 뒤처리 문항	3

(4) 한국형 일상생활활동 측정도구(K-ADL)

한국형 일상생활활동 측정도구(K-ADL)는 노인의 일상생활활동을 평가하기 위한 것으로 원장원 등(2002)에 의해 개발되었다. 기본적인 일상생활활동(K-ADL)은 7개 항목(옷 입고 벗기, 세수하기, 목욕, 식사하기, 이동, 화장실 사용하기, 대소변 조절)을 의존 정도에 따라 1~3점 척도로 측정하여 7개 항목의 총점을 구한다. 전체 의존이면 21점이다.

한국형 일상생활활동 측정도구(K-ADL)

※ 조사원에게 :
이 도구의 목적은 노인 분들이 생활하는데 주변 사람들의 도움이 얼마나 필요한가를 평가하는 것입니다. 환자에 대한 정보는 환자, 가족, 친척, 친구 혹은 간병인으로부터 얻으시면 됩니다. 조사의 시점은 최근 1주간의 활동을 기준으로 합니다.

※ 다음의 각 기능 영역에 대해 환자 분에게 해당되는 보기에 표시해 주십시오.

1. 옷 입기 – 내복, 외투를 포함한 모든 옷을 옷장이나 서랍, 옷걸이에서 꺼내 챙겨 입고 단추나 지퍼, 벨트를 채우는 것

질문 : 어르신께서는 옷을 입을 때 다른 사람의 도움 없이 혼자서 하십니까?

□ 1. 도움 없이 혼자서 옷을 옷장에서 꺼내어 입을 수 있다.[1]
□ 2. 부분적으로 다른 사람의 도움을 받아 옷을 입을 수 있다.[2]
□ 3. 전적으로 다른 사람의 도움에 의존한다.

[1] 단추를 채우고 지퍼를 올리고 벨트를 채우는 일도 도움 없이 한다.
[2] 옷을 꺼내주고 준비해 주면 혼자 입을 수 있거나, 단추, 벨트, 혹은 지퍼를 잠그는데 도움을 받는 것도 2에 해당

2. 세수하기 – 세수, 양치질, 머리감기를 하는 것

질문 : 어르신께서는 세수나 양치질을 하고, 머리를 감을 때 다른 사람의 도움 없이 혼자서 하십니까?

□ 1. 세 가지 모두 도움 없이 혼자 할 수 있다.
□ 2. 세수와 양치질은 혼자 하지만 머리감기는 도움이 필요하다.
□ 3. 다른 사람의 도움을 받지 않고는 머리감기 뿐 아니라 세수나 양치질을 할 수 없다.

* 세수는 얼굴에 물을 묻히는 정도도 괜찮음

3. 목욕 – 욕조에 들어가서 목욕하거나, 욕조에 들어가지 않고 물수건으로 때 밀기, 샤워(물 뿌리기) 등을 모두 포함

질문 : 어르신께서는 목욕을 하실 때 다른 사람의 도움을 받지 않고 혼자서 하십니까?

☐ 1. 도움 없이 혼자서 때 밀기와 샤워를 한다.[1)]
☐ 2. 샤워는 혼자 하나, 때는 혼자 밀지 못한다.
또는 몸의 일부 부위를 (등 제외) 닦을 때만 도움을 받는다.[2)]
☐ 3. 전적으로 다른 사람의 도움에 의존한다.

[1)] 등은 혼자 닦지 못해도 무관하며, 욕조에서 목욕할 경우에는 욕조에 들어가고 나올 때 혼자서 한다.
[2)] 혼자 목욕을 할 수는 있어도 목욕을 하기 위해서는 욕조에 들어가야 하고 이를 위해 도움이 필요하다면 2에 해당됨

4. 식사하기 – 음식이 차려져 있을 때 혼자서 식사할 수 있는 능력

질문 : 어르신께서는 음식을 차려주면 남의 도움 없이 혼자서 식사를 하십니까?

☐ 1. 도움 없이 식사를 할 수 있다.[1)]
☐ 2. 생선을 발라먹거나 음식을 잘라먹을 때는 도움이 필요하다.
☐ 3. 식사를 할 때 다른 사람의 도움이 항상 필요하거나, 튜브나 경정맥수액을 통해 부분적으로 혹은 전적으로 영양분을 공급받는다.[2)]

[1)] 젓가락은 사용하지 못하나, 숟가락이나 포크를 이용해서라도 혼자 식사할 수 있는 경우에는 1에 해당
[2)] 숟가락이나 포크를 사용해도 음식을 대부분 흘리는 사람은 3에 해당

5. 이동 – 잠자리(침상)에서 벗어나 방문을 열고 밖으로 나오는 것

질문 : 어르신께서는 이부자리에 누웠다가 일어나 방문 밖으로 나올 때 다른 사람의 도움 없이 혼자서 하십니까?

☐ 1. 도움 없이 혼자서 방밖으로 나올 수 있다.[1)]
☐ 2. 방밖으로 나오는데 다른 사람의 도움이나 부축이 필요하다.
☐ 3. 들것에 실리거나 업혀야 방밖으로 나올 수 있다.

[1)] 무언가를 잡고 나오거나 휠체어 등의 보조 기구를 사용해도 무관하며, 기어서 나오더라도 방밖으로 혼자서 나오면 1에 해당됨

6. 화장실 사용 – 대소변을 보기 위해 화장실에 가는 것과 대소변을 본 후에 닦고 추려 입는 것

질문 : 어르신께서는 대소변을 보기 위해 화장실 출입할 때 남의 도움 없이 혼자서 하십니까?

☐ 1. 도움 없이 혼자서 화장실에 가고 대소변 후에 닦고 옷을 입는다.[1)]
☐ 2. 화장실에 가거나 변기 위에 앉는 일, 대소변 후에 닦는 일이나 대소변 후에 옷을 입는 일 또는 실내용 변기(혹은 요강)를 사용하고 비우는 일에 다른 사람의 도움을 받는다.
☐ 3. 다른 사람의 도움을 받아도 화장실 출입을 못하거나 실내용 변기(혹은 요강)를 이용해 대소변을 볼 수 없다.

[1)] 지팡이, 보행기 혹은 휠체어를 이용해도 되며, 실내용 변기(혹은 요강)를 사용해도 되지만 스스로 실내용 변기를 비울 수 있어야 한다.

7. 대소변 조절 – 대변이나 소변보기를 참거나 조절하는 능력

질문 : 어르신께서는 대변이나 소변을 지리거나 흘리지 않고 잘 보십니까?

☐ 1. 대변과 소변을 본인 스스로 조절한다.[1]
☐ 2. 대변이나 소변 조절을 가끔 실패할 때가 있다.[2]
☐ 3. 대변이나 소변을 전혀 조절하지 못한다.

[1] 화장실 가기에 문제가 있어서 실내에서 보더라도 대소변을 잘 가리거나, 카테터(도관), 장루(腸瘻)를 본인이 도움 없이 완벽하게 사용하면 1에 해당

[2] 소변 조절 실패가 하루 1회 정도이거나, 대변 조절 실패가 주 1회 정도인 경우에 해당

출처: 원장원 등(2002). 대한노인병학회지

(5) 한국형 도구적 일상생활활동 측정도구(K-IADL)

한국형 도구적 일상생활활동 측정도구(K-IADL)는 한국 치매연구회에서 제작하였고, 시장보기, 교통수단이용, 돈관리, 집안일하기, 음식준비, 전화사용, 약 복용, 최근기억, 취미생활, 텔레비전 시청, 집안수리 총 11개 항목으로 구성된 0~3점 척도(0점: '혼자서 가능, 정상', 1점: '약간 도움이 필요, 약간 어려움이 있음', 2점: '많은 도움이 필요, 많은 어려움이 있음', 3점: '불가능')로 되어 있다.

한국형 도구적 일상생활 측정도구(K-IADL)

항목	0	1	2	3	
1. 시장보기, 쇼핑 상점에 가서 계획한 물건들을 잊지 않으며 돈계산에 실수 없이 구매합니까?	혼자 가능	약간 도움이 필요	많은 도움이 필요	불가능	해당 없음
2. 교통수단 이용 대중교통을 이용하거나 스스로 운전해서 길을 잃지 않고 목적지에 갑니까?	혼자 가능	약간 도움이 필요	많은 도움이 필요	불가능	해당 없음
3. 돈 관리 용돈을 관리하고, 은행에 가서 저축을 하는 등의 돈과 관련된 일을 처리합니까?	혼자 가능	약간 도움이 필요	많은 도움이 필요	불가능	해당 없음
4. 기구 사용과 집안 일하기 진공청소기, 다리미 등의 기구들을 잘 다루고 일상적인 집안일(예: 청소, 화초 물주기, 설거지)을 예전처럼 말끔하게 합니까?	혼자 가능	약간 도움이 필요	많은 도움이 필요	불가능	해당 없음

5. 음식준비 적절한 식사를 계획하여 재료를 준비하고, 예전과 같이 맛있게 음식을 만듭니까?	혼자 가능	약간 도움이 필요	많은 도움이 필요	불가능	해당 없음
6. 전화사용 필요한 전화번호를 수첩에서 찾거나 기억하여 전화를 겁니까?	혼자 가능	약간 도움이 필요	많은 도움이 필요	불가능	해당 없음
7. 약 복용 시간과 용량을 지켜 약을 먹습니까?	혼자 가능	약간 도움이 필요	많은 도움이 필요	불가능	해당 없음
8. 최근 기억 약속, 어제의 일 또는 다른 사람에게 전달해야 할 전화 내용 등을 기억합니까?	혼자 가능	약간 도움이 필요	많은 도움이 필요	불가능	해당 없음
9. 취미 생활 종교, 독서, 바둑, 장기, 화투, 산책, 등산 운동 등의 예전에 하던 취미를 그대로 잘 수행합니까?	혼자 가능	약간 도움이 필요	많은 도움이 필요	불가능	해당 없음
10. 텔레비전 시청 집중해서 텔레비전을 보며 그 내용을 이해합니까?	혼자 가능	약간 도움이 필요	많은 도움이 필요	불가능	해당 없음
11. 집안 수리 못박기나 전구 끼우기 같은 집안 잡일을 수행합니까?	혼자 가능	약간 도움이 필요	많은 도움이 필요	불가능	해당 없음

총점	______ /33	'해당없음' 문항 수	______ /11
평점: 총점/(11–'해당없음' 문항 수)			______

※ 평점 0.43점을 기준으로 미만이면 정상, 이상이면 그 정도에 따라 인지장애가 일상생활에 미치는 것으로 평가

출처: 보건복지부(2022). 치매정책사업안내서식

(6) 서울 일상생활활동–복합(Seoul–Instrumental Activities of Daily Living, S–IADL)

서울 일상생활활동–복합(S–IADL)은 원장원(2002)에 의해 개발되었다. 좀 더 복합적인 인지기능을 요구하는 일상의 활동(전화사용, 돈 관리, 대중교통 이용 등)을 평가한다.

S–IADL 검사의 구성

요인	내용	문항수
현재실행	현재 환자의 도구적 일상활동이 어느 정도 독립적으로 수행 가능한지 평가	15
잠재능력	현재 환자가 독립적으로 수행하고 있지는 않으나 환자의 잠재적인 능력을 고려하여 직접 수행하였을 경우 어느 정도 수행이 가능할지 평가	

일상생활활동-복합
(Seoul-Instrumental Activities of Daily Living; S-IADL)

※ 최근 한달 간의 상태를 고려하여 "현재실행"과 "잠재능력" 모두 표시해 주십시오.

※ **"현재실행"**은 실제로 지금 하고 있는지의 실행여부를 평가하는 것이고, **"잠재능력"**은 실제로 지금하고 있지는 않지만, 만약에 직접 한다면 얼마나 할 수 있는지 능력여부를 평가하는 것입니다. 예를 들어, **3. 음식준비, 요리하기** 경우 지금 식사준비나 요리 등을 다른 사람이 해서 전혀 하고 있지 않다면 현재실행은 ③이 됩니다. 하지만 실제로 요리를 할 경우, 음식을 만들긴 해도, 간이 맞질 않거나 음식 맛이 떨어진다면 잠재능력은 ②가 됩니다. 그 외 지금까지 한번도 해본 적이 없다면 **"해당없음"**에 표시하고, 그렇지만 현재 기능 상태를 고려했을 때, 직접 음식을 만든다면 어느 정도나 할 수 있는지를 **"잠재능력"**에 표시해 주십시오.

	현재실행	잠재능력
1. **전화사용** : 필요한 전화번호를 찾기, 전화걸기, 전화받기 등을 혼자 하십니까? • 모르는 전화번호도 전화번호부를 찾거나 114 안내를 통해서 전화를 건다. ① 아주 잘 아는 전화번호 몇 개만 전화를 건다. ② 혼자서 전화를 받을 수는 있지만 걸지는 못한다. ③ 전혀 전화를 받지도 걸지도 못한다.		
2. **물건사기, 쇼핑** : 상점에 가서 필요한 물건을 고르고, 액수의 돈을 지불합니까? • 다른 사람의 도움 없이 필요한 물건을 고르고 정확한 액수의 돈을 지불한다. ① 필요한 물건 한두 가지 정도만 혼자서 구입하며, 도움을 주면 여러 가지 물건도 구입한다. ② 물건을 고르거나 돈을 지불할 때, 항상 동행하는 사람이 도와주어야 한다. ③ 물건을 전혀 구입하지 않는다.		
3. **음식준비, 요리하기** : 재료를 준비해서 요리를 하거나 밥상을 차리는데 다른 사람의 도움 없이 합니까? • 다른 사람의 도움 없이 직접 요리를 하고 밥상을 차린다. ① 음식을 만들어 밥상을 차리기는 하나 간이 맞질 않거나 음식 맛이 떨어진다. ② 누군가 음식을 만들어 놓으면, 찾아 먹거나 데워먹기는 한다. ③ 음식 준비를 스스로 하지 않는다. ☐ 해당없음: 지금껏 요리를 하거나 밥상을 차려본 적이 한번도 없다.		
4. **집안일 하기** : 청소, 설거지, 집안수리, 집주변 쓸기, 손빨래 같은 집안 일을 예전처럼 잘 합니까? • 별다른 어려움 없이 혼자 한다. ① 설거지, 침구정리 등 몇 가지 가벼운 일만 깔끔하게 하는 편이다. ② 가벼운 집안 일을 하기는 하지만 깔끔하지 못해 다른 사람이 다시 손봐야 한다. ③ 집안 일을 전혀 하지 않으며, 다른 사람의 도움에 전적으로 의지하고 있다.		
5. **대중교통 이용** : 버스, 전철, 택시 등의 대중교통을 이용하거나 직접 차를 몰고 먼 거리를 다녀옵니까? • 대중교통을 이용해 혼자 다니거나, 직접 운전을 한다. ① 버스나 전철을 이용할 때 다른 사람의 도움이 필요하다. ② 택시나 자가용을 이용할 경우에도 도움이 필요하다. ③ 먼 거리 여행을 하지 못한다.		
6. **근거리 외출** : 교통수단을 이용하지 않고 가까운 슈퍼나 약수터, 경로당 등 걸어서 다녀올 수 있는 곳의 외출을 도움 없이 합니까? • 누군가의 도움 없이도 가까운 거리는 혼자 외출한다. ① 지리에 익숙한 몇 곳(약수터, 상점, 시장 등)만 혼자 외출한다. ② 외출을 하려면 누군가 동행해야 한다. ③ 외출을 전혀 하지 않고 집에만 있으려 한다.		
7. **약 챙겨먹기** : 정해진 시간에 정해진 양의 약을 혼자서 잘 챙겨 드십니까? • 도움 없이도 정확한 시간에 올바른 양의 약을 먹는다. ① 약을 준비해주면, 제 시간에 혼자 약을 먹는다. ② 약 먹을 시간을 알려주면, 혼자서 약을 먹는다. ③ 약을 먹을 때마다 항상 다른 사람이 챙겨주어야 한다.		

	현재실행	잠재능력
8. **자기 돈관리** : 용돈이나, 공과금, 통장관리, 재산관리 등 돈 관리를 혼자 합니까? • 도움 없이도 돈 관리를 할 수 있으며, 돈의 쓰임새를 알고 있다. ① 집안의 사소한 하루하루 수입 지출(반찬거리, 집안용품)은 할 수 있으나, 공과금 납부 같은 은행일이나 중요한 돈관리는 누군가의 도움을 받아야 한다. ② 자신의 간단한 용돈관리만 한다. ③ 금전관리를 전혀 하지 않는다.		
9. **몸단장 및 치장** : 머리빗기, 면도, 화장, 손톱깎기 등 몸단장을 혼자 합니까? • 다른 사람의 도움 없이 혼자의 힘으로 직접 도구(빗, 화장품, 손톱깎기 등)를 찾아서 몸단장한다. ① 도구를 찾아주면 혼자서 빗질, 면도/화장, 손톱깎기 등을 한다. ② 도구를 찾아주어도 이 중 한두 가지는 도움을 받아야 한다. ③ 다른 사람의 도움을 받지 않고는 이 모든 것들을 하지 못한다.		
10. **가전제품 이용** : TV, 세탁기, 청소기, 다리미, 헤어드라이어 등 가전제품을 사용합니까? • 전원을 끄고 켜는 것이 가능하며, 버튼을 조작하여 작동시킬 수 있다. ① 전원을 끄고 켜는 것은 가능하며, 작동시키 위해서는 약간의 도움이 필요하다. ② 전원을 끄고 켜는 것만 가능하다. ③ 가전제품을 사용하지 않으며, 사용하기 위해서는 전적으로 도움이 필요하다.		
11. **소지품 관리하기** : 옷, 안경, 지갑, 열쇠, 휴대폰 등과 같은 자신의 소지품들을 혼자 관리합니까? • 별다른 도움 없이도 자기 물건을 지정된 곳에 놓고 다시 찾을 수 있다. ① 자신의 소지품을 찾지 못하는 경우가 가끔 있다. ② 소지품을 어디에 놓았는지 찾지 못하는 경우가 자주 있다. ③ 소지품을 찾지 못해 항상 옆에서 찾아주어야 한다.		
12. **문단속하기** : 열쇠나 비밀번호 등을 이용하여 대문을 정확하게 열거나 닫습니까? • 다른 사람의 도움 없이도 문단속을 잘 한다. ① 문단속하도록 이야기하면, 혼자 문을 열고 잠근다. ② 문단속을 하기는 하나 제대로 하지 못해 항상 확인해봐야 한다. ③ 문단속을 하지 않는다.		
13. **약속과 모임 지키기** : 사전에 계획된 모든 종류의 모임(야유회나 소풍, 집안 생일, 제사) 등, 다른 사람들과의 약속이나 모임을 잘 지켰습니까? • 달력에 적어놓거나 기억을 잘 해서, 대부분의 약속을 잘 지켰다. ① 대체로 잘 기억하는 편이지만, 가끔씩 잊어버리고 약속을 못 지킬 때도 있다. ② 약속이 있는 날이나 그 전날, 옆에서 약속시간을 가르쳐 줘야 기억할 수 있다. ③ 약속을 가르쳐 주었음에도 불구하고, 약속 자체를 기억하지 못한다.		
14. **최근에 있었던 일 이야기하기** : 최근 한달 동안 있었던 집안 일이나, 국내의 중요한 뉴스 등에 대해 이야기합니까? • 간접적으로 전해들었거나 TV에서 본 것 등을 기억해서 이야기한다. ① 전해들은 것은 자주 잊어버리지만 직접 봤던 일에 대해서는 이야기한다. ② 직접 봤던 일도 종종 잊어버려 이야기하지 못하는 때가 있다. ③ 최근에 있었던 일을 전혀 이야기하지 못한다.		
15. **여가활동, 취미생활** : 예전부터 해오던 화투, 장기, 바둑, 뜨개질, 정원 가꾸기 등의 소일거리나 마실, 노인정 가기와 같은 여가, 취미생활을 합니까? • 주위의 도움 없이 자신이 원하는 취미생활을 항상 하고 있다. ① 가끔씩 취미생활을 하는 편이다. ② 취미생활이 상당히 제한되어 있어서 기껏해야 노인정에 가서 대화하는 정도다. ③ 여가활동이나 취미생활을 하지 않는다.		

점 수	현재실행	잠재능력
	( ) / 45	( ) / 45

출처: 구형모 등(2004). 대한신경정신의학회지

5) 작업수행평가

(1) 캐나다 작업수행 측정(Canadian Occupational Performance Measure, COPM)

작업수행에 대한 자가 인식 정도에 대한 변화를 평가하는 도구로 면접을 통하여 환자의 작업수행에 관한 정보(일상생활, 일, 여가활동)를 평가한다. 자신이 수행하고 싶은 것, 현재 할 수 없는 것, 만족할 정도로 할 수 없다는 것을 질문하는 면접기술이 필요하다.

캐나다 작업수행 측정(COPM)

제1단계 작업수행 문제의 결정		제2단계
작업수행의 관심을 결정하기 위하여, 클라이언트를 인터뷰하여, 일상생활인 자기관리, 생산적인 활동, 여가에 대하여 물어본다. 전형적인 하루일과를 생각해보며, 클라이언트 자신이 해보고 싶거나, 해볼 필요가 있는 것, 기대하는 활동을 선택하도록 한다. 선택 후에 어떤 활동이 만족하기 어려운가를 클라이언트에게 질문하여 본다.		중요도 평점 카드를 사용하여, 각각 행동의 중요도를 1부터 10까지로 클라이언트로 하여금 채점하도록 한다. 제1단계의 A,B,C의 해당란에 점수를 기입한다.
제1단계 A : 자기관리		중요도
개인관리 (옷 갈아입기, 목욕, 식사, 위생처리 등)	______ ______ ______	☐ ☐ ☐
기능적 이동 (옮기기, 실내, 실외의 이동)	______ ______ ______	☐ ☐ ☐
사회생활활동 (교통수단의 이동 쇼핑, 금융기관 이용)	______ ______ ______	☐ ☐ ☐
제1단계 B : 생산적인 활동		중요도
유급/무급의 생산적인 활동 (취업/직접종사, 자원봉사 등)	______ ______ ______	☐ ☐ ☐
가사 (청소, 세탁, 요리 등)	______ ______ ______	☐ ☐ ☐
놀이/학교 (놀이기술, 숙제 등)	______ ______ ______	☐ ☐ ☐

제1단계 C : 여가		중요도
정적인 오락 (취미, 수공예, 독서 등)	______ ______ ______	☐ ☐ ☐
동적인 오락 (스포츠, 산책, 여행 등)	______ ______ ______	☐ ☐ ☐
사 교 (방문, 전화, 파티 편지 등)	______ ______	☐ ☐ ☐

제 3 · 4단계 : 최초평가와 재평가의 점수

5개의 중요한 문제점을 클라이언트로부터 확인하여 아래의 난에 기입한다. 평점 카드를 사용하여, 각 문제의 수행도(어느 정도 잘 할 수 있는지)와 만족도(만족하고 있는지)를 클라이언트로부터 채점하도록 한다. 그 후에 총점을 계산한다. 총점은 모든 문제의 수행도와 만족도를 합산하여, 문제수로 나눈다. 재평가에서는 각 문제의 수행도와 만족도를 클라이언트가 다시 한번 채점하게 한다. 새로운 점수의 변화를 계산한다.

최초평가 : **작업수행의 문제**	수행도 1	만족도 1	**재평가** 수행도 2	만족도 2
1.	☐	☐	☐	☐
2.	☐	☐	☐	☐
3.	☐	☐	☐	☐
4.	☐	☐	☐	☐
5.	☐	☐	☐	☐
점수 : 총점 =	수행도 1	만족도 1	재평가: 수행도 2	만족도 2
수행도 또는 만족도의 합계 / 문제수	= ☐	= ☐	= ☐	= ☐

수행도의 변화 = 수행도 점수2 ☐ − 수행도 점수1 ☐

= ☐

만족도의 변화 = 만족도 점수2 ☐ − 만족도 점수1 ☐

= ☐

(2) 운동과 처리기술 평가(Assessment of motor and Process Skills, AMPS)

운동과 처리기술 평가(AMPS)는 125개의 표준화된 ADL 및 IADL 과제수행을 평가할 수 있다. 대상자의 작업수행의 질과 작업수행 능력을 평가하는 것이 목적이며, 수행의 질은 16개의 운동기술 및 20개의 처리기술로 평가한다. 3세 이상의 모든 대상자에게 시행 가능하며, 질환과 진단명에 관계없이 적용 가능하다. 수행난이도가 비슷한 2~3가지의 표준화된 과제를 선정하여 수행을 관찰하고, 원점수(Raw score)를 컴퓨터에 입력하여 운동기술 및 처리기술의 능력치(Logit) 점수를 산출한다.

AMPS Score Form

ITEM RAW SCORES

ADL Motor Skills

BODY POSITION	
1. Stabilizes	4 3 2 1
2. Aligns	4 3 2 1
3. Positions	4 3 2 1
OBTAINING AND HOLDING OBJECTS	
4. Reaches	4 3 2 1
5. Bends	4 3 2 1
6. Grips	4 3 2 1
7. Manipulates	4 3 2 1
8. Coordinates	4 3 2 1
MOVING SELF AND OBJECTS	
9. Moves	4 3 2 1
10. Lifts	4 3 2 1
11. Walks	4 3 2 1
12. Transports	4 3 2 1
13. Calibrates	4 3 2 1
14. Flows	4 3 2 1
SUSTAINING PERFORMANCE	
15. Endures	4 3 2 1
16. Paces	4 3 2 1

APL Process Skills

SUSTAINING PERFORMANCE	
16. Paces	Already scored under ADL motor skills
17. Attends	4 3 2 1
18. Heeds	4 3 2 1
APPLYING KNOWLEDGE	
19. Chooses	4 3 2 1
20. Uses	4 3 2 1
21. Handles	4 3 2 1
22. Inquires	4 3 2 1
TEMPORAL ORGANIZATION	
23. Initiates	4 3 2 1
24. Continues	4 3 2 1
25. Sequences	4 3 2 1
26. Terminates	4 3 2 1
ORGANIZING SPACE AND OBJECTS	
27. Searches/ Locates	4 3 2 1
28. Gathers	4 3 2 1
29. Organizes	4 3 2 1
30. Restores	4 3 2 1
31. Navigates	4 3 2 1
ADAPTING PERFORMANCE	
32. Notices/ Responds	4 3 2 1
33. Adjusts	4 3 2 1
34. Accommodates	4 3 2 1
35. Benefits	4 3 2 1

출처: https://www.innovativeotsolutions.com/resource/amps-score-forms/

전반적 기준선에서는 신체적인 노력, 효율성, 안전성, 자립성을 기준으로 판단하며, 구체적 기준선에서는 각 기술별 1~4점 척도(4: 유능한 수행 competent performance, 3: 의문스러운 수행 questionable performance, 2: 비효율적인 수행 ineffective performance, 1: 받아들일 수 없는 수행 unacceptable performance)로 평가한다.

5) 정신행동증상(BPSD) 평가

치매환자를 돌보는 가족이나 보호자들이 겪는 어려움 중 일상생활의 감퇴보다 정신행동증상 때문에 많은 고통을 받게 된다. 우울이나 무감동, 공격성 등은 치매환자에서 매우 흔하게 관찰되는 이상 행동증상으로 치료의 방향을 결정할 때 임상가들이 꼭 고려해야 할 부분이다.

(1) 신경정신행동검사(Neuropsychiatric Inventory, NPI)

치매환자에게 나타나는 12가지 이상행동을 평가하며 보호자의 고통 정도를 평가하게 된다. 이 평가는 치매의 정신병리를 평가하는데 유용하며 치매 유형을 결정하고 치료효과에 따른 증상 변화를 관찰하는데 도움을 준다.

6) 치매환자 보호자 평가

치매환자들은 대부분 가족이나 친지들과 함께 집에서 기거하며 보호를 받고 있는 경우가 많다. 보호자들은 환자를 돌보면서 야기되는 신체적, 심리적, 정서적, 사회적, 경제적 문제에 노출되어 있다. 보호자의 스트레스가 환자에게도 영향을 미침에 따라 보호자의 스트레스와 부담감을 평가하고 관리 및 치료하여야 한다.

치매환자 가족과 일반대상자간 주관적 건강, 스트레스, 우울증상은 통계적으로 유의한 차이가 있다. 치매환자 가족의 주관적 건강과 스트레스 모두 우울증상에 유의한 영향이 있으며, 주관적 건강이 우울증상에 미치는 영향에서 스트레스는 매개효과와 조절효과 모두 유의하다 알려졌다.

신경정신행동검사 – 간편형

(Neuropsychiatric Inventory–Questionnaire)

수검자 성명		등록번호	
상담자 성명		상담일자	

다음은 기억장애나 치매가 생긴 환자의 행동에 어떤 변화가 있는지에 대한 질문입니다.
다음과 같은 증상이 현재 있다고 하더라도 기억장애나 치매가 있기 전부터 있었던 증상이라면 없다고 답해야 합니다.

질문에 성실하게 답변하여 주십시오.

다음과 같은 증상들이 지난 달에 있었다면 "예"라고 답해 주시고, 그렇지 않으면 "아니오"로 답해 주십시오.
그리고 각 문항마다 증상의 심한 정도와 그로 인해서 가족들이 겪는 고통의 정도를 아래를 참고하여 표시해 주십시오.

가. 얼마나 심한가(심한 정도)

1 = 경함 : 증상이 있기는 하지만 병나기 전에 비해 큰 차이는 없다.
2 = 보통 : 증상이 뚜렷하게 있으나, 병나기 전에 비해 심한 변화는 아니다.
3 = 심함 : 병나기 전에 비해 매우 두드러지고 심한 변화이다.

나. 보호자의 고통 정도(환자의 이상행동 때문에 보호자가 느끼는 고통)

0 = 고통이 전혀 되지 않음
1 = 매우 적음 : 약간 고통이 되기는 하지만, 문제가 되지 않는다.
2 = 경함 : 고통이 경한 편이고, 쉽게 극복할 수 있다.
3 = 보통 : 꽤 고통스럽고 때로는 극복하기 어렵다.
4 = 심함 : 고통을 극복하기 어렵다.
5 = 매우 심함 : 고통을 극복할 수 없다.

1. 망상	사람들은 무엇을 훔쳐 갔다고 믿거나 자기를 헤치려 한다고 잘못 믿고 있습니까?		
□ 예 □ 아니오	심한정도: 1 2 3	고통정도:	0 1 2 3 4 5
2. 환각	누군가의 목소리를 듣는 것처럼 행동합니까? 사람이 없는데도 사람이 있는 것처럼 그 사람과 대화합니까?		
□ 예 □ 아니오	심한정도: 1 2 3	고통정도:	0 1 2 3 4 5
3. 초조/공격성	고집이 세졌습니까? 또는 주위 사람들이 도와주려 할 때 도와주는 것을 저항할 때가 있습니까?		
□ 예 □ 아니오	심한정도: 1 2 3	고통정도:	0 1 2 3 4 5
4. 우울/낙담	슬퍼보이거나 기분이 쳐져 있습니까? 울 때가 있습니까?		
□ 예 □ 아니오	심한정도: 1 2 3	고통정도:	0 1 2 3 4 5
5. 불안	보호자와 떨어져 있으면 불안해하거나 화를 냅니까? 다음과 같이 신경이 예민해보이는 증상이 있습니까? 즉, 숨이 차다고 호소하거나 한숨을 쉬거나 느긋해 할줄 모르고 매우 긴장되어 보이는 것 등을 말합니다.		
□ 예 □ 아니오	심한정도: 1 2 3	고통정도:	0 1 2 3 4 5
6. 다행감/들뜬기분	특별한 이유 없이 너무 행복해 보이거나 기분이 좋아 보입니까?		
□ 예 □ 아니오	심한정도: 1 2 3	고통정도:	0 1 2 3 4 5
7. 무감동/무관심	일상생활에 대한 관심이 줄거나 다른 사람의 활동이나 계획에 대해서 흥미가 줄었습니까?		
□ 예 □ 아니오	심한정도: 1 2 3	고통정도:	0 1 2 3 4 5
8. 탈억제	충동적으로 행동합니까? 예를 들어, 모르는 사람에게 마치 잘 아는 것처럼 말을 잘 건냅니까?		
□ 예 □ 아니오	심한정도: 1 2 3	고통정도:	0 1 2 3 4 5
9. 과민/불안정	조바심을 내거나 쉽게 화를 냅니까? 예정된 일을 기다릴 때 또는 예정된 일이 늦어졌을 때 잘 참지 못합니까?		
□ 예 □ 아니오	심한정도: 1 2 3	고통정도:	0 1 2 3 4 5
10. 이상 운동증상	반복적인 행동을 보입니까? 예를 들어 특별한 목적 없이 집 안에서 왔다갔다하거나 단추나 그 밖의 물건을 만지작거리거나 장롱이나 서랍을 뒤지는 등 반복해서 하는 행동이 있습니까?		
□ 예 □ 아니오	심한정도: 1 2 3	고통정도:	0 1 2 3 4 5
11. 수면/야간행동	밤에 자다가 주위 사람을 깨우거나 아침에 너무 일찍 일어나거나 또는 낮에 지나치게 낮잠을 많이 자는 행동을 보입니까?		
□ 예 □ 아니오	심한정도: 1 2 3	고통정도:	0 1 2 3 4 5
12. 식욕/식습관 변화	체중이 줄거나 늘었습니까? 또는 좋아하는 음식의 종류가 바뀌었습니까?		
□ 예 □ 아니오	심한정도: 1 2 3	고통정도:	0 1 2 3 4 5

총점	**심한정도:**		**고통정도:**	

출처: 보건복지부(2022). 치매정책사업안내서식

(1) 자릿 부양부담평가척도(Zarit Burden Interniew, ZBI) 및 단축형 자릿 부양부담평가척도(S-ZBI)

이 도구는 환자를 돌보는 보호자의 주관적 부담 수준을 측정하기 위해 가장 널리 사용되는 자릿 부양부담평가척도(ZBI)를 국내용으로 제작한 것이다. 환자를 돌볼 때 정서적 반응, 신체적 증상, 경제적 어려움, 사회활동 제한과 같은 다양한 문제를 측정하는 총 22개 항목으로 구성되어 있다. 각 항목은 5개의 척도(전혀없다, 거의없다, 가끔있다, 자주있다, 항상있다)로 평가한다. 0은 문제없음, 4는 심각한 문제를 나타낸다.

자릿 부양부담평가척도(ZBI)는 총 88점 만점이며 점수가 높을수록 심각한 부양부담감을 가진 것으로 해석된다. 0~21점은 부양부담이 없거나 아주 적은것이며, 21~40점은 경도~중등도의 부양부담, 41~60점은 중등도에서 중증의 부양부담, 61~88점은 중증의 부양부담을 나타낸다.

단축형 자릿 부양부담평가척도(S-ZBI)는 자릿 부양부담평가척도(ZBI)에서 항목을 축소하여 총 12항목의 질문에 대하여 5개의 척도(전혀없다, 거의없다, 가끔있다, 자주있다, 항상있다)로 평가한다. 0은 문제없음, 4는 심각한 문제를 나타낸다. 총 48점 만점이며 점수가 높을수록 심각한 부양부담감을 가진 것으로 해석된다.

단축형 자릿 부양부담평가척도

(Short Zarit Burden Inventory)

수검자 성명		등록번호	
상담자 성명		상담일자	

어르신을 돌보면서 아래와 같은 느낌을 얼마나 느끼십니까? 옳고 그름이 없는 질문이니, 평소 느낌과 가장 가까운 답을 하나만 고르세요.

	전혀 없다	거의 없다	가끔 있다	자주 있다	항상 있다
1. 어르신을 돌보는 일 때문에 당신 자신을 위한 시간이 충분하지 않다고 느끼십니까?	0	1	2	3	4
2. 어르신을 돌보는 일과 직장 및 가정에서의 책임 사이에서 스트레스를 받습니까?	0	1	2	3	4
3. 어르신과 함께 있으면 화가 납니까?	0	1	2	3	4
4. 어르신이 가족이나 친구들과의 관계에 부정적인 영향을 미친다고 생각하십니까?	0	1	2	3	4
5. 어르신과 함께 있으면 긴장됩니까?	0	1	2	3	4

6. 어르신을 돌보는 일 때문에 당신의 건강에 문제가 생겼다고 느끼십니까?	0	1	2	3	4
7. 어르신 때문에 당신이 원하는 만큼 사생활을 갖지 못한다고 느끼십니까?	0	1	2	3	4
8. 어르신을 돌보는 일 때문에 당신의 사회생활에 어려움이 생겼다고 느끼십니까?	0	1	2	3	4
9. 어르신을 돌본 이후 당신의 생활을 통제할 수 없다고 느끼십니까?	0	1	2	3	4
10. 어르신에게 무엇을 해 줘야 좋을지 모르겠다고 느끼십니까?	0	1	2	3	4
11. 어르신에게 더 많은 것을 해 줘야 한다고 느끼십니까?	0	1	2	3	4
12. 어르신을 돌보는 일을 더 잘할 수도 있었다고 느끼십니까?	0	1	2	3	4

개인부담	역할부담	총점
/ 36	/ 12	/ 48

출처: 보건복지부(2022). 치매정책사업안내서식

(2) 치매 태도 척도(Dementia Attitudes Scale, DAS)

이 도구는 O'connor, McFadder(2010)가 태도의 3가지 구성요소 모델(Breckler, 1984)에 기반하여 치매환자를 직접 돌보는 보호자를 평가하기 위해 개발한 척도이다. 국내에서 치매 태도 척도는 치매노인실태조사에서 한국어로 번안되어 사용되기도 하였다.

치매 태도 척도

(Dementia Attitudes Scale)

수검자 성명		등록번호	
상담자 성명		상담일자	

각 질문에 해당하는 가장 적절한 답을 골라 숫자에 표시하세요. 현재 치매환자를 돌보고 있지 않더라도 당신의 의견을 표시하면 됩니다.

	전혀 그렇지 없다						매우 그러함
1. 치매 노인을 돌보는 것은 보람있는 일이다.	1	2	3	4	5	6	7
2. 나는 치매 노인이 두렵다.	1	2	3	4	5	6	7
3. 치매 노인은 창조적일 수 있다.	1	2	3	4	5	6	7
4. 나는 치매 노인과 함께 있을 때 자신감이 있다.	1	2	3	4	5	6	7
5. 나는 치매 노인과 신체 접촉할 때 편안하다.	1	2	3	4	5	6	7
6. 나는 치매 노인에게 다가갈 때 불편하다.	1	2	3	4	5	6	7
7. 모든 치매 노인은 서로 다른 욕구가 있다.	1	2	3	4	5	6	7
8. 나는 치매에 대해 잘 알지 못한다.	1	2	3	4	5	6	7

9. 나는 초조해하는 치매환자는 피한다.	1	2	3	4	5	6	7
10. 치매 노인은 익숙한 물건을 주변에 두려한다.	1	2	3	4	5	6	7
11. 치매 노인의 과거 생활을 아는 것이 중요하다.	1	2	3	4	5	6	7
12. 치매 노인과의 접촉에서 기쁨을 느낄 수 있다.	1	2	3	4	5	6	7
13. 나는 치매 노인과 함께 있을 때 편안하다.	1	2	3	4	5	6	7
14. 치매 노인도 즐겁게 살 수 있다.	1	2	3	4	5	6	7
15. 치매 노인도 다른 사람이 친절하게 대하는 것을 느낀다.	1	2	3	4	5	6	7
16. 나는 치매 노인을 어떻게 도울지 몰라 좌절감을 느낀다.	1	2	3	4	5	6	7
17. 내가 치매 노인을 돌보는 것은 생각해 본적도 없다.	1	2	3	4	5	6	7
18. 나는 치매 노인에 대한 대처 기술을 높게 평가한다.	1	2	3	4	5	6	7
19. 치매 노인의 삶을 향상시키기 위해 많은 일을 할 수 있다.	1	2	3	4	5	6	7
20. 문제행동은 치매 노인이 의사소통하는 한 가지 방식이다.	1	2	3	4	5	6	7
지식척도	/ 70						
안정척도	/ 70						
총 점	/ 140						

출처: 보건복지부(2022). 치매정책사업안내서식

7) 치매환자 삶의 질 평가

(1) 치매노인 삶의 질 척도(Geriatric Quality of Life-Dementia, GQOL-D)

치매환자 삶의 만족도를 측정하는 도구로 치매환자가 스스로 지각하는 삶의 질을 자유롭게 보고할 수 있도록 환자의 인지기능 손상을 충분히 고려한 문항형식과 내용을 구성하고 있다.

치매노인 삶의 질 척도(Geriatric Quality of Life-Dementia, GQOL-D)

	만족하지 않는다	보통이다	만족한다	아주 만족한다
1. 통증과 불편감	1	2	3	4
2. 힘이나 기운	1	2	3	4
3. 수면(잠자는 것)	1	2	3	4
4. 긍정적인 감정(행복, 희망 등)	1	2	3	4
5. 기억력 및 집중력	1	2	3	4
6. 자기 자신	1	2	3	4
7. 거동능력	1	2	3	4
8. 일상적인 활동능력	1	2	3	4
9. 가족관계 및 친구관계	1	2	3	4
10. 집	1	2	3	4
11. 쓸 수 있는 돈이나 재정 상태	1	2	3	4
12. 여가활동이나 취미활동	1	2	3	4
13. 생활환경(기후, 공해, 소음 등)	1	2	3	4

14. 전반적인 건강상태	1	2	3	4
15. 전반적인 생활	1	2	3	4
	총 점			

출처 : 이형석 외(2003). 한국형 치매평가검사

8) 우울척도 검사

(1) 단축형 노인우울척도 검사(Korean version of the Short form of the Geriatric Depression Scale, SGDS-K)

단축형 노인우울척도 검사(SGDS-K)는 노인대상의 우울 선별에 신뢰도와 타당도가 입증되었다. 우울정도를 판별하기 위한 절단점(cut-off point)은 8점으로 8점 이상인 경우 우울증상이 있는 것으로 판별한다.

단축형 노인우울척도 검사
(Korean version of the short form of Geriatric Depression Scale: SGDS-K)

이름 : ____________ 연령 : ________ 성별 : 남 / 여 작성일 : ______ 년 ______ 월 ______ 일

지난 1주일 동안의 느낌을 생각하시면서 대답해주시기 바랍니다.		
1. 현재의 생활에 대체적으로 만족하십니까?	예	아니오*
2. 요즈음 들어 활동량이나 의욕이 많이 떨어지셨습니까?	예*	아니오
3. 자신이 헛되이 살고 있다고 느끼십니까?	예*	아니오
4. 생활이 지루하게 느껴질 때가 많습니까?	예*	아니오
5. 평소에 기분은 상쾌한 편입니까?	예	아니오*
6. 자신에게 불길한 일이 닥칠 것 같아 불안하십니까?	예*	아니오
7. 대체로 마음이 즐거운 편이십니까?	예	아니오*
8. 절망적이라는 느낌이 자주 드십니까?	예*	아니오
9. 바깥에 나가기가 싫고 집에만 있고 싶습니까?	예*	아니오
10. 비슷한 나이의 다른 노인들보다 기억력이 더 나쁘다고 느끼십니까?	예*	아니오
11. 현재 살아있다는 것이 즐겁게 생각되십니까?	예	아니오*
12. 지금의 내 자신이 아무 쓸모없는 사람이라고 느끼십니까?	예*	아니오
13. 기력이 좋은 편이십니까?	예	아니오*
14. 지금 자신의 처지가 아무런 희망도 없다고 느끼십니까?	예*	아니오
15. 자신이 다른 사람들의 처지보다 더 못하다고 생각하십니까?	예*	아니오
	총점 = (	)

※ *표 항목은 1점, 나머지는 0점으로 계산
※ 8점 이상 : 우울 증상을 경험하고 있을 가능성이 있으므로 전문의 상담을 권유

출처: 보건복지부(2022). 치매정책사업안내서식

(2) 한글판 우울증 선별 도구(Patient Health Qustionnaire-9, PHQ-9)

환자 건강 설문지(PHQ)는 환자가 전적으로 스스로 관리할 수 있는 3페이지 분량의 설문지로 그 중 PHQ-9은 주요우울장애의 진단을 위해 구성된 우울증 모듈이다. 9개 항목은 각각 0(전혀 그렇지 않음)에서 3(거의 매일)사이로 평가되어 진다. 이후 합계점수를 구하여 0~4점은 우울증 아님, 5~9점은 가벼운 우울증, 10~19점은 중등도 우울증, 20~27점 중증 우울증으로 분류한다. 0~27점 사이의 점수 중 절단점(cut-off point)은 10점으로 설정되었다.

한글판 우울증 선별 도구

(Patient Health Questionnaire-9)

수검자 성명		등록번호	
상담자 성명		상담일자	

본 검사는 우울한 정도를 스스로 알아보기 위한 것입니다. 이 질문들이 확정된 진단을 위한 것은 아니지만 높은 점수가 나왔을 경우에는 우울증의 가능성이 높으므로, 더 정확한 평가를 위해서 병원에서 진료를 받아볼 것을 추천합니다.

지난 2주간, 얼마나 자주 다음과 같은 문제들로 곤란을 겪으셨습니까?
지난 2주 동안에 아래와 같은 생각을 한 날을 헤아려서 해당하는 숫자에 표시하세요.

지난 2주 동안에	없음	2,3일 이상	7일 이상	거의 매일
1. 기분이 가라앉거나, 우울하거나, 희망이 없다고 느꼈다.	0	1	2	3
2. 평소 하던 일에 대한 흥미가 없어지거나 즐거움을 느끼지 못했다.	0	1	2	3
3. 잠들기가 어렵거나 자주 깼다/혹은 너무 많이 잤다.	0	1	2	3
4. 평소보다 식욕이 줄었다/혹은 평소보다 많이 먹었다.	0	1	2	3
5. 다른 사람들이 눈치 챌 정도로 평소보다 말과 행동이 느려졌다/혹은 너무 안절부절 못해서 가만히 앉아있을 수 없었다.	0	1	2	3
6. 피곤하고 기운이 없었다.	0	1	2	3
7. 내가 잘못 했거나, 실패했다는 생각이 들었다/혹은 자신과 가족을 실망시켰다고 생각했다.	0	1	2	3
8. 신문을 읽거나 TV를 보는 것과 같은 일상적인 일에도 집중할 수가 없었다.	0	1	2	3
9. 차라리 죽는 것이 더 낫겠다고 생각했다/혹은 자해할 생각을 했다.	0	1	2	3

각 칸별로 점수를 더해주세요. ☐ + ☐ + ☐

총 점 = ☐

총점에 따른 결과보기

1-4	5-9	10-19	20-27
우울증 아님	가벼운 우울증	중간정도 우울증	심한 우울증

출처: 보건복지부(2020). 치매정책사업안내서식

9) 신체건강 평가

(1) 신체건강 평가

치매환자는 주요하게 인지기능, 일상생활 등에서 문제를 보이지만, 노인이라는 특성을 감안할 때 신체건강에 대한 평가도 시행되어야 한다. 신체건강은 일반적인 질환 상태를 평가하는 것은 물론 벽 검사, 체전굴 검사, 의자 검사를 통하여 머리 위쪽의 선반에 있는 물건을 꺼낼 때, 코트 등을 입는 능력과 바닥에서 물건을 집을 때와 계단을 올라가고, 의자에서 일어나고, 욕조에서 밖으로 나오고, 바닥에서 일어날 수 있는 능력과 같이 기능적인 평가가 있다.

신체건강 평가

▶이환질병, 피부병변, 통증이 하나라도 있는 경우 총점 상관없이 [참고 1, 2, 7, 10] 활용 가능

신체건강 평가① 이환질병	
1. 심혈관 질환	☐ 고혈압 ☐ 관상동맥질환 ☐ 만성심부전 ☐ 부정맥/심방세동 ☐ 말초혈관질환 ☐ 고지혈증 ☐ 기타 ( )
2. 호흡기 질환	☐ 폐결핵 ☐ 천식 ☐ 만성 폐쇄성 폐질환 ☐ 폐렴
3. 신경 질환	☐ 뇌졸중 ☐ 경련성 질환 ☐ 두부외상 ☐ 파킨슨병
4. 정신 질환	☐ 우울장애 ☐ 정신증(조현병 등) ☐ 수면장애 ☐ 불안장애 ☐ 알코올 사용 장애 ☐ 기타 물질 사용 장애(알코올을 제외한 물질) ☐ 기타 정신질환
5. 소화기 질환	☐ 위염 ☐ 간염 ☐ 담석증
6. 피부비뇨기 질환	☐ 전립선비대 ☐ 신부전 ☐ 욕창
7. 근골격 질환	☐ 관절염 ☐ 골다공증 ☐ 고관절 골절 ☐ 기타 골절(고관절 외)
8. 악성종양	☐ 위암 ☐ 대장암 ☐ 갑상선암 ☐ 유방암 ☐ 간암 ☐ 폐암 ☐ 전립선암 ☐ 췌장암 ☐ 기타 악성종양
9. 감각 저하	☐ 난청 ☐ 후각저하 ☐ 녹내장
10. 감염	☐ 요로감염 (지난 30일간) ☐ 폐렴 ☐ 결핵
11. 기타 질병	☐ 당뇨병 ☐ 갑상선 기능 항진 ☐ 갑상선 기능 저하 ☐ 비만 ☐ 기타 ( )
자가 관리 가능성 여부	☐ 가능 ☐ 불가능

신체건강 평가② 피부 병변	
1. 병변 종류	□ 없음 □ 압박성 궤양 □ 울혈성 궤양 □ 발진 □ 찰과상 □ 멍 □ 기타 ( )
2. 병변 위치	□ 머리 □ 안면 □ 목 □ 흉부 □ 복부 □ 허리 □ 배부 □ 둔부 □ 팔 □ 손 □ 다리 □ 발 □ 기타 ( )
3. 특기 사항	
자가 관리 가능성 여부	□ 가능 □ 불가능

신체건강 평가③ 통증										
1. 빈도	○ 지난 7일 동안 통증 없음									
	○ 지난 7일 동안 통증이 있으나 매일 나타나지는 않음									
	○ 지난 7일 동안 매일 하루 한번 정도의 통증 있음									
	○ 지난 7일 동안 매일 여러 차례 반복되는 통증 있음									
	○ 지난 7일 동안 지속되는 통증 있음									
2. 최고강도	경도			중등도		중증		심각함		
	1	2	3	4	5	6	7	8	9	10
3. 특기 사항										
적극적 중재 필요 여부	□ 필요 □ 불필요									

※ 빈도 : 기본적으로 통증 여부의 평가는 환자의 자기보고에 따라야 함. 따라서 환자가 실어증이 있거나 인지기능장애가 심각하여 적절한 보고를 할 수 없으면 검사가 불가능함
하지만 일부 경우는 정보제공자 혹은 평가자가 직접환자의 행동 관찰을 통해 확인할 수 있음
통증이 있는 경우 흔히 보이는 행동은 얼굴을 찡그리는 중 표정변화, 울거나 이상한 소리를 자주 내는 등 음성변화, 노작성 호흡 등 호흡곤란 등을 들 수 있음

※ 강도 : 환자가 보고하는 통증의 강도를 1~10까지의 척도로 표시함. 10은 환자가 생각할 수 있는 가장 심한 통증의 크기임

※ 「VAS : Visual Analogue Scale – 환자의 주관적 통증 평가도구」를 사용함

출처: 보건복지부(2022). 치매정책사업안내서식

6 치매 약물치료

현재 치매 약물들은 치매의 진행을 약간 늦추거나, 치매에서 나타나는 증상 호전을 위한 치료제로 한계를 가지고 있지만, 조기 발견으로 약물투여를 병행하면, 완치까지는 아니지만, 병의 속도를 크게 늦추게 된다. 임상에서 대부분의 환자들은 약물과 비약물 치료를 병행하고 있다. 작업치료사는 약물로 인한 장점 외에도, 부작용에 대한 정보를 가지고 있을 때, 치료적 중재에 도움이 될 수 있을 것이다.

치매의 인지기능을 치료하기 위해 사용되는 약물을 일반적으로 인지기능 개선제라 한다. 대표적인 인지기능 개선제로는 아세틸콜린 분해효소 억제제(Acetylcholinesterase inhibitor, ACEI)와 NMDA 수용체 길항제(NMDA receptor antagonist)가 있다. 현재 사용되는 인지기능 개선제들은 모두 알츠하이머형 치매에 대해 승인 받은 약물로, 다른 유형에서는 효과가 불분명한 경우도 있다. 이에 치매 유형과 치매 단계를 고려해 처방이 이루어지고 있다.

1) 콜린계 약물

우리나라의 치매유형 중 가장 많은 비중을 차지하는 알츠하이머형 치매는 환자의 인지기능, 행동과 일상생활 수행능력의 장애가 뇌 신경전달물질인 아세틸콜린 결핍에 기인한다는 가설을 들 수 있다. 해마(hippocampus)는 기억을 담당하고, 뇌 기저부에 있는 아세틸콜린 핵들이 아세틸콜린을 생산하여 해마에 공급하게 된다. 알츠하이머형 치매환자들이 치매가 진행될 때 가장 먼저 신경세포의 사멸이 일어나는 곳이 해마와 뇌 기저부이다. 그래서 치매 환자에게서 기억장애가 가장 먼저 나타나게 되고, 현재 치료제로 아세틸콜린의 증가를 위한 목적으로 투여를 하고 있다.

[표 3-32] 작용기전에 따른 콜린계 약물

아세틸콜린 전구물질	choline, lecithin
아세틸콜린 분비 촉진제	linopirdine
콜린 에스터라제 억제제	tacrine, donepezil, rivastigmine, metrifonate, galantamine
무스카린 수용체 효현제	xanomeline, milamerine, SB 202026, talsacliidine

현재 도네피질(donepezil), 리바스티그민(rivastigmine), 갈란타민(galatamine)이 임상에 사용되고 있으며, 이 약물들은 경증과 중증의 알츠하이머 치매환자의 인지기능은 물론 일상생활 수행능력, 행동증상과 전반적 기능을 호전시키고, 이들 약물로 계속 치료를 하면 적어도 6~12개월 정도는 치료 전에 비해 환자들이 더 나빠지지 않는 정도의 장점이 있다. 이들 억제제들로 인한 부작용은 치료를 그만 둘 정도로 심하지는 않으나, 일부 문제가 되는 부작용은 다음과 같다.

(1) 오심, 구토, 설사, 식욕부진 등의 위장관 부작용

(2) 서맥, 허혈 등의 심혈관계 부작용

(3) 불면증 등

2) NMDA 수용체 길항제

흥분성 신경전달물질 중 하나인 글루타메이트는 정상적일 때는 기억력과 같은 학습이 유도되지만, 그 활성이 강해지면 지나친 칼슘 유입을 통해 신경독성이 나타나게 되어, 세포를 파괴한다고 알려져 있다. 이러한 NMDA 수용체 길항제로 메만틴(Memantine)이 있다. 부작용으로는 초조증상이나, 환각, 공격성, 요실금, 설사, 변비, 불면, 현기증, 두통 등이 있을 수 있다.

3) 항아밀로이드 베타 치료제

미국 FDA는 2021년 6월 7일 알츠하이머 치매의 원인물질로 알려진 아밀로이드 베타를 제거하는 약물인 단클론항체 치료제 아두카누맙(Aducanumab)(상품명: 아두헬름)을 전세계 최초로 알츠하이머 치매 치료제로 승인하였다. 그러나 효과성에 대한 의견이 분분하며, 2021년 9월까지 약 100명의 환자만이 이 약을 투여받는 등 논란이 이어지는 중이다.

7 작업치료 중재계획 및 실행

1) 작업치료 중재계획

작업치료는 치매 증상에 따라 목적 있는 활동 프로그램 적용, 일상생활활동 지도, 이상 정신행동 증상 조절, 가족교육, 환자의 여러 요소를 고려한 환경수정 등이 포함된다.

(1) 자료분석

환자가 요구하는 작업과 작업수행을 방해하는 기능장애의 영역, 이전에 유용하게 사용했던 기술들을 분석한다.

(2) 목표설정

작업치료사와 환자가 함께 치료의 목적을 이해하고, 치료로 인한 변화와 결과를 알 수 있도록 수행에 대한 기준을 제시한 후 장기, 중간, 단기목표를 설정한다.

(3) 활동분석, 과제분석, 활동적응

활동분석은 신체적, 인지적, 심리적, 상호작용 기술로 수행을 위해 필요한 범위와 활동이 환자의 능력 범위 안에 있는지, 활동을 통해 습득된 기술을 확인하고 활동을 등급화하여 적응하기 위한 기초를 제공한다.

과제분석은 하나의 활동을 위해 적절하게 가르치는 방법과 치료의 목적에 맞는 적절한 행동을 선택하고 환자의 요구에 맞게 단계를 변화시키고 수행하기 어려운 활동부분을 확인한다. 활동적응은 등급화와 순서화로 치료 재료와 도구를 선택하고, 다른 사람을 포함하는 치료 환경과 활동을 수행하는 치료 방법을 제시한다.

(4) 작업활동 선택

① 치료를 위한 작업활동 선택

지남력 장애로 불안한 치매환자는 무엇보다도 안심하고 지낼 수 있는 환경을 조성해주는 것이 중요하다. 자기 주변의 세계와 연결고리를 많이 가질수록 세계와 관계를 잃지 않고 유지해나갈 수 있다. 현실 감각을 유지시키기 위한 작업활동은 과도하지 않는 감각자극으로 어떠한 자극을 얼마나 주어야 할 것인가를 결정하는 것은 쉬운 일이 아니다. 환자의 작업능력, 기호가 맞는지, 장애 단계에 따라 적절한 활동을 선택하고, 수행환경을 조성하여 작업활동 계획을 실행한다.

② 작업활동의 종류

환자의 흥미, 능력과 관심영역, 생리적 기능, 이용 가능한 활동들의 다양성, 필요한 보조수준, 이용 가능한 보조수준, 이상행동을 고려한다. 작업활동에는 인지능력 증진을 위한 창조적 예술활동, 일상생활 기술 증진을 위한 일상생활활동, 신체적 능력 향상을 위한 신체활동, 감각능력 증진, 심리적 지원을 위한 감각활동이 있다. 활동을 선택할 때는 흥미, 생리적 기능, 활동의 다양성, 보조수준, 이상행동을 고려한다.

[표 3-33] 작업활동의 종류

활동 분류	활동별 특성
창조적 예술활동	능력, 형태, 흥미에 대해 유연성을 허용, 예술에 대한 경험이 전혀 없더라도 흥미롭고 긍정적인 경험을 유도하고 활동의 완성에 초점이 아닌 하는 것을 강조
일상생활 기술활동	가정, 실외와 개인 관리 과제를 포함. 어떤 장소에서도 작업활동수행이 가능하다. 치매단계에 적합한 수건을 평평하게 접거나, 규칙적으로 화분에 물을 주는 등, 그의 환경에 참여할 수 있는 기회가 주어짐
신체활동	과도한 에너지를 사용하고 자극을 제공한다. 흥분은 종종 치매환자에게서 함께 나타날 수 있는 방황과 과도한 걸음걸이 등을 일으킬 수 있는데 계획된 신체활동은 이러한 흥분을 감소
감각활동	시각, 후각, 촉각, 청각 그리고 미각과 같은 다양한 감각들을 포함한 작업활동들은 긍정적 상호작용을 위한 많은 기회를 제공

③ 장애 정도를 고려한 작업활동 선택 방법

장애 정도를 고려한 작업활동을 선택할 때는 작업치료를 통하여 자신감을 회복하고 안심하게 즐길 수 있는 작업이 적절하다. 무엇인가 자신의 역할을 갖도록 하여 자신의 가치를 느낄 수 있게 하는 것도 중요하다. 간단한 것일수록 좋으며, 집중력을 유지할 수 있는 시간 내에 할 수 있는 것이 좋다. 작업은 가능한 한 어른 수준에서 시작하여 치매의 진행 정도에 따라 낮은 수준으로 낮춰간다. 작업치료의 목적은 치매환자가 할 수 없는 새로운 기술을 가르치는 것이 아니라 할 수 있는 일을 잘할 수 있도록 도우며 즐거움을 느끼게 하는 것임을 항상 명심해야 한다.

2) 작업치료 중재실행

작업치료의 중재 목적은 치매노인의 심리적 안정을 유지하고, 생활에 적응시키는 것이다. 중재방법으로는 인지치료, 행동치료, 불안관리 및 이완, 정신치료, 회상치료, 예술치료, 가족치료 등이 있다. 치매환자를 위한 치료적 중재에는 먼저 환자의 일상생활을 체크하여 일상생활을 구조화하여야 한다. 구조화를 통해 환자는 하루 일과를 인지하게 되고 반복에 따라 행동이 패턴화되어 안정감, 성취감 및 자신감을 얻게 된다.

(1) 기본적 작업치료 중재전략

- 자주 쓰는 품목들은 잘 보이는 곳에 둔다.
- 간단하게 한 단계씩 지시한다.
- 가능한 한 습관적인 활동을 유지하고, 간단하게 한다.
- 기억이 손상된 사람이 길을 잃어버린 경우 신분을 증명하기 위한 팔찌를 착용하게 한다.
- 밤에 잠을 잘 자도록 하기 위하여 낮 동안에 신체적 활동을 하도록 장려한다.
- 기억을 자극하는 활동들을 한다(환자가 즐겨 듣던 음악, 취미활동).
- 삶을 풍부하게 할 수 있는 활동을 포함한다. 참여를 돕기 위해 절차적 기억을 촉진한다.
- 치명적인 결과를 초래할 수 있는 지나치게 붐비는 곳이나 익숙하지 않은 환경은 피한다.
- 자원 목록과 지원 그룹에 대해서 지역 기관에 문의한다.

(2) 임상치매평가단계(CDR)에 따른 증상 및 중재

① CDR 0.5–1단계(최경도–경도 치매환자) 증상과 중재

의심스러움 –경증의 인지 손상	의심스러움 –경증의 인지 손상이 있는 사람들을 위한 활동
인지기능 감소로 문제해결능력이 손상되기 시작하며, 길을 찾는 것에서부터 취미나 지적 활동에 흥미를 잃는 등, 일상생활에서 구체적으로 장애가 나타난다. 일상의 간단한 일에서는 괜찮은 것처럼 보이나 천천히 무언가 잘못되고 있다는 느낌을 느끼기 시작한다. 최근의 일들은 확실히 기억하나 기억력을 잃어가는 과정이 점차 나타난다. 익숙한 장소로 운전 중에 길을 잃거나 친숙한 환경에서 물건을 찾거나 방을 찾는데 어려움을 겪게 된다. 일상생활에서 시간을 혼돈하기도 하고, 독립적인 기능이나 능동적인 면은 감소한다. 가정이나 여가활동에서는 손상이 아직 경미하나 도구적 일상생활에서 제약을 받는다.	환자들의 잔존 능력을 유지하는 것이 중요하며, 보호자와 환자 사이에 있는 긍정적 상호작용을 위해 기회를 제공할 수 있게 한다. 환자를 위한 활동 프로그램은 환자와 함께 환자의 능력, 흥미를 고려해서 계획되어야 한다. 좀 더 쉬운 단계로 활동을 나누어 당황하지 않도록 하며, 활동의 단계를 설명할 때는 간결하고 짧은 설명으로 시작한다. 활동들은 이전에 해 봐서 쉽게 할 수 있는 활동들로 대체하는 것을 고려해야 한다. • **창조적 예술활동** : 실패가 적은 활동 등에 초점을 맞춰 가능한 한 안전하고 스트레스가 없는 창조적 경험을 하도록 계획한다. 자유로운 형식의 그림 그리기나 좋아하는 음악을 배경으로 틀어주면 창조적인 활동을 통해 즐거움을 증가시킬 수 있다. • **일상생활 기술활동** : 단순히 말해주기 보다는 해야 할 활동을 환자가 스스로 하게끔 상기시킨다. 보조의 정도나 과제의 단순화는 일상생활활동이 지장 받는 시점에 따라 결정된다. 가능한 한 많은 활동들에 참여할 수 있게 격려한다. • **신체활동** : 가벼운 신체활동을 통해 좌절과 긴장을 경감, 동요와 방황을 줄여준다. 활동을 통해 대화 또는 타인과 교류할 수 있게 하며, 신체활동의 난이도 조정을 통해 성취감을 느끼도록 한다. • **감각활동** : 시각적 자극을 통해 크기, 모양, 색상, 수, 그림 등을 알아보도록 한다. 이는 유사점과 차이점을 구별하는 잔존 능력을 유지시킨다. 퍼즐활동을 통한 눈과 손의 통합은 문제해결에 관한 잔존 능력에 초점을 맞춘다. 후각, 촉각, 청각, 미각을 사용하여 사물을 인식하고 비교하는 것은 다양한 경험을 제공한다.

② CDR 2단계(중등도 치매환자): 중간 정도의 인지 손상의 증상 및 중재

중간 정도의 인지 손상	중간 정도 치매환자들을 위한 활동
중간 정도의 인지 손상으로 심각한 기억 손실을 겪는다. 최근 기억은 상실되며, 일상생활 활동에 지속적인 타인의 도움, 지시, 명령이 필요하다. 갈수록 성취감을 경험할 수 있는 일들이 제한되며, 시간과 장소에 대한 환자의 적응력이 감소되고 혼란스러워 한다. 하루 종일 같은 질문들을 반복하게 되고, 개인의 판단력과 문제해결능력이 감소되어 혼자 있을 때 바로 안전에 위험이 생길 수 있는 정도까지 손상된다. 이에 사회적 기술은 더 이상 환자에게 남아 있지 않다.	많은 가족들이 환자의 정신행동 증상으로 인해 힘들어지게 되므로, 질환에 대한 정보와 활동의 보조를 위하여 전문가의 도움이 필요할 때이다. 지역사회 중심의 프로그램, 성인 낮 병동 프로그램, 장기 보호시설에 있게 된다. 가족이 좀 더 긍정적이고 환자의 간병에 참여할 수 있도록, 교육이 필요하다. • **창조적 예술활동** : 활동을 직접 보여주고, 가이드해 주면서 긍정적인 반응의 격려가 필요하다. 그림을 그리거나, 칠하는 등, 실패가 적은 활동을 제공함으로써 가능한 한 스트레스가 없고 안전한 경험을 하도록 한다. 환자가 좋아하는 음악을 배경으로 틀어주면 창조적 과정의 즐거움을 증가시킬 수 있다. • **일상생활 기술활동** : 아주 간단한 것만 수행할 수 있다. 환자의 몸단장을 돌봐줄 때도 환자가 자립심과 존엄성을 느끼도록 해 준다. • **신체활동** : 시간과 공간에 대한 감각을 잃기 때문에, 방황하고 아주 천천히 걷게 된다. 하루 동안의 일과가 정해 놓은 신체활동은 에너지를 사용하게 하여 방황하는 것을 줄일 수 있는 긍정적 수단으로 활용할 수 있다. • **감각활동** : CDR 1 단계에 있는 사람보다 좀 더 단계적으로 시범을 보여주거나, 직접 손으로 가이드 해서 도와줌으로써 높은 수준의 격려가 필요하다. 시각 활동들은 이 단계에 있는 사람에게는 가장 적합한 감각활동이다. 수, 색상, 모양, 그리고 쉽게 구분할 수 있는 그림 등으로 수행한다. 직물, 로션/마사지, 동물을 이용한 촉각활동은 대개 편안함을 준다. 손을 바쁘게 움직여서 체성 감각을 자극하면서 일상에서 자물쇠, 지퍼, 단추, 벨크로 등을 성공적으로 사용할 수 있도록 한다.

③ CDR 3단계(고도치매환자): 심각한 인지 손상의 증상 및 중재

심각한 인지 손상	심각한 인지손상이 있는 환자들을 위한 활동
오직 단편적인 기억만이 남아 있는 심각한 기억 손실로 자기 자신, 보살펴 주는 간병인, 친숙한 가족 등 지남력의 일부가 남아 있다. 가족, 간병인과 낯선 사람을 혼동하기도 하고 거울 속에 비친 자기 모습도 알아보지 못하기 시작한다. 판단과 문제 해결하는 능력이 심각하게 손상되어서 일상생활에서 위험도가 높아진다.	머리 빗질이나 손톱, 발톱 손질, 마사지와 같은 신체적인 자극이나 감각적인 자극을 통해서 환자를 보살피는 것에 초점을 맞춰야 한다. 대화는 제한적이지만, 환자에게 의미 있는 인생에서의 인물이나 장소에 관해서 기분 좋은 얘기를 해주는 것은 환자와 그 순간을 공감할 수 있는 좋은 방법이 된다. 기본적 ADL은 친절한 말, 부드러운 접촉, 격려에 의해서 보충된다. 대화도 어렵고, 문제행동도 자주 보이며, 자발성도 결여되어서 가족과의 대화도 적어 진다. 중증 치매환자들은 자극을 받을 기회가 매우 부족하기 때문에 이 시기에 작업치료가 더 필요하다. 따뜻한 관심과 관찰을 통해서 잔존 기능과 요구를 파악한다면 적절한 작업을 계획하여 시행할 수 있을 것이다. • **창조적 예술활동** : 집중시간과 집중 능력 손상으로 일정시간 예술활동에 참여할 수 없게 된다. 집중을 못한다면 다른 활동들을 미리 준비해서 대치할 수 있게 한다. 환자가 흥미를 보일 때 되돌아가거나 생략할 수 있는 활동이 좋다.

- **일상생활 기술활동** : 심각한 인지 손상을 입은 사람은, 어느 정도는 할 수 있더라도, 개인 관리 욕구를 거의 충족시키지 못한다. 대소변을 가리지 못하게 되더라도 환자의 존엄성을 유지하면서 도움을 주고 요구를 충족시켜야 한다. 부드러운 어조로 말하면서 머리를 빗겨주거나, 손과 등을 마사지해주는 것은 환자를 편안하게 해주고 환자에게 존엄성을 느끼게 해준다. 말을 전부 이해하지는 못하겠지만, 환자는 상대방의 어조와 접촉에 담긴 부드러움과 돌봄을 이해할 것이다.
- **신체활동** : 근육과 관절의 움직임은 어느 단계에서든 중요하다. 환자가 견뎌낼 수 있는 신체활동이 어느 정도인지를 결정하기 위해서 건강 관리그룹의 도움을 받을 수 있다.
- **감각활동** : 감각을 제공하는 것은 이 단계에서 필수적이다. 추억의 그림이나 가족 사진앨범을 보는 것은 간병인이 인지 손상을 입은 환자에게 높은 수준의 간병을 제공하는 것이다. 특별히 음악을 좋아한다면, 음악을 듣는 것은 환자를 돌보는 것만큼이나 마음을 편안하게 해준다.

(3) 인지기능 중재

① 인지훈련(cognitive training)

인지훈련은 특정 인지영역을 훈련시키기 위해 표준화된 과제를 수행하는 방식으로 진행된다. 주로 집중력, 기억력, 지남력, 문제해결능력 등의 인지영역을 훈련한다. 인지기능을 증진시킬 수 있는 전략을 교육하는 것 또한 프로그램에 포함되기도 한다. 이러한 훈련을 통해 인지기능을 증진 및 회복시키는 것을 포함하여 보존된 인지기능을 유지시키는 것을 목적으로 한다. 인지훈련에 의해 특정 인지영역의 기능이 향상되면 이로 인해 다른 인지영역의 기능도 향상되어 결국 일상생활 수행능력의 향상 등으로 훈련 효과의 일반화가 이루어질 수 있다.

㉠ 시간차 회상 훈련(spaced retrieval training)

시간차 회상훈련은 제시된 정보의 회상간격을 점차 늘려나가면서 반복적으로 회상시킴으로써 학습과 정보 저장을 촉진하는 기법이다. 환자에게 정해진 정보를 학습시킨 후 1.5분, 3분, 6분, 12분, 24분의 시간 간격 후에 회상시켜 성공적으로 재생하면 회상간격을 점차 증가시켜나가고 실패하면 다시 정보를 학습시킨 다음 동일 간격으로 회상시키는 과정을 반복하는 것이다. 시간차 회상 훈련 중 회상을 기다리는 시간에는 회상 간 활동을 시행하며, 집중력과 기억력, 문제해결력, 소근육 활동을 초점으로 한 활동으로 구성된다(그림 3-17).

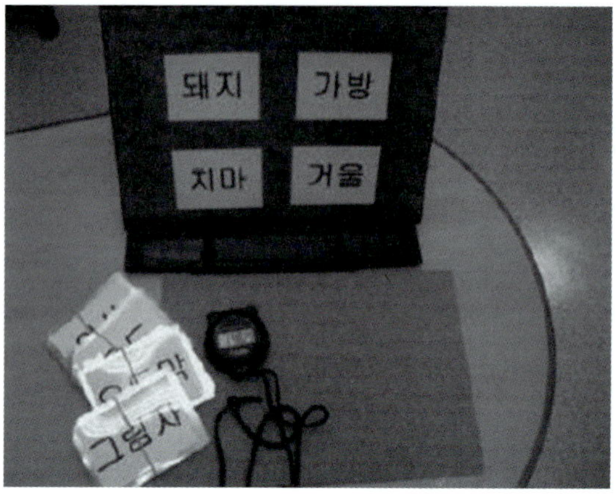

[그림 3-17] 시간차 회상 훈련

㉡ 오류 배제 학습훈련(errorless learning)

오류 배제 학습훈련은 정보를 최초로 학습하는 단계에서 발생할 수 있는 착오(틀림)를 제거하여 기억 효율을 증가시키는 방법이다. 치매노인은 학습 단계에서 발생하는 착오의 영향을 크게 받을 뿐 아니라 스스로 교정하는데도 한계가 있다. 따라서 새로운 것을 알려주거나 학습해야 하는 경우 착오가 발생되지 않도록 정보를 제공해주는 기법이다.

【예시】

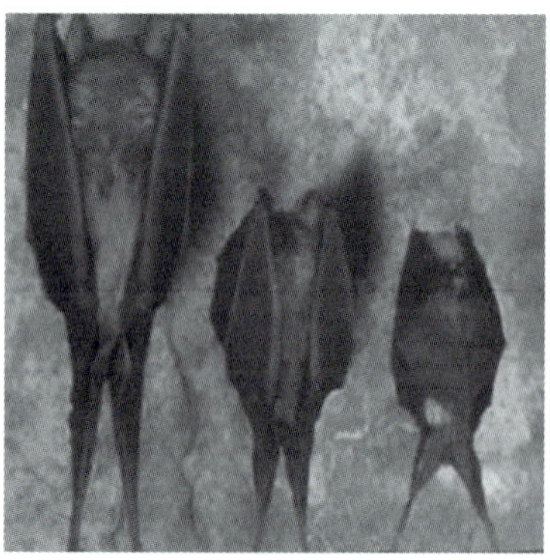

[1 단계]
치료사 : 이것은 무엇일까요?
환 자 : 잘 모르겠는데요.
치료사 : 이것은 박쥐입니다.
따라해 보세요.
환 자 : 박쥐!

[2 단계]
치료사 : 제가 방금 이 동물을 무엇이라고 했나요?
환자 : 박쥐입니다.

㉢ **점진적 단서 소실기법**(vanishing cues)

점진적 단서 소실기법은 기억하고자 하는 정보의 단서를 점차 줄여나가는 방법이다. 기억하고자 하는 정보의 단서를 점차 줄여가면서 반복적으로 회상시켜 학습과 정보의 저장을 촉진하는 기법이다.

【예시】

- 서울시 송파구 잠실동
- 서울시 송파구 ( )
- 서울시 ( ) ( )

② **인지재활**(cognitive rehabilitation)

인지재활은 실제 일상생활을 기반으로 활동의 실행에 중점을 두고 접근하는 방식이다. 즉, 인지재활을 인지기능 저하로 인하여 나타나는 기능저하에 대응하는 모든 중재방식을 말한다. 인지훈련과 같은 전이성의 전제는 필요 없으며, 인지재활은 인지과제의 수행증진이 아니라 인지장애로 인한 문제를 감소시켜 일상생활의 기능을 향상하도록 하는 것이 주요한 목적이다. 이에 중재의 형태 또한 개인에게 맞추어 현재 일상생활에서의 장애를 판단하고 이를 해결하기 위해 교정적 접근과 보상적 접근을 시행한다. 보상적 접근 방식으로는 손상된 인지 영역으로 인한 장애를 보완하기 위한 기억 보조도구를 활용하는 전략이 사용되기도 한다.

인지재활 전략 중 컴퓨터 보조 인지재활(computer assisted cognitive rehabilitation)은 컴퓨터를 통하여 집중력, 기억력, 의사결정, 운동기능 및 의사소통기능을 훈련하는 방법이다. 거동이 불편한 치매노인은 병원이나 시설에 방문하지 않고 집에서도 컴퓨터를 통해 훈련할 수 있다. 컴퓨터 보조 인지재활은 쉽고 간단한 활동에서 다양하고 어려운 활동으로 구성되어 있으며, 난이도에 맞게 선택하여 훈련할 수 있다.

③ **인지자극**(cognitive stimulation)

인지자극은 인지활동을 촉진하도록 하는 광범위한 중재들을 포함한다. 치료 프로그램은 일반적으로 기억, 집중, 추론 등과 관련된 정신활동을 유도하고 촉진시키는 다양한 활동으로 구성되어 있다. 낱말 게임, 퍼즐 맞추기, 악기연주에서부터 요리, 원예 등의 활동들이 포함될 수 있다. 인지자극은 정상 노화성 인지저하를 보이는 노인에서부터 치매환자까지 다양한 대상자들에게 적용될 수 있다.

(4) 일상생활활동 중재

일상생활활동은 최대한 독립적으로 오랫동안 유지할 수 있도록 격려하고 보조도구를 제공하며 사용하는 방법을 교육한다. 일상생활활동에 가능한 오랫동안 참여할 수 있도록 환경적 구조를 수정하거나 단서를 준다. 환경적인 수정과 작업 단순화 등의 기술을 이용하여 등급화된 활동을 하며 편안한 휴식을 취할 수 있도록 신체적 안정을 배려한다.

사회구조, 조직화 및 일정관리 등을 통해서 불안을 감소시키고 여러 가지 활동을 통해서 사회활동에 참여할 수 있는 기회를 제공한다. 단어 게임, 물건 이름 맞추기 등을 통해서 발성과 상호작용기술을 증진시킨다.

환자 가족에 관한 정보를 제공한다. 감정적 지지, 스트레스 감소, 환경적 적응을 지지하고 격려하면서 환자와 간병인이 같이 참여할 수 있도록 한다. 장기요양기관 등 지역 원조 정보를 제공한다. 치매환자의 단계별 일상생활활동 훈련은 치매단계에 따라 훈련한다.

① 경도 치매단계 일상생활활동 훈련

이 단계는 일상적인 일을 큰 어려움 없이 하기 때문에 괜찮아 보이지만 문제해결 능력이 떨어져서 끝까지 마무리가 힘들어 진다. 여가생활은 장애가 미미하면 가능하지만 복잡한 활동에는 한계를 느끼게 되어 가족 및 환자에게도 일상생활활동 및 개인관리의 필요성을 알려주어야 한다.

평소 즐겨하던 취미생활이나 지적활동에서 흥미를 서서히 잃는 등 인지기능 감퇴로 인한 일상생활의 변화가 관찰되기 시작한다. 복잡한 가전제품이나 세탁기 사용이 서툴러지고 가까운 동네 슈퍼나 약국을 찾아가기 어려워지며 은행 비밀번호를 잊어버리거나 돈 관리가 힘들어지고, 혼자서 일처리 및 직장을 다니기가 어렵다. 집안일의 실수가 많아지고 아기 양육 및 애완견을 돌보는 일이 힘들어진다. 적절한 단어가 생각나지 않거나 의미 없는 문장을 나열하고 다른 사람의 말을 이해하지 못하여 주변사람과의 대화가 어려워지고 지남력과 시간관념이 저하되어 규칙적인 일상생활이 점차 어렵게 된다.

감각 및 인지훈련을 실시하고 신체기능 활동을 제공하여 일상생활활동 훈련에는 하루일과를 꾸준히 행할 수 있도록 한다. 일상생활활동 훈련에는 다양한 언어적 · 비언어적 방법을 사용하여 보여주고 의사전달을 간단명료하고 이해하기 쉽도록 한다. 움직이기 싫어하고 귀찮아하기 쉬우니 가능한 낮에는 일어나 활동하고 앉아 있도록 하고 규칙적으로 보행 및 낙상예방을 위한 균형 운동을 실시한다.

가족에게는 치매환자를 위한 일상생활의 관리 중요점과 문제점들을 교육한다. 환경조성으로는 위험요인을 사전에 예방하고 환경을 단순하게 하여 낙상 및 위험요인을 제거한다. 침대높이는 발이 바닥에 닿은 높이로 하고 화장실이나 거실에 미끄럼 방지 매트와 안전손잡이를 부착하는 등 생활환경을 안전하게 조성한다. 대퇴골 골절 예방을 위해서 고관절 보호 팬티를 사용하고(그림 3-18), 길을 잃어버리는 것을 예방하기 위해 배회감지기를 사용하고 사용하는 환경에 따라서 매트형, GPS형, wifi형, 블루투스형 중에서 선택하는 것이 좋다(그림 3-19)

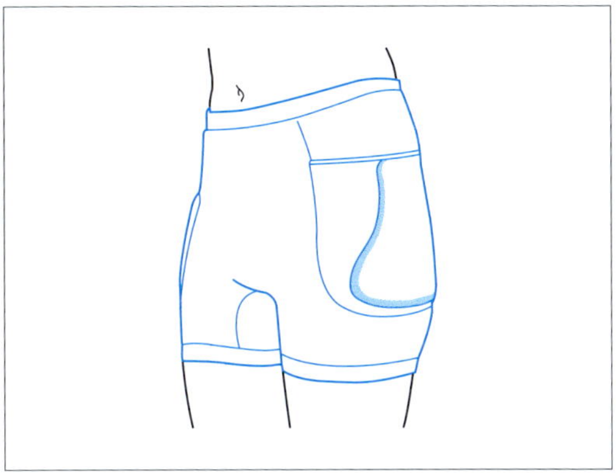

[그림 3-18] 고관절 보호 팬티

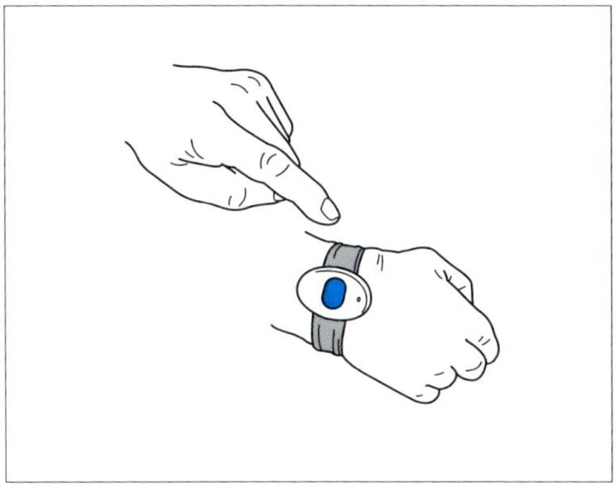

[그림 3-19] 안전알람

② 중등도 치매단계

이 단계는 지남력 및 기억장애로 인해 최근에 알게 된 사실이나 친숙하지 않는 것은 금방 잊어버린다. 기억을 상기시켜 줄 수 있는 사람이나 물건이 없으면 기억하지 못한다. 전화기도 얼굴이 보이는 전화기를 사용한다면 생활에 도움이 된다. 일상생활 및 단순한 작업도 어려워지고 아주 간단한 일상생활활동만 수행할 수 있기 때문에 간단한 방법으로 일상생활을 하도록 돕는다. 인지저하로 인하여 안전개념이 없고 의사소통이 어려워서 주변의 보살핌이 필요하다. 감각 및 인지활동을 포함하여 신체활동을 주어 가능한 신체적 기능을 유지하도록 돕지만 점점 이동기능이 떨어져서 움직임이 어렵게 된다. 대소변 실수로 화장실까지 가기가 어렵게 될 수 있어 이동변기를 사용하고 실금으로 인하여 기저귀를 사용할 수 있다. 식사는 폐로 음식이나 물이 들어가지 않도록 고개를 앞으로 숙여서 뒤로 젖히지 않도록 자세를 취하면서 천천히 한다. 안전한 생활을 위해서는 보조도구 사용이 필요하다.

집안일을 수행하기는 어렵고 개인위생 및 옷을 갈아입는 데 주변 도움이 필요하다. 옷을 직접 고르고 입기가 어려우며 식사하기, 목욕하기, 화장실 사용, 대소변 등 일상생활 전반에서 처리가 힘들어서 주변의 도움이 많이 필요하다. 위험을 인식하거나 상황을 판단하는 일은 어렵고 낙상 및 사고예방을 위해서는 주변 관심과 도움이 필요하다. 하지만 남아 있는 기능을 가능한 유지할 수 있도록 가능한 일상생활활동 훈련을 실시한다.

③ 중증 치매단계

이 단계는 장기기억도 아주 단편적 기억만 남게 되어 친숙한 사람이나 자신을 매일 돌봐주는 아주 가까운 사람만 알아보게 되며 판단이나 문제해결이 불가능하고, 안전에 대한 개념이 없어져서 이에 대한 관리가 필요하다. 의사소통 및 일상생활은 불가능하고, 대소변 실금이 심하여 기저귀를 사용 및 움직임이 없어져 와상상태로 하루종일 누워 있어서 욕창예방매트리스 등을 사용하게 된다. 욕창예방을 위해서는 2시간마다 자세를 변경하고 관절운동을 실시하여 기능약화를 가능한 최소화하도록 돕는다. 스스로 식사하기가 힘들고 일상생활 전반에서 도움이 필요하며 스스로 하는 것이 불가능하지만 남아 있는 기능이 있다면 가능한 유지하도록 인내하고 기다리면서 하도록 한다. 다양한 정신행동증상이 나타날 수 있으므로 부드러운 어조로 이야기 하면서 머리를 빗겨주거나, 손과 등을 마사지해주는 등 편안하고 존중 받고 있음을 느낄 수 있도록 도와준다.

④ 일상생활훈련 방법

일상생활과 관련된 활동을 수행하는 데 어려움이 있고 와상상태로 된다. 일상생활활동을 잊지 않도록 계속적인 훈련을 하여 가능한 생활을 유지하도록 하는 것이 필요하다. 활동하기 쉽도록 안전한 환경으로 수정하고 기능을 보완하는 보조도구를 사용하는 것이 필요하다.

㉠ 식사

균형 있는 식사로 같은 장소에서 일정한 시간에 규칙적으로 하도록 한다. 손잡이가 달린 큰 수저나 손에 걸 수 있는 젓가락 등이 도움이 되고, 뜨거운 음식은 주의해서 먹도록 한다. 음식을 잘게 썰어 목이 막히지 않게 주의하고, 상태가 악화되면 음식을 으깨거나 주스로 만들어서 먹기 쉽게 해준다. 식사 자세는 턱을 올리거나 목 부위를 지나치게 뒤로 젖히지 말고, 발을 방바닥에 붙이고 고개를 약간 숙여서 삼키기 쉬운 자세를 유지하도록 한다. 식사는 안정된 분위기에서 일정시간에 하도록 하며 미끄럼 방지 식사매트를 사용하거나 시각을 고려하여 그릇색과 음식을 보색으로 다르게 배치한다(그림 3-20). 식탁커버는 화려한 꽃무늬는 피하고 밝은 단색으로 깔아서 반찬이 잘 보이도록 하는 것이 좋다. 식사 중에는 가능한 본인이 직접 먹도록 하며 재촉하지 않고 충분한 시간을 준다. 하루 평균 1.5리터 이상 수분을 섭취하도록 한다.

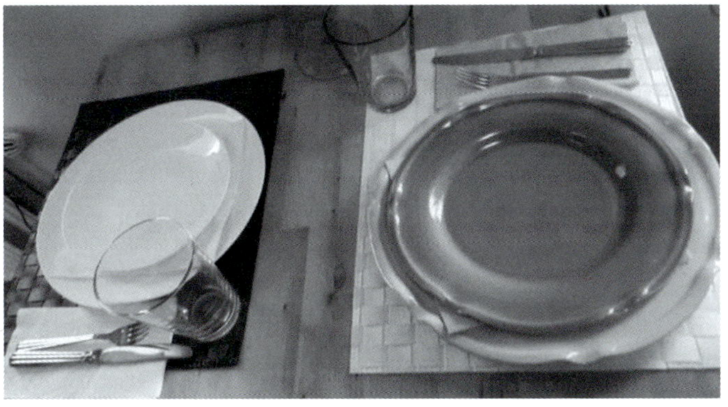

[그림 3-20] 치매노인을 위한 보색이 되는 식탁매트와 접시

㉡ 약복용

정해진 시간에 규칙적으로 약을 복용하고 약관리를 조심하여 한 번에 많이 먹지 않도록 관리한다. 약복용 조절이 힘들면 약복용 알림, 약 달력 및 약품함에 약을 넣어 관리한다(그림 3-21, 3-22). 약복용 알림은 지정된 시간에만 약복용을 알려주고 약을 방출하고 구멍을 닫아버린다. 만약 투약을 못하거나 문제가 발생하면 메시지가 가족, 중앙 데이터베이스 및 주치의에게 알린다.

㉢ 구강위생

칫솔은 부드러운 것을 사용하여 잇몸과 치아의 출혈을 방지한다. 세면도구를 순서대로 놓아둠으로써 혼자서 칫솔질을 할 수 있도록 하고, 옆에서 칫솔질하는 동작을 보여주는 것도 좋은 방법이다. 식사 후 칫솔 사용은 건강과 안전 측면에서 중요하여 지속적인 습관을 이루도록 훈련해야 한다. 치매환자들은 입안에 남은 음식물 찌꺼기를

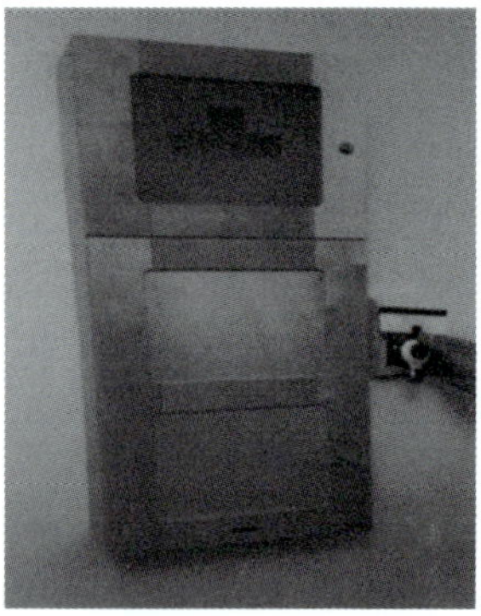

[그림 3-21] 약품함(좌)

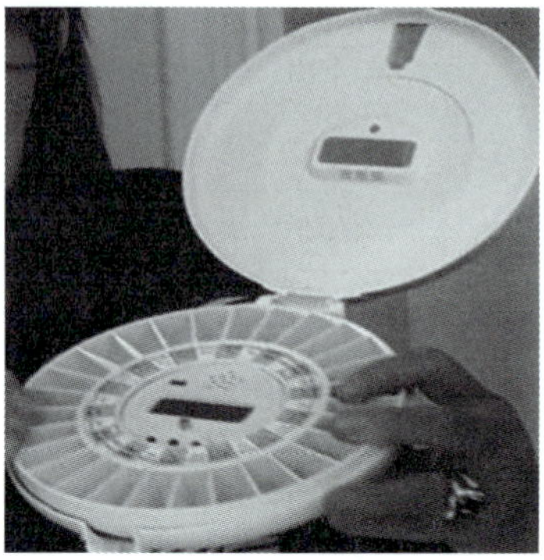

[그림 3-22] 약복용 알림(우)

잘 처리하지 않으면 위생적으로도 안 좋고 잠을 자는 동안 음식찌꺼기가 목으로 넘어가는 등 위험할 수 있다. 대부분 치매 약물은 침 분비를 감소시키므로 껌이나 사탕을 한번씩 먹게 하는 것도 도움이 된다.

㉣ 수면

대부분 밤에 잠을 안자거나 배회로 인하여 수면이 부족한 경우가 많다. 예방으로는 규칙적인 생활을 하도록 하고 낮에 햇빛을 받고 산책하는 등 신체적 활동을 제공하면서 낮잠을 줄인다. 충분히 수면을 취하기 쉽도록 밤에는 잔잔한 조명과 커튼 등을 제공하여 수면하기 좋은 안정된 환경을 조성한다. 최근에는 무게감 있는 이불이 치매환자에게 안락하고 편안하게 느끼도록 하여 충분한 숙면을 유도한다고 하여 이불 무게를 가벼운, 중간, 무거운 이불을 나누어 사용하기도 한다(그림 3-23).

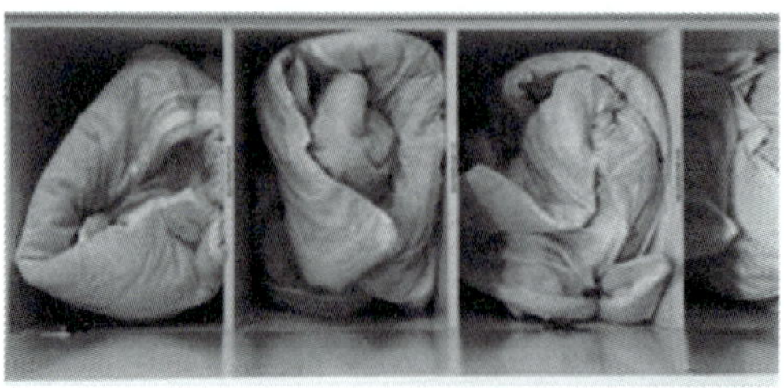

[그림 3-23] 무거운 이불

㉤ 착탈의

의복은 갈아입기 편한 것으로 준비해 둔다. 혼자서 옷을 입을 수 있도록 순서대로 놓아주고, 시간이 걸려도 혼자 하도록 한다. 옷을 갈아입지 않으려고 하면 평소에 좋아하는 색상이나 스타일의 옷을 여러 벌 준비하여 흥미를 유발하면서 반복해서 옷을 입는 방법을 가르쳐 준다. 양말은 밑면이 미끄럼방지가 되고 발목을 조이지 않도록 한다. 신발은 안전하게 밑면이 미끄러지지 않도록 하고 신고 벗기가 편리한 것으로 준비한다.

㉥ 목욕

목욕 시에 옷 벗기나 입욕 거부를 하면 무리하게 진행하지 말고, 친숙하고 즐거운 분위기가 형성된 후에 시행하도록 한다. 탈의 동작을 먼저 보여주고, 욕탕에 같이 들어가는 것도 좋다. 욕실은 욕실 손잡이를 설치하고(그림 3-24), 미끄럼 방지용 매트를 이용하여 안전사고를 방지하도록 한다. 목욕은 30분 이내에 마칠 수 있도록 하며 혼자서 닦을 수 있는 부분은 스스로 씻도록 하고 부끄러운 부분은 가려주는 것도 좋다. 물 온도를 주의하고 물기로 인하여 바닥에 미끄러지지 않도록 주의한다. 치매 상태가 악화되면 세면대 거울에 비친 자신의 모습을 보고 놀랄 수도 있어 커튼으로 세면대 거울을 가려준다(그림 3-25).

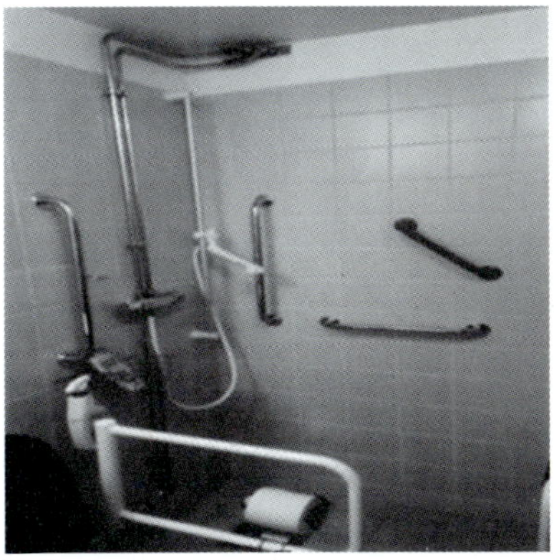

[그림 3-24] 목욕 손잡이

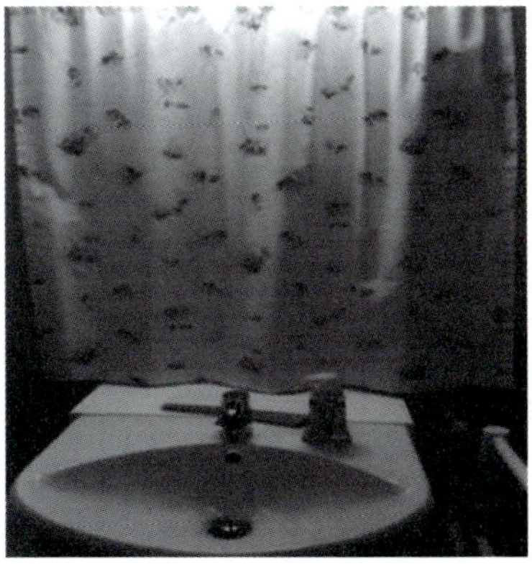

[그림 3-25] 세면대 거울

ⓢ 배설 및 화장실 이용

식사량, 운동량 및 수분의 섭취 저하로 인하여 변비가 발생할 수 있어 섬유질과 수분을 섭취하고 배설 간격을 알아두고 배변시간표로 작성해 둔다. 배뇨 또는 배변 의도가 있으면 변기를 사용해서 배설을 유도한다. 변기 사용은 바닥에 발을 붙이고 몸을 약간 앞으로 수그려서 배에 힘이 가도록 한다. 화장실 문을 찾기 쉽도록 커다란 글씨나 밝은 색상을 사용해서 표시하여 스스로 장소를 찾고 인식할 수 있도록 도와준다. 변기를 찾기 쉽도록 변기커버를 붉은 색이나 파랑색으로 한다(그림 3-26). 방광, 요도, 장 기능 장애로 실금이 있으면 기저귀 사용도 고려하고 가능한 기저귀 사용은 늦추도록 한다. 최근에는 배변 자동배설장치, 소변 수집장치 등 복지용구를 사용한다.

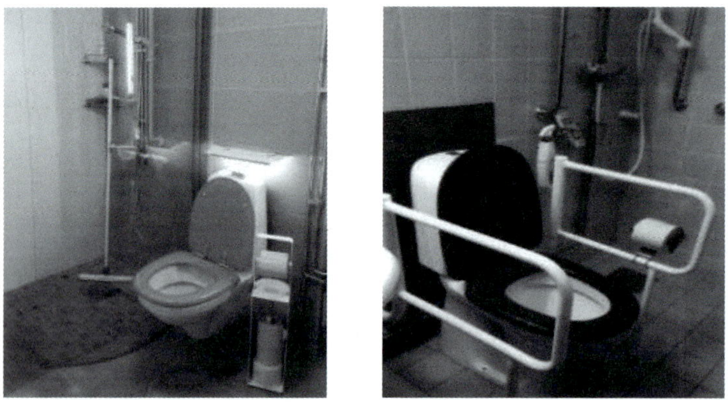

[그림 3-26] 붉은 색과 파랑색 변기커버

ⓞ 이동과 보행

이동과 보행 시 부축은 몸을 앞으로 기울이지 말고, 앞으로 나아갈 때도 몸을 너무 굽히는 자세를 취하지 말아야 한다. 이동과 보행 시에는 가능한 허리벨트를 착용하여 이것을 잡고 이동하도록 하고 옷을 잡지 않도록 한다. 일상생활활동에서 이동과 보행을 유도하여 운동량과 활동량을 증가시키고 보행기 및 휠체어 사용자는 브레이크 작동법을 정확하게 알려 주어 낙상위험 요인을 제거하고 낙상을 예방한다. 환자가 이동이 가능하다면 보호자가 보조하여 걷도록 하고 움직임이 어려우면 침대에서 휠체어로 이동하는 능력을 교육한다. 환자를 들어서 이동 시에는 이동리프트를 사용하여 이동하도록 돕는다. 외국에서는 벽면에 조명으로 사용하다가 이동 시에는 리프트를 사용하기 쉽도록 개발되고 있다(그림 3-27).

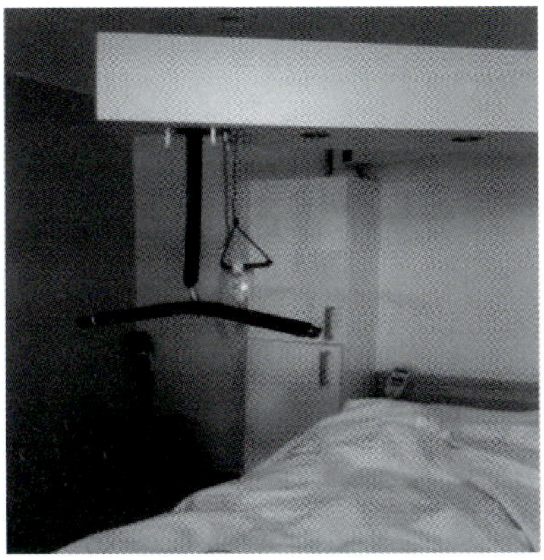

[그림 3-27] 전동리프트

⑤ 치매환자의 환경 수정

주택환경은 환자와 보호자의 삶의 질에 중요한 영향을 미친다. 집안 환경은 사고를 예방하기 위해 정리정돈을 하고 계속 침대에 눕지 않도록 자세변환용구를 사용하여 의자에 앉아서 쉬는 것도 필요하다. 현관에는 신발을 벗거나 신기 편하게 의자를 설치하는 것도 좋다. 거실, 방, 목욕탕은 물기를 자주 닦아서 낙상을 예방하고 바닥에는 미끄럼방지 매트를 설치한다. 감각 및 인지 이상으로 온수로 인한 화상을 입지 않도록 물 온도를 적절하게 조절한다. 주방에서는 화재 예방을 위하여 가스 타이머를 설치하며 가능한 불꽃이 없는 오븐을 사용하도록 한다.

신체와 인지 기능을 고려한 친숙한 환경을 조성하고 물건을 쉽게 찾을 수 있도록 대조적인 색깔과 대상을 사용한다. 자주 움직이는 구역에는 장애물이 없도록 가구를 배치하여 사고를 예방한다.

일상생활활동 저하에 따라 경사로 및 난간 설치, 미끄럼방지 바닥재 사용이 필요하고 감각기관의 쇠퇴에 따라 조명, 채광, 색채 등을 고려한다. 배회를 고려하여 출입문에 소리나는 장치를 장착하고 자주 밖으로 나가려는 행동을 하면 벽과 문 색깔을 동일한 색으로 하여 밖으로 나가려는 것을 못하게 하는 것도 필요하다. 시력이나 전경배경의 문제로 화장실에서 변기를 찾는 어려움 예방을 위해 변기커버를 빨간색이나 파란색으로 씌워서 찾기 쉽도록 한다. 세면대의 거울에서 비친 본인의 모습을 보고 놀랄 수 있으니 거울을 커튼으로 가리는 것도 좋은 방법이다. 배회를 할 수 있어 배회 공간을 배려하는 것도 필요하다(그림 3-28).

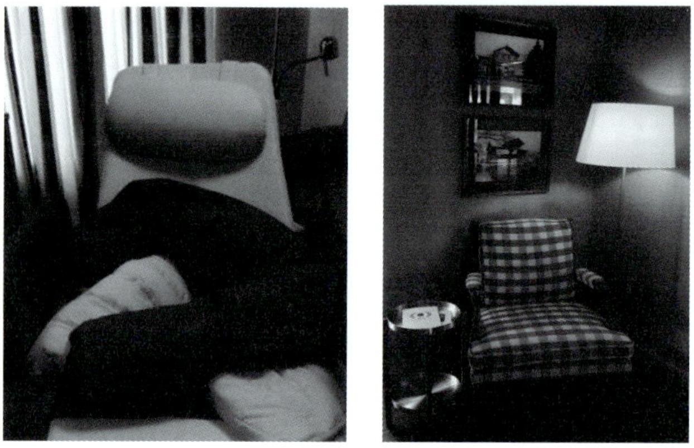

[그림 3-28] 거실 의자(좌)와 현관의자(우)

* 인공지능(AI)을 활용한 돌봄서비스

최근 고령화와 COVID-19로 인해 인공지능을 활용한 건강 돌봄 기술에 대한 관심이 높아지고 있다. 'AI 스피커'를 활용한 독거노인 돌봄서비스에는 "SK '누구'는 ICT 케어", "긴급 SOS 구조, 방문 · 상담" 등이 있다. KT '기가지니'의 AI 케어 서비스는 119 연계 시스템을 통해 24시간 구조, 복약알람, 인지장애 예방용 게임을 통한 건강관리, AI 말벗대화, 지니뮤직, KT CS 전문 상담사와의 대화를 통한 외로움 해소를 위한 서비스도 제공한다.

(6) 정신행동증상(Behavioral and Psychological Symptoms of Dementia, BPSD)에 대한 접근

정신행동증상(Behavioral and Psychological Symptoms of Dementia, BPSD)은 치매환자에게 나타나는 환각, 편집증, 우울증, 불안, 반복(reduplication), 착오(misidentification) 등 정신증상과 공격성, 배회, 안절부절, 초조, 탈억제 행동, 문화적 부적절한 행동, 고함, 울음, 욕설, 의욕상실, 반복질문, 따라다니기 등과 같은 행동증상을 말한다. 정신행동증상은 치매환자를 돌보는 가족이나 보호자에게 가장 곤란하고 힘든 증상으로 보통 중등도 단계의 치매환자에게 흔히 나타나며, 계속 악화되는 인지기능 감퇴와는 달리, 치매가 중증으로 진행하면 오히려 정도가 덜해지는 경향이 있다.

작업치료를 시행하는데 주로 문제가 되는 정신행동증상은 난폭행동, 아무것이나 먹는 이식증, 수집증, 실금, 장소에 상관없이 옷을 벗는 행위, 아무 것도 하지 않으려는 태도, 배회 등이다. 정신행동증상을 보일 가능성이 있는 환자는 치료를 시작하기 전에 미리 치료 내용이나 치료자의 배치를 고려해야 한다. 각각의 정신행동증상에 대한 접근 방법은 다음과 같다.

① 배회(wandering)

하루 일과 동안 신체활동의 수준을 높여서 방황을 감소시킨다. 신체활동을 증가시키기 위해 걷기를 할 수 있다. 치료 팀의 관리 하에 안전하고 위험이 없는 영역에 있어서 방황하도록 방치하면, 다른 사람들도 일어나 방황하게 되고 산만하게 될 때에는 그룹 산책을 계획하는 것이 좋다.

② 불안/동요

염려와 좌절을 알려주는 척도로 고성, 방황, 초조, 흔들고, 울부짖는 것이 증가하는 것은 어떤 행동 표시이다. 이러한 상황에서는 조용하고 차분한 목소리와 부드러운 접촉으로 시작해서 당신을 돕기 위해 그곳에 있다는 사실을 알게 한다. 도움을 거절할 때에는 주제(가족들, 즐거운 일들, 가장 좋아하는 활동들)를 이끌어내어 달래면서 반응을 잘 파악한다. 만일 환자가 허용한다면, 손이나 팔을 잡고서 당신의 존재와 친절을 느끼게 한다.

③ 반복행동

기억 손실이나 친숙한 행동을 계속함으로써 몸을 흔들고 손을 문지르는 행동이나 여러 가지 행동들을 반복하게 된다. 청소를 하고, 먼지를 털고, 수건을 정리하는 것과 같은 기능적인 과제는 반복행동을 대체할 수 있다. 반복행동을 보이는 사람에게 모든 사람이 보이는 한결 같은 반응도 중요하다.

④ 공격행동

쉽게 화내고 흥분하거나 공격하는 행동은 심각한 불안상태를 명확하게 보여주는 것이다. 공격성은 환자 자신의 안전이 위협받고 있다고 느낄 때, 그런 위협이 실제이거나 상상의 것이든지, 두려움을 표출시키는 방법이다. 차분한 상태에서 환자에게 조용하고 위엄있게 의사소통한다. 돌보고 있다고 안심시키고, 그런 행동들은 받아들여지지 않는다는 점을 확실하게 전한다.

⑤ 정신행동증상을 경감하기 위한 치매환자와의 의사소통

소음 및 기타 환경적인 방해요소를 줄이고 아이에게 이야기하는 것처럼, 환자와 대화하지 않으며, 심각한 언어장애가 있는 환자와 대화할 때라도, 당신의 말을 이해할 수 없을 것이라고 생각한다. 또한 환자와 함께 있으면서, 마치 환자가 주변에 없는 것처럼, 다른 사람과 이야기 하지 않는다. 대화에 집중하고 있다는 것을 보여주기 위한 방법으로 환자와 눈높이를 맞추어 앉아서 이야기한다.

(6) 보호자 교육

치매환자 관리에 있어 보호자는 매우 중요한 요소이다. 보호자가 가족 중의 누구인지, 정서적 친밀감에 따라서 환자 상태에 영향을 미친다. 또한 환자를 돌보는 부담감도 보호자의 스트레스나 정서상태에 영향을 주며, 환자의 정신행동증상과도 관련이 깊다. 가족교육은 치매에 대한 지식과 예후 등 앞으로 일어날 일들에 대처할 준비를 하면서 가정에서 효과적으로 환자를 돌보는 방법을 익힌다. 지역사회에서 효과적으로 이용 가능한 주간보호센터, 장기보호센터, 요양센터 등에 관한 정보도 알려준다.

(7) 장기요양기관 및 복지기관에서의 치매 작업치료

기능이 약해져 일상생활에 보조가 필요하면서 환자가 가정생활이 어려운 경우 노인병원, 노인시설, 요양시설을 이용할 수 있다. 시설의 작업치료 목적은 불안을 제거하고, 안심하여 시설생활에 적응하도록 하는 것이다. 현재 어느 상황을 얼마나 유지하고, 보다 쾌적한 나날을 보낼 수 있도록 보조할 수 있는가가 중요할 것이다.

30분 정도의 산보, 가벼운 체조, 게임, 노래, 적당한 운동을 통하여 몸과 기분도 좋아지게 한다. 가사, 직업관련 활동, 신체활동, 취미활동, 놀이적 요소가 있는 활동이나 음악 활동도 환자의 능력에 맞고 실패하지 않는 활동을 하루 일과 중에서 실시한다. 개별활동을 통하여 일상생활활동을 연습하고 가지고 있는 잔존 기능과 능력을 최대한 발휘할 수 있도록 돕는 것이다. 작업치료사는 환자에게 가장 적합한 방법으로 지도하고 보조도구를 제작하거나 소개한다. 보호자나 가족에게 환자의 장애 정도나 보조 방법 등에 관한 정보 등을 제공한다.

[표 3-34] 치매환자와의 의사소통

방 법	설 명
인내하고 이해한다.	환자에게 당신이 열심히 듣고 있고 말하고 있는 것을 이해하려고 한다는 것을 알게 한다.
관심을 기울인다.	환자의 눈을 맞추고 말하고 있는 것에 대하여 관심이 있다는 것을 보여준다.
편안하고 안심이 되는 분위기를 만들어준다.	환자가 의사소통에 어려움이 있어도 괜찮다고 느끼도록 해준다. 자신의 생각을 계속 더 표현하도록 격려한다.
시간을 준다.	환자에게 원하는 것을 생각하고 설명할 시간을 준다. 중단시키기 않도록 조심한다.
지적하거나 잘못을 고치도록 강요하지 않는다.	환자가 말하는 것이 '틀렸다, 아니다'라고 말하지 말라. 그것보다는 말하려고 하는 의미를 이해하려고 하고 듣는다.
말다툼이 되지 않도록 한다.	환자가 말하는 것에 대해 동의하지 않으며 그대로 둔다.
산만하지 않도록 해 준다.	조용한 곳에서 얘기하면 방해받지 않는다. 주위 환경도 환자의 집중 능력을 좋아지게 할 수 있다.
사실 여부보다는 감정에 초점을 맞춘다.	때로는 환자가 말하고 있는 내용보다 표현된 감정이 중요할 때가 있다. 말하는 것 이면에 감추어진 감정을 살펴본다. 말씨, 어조, 다른 행동들이 단서가 될 수 있다.

8 치매국가책임제

2017년 9월 보건복지부에서 '치매국가책임제 추진계획'이 발표되며, 전국에 256개소 치매안심센터를 설치하는 것이 주요한 내용으로 한 국가치매관리사업이 중앙정부 차원에서 정책적으로 시행되게 되었다.

치매국가책임제는 그동안 치매에 대한 부담을 환자 가족이라는 개인적 차원에서 감내하였던 것을 국가적 차원에서 치매환자와 가족의 고통을 함께 부담하겠다는 혁신적인 정책이라는 환영과 더불어, 치매국가책임제의 핵심인 치매안심센터 설치 및 운영과 관련된 우려의 목소리가 함께 제기되기도 하였다.

치매국가책임제 시행전 치매안심센터 시설과 인력은 대폭 확대되었다. 또한, 2025년 노인인구가 전체인구의 20%를 초과하는 초고령 사회가 도래함에 따라 치매환자도 더불어 증가하는 양상을 보일것으로 보여 앞으로 치매 작업치료 시장은 더욱 규모가 증가할 것으로 보인다.

1) 치매안심센터 치매 작업치료

치매안심센터가 시행하는 주요 사업으로는 크게 치매검진사업, 치매환자등록관리, 상담관리, 쉼터프로그램(인지프로그램), 가족프로그램으로 분류할 수 있다. 작업치료사는 치매 증상에 따라 치매환자에게 목적 있는 활동 프로그램 적용, 일상생활활동 지도, 정신행동증상 조절의 역할을 수행할 수 있으며, 치매환자 가족교육, 환자의 여러 요소를 고려한 환경수정 등의 역할을 수행할 수 있다.

① 치매환자쉼터 운영

치매안심센터에 등록된 치매환자를 대상으로 치매악화를 방지하기 위해 전문적인 인지자극프로그램과 돌봄 제공하여, 치매환자의 사회적 고립 및 외로움을 예방하고자 치매환자쉼터를 운영하는 사업이다. 낮 시간 동안 경증치매환자를 보호하여, 치매환자 가족의 삶의 질 향상을 도모하고 치매환자 가족의 부양부담을 경감하기 위한 목적도 있다. 치매환자쉼터에서는 작업치료사 1인이 필수로 배치되어 치매환자를 위한 중재를 시행하도록 되어 있다. 치매환자쉼터는 단순보호기능은 지양하고 전문적인 인지프로그램 등을 통한 적극적인 상태의 유지/개선을 목적으로 하기에 작업치료사가 반드시 필요하다.

② 치매 고위험군 인지강화교실 운영

치매안심센터에 등록된 치매 고위험군(치매선별검사 상 인지저하자, 경도인지장애로 최종 진단받은 자)을 대상으로 인지기능 유지/증진을 위한 인지프로그램을 제공하는 사업이다. 중앙치매센터의 '(9988 똑똑한 신문읽기) 두근두근 뇌운동 통합본', 치매예방 콘텐츠를 표준교재로 사용하여 치매안심센터 상황에 맞게 인지훈련 프로그램을 시행한다.

③ 치매예방교실 운영

치매안심센터에 등록된 정상 노인을 대상으로 치매예방을 위한 교육 및 인지훈련 프로그램으로 구성된 사업이다.

2) 치매안심센터 치매 작업치료의 장점

부산지역의 치매 재활 현황 연구에 따르면 치매안심센터에서 시행하는 치매예방프로그램(정상그룹대상)의 76.92%, 인지강화프로그램(MCI환자대상)의 84.62%, 쉼터프로그램(치매환자대상)의 100%가 진행자가 작업치료사였으며 치매가족교육 및 자조모임은 46.15%가 간호사와 작업치료사가 진행자인 것으로 조사되었다. 작업치료사가 이렇게 치매안심센터의 주요 사업의 진행자인 이유는 치매환자를 대상으로 인지기능을 향상시킨다면 일상생활의 독립성에 긍정적인 영향을 미친다는 결과와 작업치료가 환자의 학습 능력이 제한적임에도 불구하고 환자의 일상 기능을 향상하고 간병부담을 줄인다는 결과가 있기 때문으로 보인다.

치매 작업치료는 중재의 효과성뿐만 아니라 치매안심센터 시행되는 작업치료는 비용편익이라는 경제적 관점에서도 순 편익이 더 높은 장점이 있다는 결과 또한 치매 작업치료가 가지는 가장 큰 장점이다. 치매안심센터 작업치료사의 직무에 관한 연구에서 작업치료사는 상담, 평가, 중재 계획, 중재, 교육 및 관리 등 다양한 책무를 수행하고 있으며, 충분한 역량을 지니고 있으나, 치매조기검진에서는 그 역할수행이 치매안심센터 운영지침에 의하여 제한되어 있는 실정이다. 따라서 향후 치매안심센터 운영에서 작업치료사의 적극 고용을 통해 다학제적인 치매안심센터를 구성하여, 경제성 있고 효과적인 운영이 될 수 있도록 해야 할 것이다.

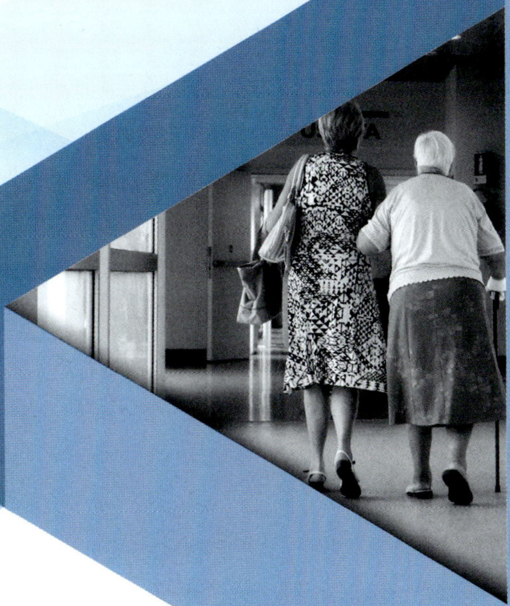

제 5 장

심혈관계 질환 및 호흡기계 질환에 따른 작업치료 중재

학습목표

- 심혈관계 질환 및 호흡기계 질환을 이해하고 설명할 수 있다.
- 질환에 따른 작업치료 평가를 시행할 수 있다.
- 장애 정도에 따른 작업치료 중재를 적용할 수 있다.

핵심용어

심혈관계 질환, 호흡기계 질환, 기초대사량(MET), 에너지 보존, 작업 단순화, 심장 재활

1 심혈관계 질환

1) 개요

심장질환은 대표적인 만성적 노인질환 중 하나로 미국심장협회에서는 65세 이상 노인의 사망원인 중 84%가 심장질환에 의한 것이라고 한다. 점차적으로 노화가 진행되면서 심혈관계 변화는 심내막의 섬유화 및 경화, 좌심실벽의 비대, 우심방/우심실의 지방 침윤, 압박수용기의 반응 둔화로 동맥의 경화 등 심근의 근력은 현저하게 감소된다. 노화에 의한 심장의 변화는 심박출량을 감소시키고 스트레스 상황에서 변화된 심박동이 정상 심박동수로 돌아오는 시간을 지연시킨다.

2) 증상

심장질환은 관상동맥 막힘, 심장근육질환 그리고 심장의 구조적 이상 때문에 발병할 수 있다. 심근경색 또는 심장마비는 혈전이나 신경반 또는 경련 때문에 관상동맥이 막혀서 혈류가 부족하게 되어 심장근육이 괴사되는 것이다. 대부분의 노인들은 심근과 혈관의 변화로 인하여 심혈관질환과 말초혈관질환, 혈압의 증가와 같은 노화현상을 경험하게 된다. 관상동맥질환은 나이, 생활유형, 가족력과 밀접한 관련이 있으며, 급성관상동맥증후군은 가슴통증이나 압박감 같은 증상과 치아, 턱, 귀, 팔 또는 등 중앙 등으로 전이될 수 있으며, 발한, 호흡곤란, 메스꺼움, 구토 및 피로를 동반한다. 또한, 만성심장질환은 고혈압, 협심증, 울혈성 심부전, 말초혈관질환 등을 포함한다. 노화와 바이러스성 질환으로 인한 심장판막의 변형은 심장의 말초조직에 산소를 충분히 공급하지 못하여 나아가서는 심부전의 원인이 된다. 심장질환을 앓은 노인 환자들은 기본적 일상생활활동과 수단적 일상생활활동을 포함한 작업 수행과 생활 지구력에 상당한 제한을 보인다.

3) 종류

(1) 고혈압

혈액이 혈관벽에 가하는 힘을 혈압이라 하며, 여러 번 측정한 혈압의 평균치에서 수축기

혈압 140mmHg 이상이거나 확장기 혈압 90mmHg 이상이면 고혈압으로 진단한다.

(2) 허혈성 심장질환

허혈성 심장질환은 다양한 원인으로 심장근육에 필요한 만큼의 산소가 심장근육으로 공급되지 않아, 몸의 한 부분이 일시적으로 충분한 산소공급을 받지 못함으로써 심근이 제 기능을 하지 못하는 상태가 되는 질환이다. 가장 일반적인 원인은 심장에 혈액을 공급하는 관상동맥이 좁아지거나 막히는 것이다.

(3) 관상동맥질환(coronary artery disease; CAD)

관상동맥질환은 심장근육에 산소와 영양분을 공급하는 혈관인 관상동맥에 이상이 생겨 발생하는 질환으로 대표적으로 협심증과 심근경색이 해당된다.

협심증은 가슴 조임, 갑갑함, 꽉 찬 느낌, 압박 또는 찌르는 듯한 통증이 나타나며 이 통증은 주로 팔, 등, 목 또는 턱으로 퍼져나간다. 심근경색증은 휴식이나 니트로글리세린으로도 감소하지 않은 가슴 통증으로 심장마비를 의미한다. 그리고 산소부족 때문에 심장근육의 일부분이 죽기 때문에 심근경색증은 매우 위험하다.

(4) 죽상경화증(atherosclerosis)

혈관에 기름이 끼고 혈관벽이 딱딱해지는 병이다. 혈관의 가장 안쪽 막인 내막에 콜레스테롤이 침착하고 세포 증식이 일어나서 죽처럼 물컹한 죽종이 형성된다. 이런 혈관의 내면은 껄끄러워지고 벽은 두꺼워지면서 혈액이 흐르는 내부의 지름이 좁아져 혈액순환에 장애가 생긴다. 죽종 주위를 둘러싼 섬유성막이 터지면서 혈관 안에 혈전이 생긴다. 또한 죽종 안으로 출혈이 일어나 혈관 내경이 급격하게 좁아지거나 막히게 되어 혈액의 양도 줄어들게 된다.

(5) 부정맥

심장 근육의 수축과 이완이 반복되면서 나타나는 맥박이 비정상적인 상태이다. 주로 리듬이 불규칙하거나, 속도가 너무 빠르거나 느린 상태이다. 규칙적인 심장 근육의 수축을 위해서 심장 내 자발적으로 규칙적인 전기신호를 발생시키며 심장 전체로 전달하는 심장 전도계가 있고 이 심장 전도계에 이상이 생기면 부정맥이 발생한다.

4) 평가

(1) 의료기록 검토

진단, 병의 심각성, 관련질환, 이차 진단 등의 환자의 병력을 검토하고, 검사 결과, 약물과 주의사항을 확인한다.

(2) 환자 면담

면담시 환자의 불안감, 숨가쁨, 혼동, 이해력 장애, 피로감, 비정상적인 자세, 지구력 저하, 이동능력의 저하, 가족들로 인한 스트레스 등의 증상을 관찰한다. 평상시 어떤 활동이 호흡을 가쁘게 하고 가슴통증을 유발하는지, 하고자 하는 활동을 제한하는 신체적인 문제는 없는지 등 환자의 반응을 관찰한다.

(3) 임상 평가

환자의 일상생활활동을 포함한 작업수행 능력과 심장 기능 이상의 증상과 징후를 파악하여 현재 기능적 능력과 제한을 평가한다. 심혈관계 손상 환자는 심박수, 혈압, 심장 곤란의 증상과 징후, 자세 변화에 따른 지구력 평가와 기능적 과제 수행 동안 측정된 심전도에 대한 검사를 진행한다.

5) 작업치료 중재

작업치료의 목적은 노인의 일상생활활동 시 에너지를 보존하고 심장의 기능을 초과한 산소 요구량을 감소시키면서 일상적인 활동을 유지하는 것이다. 안정된 상태를 유지하려면 심혈관계의 노화현상과 질병을 이해하면서 그에 따른 적절한 운동, 생활양식 변화, 환자와 가족 교육이 중요하다.

(1) 에너지 소모에 따른 활동 교육

작업치료사가 활동 시 에너지 소모에 영향을 미치는 요인들을 이해해야 작업의 참여와 활동을 안전하게 진행시키기 위한 지침을 제시할 수 있다. 산소소모량은 과제를 수행하는데 필요한 에너지의 양을 나타내는 것으로 심장과 폐가 얼마나 힘들게 일을 하는지 알려준다. 이를 1 기초대사량(1 basal metabolic equivalent, 1 MET)이라 하고, 활동이 증가함에 따라 일을 하는데 필요한 산소도 같이 증가한다(표 3-35).

[표 3-35] METs에 근거한 활동 프로그램

단계	작업치료
1-2 METs	팔을 지지한 비활동적 여가활동(독서, 글짓기, 카드놀이) 서 있기(몇 초에서 2분) 간단한 위생활동, 기대어 앉은 자세 서 있기(3~5분) 침상에서 목욕(등과 발 씻기는 도움 필요함) 컴퓨터의 키보드작업과 같은 간단한 여가활동
2-3 METs	서 있기(5~30분) 팔을 지속적으로 사용하는 활동(20~30분 지속) 서서하는 작업(5~8분) 세면대에서 신체 전체 목욕 세면대에서 위생활동, 목욕, 옷입기 전신의 움직임활동: 작은 물건 집기 위해 몸 숙이기 중등도의 여가활동
3-4 METs	샤워하기 위해 이동 전신 샤워하기(머리감기, 몸씻기, 말리기, 옷입기) 간단한 식사 준비와 같은 단순한 가정활동과제 에너지보존 방법을 고려한 유리창 닦기와 같은 활동 ADL에 대한 지침과 적절한 도구와 사용을 추천하는 가정 프로그램의 제공
4-5 METs	가벼운 잔디 깎는 기계 사용, 댄스, 갈퀴로 나뭇잎 모으기
5-6 METs	정원 고르기, 성생활, 낚시
6-7 METs	잔디 깎는 기계나 큰 소음이 있는 일, 포크댄스, 수상스키, 가벼운 활강 스키
7-8 METs	8km 조깅, 톱질, 80kg 운반활동, 농구, 등산, 활강 스키
8-9 METs	스쿼시, 펜싱, 핸드볼, 강렬한 농구
10 METs+	경쟁하는 핸드볼, 스쿼시

(2) 에너지 보존의 원칙과 일의 단순화에 따른 신체적 활동 훈련

에너지 보존은 개개인에 따라 하루의 일을 계획하는 것으로 환자가 능동적으로 참여하도록 한다. 시간관리는 에너지 보존을 위해 매우 중요하며 활동을 미리 계획하여 쉬운 일과 어려운 일들을 섞어서 휴식시간을 정한다. 모든 활동 시 호흡곤란이나 혈압, 심박수가 비정상적으로 증가한다면 환자에게 활동을 중단하게 하고, 피로감을 감소시키기 위하여 일과 휴식의 균형적인 배분을 지키도록 교육한다.

(3) 생활양식 변화

운동교육, 식이요법의 변화, 지지그룹, 상담과 의학적 관리로 건강을 유지하고 위험요인을 조절할 수 있도록 한다. 작업치료사는 개개인에게 의미있고 유익한 작업을 통해 노인 환자의 참여를 이끌어낸다.

① 운동교육

점진적으로 증진시킨 활동 프로그램과 작업 참여, 스트레칭, 근력강화, 유산소 활동 시 심박동수와 혈압, 피로 인지척도를 관리하는 방법 등 운동 프로그램을 설계하고 관리한다.

② 식이요법의 변화

금연, 과도한 알코올 섭취 중단, 약물남용에 대한 조정 등 노인 환자가 지닌 습관과 관련된 목표를 설정하고 관리한다.

(4) 환자와 가족 교육

환자와 가족에게 심장 또는 폐의 해부학적 구조, 병의 진행과정, 징후관리, 위험요인, 식이요법, 운동, 에너지 보존의 원칙 등에 대해 교육한다.

(5) 심장재활의 각 단계별 작업치료 중재

심장재활은 환자의 회복상태에 따라 4단계로 나누어진다(표 3-36). 치료사는 심장에 스트레스를 주는 활동이 무엇인가를 알고 있어야 한다. 심장재활의 초기목표는 낮은 단계의 육체적 활동을 실시하여, 환자들의 기능적인 능력수준을 최대한 회복시키는 것이다.

[표 3-36] 심장재활의 4단계

심장재활의 4단계	
1단계	심장발작 후 심장재활치료를 위하여 입원한 급성기 상태로, 내 · 외과적인 치료를 받게 되는 상태이다. 발병 후 2~4일 후 부터 의사의 처방에 의하여 재활프로그램을 시작한다.
2단계	발병 후 아급성기 상태로 병원에서 퇴원하여 외래환자로 6~12주 정도 가정에서의 건강관리에 대한 재활프로그램을 시행한다.
3단계	지역사회 활동을 시작하는 단계로서 건강관리를 위한 신체적 체력강화와 지구력 증진, 심장호흡기계의 강화훈련에 중점을 둔다.
4단계	심장재활을 평생 지속하는 단계로서 주기적인 평가를 실시하는 단계이다.

① 제1단계에서의 작업치료 중재

제1단계는 발병 후 내 · 외과적인 치료를 위하여 병원에 입원한 상태로 2~4일 후 재활의사의 처방에 의하여 심장재활 프로그램을 실시하게 된다. 먼저 작업치료사는 환자와의 면담을 통하여 환자의 생활유형과 치료에 대한 목표를 확인한다. 이 시기는 주로 병실에서 시작되며, 심장 수술 후 주의점에 대한 교육, 에너지 보존방법과 작업의 단순화에 따른 자조활동, 기초 대사량(MET)에 대한 이해와 활동 프로그램과 단계적인 활동에 대한 교육을 실시한다.

② 제2단계에서의 작업치료 중재

외래환자 심장재활단계로 일반적으로 퇴원시점에서부터 시작된다. 외래 방문을 통해 세심하게 모니터링하면서 운동 프로그램을 강화하면서 작업수행 영역의 독립성을 증진시킨다.

③ 제3단계에서의 작업치료 중재

재활치료 프로그램을 실시한 지 2~3개월 정도 되는 혈압, 심박수가 안정된 상태로 3.5 MET 이상의 활동수준을 유지할 수 있을 때 시작한다. 이 단계의 치료목표는 새로운 생활유형을 환자가 충분히 훈련하고, 심폐기능을 향상시킬 수 있는 기능적인 활동의 능력을 향상시키는 것이다.

④ 제4단계에서의 작업치료 중재

제3단계에서의 치료를 지속적으로 유지하며, 신체 상태와 심리사회적 지지, 위험요소를 고려한 활동을 수정하고, 지역사회로 복귀하기 위하여 직업준비와 활동을 훈련한다.

2 호흡기계 질환

심혈관계는 우리 몸에 풍부한 산소를 공급하며 이산화탄소와 노폐물을 호흡기계로 보내주는 역할을 담당한다. 호흡기계는 공기 중의 산소를 혈액으로 이동시키고 대사과정에서 생성된 노폐물인 이산화탄소를 혈액으로 이동시켜 허파의 분압을 이용해서 몸 밖으로 제거하는 기능을 담당하므로 심혈관계와 밀접한 관련성이 있다. 노화로 인해 신체의 다른 계통의 변화와 더불어 폐기능의 쇠퇴가 나타나며, 환경과 흡연, 대기오염 등 외부자극에 지속적으로 노출되면 폐기능의 쇠퇴가 더욱더 뚜렷하게 나타난다. 호흡기계 질환은 50세 이후 유병률은 점차적으로 증가하고 85세에는 사망률의 25%를 차지한다.

1) 만성폐쇄성폐질환(Chronic Obstructive Pulmonary Disease, COPD)

(1) 개요

만성폐쇄성폐질환(COPD)은 공기순환의 제한으로 인해 지속적인 가스교환의 문제가 생기는 것으로, 기침, 객담, 호흡곤란 등의 증상을 보이는 만성기도질환군이다. 특히 COPD는 흡연으로 가장 많이 발병하고 공기오염으로 인하여 점차 증가하고 있다. COPD는 뚜렷한 일상생활 및 자조활동의 장애, 여가생활의 제한, 지구력 감소를 유발하며, 우리나라는 여성의 흡연인구와 노령인구의 증가로 인해 질환자가 급격히 늘어나고 있다.

(2) 임상증상

COPD 환자의 10% 정도는 호흡곤란을 호소하며 증상이 심해지면 호흡부전이 나타난다. 호흡곤란은 주된 증상으로 초기 운동과 같은 과도한 활동 시 나타나며 점차 안정 시에도 호흡곤란이 나타나서 일상생활활동에 지장을 받게 된다.

(3) 심리사회적 요소

COPD는 증상의 진행에 따라 경제적 능력의 저하, 체력저하 및 일상생활활동의 어려움을 초래하고, 이로 인하여 환자들은 좌절과 우울을 경험하기도 한다. 경제적 능력의 상실, 짧은 호흡, 산소결핍, 기침, 객담은 우울증의 원인이 되며 일상생활활동에 대한 무능력은 좌절감을 경험하게 한다.

2) 만성기관지염(Chronic Bronchitis)

(1) 증상

만성적으로 객담을 동반하는 기침을 하며, 기도점액의 분비가 증가하고 객담을 동반하는 기침이 1년에 3개월 이상, 2년 연속으로 나타난다. 기침과 가래는 아침에 제일 심하게 나타나며, 만성기관지염 환자의 10% 정도는 호흡곤란을 호소하게 되며 증상이 심해지면 호흡부전이 나타난다. 이 질환은 흡연과 직접적인 관련이 있는 것으로 알려져 있다.

(2) 치료

기침, 가래와 함께 일상생활에 장애를 주지 않을 정도의 가벼운 호흡곤란만 있는 질병 초기에는 기침을 억제하고 가래를 묽게 하여 잘 뱉어내게 하는 약을 복용하고 호흡곤란이 급성으로 악화될 때에만 일시적으로 기도 확장제를 흡입하도록 한다. 질병이 진행되면 호흡곤란이 심해지게 되므로 이 시기에는 증상의 중증도에 따라 각각 다른 기전으로 기도를 확장시켜 줄 수 있는 흡입제 1~3 종류를 사용하고 경구약을 복용한다. 질병이 더 진행하여 안정 시에도 호흡곤란을 느끼고 저산소증이 오게 되면 가정 산소 요법을 시행한다.

3) 폐공기증(Emphysema, 폐기종)

(1) 증상

병리적 검사로만 확진이 가능한 질환으로 종말세기관지 이하의 폐포들이 비정상적으로 늘어나고 폐포 격벽이 파괴되어 폐 탄력성이 감소하고 호기성 기도폐쇄를 일으키게 된다. 호흡곤란이 주 증상으로 운동 시 호흡곤란을 40~50대부터 느끼기 시작하여 병이 진행되면 안정 시에도 호흡곤란을 느끼게 되어 일상생활에 지장을 받게 된다. 동시에 체중이 감소하여 때로는 악성 종양을 의심할 정도로 심한 체중감소를 보인다.

(2) 치료

폐공기증은 완치라는 개념보다는 폐 기능의 악화를 억제하고 증상 조절 및 운동능력 보전으로 삶의 질을 호전시키는데 치료의 의의가 있다.

4) 천식(Asthma)

(1) 증상

기관-기관지 가지의 흥분으로 인하여 나타나는 증상으로 초기에는 일시적으로 나타나며, 숨쉴 때 씨근거리거나 짧은 호흡과 호흡곤란, 재채기 등의 증상을 보인다. 원인으로는 오염물질, 향수, 먼지, 꽃가루 등의 여러 가지 원인으로 인하여 나타나며, 만일 기도가 심하게 좁아지면 혈액의 산소감소로 인하여 저산소혈증이 나타난다.

(2) 치료

기관지 천식의 치료로는 먼저 증상이 있으면 신속하게 증상을 회복시키고 재발을 방지하기 위해서 질병을 조절하는 약제를 장기간 사용하는 약물요법과, 천식의 원인 물질을 찾아 원인 알레르기 노출을 최소화하고 악화인자로부터 회피하는 회피요법이 있다. 또한 원인 물질을 소량씩 주사하여 알레르기 체질을 개선하는 면역요법 등 치료방법들이 있다. 약물치료에 사용하는 약물의 종류, 투여 방법, 투여 기간 등은 천식의 증상, 천식의 심한 정도, 환자의 나이 및 전신 상태 등에 따라 결정하게 된다.

5) 노인성 폐렴(Pneumonia)

(1) 증상

폐렴은 남녀노소 모두에게 발생할 수 있고 특히 노인에서 발생하는 폐렴이 노인성 폐렴이다. 폐렴에 걸린 노인 환자의 80% 이상에서 입원 치료가 필요하고, 사망률이 젊은 사람에 비해 3~5배가 높아서 폐렴에 의한 사망 환자의 70%가 노인 환자이다.

노인성 폐렴은 폐렴의 특징적인 증상 없이 식욕부진, 전신무력감, 기력쇠퇴, 혼동, 헛소리, 가래 끓는 소리, 입술이나 손발이 파래지는 청색증, 손발이 차갑고, 대소변을 못 가리게 되는 등 막연하고 뚜렷하지 않은 증상이 나타날 수 있다. 기침 증상은 비교적 적지만 의식이 혼미하지 않은데도 불구하고 가래를 잘 뱉지 못하고, 맥박수와 호흡수가 빨라지게 된다.

(2) 치료

일반적인 폐렴의 치료법은 적절하게 수분을 공급하고, 건조하지 않도록 가습기를 사용하도록 하며, 필요에 따라 저산소혈증이 있는 경우는 산소를 투여한다. 가슴의 통증을 줄이기 위해 더운 찜질을 권하기도 하며, 비스테로이드성 소염제를 복용할 수 있다.

6) 만성폐쇄성폐질환(COPD)의 작업치료 평가 및 중재

COPD는 미국의 경우 약 1600만명이, 한국의 경우 2015년 기준으로 보면 23만명에게 영향을 미친다. 폐기종(폐포 및 세기관지 벽의 파괴), 만성기관지염(기관지와 기관세지의 과도한 점액 분비로 인해 점액 막힘 및 공기흐름 차단), 기관지 확장증 및 천식이 이 질환의 특징이다. COPD에서 들숨시 공기는 폐포로 들어갈 수 있지만 오래된 공기를 감싸는 공기 통로의 붕괴로 인해 날숨이 제대로 진행하기에 어려움이 있다. 그 결과 호흡을 통한 가스 교환이 감소하고 호흡 근육이 쉽게 피로해지고 이산화탄소 축적이 증가하고 날숨 기능은 저하된다. COPD는 심장에 큰 부담을 주고, 폐로 이어지는 좁은 혈관을 통해 혈액을 밀어내기 위해 오른쪽 심실의 높은 수축이 필요하다. 그러면 심장의 오른쪽 심실의 벽이 두꺼워지고 확장된다. 따라서 심장의 우심실이 비대해지는 폐성심(cor pulmonale)이 나타나게 되는데 이 현상은 COPD의 직접적인 결과이다.

COPD는 일반적으로 호흡곤란, 아침 기침 등의 증상을 야기한다. 이 질병의 후기 단계에서 호흡곤란은 실제로 COPD 진단을 받은 환자가 눕는 것을 방해한다. 이 질병에 대한 일반적인 중재(심각도에 따라 다름)는 기관지 확장제(폐의 공기 통로를 열어줌), 스테로이드, 항생제, 몸통, 어깨, 엉덩이(스테로이드의 영향을 가장 많이 받는 근육)를 강화하기 위한 운동으로 구성될 수 있다.

(1) 작업치료 평가

COPD에 대한 작업치료 평가는 다음과 같은 요소로 구성되어야 한다.

① 의료 차트 검토하기

(예: 코안 캐뉼러 산소 사용여부, 일상생활활동에 필요한 산소 포화도 유지를 위한 정확한 산소 적정량, 환자의 복용 약물확인, 흡입기 사용여부)

② 인터뷰하기

(예: 집에서의 일상생활활동, 수행하기 어려운 활동분석, 시간별 활용여부(수행이 어려운 시간대), 인터뷰 시간에 치료사가 인지평가 및 문제점 관찰)

③ 평가시 관찰하기

안정 시 심박수 및 호흡수, 산소 포화도와 현재 보조 산소 사용 수준(기관 칼라, 인공호흡기 비강 캐뉼러) 기록하기

④ 상지기능 평가하기(감각, 근력, 가동범위)

적용 시 실행하기 어려움이 있거나 쉽게 피로함을 느끼는 부분이 있는지 확인하기

⑤ 일상생활활동을 수행하는 동안 평가하기

(예: 단추가 달린 셔츠를 입거나 벗기기, 매우 가벼운 것을 들어 올리기, 100미터 걷기 및 간단한 집안일 수행 및/또는 옷을 입고 양말과 신발신기)

⑥ 일상생활활동 평가시 활동 완료시까지 시간 기록하기

활동 전후에 의도하지 않은 호흡 정지 또는 규칙적인 호흡 중단이 있는 경우, 활동 전후 호흡수, 일상생활활동 전후에 사용하는 보조 근육의 양, 활동 전후에 호흡의 얕음 또는 깊이, 자세와 신체적 한계, 수행된 활동에 대한 자체 평가 척도를 작성함(이러한 활동이 호흡하는 방식에 영향을 미치는 방식 및 다른 신체 영역에서의 기타 자가 관찰 포함)

(2) 작업치료 중재

작업치료사의 역할에는 다양한 활동과 더불어 교육이 포함된다. 작업치료사는 가정 건강 및 폐 재활을 위해 의미 있고 목적 있는 작업과 활동이 중재 프로그램의 일부가 되도록 계획한다.

① 등급화된 활동

② 일상생활활동 수행하기

미국 보건의료재정청(Center for Medicare & Medicaid Service; CMS)은 일상생활활동은 자기 관리 및 이동으로, 수단적 일상생활활동은 가정 관리, 수표 쓰기 및 쇼핑과 같은 활동으로 정의하고 있다.

③ 활동시간을 증가시키는 운동 훈련하기

식사 후 활동이나 운동 프로그램을 시작하기 전에 최소한 1시간의 휴식 시간을 가진다.

④ 에너지 보존법과 작업 단순화 원칙 지키기

중요하게 수행해야 하는 활동을 고려하여 작업의 우선 순위를 정하는 것도 포함된다.

⑤ 스트레스 관리, 이완 기법, 입술 오므려 호흡하기, 가로막 호흡하기 등 다양한 훈련하기

⑥ 언급된 중재 영역에서 환자의 다른 가족 구성원 또는 중요한 사람들 교육하기

⑦ 퇴원 전 가정 방문 및 가정 프로그램 개발(문제해결 전략 개발 포함)

(3) 폐재활 프로그램

폐재활 프로그램의 목적은 기도를 확장하고 일정하게 유지와 호흡기능을 개선하며, 기침 감소, 통증감소, 가슴의 운동성 증가, 호흡의 기능적 능력 유지 또는 개선에 있다. 폐재활 프로그램은 아래와 같다.

① 입술 오므리고 호흡(pursed-lip breathing; PLB)

입술 오므리고 호흡하기는 다양한 폐의 문제가 있는 사람들의 숨가쁨을 완화하는데 도움을 준다. 천식 발작 중에 호흡을 늦추고 줄이기 위해 효과적으로 사용한다. 의사, 간호사, 물리치료사, 작업치료사 및 호흡치료사는 이 기술을 가르쳐서 숨가쁨을 완화하고 복식 호흡 또는 가로막 호흡이라고 하는 심호흡을 촉진할 수 있도록 해야 한다.

입술 오므리고 호흡하기의 구체적인 기전은 날숨(호기)시간을 연장하여 호흡수를 감소시키고 1회 호흡량을 증가시키며 기도압의 증가로 날숨에 대한 외부 저항을 제공함으로써 기관지 허탈을 방지하고 기도를 충분히 비우게 하여 동맥혈내 이산화탄소 분압은 감소되고 산소 분압이 증가하는 효과가 있다.

호흡과정을 보면, 몇초 동안 코로 숨을 들이 마시고 천천히 입술을 오므리고 촛불을 끄듯이 4~6초 동안 숨을 내쉬는 것이다. 이 방법은 흔히 촛불 끄기에 비유되어 교육하며 최근에는 비누방울 불기 같은 방법으로 완전히 입술을 오므려 숨쉬기 교육을 하는데 환자들이 쉽게 따라 할 수 있고 호흡 훈련 동안 상체를 이완시키고 부교감신경계를 작용해서 스트레스를 줄일 수 있는 효과가 있다.

② 가로막 호흡

가로막 호흡, 복식 호흡 또는 심호흡은 가슴안과 배안 사이에 수평으로 위치한 근육인 가로막을 수축하여 수행하는 호흡이다. 가로막이 강하게 수축하면서 공기가 폐로 들어가지만 전통적인 이완 호흡과 달리 가슴의 갈비사이근육은 이 과정에서 최소한의 작업을 수행한다. 이러한 유형의 호흡 중에는 가로막 수축을 위한 공간을 만들기 위해 배를 팽창시킨다.

가로막 호흡은 미주신경의 작용을 개선하고 교감신경의 반응을 감소시켜 혈류의 흐름을 완화하고 맥박수와 혈압을 낮추어 신체의 정상적인 이완반응으로 생리학적 안정효과를 준다.

가로막 호흡은 복식호흡(배호흡)으로 손을 가볍게 위의 위쪽에 올려놓고 들숨시 손을 가볍게 떼고 이완하며, 날숨시 폐(허파)에 있는 공기를 배출하도록 돕기 위해 배를 위쪽으로 단단히 밀어 올리는 호흡 재훈련법이다. 복식호흡은 이완 훈련의 기본으로 비교적 부작용이 없으며 지속적으로 사용할 수 있는 안전하고 경제적이며 조절하기 쉬워 자연스럽게 일상생활활동 속에서 통합할 수 있는 생리적 방법이다. 느리고 깊은 복식호흡은 일반적으로 폐활량을 증가시키고 가로막 운동이 극대화되어 심폐기능이 강화된다. 복압으로 인해 전신의 혈액순환이 원활하게 되고 호흡이 고르게 되면 심박수와 혈압의 감소 및 마음의 안정과 정신의 집중을 하도록 해준다.

③ 가슴호흡

가슴(흉식)호흡은 가슴안(흉곽)을 확장하는 방법을 동반한다(이렇게 하면 폐가 공기를 더 많이 채워질 수 있음). 노인은 가슴안의 아래쪽 부분에 있는 몸의 양쪽에 손을 얹는다. 날숨시 이 부위에 약간의 촉각적 저항을 제공하고 들숨시 갈비뼈가 더 확장되도록 한다.

④ 점진적 근육 이완법

점진적 근육 이완법은 스트레스를 받거나 심리적으로 불안하고 긴장하게 되면 근육이 긴장하게 되는 반응에 착안하였으며, 근육이 점진적으로 이완하게 되면 신체적인 이완 뿐만 아니라 심리적으로 이완감을 경험할 수 있는 방법이다. 점진적 근육 이완법은 먼저 주위의 방해를 받지 않는 조용한 공간에서 자연의 소리를 들으면서 몸의 긴장을 이완하도록 한다. 잠깐 숨을 멈추고 10초간 등척성 긴장을 유발시키면서 긴장의 느낌을 기억하도록 한다. 긴장된 근육은 20~40초 동안 서서히 이완하면서 편안함을 느끼도록 하며 이런 훈련과정을 통해 긴장을 풀고 이완하며 집중할 수 있도록 한다.

(4) 작업 단순화와 에너지 보존법

작업 단순화와 에너지 보존법에 대한 지시 및 수행은 COPD 진단을 받은 환자에게 매우 중요한 문제이다. 아래에는 다양한 전략을 나열하고 있지만, 이 전략에만 국한되지는 않도록 해야 한다.

① 활동과 휴식의 균형 유지하기
② 활동의 속도 조절하기. 쉽게 피곤해지기 전에 작업을 완료하거나 일과 일사이에 자주 휴식을 취하기
③ 깨끗한 공기의 공급을 위해 적절한 환기를 유지하기
④ 모든 작업에서 우선 순위 지정하기(작업 완료에 불필요한 단계를 제거하고 가능한 경우 위임)
⑤ 입술 오므려 호흡하기 기술을 일상생활활동에 적용하기. 예를 들면 향수를 맡듯이 천천히 숨을 들이마신 다음, 휘파람 또는 촛불을 끄듯이 입술을 오므리는 활동을 수행함. 마지막 단계로서 숨을 천천히 들이마심
⑥ 물건을 잡거나 들어 올리기 피하기. 예를 들면, 요리를 위해 냄비를 들어서 옮기기보다 싱크대에서 가스레인지로 밀기, 다림질할 때 앉은 자세로 다리미를 밀어서 작업하기
⑦ 몸 가까이에 팔을 위치하고 작업하기
⑧ 피곤하거나 배고플 때 식사 계획를 세우지 않기
⑨ 온라인 쇼핑을 이용하고 직접보다 퀵이나 택배 이용하기
⑩ 환기 및 더위에 지치지 않기. 식사준비시 환기가 잘 되도록 항상 환풍기를 켜도록 하며, 더위에 지쳐 있는 클라이언트는 휴대용 선풍기로 몸을 식히고 스트레스나 과로로 인한 숨가쁨을 극복하도록 함
⑪ 과도한 에너지를 사용하지 않도록 적절한 자세 유지하기
⑫ 손을 뻗거나 머리 위쪽으로 팔을 움직이지 않고 편안한 수준의 작업대를 미리 배열하기. 예를 들면 가장 많이 사용하는 품목은 손이 닿는 곳에 놓아야 함. 손잡이가 긴 쓰레받기, 스폰지를 사용하여 손이 더 많이 닿지 않도록 하기
⑬ 스프레이 클리너는 자극적이며 호흡 곤란을 유발할 수 있으므로 사용하지 말 것

(5) 일상생활 수행 시, 과도한 스트레스와 피로 줄이기

① 옷입기
㉠ 옷입기 시 몸통을 구부리거나 구부릴 때 숨을 내쉬어야 함
숨 내쉬기는 팔이 몸쪽으로 이동하거나 긴장상태에서 해야 함
㉡ 필요한 옷은 모두 한곳에 모아두고 손이 닿는 곳에 두도록 함
다음날 옷을 입기 위해 피로하지 않도록 미리 필요한 옷을 배치하도록 함

㉢ 옷은 크고 단순한 형태를 입도록 함

옷의 착용 시 가슴이나 복부를 압박하여 활동이나 호흡에 제한을 주지 않도록 함

㉣ 옷은 에너지가 많이 필요한 바지를 먼저 착용하도록 함

바지착용 시 다리를 아래로 내리지 말고 위쪽으로 올려서 입도록 함

② 몸 단장하기

㉠ 몸 단장 시 팔꿈치는 테이블이나 화장대에 올리도록 함

㉡ 헤어스타일은 단순하게 유지하도록 함

③ 샤워하기

㉠ 온수 사용 시 먼저 찬물을 틀어서 수증기가 줄어들도록 함

㉡ 물의 온도는 미지근한 물로 샤워하면 좋음

㉢ 욕조목욕 혹은 샤워 시 다양한 보조도구를 이용함

㉣ 욕실수납선반인 샤워캐디를 사용함

㉤ 샤워 시 필요한 비누, 샴푸, 컨디셔너, 수건 등을 손이 닿는 곳에 둠

㉥ 목욕 후 착용할 샤워 가운을 준비하고 건조를 위한 노력을 줄이도록 함

건조과정에서 몸을 굽히거나 제한하기 위해 긴 손잡이가 달린 스폰지에 수건을 감아서 사용함

(6) 스트레스 관리

노인들은 일상생활하는 동안 충분한 공기가 공급되지 못하면 쉽게 피로해지고 무기력해지며, 두려움도 느끼게 된다. COPD환자는 종종 호흡이 곤란해지면 다양한 공포감을 경험하게 된다. 환자의 호흡능력이 급격히 저하될 때, 대처하는 방법을 훈련함으로써 공포감을 경감시킬 수 있다. 앉은 자세에서 몸을 앞쪽으로 기울이고 테이블 위에 팔을 놓으면 가로막을 이완시키고 호흡을 쉽게 할 수 있다. 호흡은 폐재활 프로그램을 이용하여 호흡속도를 느리게 하여 얕고 빠르게 숨쉬기가 되지 않도록 주의해야 한다. 갑작스런 상황이 생길 경우를 대비하여 실제 호흡훈련을 하는 것이 중요하다. 호흡곤란으로 인한 공포를 예방할 수 있는 연습은 상황을 조절할 수 있도록 도움을 주며 자신감을 준다.

(7) 바이오피드백

바이오피드백(bio feedback)은 의학, 심리학 등에서 심박측정기나 뇌파측정기를 이용하여 정신상태를 안정시키는 기법으로 호흡과정의 이완 및 호흡훈련을 촉진할 수 있는 좋은 방법으로 시각적 또는 청각적 신호형태로 피드백을 제공하는 것이다. 바이오피드백은 혈압, 근육긴장도, 피부 온도, 땀샘 활동, 심박수 및 뇌파 활동을 감지할 수 있다.

바이오피드백에는 5가지 작업이 있다.

첫째, 생체 전기 신호의 감지 및 증폭이 있다.

둘째, 생체 전기 신호를 환자가 이해할 수 있는 시각 및 청각 신호로 변환한다.

셋째, 이러한 신호는 환자의 생물학적 상태의 변화와 상태에 대한 즉각적인 피드백을 제공할 수 있다.

넷째, 생물학적 상태에 대한 대뇌겉질의 인식을 촉발한다. 이것은 환자 자신의 생물학적 상태를 자발적으로 제어할 수 있도록 한다.

다섯째, 생물학적 반응의 숙련된 실행을 강화할 수 있다.

바이오피드백은 즉각적이고 연속적이며 일어나고 있는 생물학적 변화에 대해 정비례하는 것이 필수적이다. 기계의 피드백은 강화물이 되어 원하는 행동을 얻기 위해 작업치료사가 제공되는 학습을 자극한다. 바이오피드백은 다른 작업치료 절차 및 기술의 부수적인 역할을 한다. 따라서 바이오피드백의 중재 목표는 보조 근육 사용을 줄이고 이완을 유도하며 가로막 호흡을 증가시키는 것이다. 이런 과정을 통해 이완 기술(바이오피드백 세션에서 배운)을 자연스럽게 사용하여 일상생활활동의 능력을 향상시킬 수 있다.

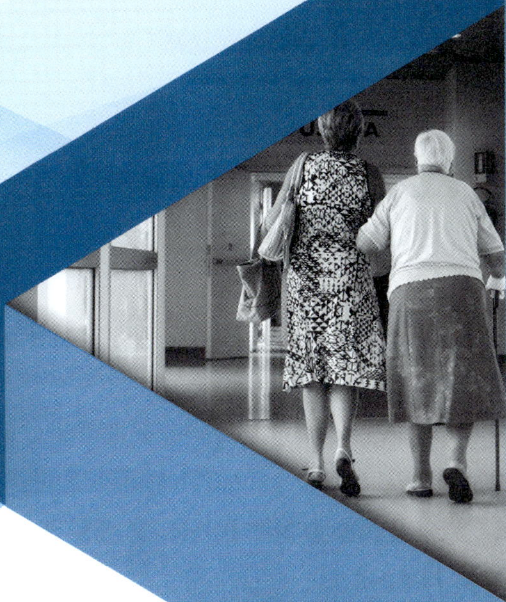

제 6 장

내분비계 및 소화기계 질환에 따른 작업치료 중재

학습목표

- 노인의 내분비계 및 소화기계 질환을 이해하고 설명할 수 있다.
- 질환에 따른 작업치료 평가를 적용할 수 있다.
- 장애 정도에 따른 작업치료 중재와 운동을 적용할 수 있다.

핵심용어

내분비계 질환, 소화기계 질환, 당뇨병, 질환별 증상

1 갑상선 질환

1) 개요

내분비선은 신체를 통합하고 조절하는 데 가장 중요한 역할을 하며 호르몬을 분비하여 신체 여러 대사과정을 조절한다. 호르몬은 직접 혈액 내로 분비되어 모세혈관으로 순환되고 표적기관에 도달하여 필요한 효과를 내게 된다. 호르몬 조절은 매우 복잡한 기전을 통하여 신체 내에서 계속적으로 관찰되고 조절된다. 신체에서 호르몬 조절에 중요한 역할을 하는 내분비선에는 뇌하수체, 갑상선, 부갑상선, 췌장, 부신, 난소 혹은 정소 등이 있다. 특히 노화과정에서 임상적으로 가장 중요한 내분비 기능변화가 췌장과 갑상선 두 기관에서 나타난다.

2) 증상

(1) 갑상선 기능 항진증

노인에서 갑상선 기능 항진증은 일반적으로 다발성 결절성 갑상선종으로부터 방출되는 갑상선 호르몬 과다에 의해 발생한다. 갑상선 항진 환자의 7~12% 정도가 60세 이상이다. 비록 노인에서 갑상선 기능 항진증의 많은 증상이 젊은 환자와 유사하지만 뚜렷이 나타나지 않는 경우가 많다. 갑상선 중독증 환자 1/4 이하에서 전형적인 갑상선 기능 항진증의 임상증상이 나타나며 상당수에서 근육쇠약, 체중감소, 미열, 심방 세동, 심부전 또는 협심증, 우울증, 불안감, 진전 등의 신경근육계 또는 심혈관계의 단일증상을 호소한다.

(2) 갑상선 기능 저하증

갑상선 기능 저하증은 갑상선 호르몬의 결핍으로 인하여 전신의 대사과정이 느려져 나타나는 임상증후군이며 노인에서 일반적이며 갑상선자극호르몬(thyroid stimulating hormone, TSH)에 의한 갑상선의 최대 자극에도 불구하고 갑상선의 기능이 저하되는 것을 말한다. 노인에게 흔한 갑상선 기능 저하증의 원인은 자가면역성 갑상선염이다. 증상으로는 피부 건조, 만성 근육 및 관절통, 졸음증, 착란, 체중 증가, 부종, 우울증, 감정 둔마, 진정제의 민감도, 추위에 대한 내성 등 불분명한 증상들로 치료시기를 적기에 놓치기 쉽다.

3) 평가

(1) 의료기록의 검토

의료기록의 검토를 통하여 환자의 과거에서 현재까지의 의료내력, 사회적인 환경, 약물 복용 상태, 환자에 대한 주의점 등을 알아보도록 한다.

(2) 면담평가

먼저 평가 전에 작업치료의 평가와 치료 목적에 대하여 설명하여 환자와의 신뢰를 형성하는 것이 바람직하다. 평가해야 할 내용들에 대하여 정확하게 질문하고 환자가 대답할 수 있는 충분한 시간을 주어 환자의 반응과 상태를 자세히 관찰하도록 한다. 환자의 불안감, 피로, 지구력 저하, 스트레스 및 감정상태 등의 증상에 대하여 관찰해야 하며 환자 자신의 치료에 대한 목표는 어떤 것인지를 알아보도록 한다.

(3) 임상적 평가

의료기록과 면담평가를 실시하고 환자에게 작업치료 영역과 관련된 신체적 · 정신적 및 일상생활활동 평가를 실시한다. 갑상선 기능 저하증의 경우 작업수행 영역에서 손상을 예상할 수 있고 이러한 손상의 정도는 질환의 과정에 따라 영향을 받게 된다. 무엇보다 환자의 병적인 상태에 따라 일상생활활동은 영향을 받으며 특히 전신의 대사과정이 느려지고 쉽게 피로도 나타나고 근력의 저하와 언어 및 모든 행동이 느려지는 등 일상적인 활동의 제한이 문제점으로 나타나고 있다.

4) 작업치료 중재

독립적인 일상생활을 위해 필요한 도구를 제공하며, 근력, 지구력 증진을 위한 단계적 활동 프로그램을 제공하고 훈련한다. 일, 휴식, 여가활동들의 균형을 고려한 기능적 활동을 제공하며 두려움과 불안에 대한 대처방법을 교육한다. 노인의 역할변화와 활동 감소 같은 삶의 변화와 무능력에 대한 적응 훈련을 하며 스트레스 관리방법을 사용한다. 피로를 최대한 감소시키기 위한 에너지 보존 방법에 대하여 환자와 가족에게 교육하는 것도 중요하다.

2 당뇨병

1) 개요

당뇨병은 종류에 따라 차이는 있지만 혈액 속에 과다하게 포함되어 있는 당이 문제이다. 사람의 혈액에는 일정량의 포도당이 존재하며 이를 혈당이라 한다. 건강한 사람의 혈당은 공복시기에는 80~100mg/dℓ, 식후 2시간에는 130mg/dℓ, 식후 3시간 이후에는 80~100mg/dℓ로 80~130mg/dℓ를 일정하게 유지한다. 이러한 혈당의 항상성이 깨어져서 정상 범위보다 높은 상태로 지속되는 것을 당뇨병이라 한다.

2) 증상

(1) 제1형 당뇨병(인슐린 의존형 당뇨병)

제1형 당뇨병은 유년형 당뇨병, 소아 당뇨병, 인슐린 의존형 당뇨병 등으로 불리우며, 바이러스 감염이나 다른 유전적, 환경적, 자가 면역성 반응 등에 의하여 인슐린을 분비하는 췌장의 베타세포가 파괴되고 이에 따라 인슐린의 분비가 절대적으로 감소되어 발생하는 질환이다. 발병연령은 20세 이전의 청소년기에 많이 발생하며 때로는 70~80대에 발생하기도 한다.

(2) 제2형 당뇨병(인슐린 비의존형 당뇨병)

제2형 당뇨병은 성인 당뇨병, 노인 당뇨병, 비만형 당뇨병 등으로 불리며, 췌장에서 분비되는 인슐린은 충분하거나 정상보다 많은데도 불구하고 인슐린의 작용이 원활하지 못하여 혈당조절이 원활하지 않거나 적은 양의 인슐린이 분비되어 혈당량이 증가하는 것을 말한다. 발병연령은 30세 이후의 성인에게서 많이 나타난다.

(3) 기타 당뇨병

제1형이나 제2형 당뇨병처럼 인슐린의 문제로 인하여 나타나는 당뇨병이 아니라 다른 질병이 있는 상태에서 그 질병으로 인하여 이차적으로 발생하는 당뇨병을 말한다. 췌장의 손상을 초래하는 모든 질환은 당뇨병을 야기할 수 있으며, 이러한 질환에는 췌장염, 췌장외상,

췌장절제, 췌장암 등이 있다. 그밖에 인슐린의 작용을 억제하는 호르몬을 과다 분비하는 질환인 갑상선 기능 항진증, 부신 겉질기능 항진증, 성장호르몬 과다증, 카테콜라민 과다증 등은 당뇨병을 야기할 수 있다.

3) 평가

(1) 의료기록의 검토

의료기록의 검토를 통하여 환자의 과거에서 현재까지의 의료내력과 사회적인 환경, 약물 복용 상태, 환자에 대한 주의점 등을 알아보도록 한다.

(2) 면담평가

먼저 평가 전에 작업치료의 평가와 치료 목적에 대하여 설명하여 환자와의 신뢰를 형성하는 것이 바람직하다. 평가할 내용들에 대하여 정확하게 질문하고 환자가 대답할 수 있는 충분한 시간을 주어 환자의 반응과 상태를 자세히 관찰하도록 한다. 환자의 불안감, 피로, 지구력 저하, 스트레스, 감정상태 등 증상을 관찰하고 환자 자신의 치료에 대한 목표는 어떤 것인지를 알아보도록 한다.

(3) 임상적 평가

① 작업수행 영역의 평가

당뇨병 환자는 모든 작업치료 수행영역의 기능이 손상된다. 이러한 손상의 정도는 질환의 과정에 따라 영향을 받게 된다. 무엇보다 일상생활활동은 환자의 건강한 삶에 있어서 중요한 영역으로 당뇨병으로 인하여 일상생활 전반에 영향을 받게 되며, 특히 약물관리와 건강유지를 위한 활동, 사회성, 이동, 응급상황에 대한 조치, 성 생활에서 많은 영향을 받게 된다.

② 작업수행 구성 평가

당뇨병이 진행되는 동안 나타나는 합병증은 전반적으로 작업수행 구성요소의 기능장애를 야기시킬 수 있다. 당뇨병 환자의 피로는 주된 증상으로 피로로 인하여 근력과 지구력을 감소시켜 일상생활 전반에 대한 지구력을 감소시키는 원인이 된다.

③ 작업치료 수행배경

많은 당뇨병 환자들은 여러 가지의 물리적 환경으로부터 당뇨병으로 인한 무능력 상태를 연속적으로 경험하게 된다. 사회적 환경은 당뇨병 환자들의 건강한 삶의 질을 방해하거나 향상시키는 영향을 미칠 수 있다. 이러한 물리적 · 사회적 환경은 질병을 수용하고 극복하는데 있어 영향을 주는 중요한 요소이다.

4) 작업치료 중재

당뇨병 환자의 전반적인 평가를 통하여 환자에 대한 문제들을 이해하고 이에 대한 기능적인 제한을 향상시키며, 최대한의 독립적인 생활과 안전한 기능 상태로 회복시킬 수 있는 치료계획을 수립하고 치료하며, 건강증진과 자기관리 방법을 교육한다.

운동은 에너지원인 혈당을 소비시키는데 도움을 준다. 규칙적인 운동을 장기간 실시하면 인슐린의 민감성을 올려주고 결국 여러 가지 합병증으로부터 올 수 있는 문제들을 예방할 수 있다. 현실적이면서도 효과적으로 당뇨병을 관리하는데 사용될 수 있도록 일상생활에서 접근할 수 있는 운동방법을 계획하고 지도해야 한다.

(1) 당뇨병 환자를 위한 운동요법

① 약간은 숨이 차거나 심장박동수를 올릴 수 있으면서도 20분 이상은 쉬지 않고 지속할 수 있는 종목을 선택(실내 자전거타기, 수영, 등산, 조깅, 수중걷기 등 가장 선호)

② 40~50대 사이에 운동유발성 심장마비의 사고가 늘고 있으므로 당뇨 진단을 받은 경우 운동프로그램 시작전 심장운동부하검사를 통해 운동의 안정성을 점검받고 운동을 실시하는 것을 추천함

③ 운동시간은 혈당소모뿐만 아니라 합병증을 예방하기 위한 신체자극을 도모하기 위해 최소 1회 20분 이상 60분 미만을 권장

④ 체력이 약하거나 20분 이상도 운동을 지속하기 어려운 경우라면 5분씩 운동하고 휴식을 하였다가 다시 반복하는 방법으로 계획하는 것도 추천(예, 5분 운동 × 4회 반복 = 총 운동시간을 20분 이상)

⑤ 당뇨환자의 최소 운동효과는 적어도 주당 3회 격일 이상 실시하는 것을 권장함

⑥ 환자 본인이 즐겁고 꾸준히 실천할 수 있는 종목으로 프로그램을 계획하는 것이 중요

3 소화기계

1) 개요

노인에서 나타나는 주된 기능적 변화는 위산 분비 및 췌장액 분비가 감소되고 위장관의 운동성이 떨어져 소화의 속도와 효율을 감소시킨다. 소화기 장기의 기능 장애는 노인이 되기 전까지는 임상적으로 별 문제가 없지만, 위궤양, 암 또는 혈관에 수반된 출혈과 같이 노인이 되면서 증가하는 질환이 있다.

2) 진단

(1) 구강 질환

치아 소실과 치주 질환은 노인의 약 20%에서 나타나며, 가장 흔한 장애는 구취로 약 50% 이상 노인에서 경험한다. 구취 원인은 구강 및 치아와 치주 질환으로부터 비강 질환, 상기도 질환, 소화기 질환, 간질환, 콩팥 질환, 당뇨병 등 매우 다양하나 대부분 구강에 원인이 있다. 구취를 없애기 위해서는 구강 위생을 철저히 하고, 규칙적이고 적절한 양치질이 중요하다. 치과에서는 매 식사 후 양치질을 하되 치아만 닦지 말고 잇몸과 혓바닥도 같이 닦는 것을 권고한다.

(2) 식도 질환

노인은 상부식도괄약근 압력이 감소되면서 이차 연동 운동의 진폭이 감소되어 삼킴곤란이나 위식도역류질환이 잘 나타나고 뇌졸중, 파킨슨, 식도암 등의 병으로 삼킴곤란이 유발된다. 따라서 식이요법과 규칙적인 운동, 스트레스 해소가 중요하다. 치료 및 예방을 위하여 과식을 피하고 지방 함량이 높은 음식을 피해야 하며, 복부비만은 복압을 상승시켜 역류를 유발할 수 있으므로 규칙적인 운동과 적절한 체중을 유지하는 것이 중요하다.

(3) 위 질환

노인은 위산분비 감소, 위 점막 방어인자 감소, 위 운동 기능 감소, 포만감의 증가 및 식욕 저하가 있으며 헬리코박터 균이 위에 서식하여 오랜 기간 지속되는 경우가 많다. 치료는 약물요법과 식이요법으로 치료한다. 규칙적인 식생활이 필요하며 짜고 매운 음식, 알코올 또는 탄산음료, 카페인 함유 음료, 담배 등을 피해야 한다. 위암은 우리나라 암 사망률 1위를 차지한다. 조기진단이 치료에 매우 중요하므로 40세가 넘으면 매년 위내시경이나 위장 조영술을 권한다.

(4) 소장 질환

소장 질환은 소장 자체의 기능 변화는 적으나 신경세포 총량이 감소되어 십이지장궤양, 급성장간막 허혈증, 복부협심증 등 빈도는 증가한다. 십이지장궤양 진단과 치료는 출혈과 같은 합병증이 생기기 쉬우므로 주의를 요한다. 진통소염제 남용, 불규칙한 식사습관, 흡연, 심한 스트레스 등을 지혜롭게 피하는 것이 중요하다.

(5) 대장 질환

대장 질환 중 대장게실증(diverticulum) 빈도가 증가하지만 대부분 무증상으로 진행되며, 허혈성 장질환과 혈관 이형성 등이 증가되고 허혈성 장질환도 흔한 질병 중 하나이다. 일상적으로 용종과 대장암이 증가되고 대장용종은 연령 증가에 따라 증가하며 남자가 여자보다 2~3배 많다. 대장용종은 과형성 용종, 염증성 용종, 샘종으로 구분된다. 과형성과 염증성 용종에서는 암이 발생하지 않으나 샘종은 대장암의 전암 병변이므로 반드시 제거해줘야 한다.

(6) 간 질환

간 질환은 간세포 노화로 인한 간기능의 저하로 간세포수는 감소되고 위축되며 지방 침착은 늘게 된다. 간염과 간경변증을 악화시키는 음주, 약물 오남용, 한약재나 보약, 건강식품 등 검증되지 않는 생약제를 피하는 것이 중요하다. 노인은 간혈류가 저하되어 약물대사가 감소된다. 알코올성 간질환은 노인에서 심하게 나타나며 술 종류와는 무관하고 알코올의 양과 관계가 있다. B형 간염 보균자의 경우는 절대 금주하고 증상이 없어도 6개월에 한번씩 간에 대한 검진을 받아 간경화나 간암 징후를 확인해야 한다.

(7) 췌장 질환

췌장 질환은 췌장 크기가 감소하고 췌관의 증식, 췌장 효소의 감소 등 변화가 생길 수 있다. 노인 췌장염은 담석증과 연관되는 경우가 많다. 중증 췌장염은 사망률이 높기 때문에 상복부 통증 등 증상이 나타나면 빨리 병원을 찾아 조기진단과 담석 제거시술을 받아 췌장염이 악화되지 않도록 해야 한다.

3) 평가

(1) 평가

① 의료기록의 검토

의료기록의 검토를 통하여 환자의 과거에서 현재까지의 과거력, 사회적인 환경, 약물 복용 상태, 환자에 대한 주의점 등을 알아본다.

② 면담평가

먼저 평가 전에 작업치료의 평가와 치료 목적에 대하여 설명하여 환자와의 신뢰를 형성하는 것이 바람직하다. 평가할 내용은 정확하게 질문하고 환자가 대답할 수 있는 충분한 시간을 주어 환자의 반응과 상태를 자세히 관찰하도록 한다. 환자의 불안감, 피로, 지구력 저하, 스트레스 및 감정상태 등의 증상에 대하여 관찰하여야 하며 환자 자신의 치료에 대한 목표는 어떤 것인지를 알아보도록 한다.

③ 임상적 평가

의료기록과 면담평가를 실시하고 환자에게 작업치료 영역에 관하여 신체적 · 정신적 및 일상생활활동 평가를 실시한다. 소화성궤양의 경우 작업수행 영역에서 손상을 예상할 수 있고 이러한 손상의 정도는 질환의 과정에 따라 영향을 받게 된다. 무엇보다 환자의 병적인 상태에 따라 일상생활활동도 영향을 받게 되는데 특히 심와부 통증, 통증성 감각이나 공복통 등으로 인한 일상적인 활동의 제한이 문제점으로 나타나고 있다. 그러므로 증상의 호전과 궤양을 치료하고 궤양 재발과 합병증의 예방에 관한 주의가 필요하다.

4) 작업치료 중재

소화성궤양에 관한 문제들을 이해하고 이로 인해 발생하는 기능적인 제한들을 향상시키도록 치료 서비스를 제공한다. 최대한의 독립적인 생활과 안전한 기능 상태로 회복시킬 수 있는 치료계획을 수립하고 치료하며 건강증진 방법 및 자기관리에 관하여 교육한다.

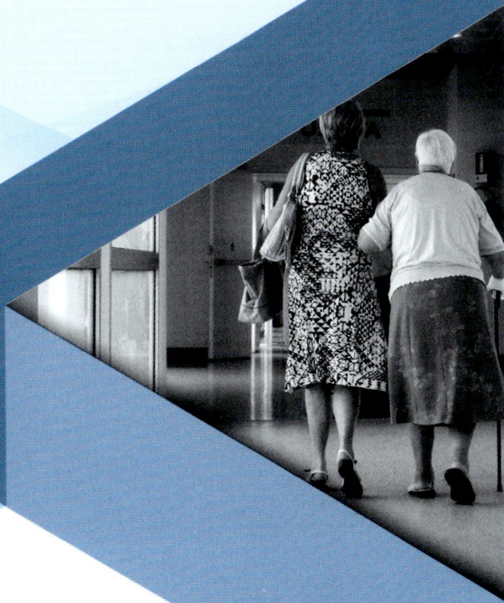

제 7 장

종양성 질환에 따른 작업치료 중재

학습목표

- 노인의 주요 종양성 질환에 대해 이해할 수 있다.
- 암 재활의 중요성과 작업치료사의 역할에 대해 설명할 수 있다.
- 암의 진행 단계와 암 종별에 따른 작업치료 중재에 대해 적용할 수 있다.

핵심용어

노인성 암, 암의 종류, 암의 진행 단계

1 암의 개요

암은 노인에게 많이 발생하며, 나이가 들수록 발생 확률이 급격하게 증가한다. 보건복지부와 중앙암등록본부가 발표한 2019년 국가암등록통계에 따르면 2019년 신규 암 환자 수는 25만 4718명으로 전년 대비 3.6% 증가했다. 인구 10만 명당 계산하면 295.8명으로 지난해보다 3.4명(1.2%) 늘었다. 이 중 65세 이상에서의 암 발생률은 10만 명당 1576.6명으로, 고령층에서 암 발생률이 높다. 이는 고령화에 따른 현상으로 해석할 수 있다.

50대 초반까지는 여자의 암 발생률이 높다가 후반부터 남자의 암 발생률이 더 높았다. 남자는 44세까지는 갑상선암이, 45-64세까지는 위암이, 64세 이후에는 폐암이 가장 많이 발생했다. 여자는 39세까지 갑상선암이, 40-69세까지는 유방암이, 69세 이후에는 대장암이 가장 흔히 발병하였다. 암 진단 후 5년 초과 생존한 암 환자가 전체 암 유병자의 절반 이상(59.1%, 약 127만 명)이었다. 전년(약 116만 명)보다도 약 11만 명 증가한 수치다(그림 3-29).

암종	발생자수		차이	
	2019년 (A)	2018년 (B)	발생자수 (C=A-B)	백분율 (C/B*100)
갑상선	30,676	28,961	1,715	5.9
폐	29,960	28,891	1,069	3.7
위	29,493	29,408	85	0.3
대장	29,030	28,186	844	3.0
유방	24,933	23,723	1,210	5.1
전립선	16,803	14,983	1,820	12.1
간	15,605	15,834	-229	-1.4
췌장	8,099	7,674	425	5.5
담낭 및 기타담도	7,383	7,235	148	2.0
신장	6,026	5,501	525	9.5
모든 암	254,718	245,874	8,844	3.6

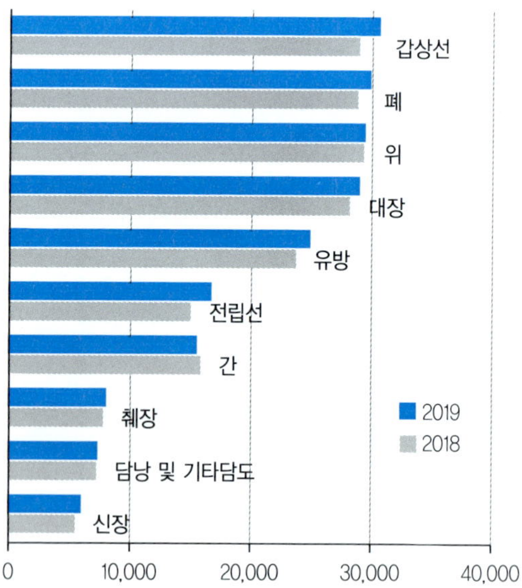

[그림 3-29] 노인 암 발생 빈도

출처 : 통계청(2019). 국가암등록통계자료(중앙암등록본부)

1) 일반적인 암의 종류

노화와 관련된 4가지 암에 대해 설명하고자 한다.

(1) 폐암

폐암은 두 가지 주된 유형이 있다. 소세포 폐암과 비소세포 폐암이다. 이 두 가지 특성을 모두 갖고 있으며 혼합 소세포/대세포 암종으로 알려진 폐암도 발생할 가능성이 있다. 두 가지 유형 중 일반적인 유형은 비소세포암으로, 전체 폐암의 87%를 차지한다. 폐암의 가장 주된 원인은 흡연이다. 폐암은 라돈, 석면, 우라늄과 같은 물질에 노출되어 야기되는 것으로 보인다.

(2) 유방암

유방암은 가장 일반적인 여성 암 유형이고, 미국 여성은 폐암에 이어 두 번째로 사망률이 높은 암이다. 최근 초기 유방암의 진단이 증가하고 있으며, 이는 사회적 인식, 선별법, 기술력의 향상으로 인한 것이다. 여성이 나이가 들어감에 따라 유방암의 발병률은 증가하고 50~70세 사이에 높으며, 미국에서는 모든 여성의 약 5.57%에서 유방암이 발생하고 있다.

(3) 전립선암

전립선암은 현재 70세 이상 남성에서 일반적으로 진단되는 암으로 조기 발견율이 높아서 5년 생존율이 높고, 이는 전립선 항원 혈액 검사로 조기 발견이 쉬워졌기 때문이다. 전립선암의 위험요소에는 나이, 아프리카계 미국인, 전립선암이 있는 가족력이 있다. 다이어트, 흡연, 운동, 비만 같은 위험을 줄이면, 남성들의 위험 요소는 감소할 수 있다.

(4) 직장암

직장암은 미국에서 남성과 여성 모두에서 세 번째로 흔하게 나타나는 암이다. 직장암의 위험요소는 고령, 가족력, 염증성 장 질환, 대장의 신생종양 등이 있는데 검사 기술 향상으로 직장암의 생존률은 증가하고 있다. 대장암이 가장 잘 생기는 부위인 S상결장과 직장 내부를 내시경으로 관찰하는 검사의 구불창자보개검사(구불결장경검사, sigmoidoscopy)가 일반적으로 사용된다. 항문으로부터 약 30~40cm 가량의 병변이 의심되는 부위를 조사하기 위해 조직 샘플을 채취하기도 한다. 직장암의 평균적인 위험도를 나타내는 사람의 대변잠혈검사

결과 세 개의 연속적인 대변견본에서 피가 검출되었다면 직장암 초기임을 알 수 있다. 미국 암학회는 현재 이 병의 평균 위험도를 가진 50세 초반의 사람들에게 10년에 한 번씩 잘록창자보개검사를 추천하고 있다.

2 암의 전이

암세포가 신체의 다른 장기나 계통까지 확산될 때 전이가 발생한다. 이 확산은 국소 부위일 수 있으며, 주요 장기 부위나 그 주위를 둘러싼 곳, 혹은 신체의 다른 곳을 돌아다니며 발생할 수 있다. 이 움직임은 현미경 수준에서 혈관 또는 림프관 계통을 통하여 나타난다. 일반적으로 유방암은 뼈와 폐 또는 뇌로 전이되고, 폐암은 뇌, 간 혹은 뼈로 전이, 직장암은 간이나 폐로 전이되는 것으로 나타난다.

1) 폐 전이

폐 전이는 일반적으로 진행된 직장암에서 발견되고 그 다음으로는 유방암에서 발견된다. 폐암이나 폐 전이가 발생하면 일상생활과 기능적 움직임 시에 환자의 호흡 용량과 잠재력에 영향을 미쳐 폐 기능이 변화될 수 있다. 적응적 접근, 속도 유지, 정확한 몸의 기전을 이용해 환자의 기능적 능력을 최대로 끌어올릴 때 재활 효과를 볼 수 있다.

2) 뼈대 전이

뼈대 전이는 유방, 전립선, 직장에서 발생할 수 있다. 체중을 지지하는 뼈가 영향을 받는다면 뼈 구조가 약해지고 골절 가능성이 있는데 이를 병적 골절이라 한다. 병적 골절은 매우 적은 하중이나 압력으로도 발생할 수 있다. 엉덩관절이나 넙다리뼈가 손상을 받게 되면 외과적 수술 혹은 엉덩관절성형술을 통해 관절을 온전히 복구시키고 엉덩관절 부위에 대한 체중 이동이 가능하게 된다.

3) 뇌 전이

뇌 전이는 유방암 말기의 일반적인 합병증이며 폐암에서도 보인다. 징후는 두통, 메스꺼움, 구토, 정신 상태 변화, 경기, 뇌졸중 환자에서 보이는 운동 마비가 있다. 의학적 접근은 방사선치료, 수술, 화학치료 등이 있다. 균형감각의 저하나 실조증, 팔 혹은 다리 약화, 손상된 인지가 점차적으로 나타난다. 작업치료는 낙상 예방 전략과 근력강화 운동을 통해 일상생활활동에서 한 손 사용, 자기관리 과제, 안전성이 포함되어야 한다.

3 암 치료

1) 예방

암 치료의 여러 단계에서 작업치료사가 암 환자를 위해 활동하는 것이 필요하며 작업치료사가 중재하는 시기는 암 예방 단계이다. 건강에 나쁜 영향을 미치는 환자의 선택, 습관, 행동을 변화시킬 수 있는 능력에 영향을 주는 것으로 시작한다. 작업치료사는 암 환자들에게 긍정적인 건강 메시지를 전할 수 있다.

2) 화학요법

화학요법은 체내에 있는 암세포를 죽이기 위해 여러 독성이 있는 화학물질을 사용하는 것으로 부작용들을 가지고 있다. 작업치료사는 부작용으로 나타난 탈모증, 말초신경장애, 혈전증, 피로, 혈액의 적혈구 구성의 변화, 기능제한으로 인한 불안과 공포를 돕는 심리적 완화와 일상생활을 돕는 역할을 수행한다.

3) 방사선 치료

작업치료사는 방사능 종양팀들과 같이 공동작업하며 스플린트를 신체 자세에 맞게 조절할 수 있도록 제작한다. 이것은 환자가 방사선 치료 기간 동안 자세 유지를 돕기 위해 사용된다. 방사선 치료는 일시적으로 병을 완화시키는 치료에 사용될 수 있으며 고통을 완화시키는 데도 사용된다.

4 작업치료 중재

1) 암 치료 단계에 따른 작업치료

(1) 진단 후 초기단계

작업치료사는 환자가 수술 후 기대하는 것을 조사하고 환자를 준비시키는 교육과 훈련을 실시한다. 기능적 상태변화에 대한 자기관리, 여가, 일 등과 같은 일상생활에 대하여 예방하고 기능을 지속적으로 회복시키기 위한 작업치료 활동을 제공하면서 환자의 감정 전환과 심리적인 지지를 도와준다.

(2) 수술 후 단계

수술 후 단계에서 환자들은 신체를 움직이는 것을 두려워할 수 있기 때문에 작업치료사는 활동 시 안전하도록 돕고 조심해야 할 신체 움직임을 교육하며 좋은 움직임을 유도해야 한다. 일상생활활동 시 피로를 예방하기 위한 에너지 보존의 법칙과 작업의 단순화에 대한 교육을 실시한다. 이를 통해 환자들이 일상생활에 안전하게 참여하고 목적있는 활동을 하도록 격려하여야 한다.

(3) 재활단계

재활단계에서는 침상 생활로 인한 여러 가지 합병증을 예방하기 위해 기동성을 최대한 유지하고 보행과 기능훈련을 실시해야 한다. 욕창관리를 하기 위하여 특수 침대 사용, 간호 및 체위변경을 해야 한다. 관절구축을 예방하기 위해서 모든 관절에 예방적 신장 운동을 실시하며 수부와 족부에 부목을 대주는 것도 좋은 방법의 하나이다. 기능훈련을 위하여 탄력 밴드 등을 이용하여 침상에서 낮은 강도의 저항 운동부터 치료를 시작하여야 한다.

(4) 완화적 치료단계

완화적 치료에서 작업치료는 고통을 경감하고 환자의 독립성을 최대한으로 유지시키도록 도움을 주어야 한다. 작업치료사는 관절구축이나 욕창, 전반적 체력 감소 등을 예방하여 가족에 대한 부담을 덜어주고 환자 자신의 삶의 질을 최대한 유지시켜주기 위해 돕는다. 환자가 활동에서 편안함과 용이함을 성취하는 방향에 목적을 두는 완화적 치료방법을 적용한다.

2) 암 종별 작업치료

(1) 폐암

폐암 환자는 피로감과 탈조건화를 보일 뿐만 아니라 말초신경병증이나 척수 및 뇌전이, 근무력증을 동반할 수 있어 주의가 필요하다. 상완신경총 전이 등이 동반된 경우에는 어깨관절 주변 근골격계 질환의 연관통으로 오인되어 진단이 늦어질 수도 있다.

폐암 환자에서는 통증 관리뿐만 아니라 호흡재활이 중요하며 특히 폐 절제술을 시행한 경우에는 흉곽팽창 증진 및 기침법, 입술오므리기 호흡, 횡격막 호흡 등을 교육해야 한다. 몸통의 바른 자세와 다리 운동 및 조기 보행도 중요하다.

(2) 유방암

유방암 수술 후 견관절 운동범위의 제한이 액와부 림프절 절제술 이후 흔히 발생하므로 점진적인 어깨관절 운동범위 증가 운동이 필요하다. 유방 복원술 이후에도 피판 안정까지 어깨관절 운동 제한 기간이 길어지는 경우가 있어 구축이 발생할 수 있다. 따라서 적극적 관절가동범위 운동이 필요하다. 하지만 과도한 어깨관절 운동은 장액종(seroma) 발생을 증가시킬 수 있어서 주의가 필요하다.

유방암 환자에서 림프부종은 림프절제수술 또는 방사선 치료 후 림프액의 순환 장애가 발생하여 팔이나 다리에 부종이 있는 상태이다. 림프부종의 중증도와 진행 단계에 따라 림프마사지, 압박붕대, 운동요법, 피부관리, 감염예방 등의 다양한 치료가 필요하며, 일단 림프부종이 발생하면 적극적인 관리가 이뤄져야 한다.

(3) 부인암

부인암 치료 이후 나타나는 골반저 기능저하(pelvic floor dysfunction)는 방광의 저장 및 배뇨 장애, 요실금, 변실금, 성기능 장애로 이어져 삶의 질을 저하시키는 주요 요인이다. 골반기저근육 강화 및 코어 운동을 통하여 골반 기저기능 향상 및 삶의 질을 높일 수 있다.

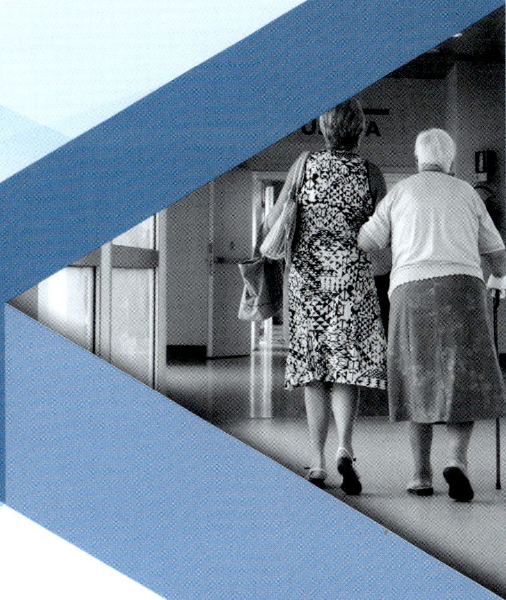

제 8 장

정신과 증상에 따른 작업치료 중재

학습목표

- 주요 정신과 증상에 대해 이해하고 설명할 수 있다.
- 노년기 우울증, 자살, 불안 등에 관련된 평가를 시행할 수 있다.
- 증상에 따른 작업치료 중재를 적용할 수 있다.

핵심용어

우울증, 자살, 불안, 신경증상 평가

1 우울증

1) 개요

우울증은 기분장애의 하나로 전반적이고 지속적인 감정상태가 우울한 상태를 말한다. 일반적으로 노인의 우울은 정상적인 노화의 한 부분이거나 스트레스에 따른 반응과 나이가 들어감에 따라 올 수 있는 여러 가지 상실감의 결과로 보는 경향이 있다. 대부분 노인들은 임상적으로 심각한 우울을 경험하기보다는 단지 우울을 노화과정에 따른 일상 삶의 사건들 가운데 있을 수 있는 하나의 결과로 보는 경향이 있다.

2) 증상

(1) 분류에 따른 증상

① 경한 우울증 증상

정서적으로 우울하며 슬픈 느낌을 갖는다. 자신감이 없고 삶에 대한 의욕이 없으며, 피곤해 하고 일하기를 싫어하면서 혼자 있으려 하고 평소 해오던 일을 수행하는데 어려움을 느낀다. 생활의 재미나 즐거움을 느끼지 못하고 매사를 짐이 되는 듯 여기며 평소 해오던 직업을 포기하려고 한다. 생각하는 범위도 제한되고, 질문에 대한 답변이 매우 느려지며, 가능한 한 최대로 압축하여 대답한다.

② 심한 우울증 증상

경한 상태에서와 비슷하지만 감정적 고통이 훨씬 심각하다. 고개를 숙이고 몸을 구부리며 무표정하거나 고통스러운 표정을 짓고 이마에 주름이 패여 있으며 아래만 내려다보고 있다. 양눈썹 사이와 코와 입술 사이에 주름이 잡혀 있으며, 체중이 감소하고 땀이나 다른 분비물은 감소된다.

(2) 진단에 따른 증상

① 주 우울증(major depression) 증상

주 우울증 진단은 다음 증상 중 최소한 5가지가 최소한 2주일 기간동안 매일 나타나야 진단이 가능하며 최소한 한 가지는 우울한 기분 또는 흥미나 즐거움의 상실 등이 반드시 있어야 한다. 주 우울증은 여러 가지 뚜렷한 특징을 보여준다.

㉠ 우울한 기분
㉡ 흥미나 즐거움 상실
㉢ 현저한 체중 감소나 증가 또는 식욕의 변화
㉣ 불면이나 과수면
㉤ 정신 운동성 격정이나 지연
㉥ 기력 감퇴나 이피로성(easy fatigability)
㉦ 무가치함이나 지나치거나 부적절한 죄책감
㉧ 사고력이나 집중력 감소
㉨ 반복되는 죽음이나 자살에 대한 생각

② 정서이상(dysthymia) 증상

노인 인구의 약 2%에서 진단되는 정서이상은 주 우울증보다 증상이 덜 심하고 최소한 2년 이상 증상이 지속되어야 한다. 정서이상을 진단하기 위해서는 식욕감퇴나 과식, 수면장애, 기력 저하, 자존심 저하, 집중력 감소, 절망적인 느낌의 증상 중 최소한 2가지 증상이 나타나야 한다.

③ 양극성 기분장애 증상

노인 인구에서 모든 기분장애의 약 10%는 양극성 장애, 다른 표현으로 조울병이다. 도취감(euphoria)을 동반하는 비정상적으로 상승되거나 확산되거나 자극받기 쉬운 기분, 수면에 대한 욕구 감소, 산만하며, 말수가 많아지고, 연달은 사고와 같은 조증 증상들이 뚜렷한 기간 동안 나타난다. 조증의 병력이 있는 대상자는 우울증에 대한 치료와 병행하여 항조증 약물로 예방할 필요가 있다.

3) 평가

(1) 자료 수집

우울증을 갖고 있는 노인 환자의 평가에서 가장 중요한 면담을 통해 환자와 가족, 환자를 돌보는 사람으로부터 병력 정보를 얻고 전반적인 자료들을 수집해야 한다.

(2) 문제 확인

증상의 시작과 기간(계절적 변동 포함), 스트레스의 기여도(내과적 질환 포함), 정서이상의 경험, 자율신경증상의 유무 등을 주의깊게 관찰하여 우울성 증후군의 문제를 확인해야 한다.

(3) 원인 확인

우울증이 원인인지, 치매성 질환의 결과인지를 알기 위해 우울증이 발생하기 이전의 인지기능의 정도를 알아보고 우울증의 정확한 원인을 확인해야 한다. 우울 증상은 이전의 인지기능의 저하와 동반되어 나타난다.

(4) 임상적 관찰

정신과적 진단의 기둥이라 할 수 있는 여러 공식적인 정신상태 검사는 현재의 병력을 청취하는 동안 관찰을 하도록 해 준다. 검사자는 우울증에 나타난 슬픈 얼굴이나 텁수룩한 모습들, 치매환자와 같이 잘 어울리지 않는 의상을 입고 나타나는 모습, 단추가 제대로 끼워지지 않은 것과 같은 모습, 내과적 질환이나 뇌졸중으로 인한 운동기능의 소실과 같은 징후에 대해서 관찰하여야 한다.

(5) 평가 시행

인지기능 검사에서는 우울한 노인환자가 환각을 경험했는지, 고정된 잘못된 믿음(즉, 편집증성 특성을 가질 수 있는 망상)을 갖고 있는지 등의 감각과 관련된 질문들을 해야 된다. 이학적 검사와 실험실 검사는 우울증상으로 나타날 수 있는 내과적 질환을 배제하기 위해 필요하다. 10~20분 내에 시행할 수 있는 정신과적 검사를 포함한 단축된 신경정신과적 검사가 우울증을 갖고 있는 환자에 대한 통상적인 실험실 검사의 일부분이다. 이러한 검사는 초기 기준을 정하는 데 도움이 되고 단지 우울증만을 갖고 있는 환자로부터 일차성 치매를 감별하는데 도움이 된다.

① Beck Depression Inventory(BDI)

Beck 우울증 목록은 우울증의 선별을 위한 도구이다. 이 테스트는 초기에는 인터뷰에 의해 시행되었으나, 환자 혼자 시행하기에도 적합하다. 이 목록은 질문에 대한 답을 0점에서 3점까지 점수를 매기는 방식으로 21개 항목이 있다.

Beck Depression Inventory(BDI)

이름 : ______________ 연령 : _____세 성별 : 남 / 녀 작성일 : _____년 ___월 ___일

이 질문지는 여러분이 일상생활에서 경험할 수 있는 내용들로 구성되어 있습니다. 각 내용은 모두 네 개의 문장으로 되어 있는데, 이 네 개의 문장들을 자세히 읽어 보시고 그 중 요즈음(오늘을 포함하여 지난 일주일 동안)의 자신을 가장 잘 나타낸다고 생각되는 하나의 문장을 선택하여 그 번호를 ( )안에 기입하여 주십시오. 하나도 빼지 말고 반드시 한 문장만을 선택하시되, 너무 오래 생각하지 마시고 솔직하게 응답해 주시면 감사하겠습니다.

1	①	나는 슬프지 않다.	
	②	나는 슬프다.	
	③	나는 항상 슬프고 기운을 낼 수 없다.	
	④	나는 너무나 슬프고 불행해서 도저히 견딜 수 없다.	
2	①	나는 앞날에 대해서 별로 낙심하지 않는다.	
	②	나는 앞날에 대해서 용기가 나지 않는다.	
	③	나는 앞날에 대해 기대할 것이 아무 것도 없다고 느낀다.	
	④	나의 앞날은 아주 절망적이고 나아질 가망이 없다고 느낀다.	
3	①	나는 실패자라고 느끼지 않는다.	
	②	나는 보통사람들보다 더 많이 실패한 것 같다.	
	③	내가 살아온 과거를 뒤돌아보면, 실패투성인 것 같다.	
	④	나는 인간으로 완전한 실패자라고 느낀다.	
4	①	나는 전과 같이 일상생활에 만족하고 있다.	
	②	나의 일상생활은 예전처럼 즐겁지 않다.	
	③	나는 요즘에는 어떤 것에서도 별로 만족을 얻지 못한다.	
	④	나는 모든 것이 다 불만스럽고 싫증난다.	
5	①	나는 특별히 죄책감을 느끼지 않는다.	
	②	나는 죄책감을 느낄 때가 많다.	
	③	나는 죄책감을 느낄 때가 아주 많다.	
	④	나는 항상 죄책감에 시달리고 있다.	

6	①	나는 벌을 받고 있다고 느끼지 않는다.	
	②	나는 어쩌면 벌을 받을지도 모른다는 느낌이 든다.	
	③	나는 벌을 받을 것 같다.	
	④	나는 지금 벌을 받고 있다고 느낀다.	
7	①	나는 나 자신에게 실망하지 않는다.	
	②	나는 나 자신에게 실망하고 있다.	
	③	나는 나 자신에게 화가 난다.	
	④	나는 나 자신을 증오한다.	
8	①	내가 다른 사람보다 못한 것 같지는 않다.	
	②	나는 나의 약점이나 실수에 대해서 나 자신을 탓하는 편이다.	
	③	내가 한 일이 잘못되었을 때는 언제나 나를 탓한다.	
	④	일어나는 모든 나쁜 일들은 다 내 탓이다.	
9	①	나는 자살 같은 것은 생각하지 않는다.	
	②	나는 자살할 생각을 가끔 하지만, 실제로 하지는 않을 것이다.	
	③	자살하고 싶은 생각이 자주 든다.	
	④	나는 기회만 있으면 자살하겠다.	
10	①	나는 평소보다 더 울지는 않는다.	
	②	나는 전보다 더 많이 운다.	
	③	나는 요즈음 항상 운다.	
	④	나는 전에는 울고 싶을 때 울 수 있었지만, 요즈음은 울래야 울 기력조차 없다.	
11	①	나는 요즈음 평소보다 더 짜증을 내는 편은 아니다.	
	②	나는 전보다 더 쉽게 짜증이 나고 귀찮아 진다.	
	③	나는 요즈음 항상 짜증을 내고 있다.	
	④	전에는 짜증스럽던 일에 요즘은 너무 지쳐서 짜증조차 나지 않는다.	
12	①	나는 다른 사람들에 대한 관심을 잃지 않고 있다.	
	②	나는 전보다 다른 사람들에 대한 관심이 줄었다.	
	③	나는 다른 사람들에 대한 관심이 거의 없어졌다.	
	④	나는 다른 사람들에 대한 관심이 완전히 없어졌다.	
13	①	나는 평소처럼 결정을 잘 내린다.	
	②	나는 결정을 미루는 때가 전보다 더 많다.	
	③	나는 전에 비해 결정 내리는 데에 더 큰 어려움을 느낀다.	
	④	나는 더 이상 아무 결정도 내릴 수가 없다.	

14	①	나는 전보다 내 모습이 더 나빠졌다고 느끼지 않는다.	
	②	나는 나이 들어 보이거나 매력 없어 보일까봐 걱정한다.	
	③	나는 내 모습이 매력 없게 변해버린 것 같은 느낌이 든다.	
	④	나는 내가 추하게 보인다고 믿는다.	
15	①	나는 전처럼 일을 할 수 있다.	
	②	어떤 일을 시작하는 데에 전보다 더 많은 노력이 든다.	
	③	무슨 일이든 하려면 나 자신을 매우 심하게 채찍질해야만 한다.	
	④	나는 전혀 아무 일도 할 수가 없다.	
16	①	나는 평소처럼 잠을 잘 수가 있다.	
	②	나는 전에 만큼 잠을 자지는 못한다.	
	③	나는 전보다 한 두 시간 일찍 깨고 다시 잠들기 어렵다.	
	④	나는 평소보다 몇 시간 일직 깨고, 한번 깨면 다시 잠들 수 없다.	
17	①	나는 평소보다 더 피곤하지는 않다.	
	②	나는 전보다 더 쉽게 피곤해진다.	
	③	나는 무엇을 해도 피곤해진다.	
	④	나는 너무나 피곤해서 아무 일도 할 수 없다.	
18	①	내 식욕은 평소와 다름없다.	
	②	나는 요즈음 전보다 식욕이 좋지 않다.	
	③	나는 요즈음 식욕이 많이 떨어졌다.	
	④	요즈음에는 전혀 식욕이 없다.	
19	①	요즈음 체중이 별로 줄지 않았다.	
	②	전보다 몸무게가 2kg 가량 줄었다.	
	③	전보다 몸무게가 5kg 가량 줄었다.	
	④	전보다 몸무게가 7kg 가량 줄었다.	
▲ 나는 현재 음식 조절로 체중을 줄이고 있는 중이다. (예, 아니오)			
20	①	나는 건강에 대해 전보다 더 염려하고 있지는 않다.	
	②	나는 여러 가지 통증, 소화불량, 변비 등과 같은 신체적 문제로 걱정하고 있다.	
	③	나는 건강이 염려되어 다른 일은 생각하기 힘들다.	
	④	나는 건강이 너무 염려되어 다른 일은 아무 것도 생각할 수 없다.	
21	①	나는 요즈음 성(sex)에 대한 관심에 별다른 변화가 있는 것 같지는 않다.	
	②	나는 전보다 성(sex)에 대한 관심이 줄었다.	
	③	나는 전보다 성(sex)에 대한 관심히 상당히 줄었다.	
	④	나는 성(sex)에 대한 관심을 완전히 잃었다.	
평가자 기록란 : 총점 ______________ 평가 ______________			

출처 : 양영애 외(2012). 노인작업치료

4) 치료

(1) 작업치료

작업치료의 한 분야인 인지치료는 주간 활동계획표 같은 행동요법을 강조하고 기능의 적응정도를 잘 형성할 수 있도록 고안된 점진적 업무 부여를 강조하고 있다. 작업치료사는 부정적인 인식을 조사하고, 환자가 인생의 새로운 방식에 적응할 수 있도록 의미있는 작업을 통해 동기부여를 돕고 격려해야 한다. 흥미롭고 즐거운 활동을 중심으로 제공하면서 긍정적인 반응을 유도하고 돕는다.

(2) 약물치료

어떠한 항우울제를 사용할 것인가의 결정은 환자의 임상적 특성과 의사의 치료에 대한 선입관에 의해 많은 영향을 받을 수 있다. 명백하게 멜란콜리아를 동반한 주 우울증으로 고통받는 환자는 항우울제에 현저한 반응을 나타내고, 우울증이 심하지 않은 많은 환자에서도 항우울제에 반응을 나타낸다. 따라서 항우울제의 선택은 흔히 위험성(잠재적인 합병증을 고려할 때 현저할 수도 있다)과 치료의 장점을 비교하여 결정한다.

(3) 전기경련치료

전기경련치료는 우울증 치료에 있어서 효과적인 방법이 될 수 있다. 환자의 기억장애와 혼미가 악화될 수 있기 때문에 인지기능의 장애가 있는 노인환자에서는 전기경련치료의 사용이 제한된다. 비록 노인환자는 전기경련치료에 일반적으로 잘 반응을 나타내지만 우울증의 재발이 많다. 따라서 재발을 예방하기 위해 노인환자에게 전기경련치료 후에 저용량의 항우울제나 탄산리튬(lithium carbonate)을 하루에 150~300mg으로 투여해야 된다.

(4) 가족치료

우울증을 가진 노인환자의 치료에서 가족치료는 효과적인 치료방법이다. 우울증 환자가 가족으로부터 좀 더 소외되고 의존적일 때와 우울증성 행동의 강화된 속성을 무의식적으로 인식할 때 가족이 이차적인 이득(secondary gain)의 중요한 원천으로 작용할 수 있다. 노인환자의 우울증은 환자를 황폐화시켜 자살의 위험성을 높일 수 있다. 그러므로 가족의 역할이나 태도에 관계없이 환자를 환경으로부터 격리해서 질환을 치료하려고 시도해서는 안되며 환자의 가족이나 돌봐주는 사람을 포함해서 함께 치료해야 된다. 환자가 동의서를 제공할 만한 능력이 있는지 평가해야 하며, 만약 인지능력의 저하가 있으면 의사는 환자의 법적 후견인으로부터 필요한 허락을 받아야 한다.

2 자 살

1) 개요

자살은 하나의 행동으로 심한 신경정신과 질환으로 일어난다. 자살은 죽음을 이끄는 주요 원인 중 하나로 정신과적 응급 가운데 흔한 경우이다. 자살의 가능성을 가진 환자를 알아내는 일은 매우 중요하다. 자살 환자를 분류해보면 실제 자살에 이른 경우, 자살 시도에 그친 경우, 자살 의도나 생각, 자살 반추(자살사고를 반복적으로 함), 죽기를 원함, 의도하든 아니든 점차적으로 죽음에 이르게 되는 만성 자살, 자살 위협 등이 있으며 이런 행동을 자살성이라고 부른다. 유사자살은 자해를 했으나 죽기를 바란 것은 아닌 경우를 말한다.

2) 증상

(1) 생물학적 증상

자살의 신경생물학적 근거를 밝히기 위해서는 많은 연구가 필요하다. 자살의 관련 요인은 생물학적 요인과 임상적 우울, 절망감, 사회적 고립과 같은 심리적 요인을 결합시켜 결정될 수 있을 것이다. 따라서 동일한 환자에서 심리부검 결과와 신경생물학적 결과를 비교하는 상관관계 연구는 자살의 생물학적 근거에 대한 이해를 증진시킬 것으로 예측된다.

(2) 심리적 증상

선행연구에 따르면 소심함, 은둔성, 건강염려 성향, 적대감, 완고하고 매우 독립적인 성향을 보이는 노인에서 자살의 위험성이 높다. 듀버스타인(Duberstein) 등의 연구에 따르면 50세 이상의 자살 실행자들은 규칙적이고, 금욕적이며, 감정적으로 억제된 양상 등의 특성을 보인다. 그리고 성격적인 특성과 지속적인 행동, 감정의 패턴이 노인 자살에 기여하는 것으로 보고되었다.

(3) 사회환경적 증상

사회환경적 요인이 노인의 자살에 미치는 영향을 각 나라의 문화와 가치관에 따라 차이를 보인다. 노인 자살의 성비를 보면 세계적 성비는 3:1 정도로 남성의 자살이 높은 비중을 차지하고 아시아 국가에서는 그 차이가 미비하며 중국과 한국 등의 경우 여성의 비율이 남성보다 높은 것으로 나타났다.

3) 평가

(1) 심리부검

'심리부검'이란 용어는 주로 환자의 자살사를 둘러싸고 있는 사회적 및 심리적 상황을 재현하고자 설계된 일련의 인터뷰에 적용된다. 이 기법은 원래 의심스러운 죽음에 관한 검시관의 조사를 논의하기 위해 미국 L.A의 의학 검시관에 의해 개발되었다. 이 접근법은 청소년, 성인, 노인의 자살 사례를 조사하는데 사용되고 있다. 결국 자살을 둘러싼 상황을 기술하고 더 잘 평가하기 위해서는 정보를 후향적으로 수집하는데 의존할 수밖에 없다.

4) 작업치료 중재

자살 위험 요인을 가진 환자에 대한 사정을 통해 사례가 확인되었을 경우 입원치료를 한다. 항우울제의 투여 및 전기경련요법, 정신치료 등을 포함하여 우울환자에서 사용된 관리전략을 사용하여 환자를 관리한다. 환자가 자살을 생각하고 있거나 관심을 보이고 있다면 환자를 혼자 두어서는 안되며 정신과 전문의에게 의뢰해야 한다. 또한 작업치료사는 환자에게 의미있는 활동을 통해 동기 부여를 돕고 삶의 질을 높일 수 있도록 격려한다. 일반적인 자살 관리전략은 다음과 같다.

(1) 노년기 자살 예방을 위한 작업치료 전략

① 노인을 대상으로 일하는 의료인 및 관계자들을 위한 교육 프로그램을 개발한다. 노인의 자살 위험성에 대한 사정과 함께 노인우울 측정도구 및 다른 우울 선별도구의 사용을 포함한다.

② 노인과 가족, 돌봄제공자에게 교육 프로그램을 제공한다. 노화과정, 우울의 징후와 자살 특성에 대한 정보를 포함한다. 자살은 예방 가능하며 우울은 치료 가능하다는 것을

강조한다.

③ 도움을 요청하는 노인을 이송하는 지역사회 치료팀에는 정신건강전문가를 포함하여 지원한다.

④ 고립된 노인의 가족과 긴밀한 관계 형성 및 유대를 강화하도록 돕는다.

⑤ 노인센터, 동료 지지자 프로그램, 자원 봉사활동의 이용을 격려함으로써 노인의 사회적 지지망을 강화한다.

⑥ 사별한 남녀 노인을 지지하기 위한 자조 집단의 활용을 격려한다.

⑦ 노인과 접촉하게 되는 일에 종사하는 의료인은 노인을 대상으로 자살 위험성을 평가하고 필요시에 능동적으로 중재한다.

(2) 작업치료

환자의 심리적 증후군을 미리 파악하도록 유대감을 형성하도록 한다. 환자의 감정적 변화를 알아치리고 지원체계를 구축하기 위해 가족들과의 상담을 적극적으로 진행하면서 환자와 가족과의 협력을 통해 심리적 위험 요인을 제거하도록 한다.

환경을 긍정적으로 변화시키기 위해 색상은 밝고 조명은 환하게 하고 좋아하는 공간으로 구성한다. 우울하고 부정적 자극을 유발할 수 있는 도구는 가능한 정리함에 수납하여 보이지 않도록 한다.

관심을 유발할 수 있는 흥미있고 즐거운 활동 중심으로 선택하고 환자의 심리적 스트레스를 제거할 수 있는 정서적 안정을 유도할 수 있는 편안한 활동을 제공한다.

3 섬 망

1) 개요

섬망(delirium)은 원인 질환에 따라 다양하게 발생되며 의식장애, 주의력 결핍, 언어능력 저하 등을 가져오는 인지장애와 정신장애를 유발하는 신경정신성 질환이다. 섬망은 혼돈(confusion)과 비슷하지만 심한 과다행동, 안절부절못하고, 잠을 안자고, 소리를 지르고, 주사기를 빼내는 행위와 생생한 환각, 초조함과 떨림 등이 자주 나타나는 것을 말한다. 하지만 일부에서는 섬망이 과소활동으로 나타나기도 한다. 섬망은 의식변용의 대표적인 것으로, 만성알코올중독에서 나타나는 진전섬망, 노인치매나 뇌동맥경화증이 있는 노인에게 나타나는 노인성 섬망 및 중독 · 대사장애 · 감염 등에 의한 기능적 정신질환에서 많이 볼 수 있다. 야간에 일어나기 쉬운 야간 섬망, 의식명료는 동요하기 쉬운 특징을 가지고 있지만 대부분 완전히 회복한다.

2) 증상

증상은 다음과 같다.

(1) **수면장애** : 밤에 잠을 잘 이루지 못하는 불면증이 있다.
(2) **환시** : 커튼이나 벽에 있는 옷을 보고 공격하는 사람으로 착각하며 겁을 먹는다.
(3) **지남력 저하** : 시간과 장소의 개념이 없어지고, 사람을 잘 알아보지 못하고 자신이 있는 곳이 병원인지 집인지 구별을 잘하지 못한다.
(4) **의식장애, 집중력 저하** : 어떤 일에 집중을 하지 못한다.
(5) **사고장애** : 일상생활에서 비논리적인 사고, 피해망상, 의심 등을 보인다.
(6) **정신운동장애** : 과다각성, 초조, 과민성, 산만함 등을 보이거나, 각성 저하, 혼동, 진정 등을 보이는 경우도 있다.

섬망의 여러 증상들로 인해 판단력 저하와 공격적 행동, 충동적 행동을 보일 가능성이 있다.

3) 평가

섬망은 증상이 시작되는 속도와 의식 수준에서 치매와는 차이가 있다. 섬망은 질병의 발생이 갑작스럽게 일어나고 증상의 기복이 매우 심하다. 그러나 회복이 가능하다는 점에서는 치매와는 다르다. 임상에서는 치매와 섬망을 구별하기가 쉽지 않고 치매환자가 섬망을 동반할 경우에는 진단이 더욱 어렵다. 섬망에 대한 진단에서 가장 중요한 것은 질병에 대한 자세한 병력 청취를 통해 증상의 발생 시점과 증상의 변화 양상 등을 파악하고 다른 질환과의 감별을 위해 혈액검사, 요검사 및 뇌전산화단층촬영, 자기공명촬영, 뇌척수액검사, 뇌파검사 등을 실시하기도 한다. 작업치료에서 섬망의 평가로 사용되는 것은 MMSE-K와 시계그리기 검사가 있으며 이들 검사 도구를 통해 인지기능을 평가한다.

4) 작업치료 중재

섬망은 정신분열, 양극성 장애, 기질적 정신장애, 성격장애 등 다양한 정신장애와 정신장애가 없는 사람에게도 나타날 수 있다. 따라서 섬망의 작업치료 중재는 다양하게 고려되어야 한다.

환자의 이야기에 우선적으로 경청하는 것이 매우 중요하다. 환자의 이야기를 들어 주는 것이며 논리적으로 해석하고 판단하는 것은 아니다. 가능한 현실에 바탕을 둔 활동이나 사실에 집중하고 환자의 사고변화를 위해 설득하지 않도록 한다. 섬망을 가진 환자라 하더라도 지적인 판단을 하는 성인으로 생각하고 존중하여야 한다.

환경을 환자의 실제 생활에 맞추어 설계하도록 한다. 현실적인 감각을 가지도록 가구나 도구를 배치하고 가능한 환자의 실제 활동에 중점을 두고 적절하게 환경을 구성하도록 한다. 활동은 환자의 사고 능력에 맞추어 적합한 활동을 선택한다. 스스로 참여할 수 있고 관심을 가지는 활동을 중점으로 선택한다. 그러나 환자의 증상과 관계 있는 활동은 피해야 한다.

4 불 안

1) 개요

불안은 노인에서 볼 수 있는 흔한 증상 중 하나로 불안해 할 필요가 없는 상황에서도 불안해 하거나 지나치게 불안해 하는 경우를 말한다. 일반적으로 불안을 갖고 있는 사람들은 안절부절 못하고 짜증을 잘 낸다. 또 닥치지도 않을 위험을 걱정하고 최악의 사태만을 상상하는 경향이 많다. 신체적 증상으로는 심박동 증가, 소화불량, 설사, 변비, 발한, 근긴장으로 인한 두통, 불면증 등이 있다. 공포장애, 공황장애, 범불안장애, 강박장애, 외상 후 스트레스장애 등이 나타난다.

2) 증상

노인의 불안장애는 위협적인 것으로 경험된 사건이나 변화의 결과로 야기될 수 있다. 불안

장애의 증상은 불안장애에 속하는 진단에 따라 그 증상이 매우 다르다.

(1) 공황장애

공황 발작 시 호흡곤란, 가슴 답답함, 심장 박동 증가, 발한, 기절, 죽을 것 같은 생각 등과 같은 증상이 있을 수 있다.

(2) 강박장애

자신의 손이 오염되었다는 생각, 집에 문을 잘 잠그고 왔는지에 대한 걱정, 주변 물건의 배치를 대칭적으로 해야겠다는 생각 등이 자꾸 머리 속에 떠올라 이를 행동으로 옮기지 않으면 불안감이 증가한다.

(3) 외상 후 스트레스 장애

정신적 충격을 주는 사고나 재해 이후에 꿈이나 회상을 통해 사고나 재해를 반복적으로 재경험하게 되거나, 이와 관련된 장소나 교통 수단을 회피하고, 각성, 흥분 상태가 지속되어 불면, 감정 통제의 어려움 등을 느끼게 된다.

3) 평가

불안장애를 가지고 있는 노인은 자신의 불안을 말할 수 있고 행동의 단서로 자율신경 기능항진, 불안정성, 안절부절 못함 등을 나타낸다. 작업치료사는 연관된 변화를 사정하고 대상자의 수면패턴과 식욕, 우울증의 여부, 대상자가 호소하는 신체적 통증 등을 평가해야 한다.

4) 작업치료 중재

환자의 정서적 감정과 이야기에 공감하고 격려한다. 치료적 관계를 유기적으로 맺기 위해 그들의 질문에 가능한 성실히 대답하고 환자의 증상에 대해 집중적으로 질문하는 것은 삼가한다. 우선적으로 환자가 관심을 가지는 사항에 대해 중점을 두고 서비스를 시작한다. 심리적 불안을 야기하는 활동이나 일은 점차적으로 접근하여 개인이 긍정적으로 반응을 하도록 유도한다.

환경은 조용하고 안정적이고 친숙하게 설계한다. 불안을 느끼는 사람은 소음에 과잉반응을 보이거나 많은 사람들이 붐비는 공간에서 스트레스를 받는다. 그러므로 환자의 치료 환경을 단순하고 편안한 환경으로 구성하고 안정감을 느낄 수 있도록 활동 프로그램을 간단히 소개해 준다.

부분적인 활동에 집중하지 말고 성취가능한 활동을 선택한다. 불안을 가진 사람은 반복적이고 단순한 활동에 반응을 잘한다. 따라서 환자의 심리적 불안을 안정적으로 조정할 수 있는 규칙적이고 속도가 느린 활동을 선택하여 시작한다.

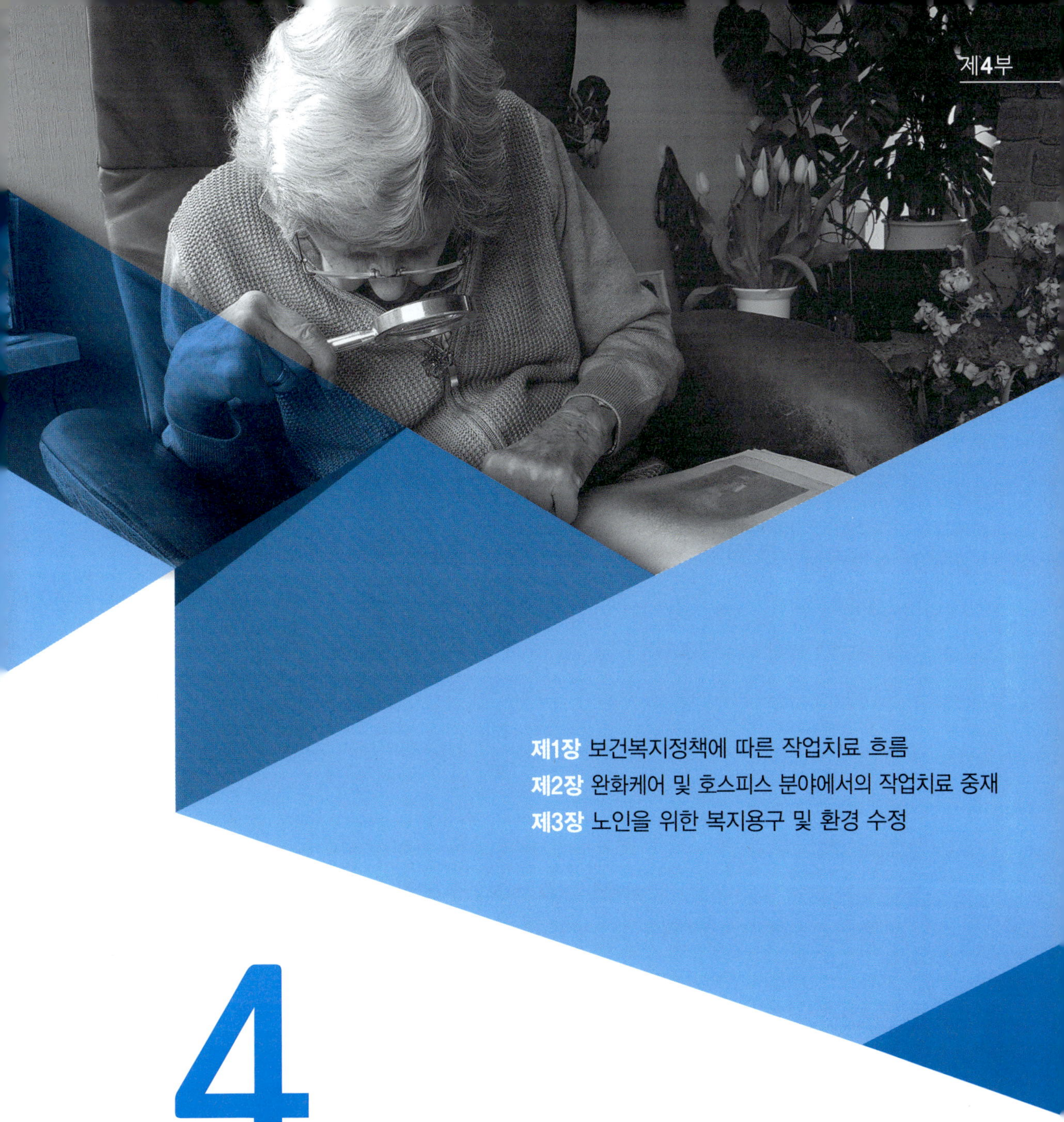

4

노인을 위한 제도와 환경

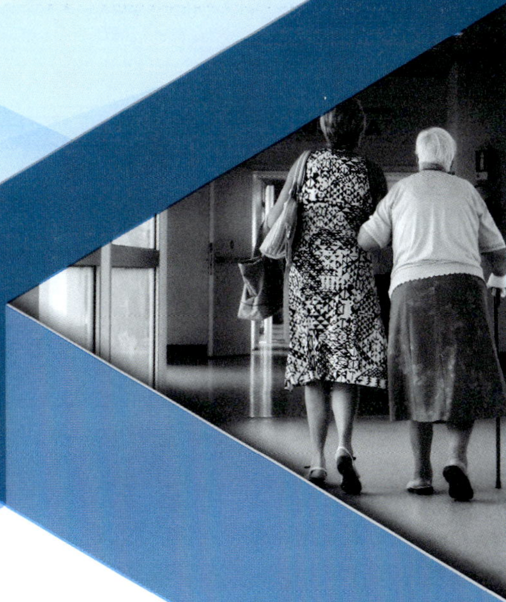

제 1 장

보건복지정책에 따른 작업치료 흐름

학습목표

- 치매관리종합계획의 비전과 목표를 이해하고 제시할 수 있다.
- 지역사회에서 추진하는 치매예방 및 관리정책에 대해 이해하고 설명할 수 있다.
- 노인장기요양보험과 작업치료사의 역할을 이해하고 설명할 수 있다.

핵심용어

치매관리종합계획, 치매예방, 노인장기요양보험

1 국내 치매관리종합계획

제1차 치매관리종합계획(2008~2012)은 노인의 편안하고 인격적인 삶을 목표로 하였으며, 제2차 국가치매관리종합계획(2013~2015)은 치매의 예방-발견-치료-보호를 위한 체계적 기반 구축을 중심으로 이루어졌다. 제3차 치매관리종합계획(2016~ 2020)은 치매환자와 가족이 지역사회에서 편안하고 안전하게 살아갈 수 있는 사회 구현의 비전을 제시하고 있다.

제4차 치매관리종합계획(2021~2025)은 치매환자와 가족, 지역사회가 함께하는 행복한 치매안심사회 실현이라는 비전을 제시하며, 살던 곳에서 안심하고 지낼 수 있도록 지원이라는 목표를 설정하였다. 이 계획에서는 한국형 치매선별검사도구 개발 및 적용, 숲 체험 · 원예활동 · 텃밭 가꾸기 등 야외프로그램 추진, 장기요양 5등급자(치매)도 치매안심센터의 쉼터 이용 고령자복지주택 입주자의 식사지원, 건강관리 등 재가서비스 제공, 치매가족휴가제 이용한도의 확대, 치매환자 가족 상담수가 도입, 치매증상 지연과 치료를 위한 디지털 치료기기 개발, 비대면 기술을 활용한 치매검사, 인지기능 관리와 같은 내용이 주요하게 언급되고 있다. 목표 달성을 위해 전문화된 치매관리와 돌봄, 치매관련 정책기반 강화를 제시하였고 다음과 같다(그림 4-1).

1) 전문화된 치매관리와 돌봄

(1) 선제적 치매 예방 · 관리

인지활동 프로그램을 찾아가는 방식으로 제공하는 것도 포함하며, 전 연령 대상 프로그램 개발 및 보급과 같은 인지건강증진 프로그램 개발 및 확산을 제시하였다.

(2) 치매환자 치료의 초기 집중 투입

기존 치매환자쉼터 프로그램에서 제외되었던 장기요양 5등급자도 참여가 가능하도록 지침을 개정 시행하였고, 만 65세 이전에 발병한 초로기 치매환자 지원에 대한 내용도 제시되었다.

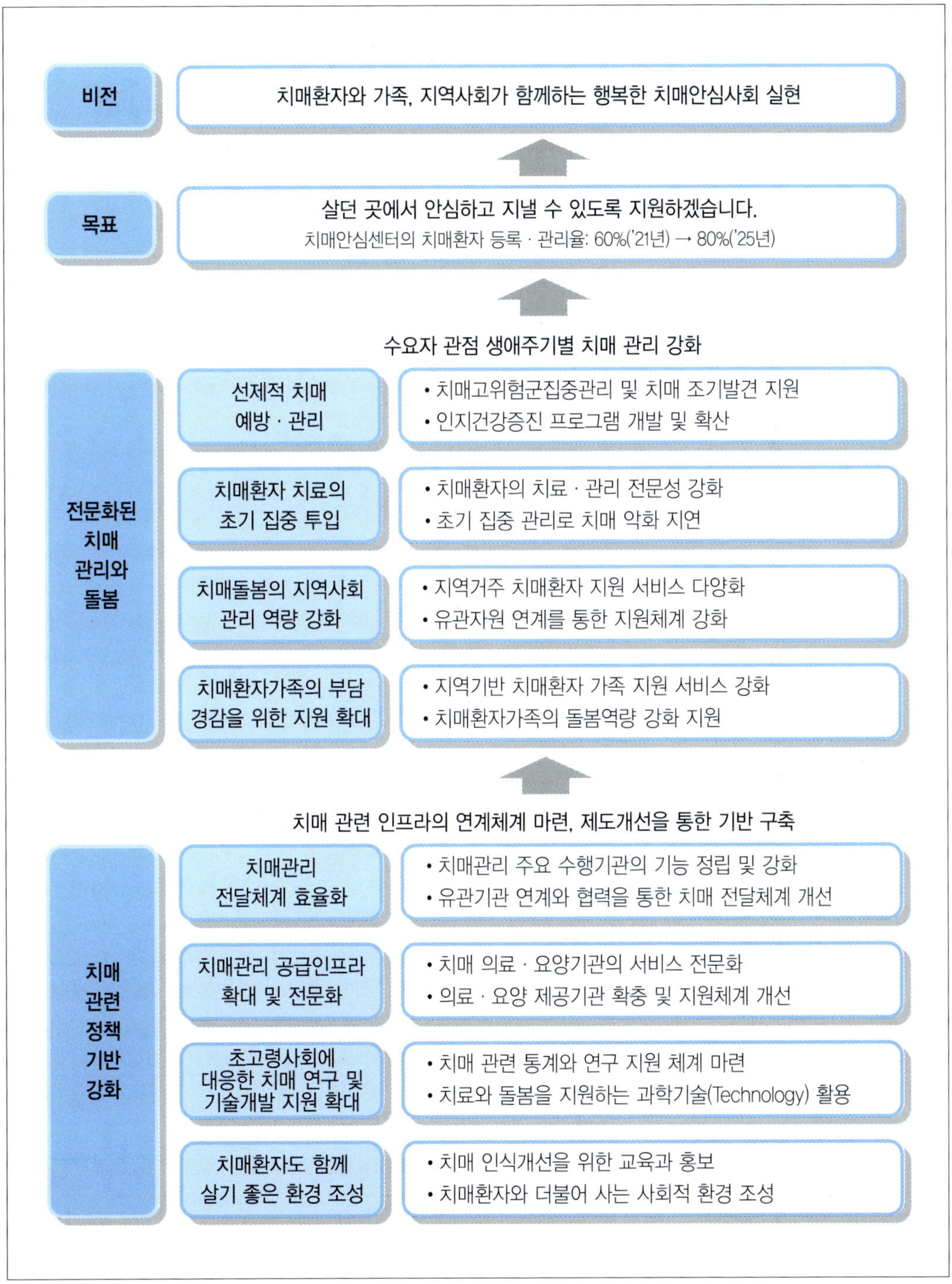

[그림 4-1] 제4차 치매관리종합계획(2021~2025)

출처 : 보건복지부(2020)

(3) 치매돌봄의 지역사회 관리 역량 강화

치매환자 주거안전 및 주거복지 지원으로 주거와 함께 장기요양서비스를 제공하는 모형 개발을 공식화 하였다. 또한, 인공지능(AI), 사물인터넷(IoT)과 같은 정보통신기술(ICT)을 최대한 활용하여 지역사회 통합돌봄 서비스를 연계하는 방안에 대하여 제시하고 있다.

(4) 치매환자 가족의 부담 경감을 위한 지원 확대

치매환자 및 가족 대상의 교통 편의 서비스를 제공하는 방향으로 감염병 확산과 같은 재난상황에 대비하여 온라인 자조모임 정례화에 대한 내용도 담기게 되었다. 또한, 문화·여가생활에 대해서도 힐링프로그램 다양화 및 여행지원을 통해 서비스 강화 방안이 제시되고 있다.

2) 치매정책 관련 정책기반 강화

(1) 치매관리 전달체계 효율화

중앙치매센터를 향후 국가치매센터로 확대 개편하는 방안, 국립노화연구소 설립, 기존 치매상담콜센터를 치매지식정보소통센터로 확대 개편하는 방안이 제시되고 있다. 또한, 보건지소 등 기존 인프라를 활용하여 치매안심센터 분소 설치로 치매예방프로그램을 더욱 효율적으로 제공할 수 있는 방안도 제시되고 있다.

(2) 치매관리 공급 인프라 확대 및 전문화

요양보호사 양성과정에 치매전문교육 내용을 확대하여 서비스의 전문화를 꾀하며, 치매돌봄 경험이 있는 종사자를 위한 심화과정 개설 등 전문교육의 개편방안도 제시되고 있다. 또한, 기존 경증치매대상자의 변별력 부족이 언급되고 있는 바, 수급자의 욕구를 반영한 서비스를 위해 장기요양 등급판정체계를 개편하는 방안도 제시되었다.

(3) 초고령사회에 대응한 치매연구 및 기술개발 지원 확대

치매환자 데이터베이스(DB)의 효율화를 위하여 국민건강보험공단, 건강보험심사평가원, 치매안심통합관리시스템을 통합한 치매종합정보 DB 구축이 명시되었다. 또한, 비대면 기술을 활용한 예방·검진·인지강화 프로그램 확산, 디지털 치료기기 개발 및 실증, 정보통신기술을 활용한 서비스 강화, 고령친화기술 조사·평가라는 획기적인 방안을 제시하고 있어

4차 산업혁명 시대에 대응 가능한 내용을 포함하고 있다.

(4) 치매환자도 함께 살기 좋은 환경 조성

기존에 진행하고 있던 치매인식도조사, 치매파트너운영, 치매안심마을, 치매공공후견사업을 강화하는 방안이 제시되고 있다. 2020년 초 전 세계적으로 유행한 코로나19 감염병의 대유행 상황에서 기존의 대면방식의 치매관리사업은 대폭 축소되는 등 제 기능을 발휘하기 어렵게 되었다. 이에 이 계획에서는 정보통신기술(ICT)을 활용한 비대면 방식의 치매관리에 대하여 선제적이고 획기적으로 대폭 강화된 계획이 포함되게 된 것이 가장 특징적이다.

(5) 선제적 치매 예방

치매 예방 및 관리를 위하여 치매정밀검진의 일부 비급여 항목을 건강보험으로 지원하고, 보건소에서 실시하는 치매조기 검진사업도 지속적으로 강화해 나갈 계획이다. 60세 이상 모든 어르신은 무료 선별검사를 실시하고 전국가구 평균소득 100% 이하인 경우 정밀검사를 지원한다. 예방 및 치료관리가 소홀했던 경도인지 저하자, 75세 이상 독거노인, 치매진료중단자 등 53만 명도 보건소 치매상담센터를 통해 서비스를 제공하고 관리한다.

3) 광역치매관리사업

(1) 개요

우리나라는 치매관리법에 의하여 중앙치매센터, 광역치매센터, 치매안심센터가 설치되어 있다. 보건복지부는 중앙치매센터를 통해 국가치매관리사업의 기획 및 평가 등 전반적인 운영을 시행하고 있으며, 광역지방자치단체의 광역치매관리사업을 총괄하고 있다. 광역지방자치단체는 광역치매센터를 통해 지자체 치매관리사업의 전반적인 운영·관장을 하고 있다. 기초 지방자치단체는 치매안심센터를 통해 지역사회 치매관리사업을 운영하고 있으며, 보건복지부–중앙치매센터, 광역지자체–광역치매센터, 기초지자체–치매안심센터는 [그림 4-2]와 같은 전달체계를 갖추며 촘촘한 치매관리체계를 갖추고 있다.

(2) 중앙치매센터

치매관리법에 근거해 설립된 중앙치매센터는 국가치매관리사업의 중추기관이다. 중앙치매센터는 2012년부터 치매가 있어도 살기 불편하지 않은 나라, 치매로부터 가장 먼저 자유

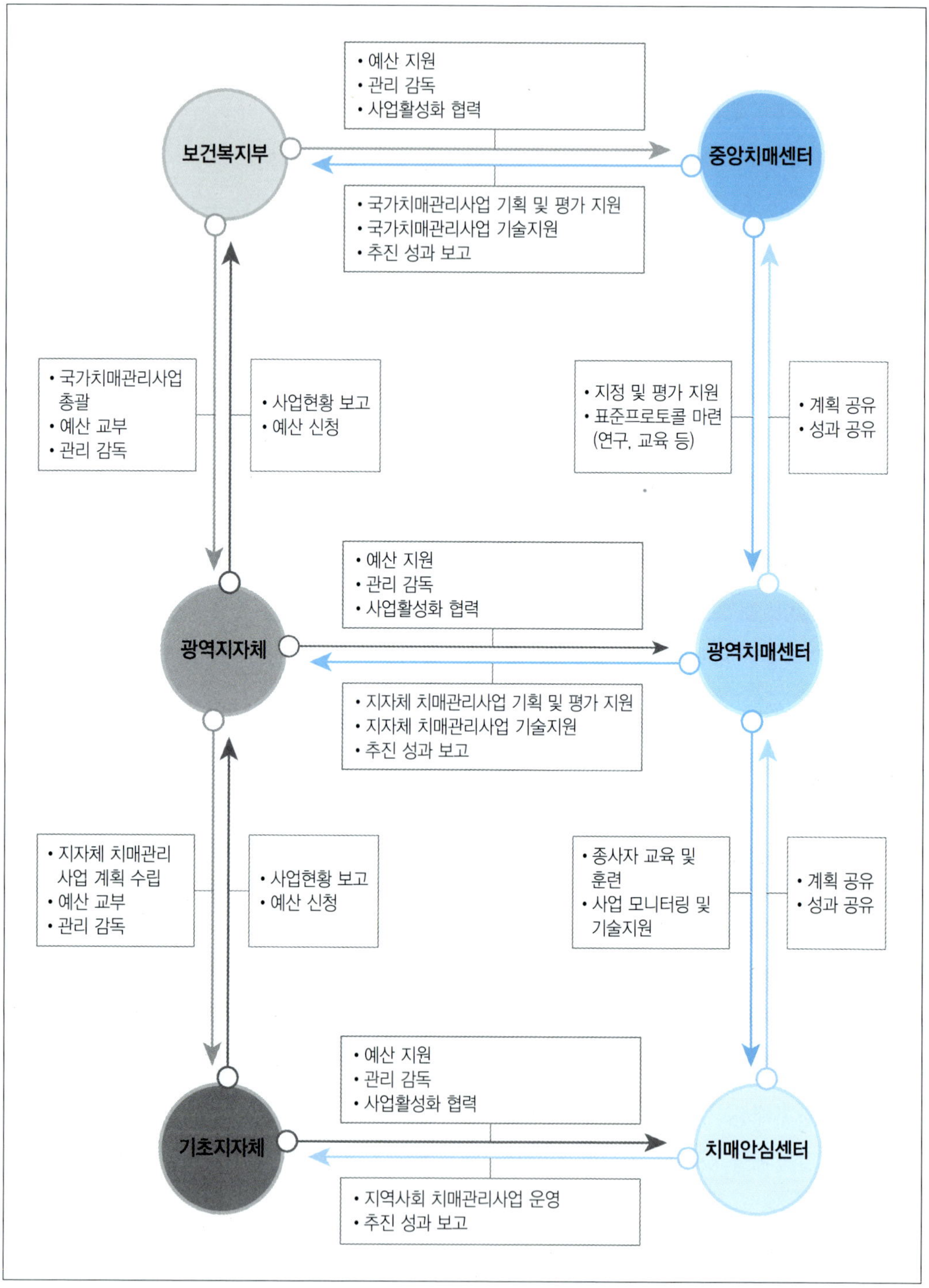

[그림 4-2] 치매관리 전달체계

출처 : 중앙치매센터

로워지는 대한민국을 비전으로 사업을 수행하고 있다. 한국형 치매서비스망 구축, 배움과 나눔을 통한 인식제고, 선도적 연구 개발 역량 강화라는 3가지 과제가 있다.

세부 사업으로는 치매전문교육 제공, 실종치매노인지원사업, 인프라 구축, 인식개선 캠페인, 네트워크 활성화, 연구사업, 간행물 · 홍보물 · 영상물을 제작하여 전국에 보급하고 있다. 또한, 전국의 표준화된 치매관리 사업을 위해 각 광역치매센터의 컨트롤타워로 기술적 지원을 위한 표준 프로토콜 마련 및 성과 평가를 수행하고 있다.

① 구성

중앙치매센터는 기존 민간영역에서 위탁운영 되다가 치매관리체계의 공공성 강화의 일환으로 국립중앙의료원으로 운영주체가 바뀌게 되면서 조직구성에서도 대대적인 개편을 하였다. 치매관리법 시행규칙에서는 중앙치매센터장, 부센터장을 두며, 연구/교육 · 홍보/협력사업 등을 담당하는 팀을 구성하여 운영할 수 있도록 되어 있다.

부센터장은 1명이 상근으로 근무하며, 각 팀은 실무를 총괄하는 팀장 1명과 15명 내외의 팀원으로 구성된다(그림 4-3). 중앙치매센터장은 노인 관련 보건복지분야에서 7년 이상의 경력 및 보건복지분야의 석사학위 이상 소지자여야 하며, 자격기준으로는 의료법에 따른 의료인, 사회복지사업법에 따른 사회복지사, 정신건강증진 및 정신질환자 복지서비스 지원에 관한 법률에 따른 정신건강전문요원, 5급 이상 공무원으로서 국가 또는 지방자치단체에서 보건복지사업에 관한 행정업무에 5년 이상 종사한 경력이 있는 사람, 상기 내용 중 어느 하나에 준하는 자격을 소지한 사람으로 명시되어 있다. 부센터장은 센터장과 동일한 면허나 자격을 소지한 사람으로 보건복지분야의 석사학위 이상 소지자 중 노인관련 보건복지분야에서 5년 이상 경력자면 자격에 부합한다. 팀장은 업무수행에 필요한 분야의 석사학위 이상 소지자 중 노인 관련 보건복지분야에서 3년 이상 경력자면 자격에 부합한다.

의사와 간호사는 의료인으로 분류되어 센터장, 부센터장의 자격에 부합하며, 사회복지사도 센터장, 부센터장 자격에 부합하나, 작업치료사는 그렇지 못하였었다. 하지만, 2020년 4월 7일 정신건강증진 및 정신질환자 복지서비스 지원에 관한 법률에서 정신건강전문요원에 정신건강작업치료사가 포함되도록 개정됨에 따라 이 법률에 의하여 작업치료사 중 정신건강작업치료사라면 센터장 및 부센터장 자격에 부합될 수 있게 되었다.

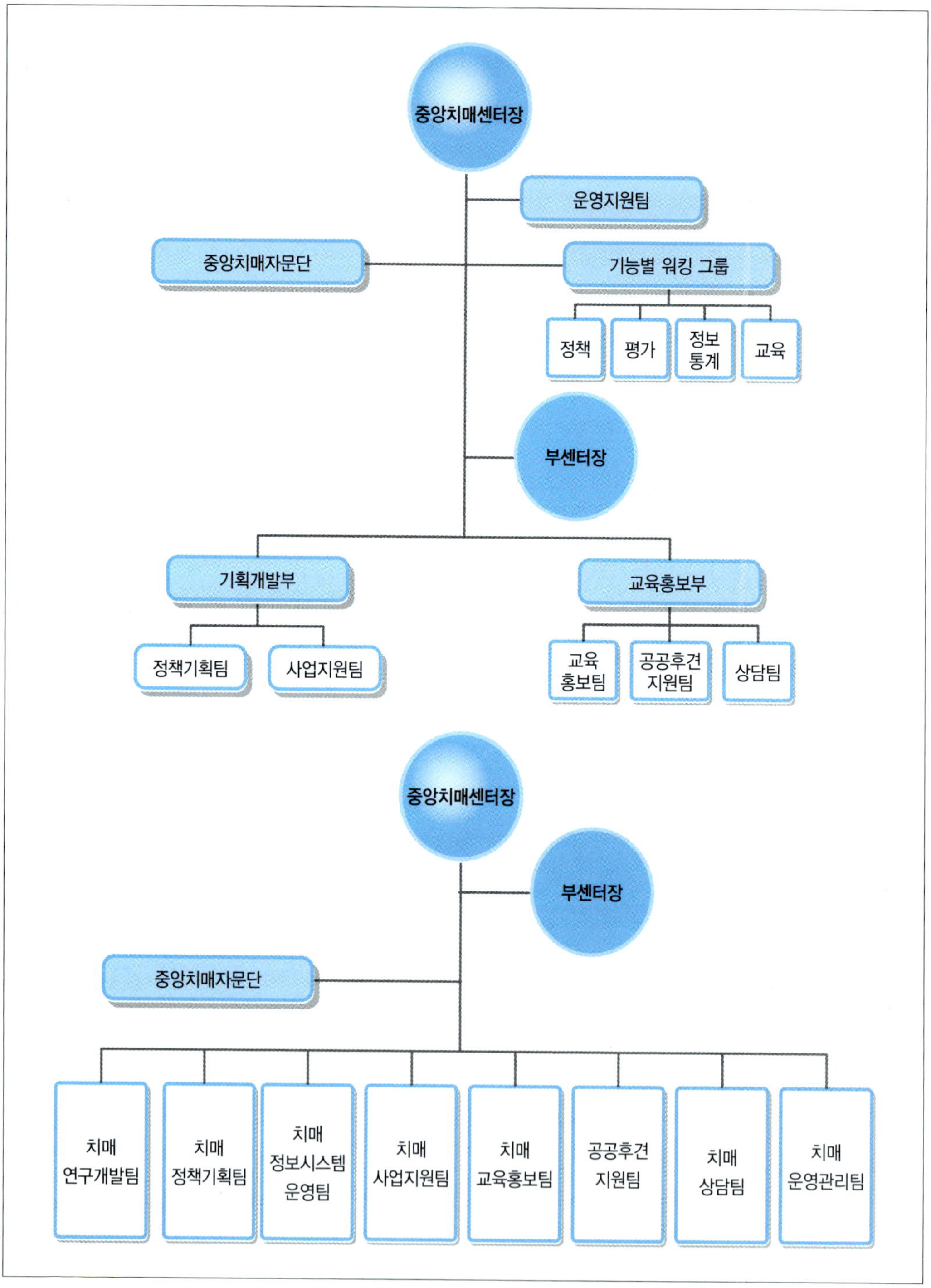

[그림 4-3] 중앙치매센터 구성

출처 : 중앙치매센터

② 추진사업

1. 치매관리사업수행기관에 대한 기술지원 및 평가 지원 업무
2. 치매관리 지침 개발 및 보급
3. 시행계획의 추진실적 평가 지원
4. 치매연구사업 지원
5. 치매관리사업 관련 교육 · 훈련 및 지원 업무
6. 제12조의3에 따른 성년후견제 이용지원 업무의 지원
7. 치매등록통계사업 지원
8. 제13조의2에 따른 치매정보시스템의 구축 · 운영의 지원
9. 제14조에 따른 역학조사
10. 제17조에 따른 치매안심센터 업무의 지원
11. 치매 인식개선 교육 및 홍보
12. 치매 관련 정보의 수집 · 분석 및 제공
13. 치매와 관련된 국내외 협력
14. 그 밖에 치매와 관련하여 보건복지부장관이 필요하다고 인정하는 업무

(3) 광역치매센터

지역사회 치매관리사업의 내실 있는 추진을 위해 광역 시 · 도별로 광역치매센터를 설립하였다. 2012년 국립대병원에 설치된 노인보건의료센터 권역치매센터 4곳을 지정하였고, 2013년에는 권역치매센터를 포함하여 광역치매센터 11개소를 지정하였다. 이후 전국 광역지방자치단체 모두에 설치되어 운영 중이다.

① 구성

치매관리법 시행규칙에 의하여 광역치매센터는 광역치매센터장, 사무국장을 두고, 정책기획, 교육홍보, 기술지원, 자원연계 등을 담당하는 팀을 구성하여 운영한다. 사무국장은 1명이 상근으로 근무하며, 팀원은 5인 이상을 두도록 되어 있다.

광역치매센터장은 노인 관련 보건복지분야에서 7년 이상의 경력이 있어야 하며, 자격기준으로는 의료법에 따른 의료인, 사회복지사업법에 따른 사회복지사, 정신건강증진 및 정신질환자 복지서비스 지원에 관한 법률에 따른 정신건강전문요원, 5급 이상 공무원으로서 국가 또는 지방자치단체에서 보건복지사업에 관한 행정업무에 5년 이상 종사한 경력이 있는 사람, 상기 내용 중 어느 하나에 준하는 자격을 소지한 사람으로 명시되어 있다. 사무국장은 업무수행에 필요한 분야의 학사학위 이상 소지자 중 노인관련 보건복지분야에

서 3년 이상 경력자면 자격에 부합하며 보건복지부 치매정책 사업안내에 따르면 간호사, 사회복지사(1급), 작업치료사, 임상심리사 자격 소지자 채용이 권장되고 있다. 팀원은 치매관리법 제16조의2제1항에 따른 업무수행에 필요한 분야 전공자 또는 경력자이며, 그중 팀장은 치매관리법 제16조의2의제1항에 따른 업무수행에 필요한 분야 전공자 중 노인관련 보건복지분야에서 2년 이상 경력자로 명시되어 있다.

② 추진사업

1. 치매관리사업 계획
2. 치매 연구
3. 제17조에 따른 치매안심센터 및 「노인복지법」 제31조에 따른 노인복지시설 등에 대한 기술 지원
4. 치매 관련 시설 · 인프라 등 자원조사 및 연계체계 마련
5. 치매 관련 종사인력에 대한 교육 · 훈련
6. 치매환자 및 가족에 대한 치매의 예방 · 교육 및 홍보
7. 치매 인식개선 교육 및 홍보
8. 제12조의3 제3항에 따른 후견인 후보자 추천
9. 제12조의3에 따라 선임된 후견인에 대한 감독지원 및 후견사무의 지원
10. 그 밖에 보건복지부장관이 정하는 치매 관련 업무

4) 지역사회 치매관리사업(치매안심센터)

(1) 개요

지역사회 치매관리사업은 1995년 보건복지부의 치매 10년 대책(1996~2005) 수립에서부터 시작된다. 정신보건법 제정 이후 일부 정신보건센터에서 치매관련 사업을 시행하였고, 이후 1997년 노인복지법 제12조에 따라 시 · 군 · 구 보건소에 치매상담센터 설치 및 치매상담요원 배치가 이루어졌다. 2006년 12월에는 서울시에서 전국 최초로 서울시광역치매센터를 개소하였고, 이후 2009년도까지 서울시 25개 모든 자치구에 자치구 치매지원센터가 개소 및 운영하게 되면서 지역사회중심 치매관리사업이 시작되었다. 이후 2017년 발표된 치매국가책임제 시행계획에 따라 2019년까지 전국에 256개소 치매안심센터가 설치 완료되어 본격적으로 전국단위의 지역사회 치매관리사업이 시행되었다.

(2) 치매안심센터

① 구성

치매관리법 시행규칙에 의하여 치매안심센터는 업무 수행을 위한 전용공간을 필수적으로 설치해야 하며 대기실, 사무실, 교육–상담실, 검진실, 프로그램실(쉼터), 가족카페를 설치할 것을 명시하고 있다. 쉼터는 인지 · 신체활동 프로그램, 상담 · 교육 등 낮 시간 보호의 역할을 수행하는 공간이며, 가족카페는 치매 가족의 정보교환, 휴식, 자조모임, 돌봄 교육 등을 수행하는 공간이다.

인력 기준에서는 작업치료사, 간호사, 사회복지사(1급), 임상심리사 각각 1명이 필수인력으로 제시되고 있기에 지역사회 치매관리사업에서 작업치료는 필수적인 요소로 부각되고 있다(표 4–1). 보건복지부 치매정책 사업안내에서는 작업치료사의 경우 쉼터지원팀의 필수 채용 인력으로 명시되어 있고, 인지프로그램 운영 업무가 권장되고 있다.

[표 4–1] 치매안심센터 시설 · 인력 기준

치매안심센터의 시설 · 인력 기준(제8조 관련)

1. 시설 기준
   가. 치매안심센터의 업무를 수행하기 위한 전용공간일 것
   나. 보건 · 위생 · 교통 · 환경 등의 요소를 고려하여 치매환자와 그 가족에게 적합한 장소일 것
   다. 화재 등 재난을 예방하기 위하여 「소방기본법」 등에 따라 소화기구, 경보설비 및 비상구를 설치할 것
   라. 비상상황에 대비한 응급의약품 등을 구비할 것
   마. 다음의 기준을 갖춘 시설 · 장비를 마련할 것
      1) 대기실: 등록, 상담 등을 기다리기 편안한 공간일 것
      2) 사무실: 책상, 전화기, 컴퓨터, 복사기 등 사무 처리에 필요한 설비를 갖출 것
      3) 교육 · 상담실: 상담, 안내, 설명 등에 필요한 탁자, 소파 등을 갖출 것
      4) 검진실: 치매 선별검사 및 진단검사 등에 적합할 것
      5) 프로그램실(쉼터): 신체 및 인지활동 프로그램 실시에 필요한 설비를 갖출 것
      6) 가족카페
      7) 화장실: 성별에 따라 구분하여 설치하고, 미끄러짐을 방지할 수 있는 장치를 둘 것
2. 인력 기준
   간호사, 1급 사회복지사, 작업치료사, 임상심리사를 각각 1명 이상 둘 것. 다만 보건복지부장관이 필요하다고 인정하는 경우에는 그렇지 않다.

② 추진사업

1. 치매 관련 상담 및 조기검진
2. 치매환자의 등록 · 관리
3. 치매등록통계사업의 지원

4. 치매의 예방 · 교육 및 홍보
5. 치매환자를 위한 단기쉼터의 운영
6. 치매환자의 가족지원사업
6의2. 「노인장기요양보험법」 제22조제2항에 따른 장기요양인정신청 등의 대리
6의3. 제12조의3에 따른 성년후견제 이용 지원사업
6의4. 치매 인식개선 교육 및 홍보
7. 그 밖에 시장 · 군수 · 구청장이 치매관리에 필요하다고 인정하는 업무

(3) 작업치료사의 역할

작업치료사는 치매환자 쉼터운영, 가족지원사업, 치매 예방 · 교육 및 홍보, 치매환자 등록 · 관리, 치매관련 상담, 치매조기검진, 치매등록통계사업 지원 등 치매관리사업의 전반에 걸쳐서 작업치료의 가치를 실현할 수 있는 전문인력이다. 특히 인지중재치료의 전문가로서 치매, 고위험군, 정상노인을 위한 인지건강 및 신체건강, 일상생활활동(ADL) 관리, 안전 및 환경관리, 가족교육과 부양부담감 관리 등 치매와 관련된 직접적인 영역 및 간접적인 영역에 이르기까지 전문적인 역할수행이 요구된다.

일반적으로 작업치료사는 의료영역(병원)에서 근무하면서 환자와 직접적인 관련이 있는 역할을 주로 수행하고 있지만, 치매관리사업에서는 전반적인 영역에 걸쳐서 작업치료사의 활동이 요구된다는 차이가 있다. 작업치료 대상자는 환자뿐만 아니라 환자를 포함한 주변인(가족 등)임을 볼 때 작업치료의 가치를 실현하는데 치매관리사업이 적합하다 볼 수 있다. 또한, 작업치료사는 의사, 간호사, 사회복지사 등 타 전문가와의 긴밀한 협력을 통한 팀 접근을 항상 고려해야 한다.

2 노인장기요양보험

1) 노인장기요양보험제도의 개요

(1) 목적

노인장기요양보험제도는 2007년 노인장기요양보험법 시행에 따라 운영되기 시작하였고 고령이나 노인성 질병 등의 사유로 일상생활을 혼자서 수행하기 어려운 노인에게 신체활동 또는 가사 활동지원 등의 장기요양급여에 관한 사항을 규정하여 노후의 건강증진 및 생활 안정

을 도모하고 가족의 부담을 덜어 줌으로써 국민의 삶의 질을 향상하도록 함을 목적으로 한다.

(2) 대상

노인장기요양보험의 신청 대상은 의료급여수급권자로서 65세 이상 노인 및 64세 미만 자로 치매 · 뇌혈관성 질환 등 대통령령으로 정하는 노인성 질병을 가진 자이다. 급여대상자는 65세 이상 노인 또는 노인성 질병으로 6개월 이상의 기간 동안 혼자서 일상생활을 수행하기 어려운 자를 종합적인 평가를 통해 선정하게 된다. 노인성 질병의 종류는 [표 4-2]와 같다.

(3) 재원 및 운영

노인장기요양보험제도는 국민건강보험제도와는 별개의 제도로 도입 · 운영되고 있다. 장기요양보험사업은 보건복지부장관이 관장하며 장기요양보험사업의 보험자는 국민건강보험공단(이하 공단)으로 한다. 제도 운영의 효율성을 도모하기 위하여 보험자 및 관리운영 기관을 공단 노인장기요양센터로 일원화하고 있다. 사회보험방식을 근간으로 일부는 공적부조방식을 가미한 형태로 운영되며, 재원은 가입자가 납부하는 장기요양보험료 및 국가 및 지방자치단체의 부담금, 장기요양급여 이용자가 부담하는 본인일부부담금으로 조달된다. 장기요양보험료는 국민건강보험법에 따른 건강보험료와 통합 징수한다. 공단은 장기요양보험료를 건강보험료와 장기요양보험료를 구분하여 고지하여야 한다.

[표 4-2] 노인성 질병의 종류

구분	질병명	질병코드
한국표준질병·사인분류	가. 알츠하이머병에서의 치매	F00*
	나. 혈관성 치매	F01
	다. 달리 분류된 기타 질환에서의 치매	F02*
	라. 상세불명의 치매	F03
	마. 알츠하이머병	G30
	바. 지주막하출혈	I60
	사. 뇌내출혈	I61
	아. 기타 비외상성 두개내출혈	I62
	자. 뇌경색증	I63
	차. 출혈 또는 경색증으로 명시되지 않은 뇌졸중	I64
	카. 뇌경색증을 유발하지 않은 뇌전동맥의 폐쇄 및 협착	I65
	타. 뇌경색증을 유발하지 않은 대뇌동맥의 폐쇄 및 협착	I66
	파. 기타 뇌혈관질환	I67
	하. 달리 분류된 질환에서의 뇌혈관장애	I68*
	거. 뇌혈관질환의 후유증	I69

	너. 파킨슨병	G20
	더. 이차성 파킨슨증	G21
	러. 달리 분류된 질환에서의 파킨슨증	G22*
	머. 기저핵의 기타 퇴행성 질환	G23
	버. 중풍후유증	U23.4
	서. 진전(震顫)	R25.1

출처 : 노인장기요양보험법 시행령 [별표 1] 〈개정 2016. 11. 8〉

2) 장기요양급여 제공의 기본원칙

장기요양급여는 노인 등이 자신의 의사와 능력에 따라 최대한 자립적으로 일상생활을 수행할 수 있도록 제공하여야 하며 심신상태 · 생활환경, 노인 및 가족의 욕구 · 선택을 종합적으로 고려하여 필요한 범위 안에서 적정하게 제공하여야 한다. 장기요양급여는 노인 등이 가족과 함께 생활하면서 장기요양을 받는 재가급여를 우선적으로 제공하여야 하며, 노인 등의 심신상태나 건강 등이 악화되지 아니하도록 의료서비스와 연계하여 제공하여야 한다.

국가 및 지방자치단체는 일상생활을 혼자서 생활할 수 있는 온전한 심리상태를 유지하는 데 필요한 사업(노인성질환예방사업)을 실시하여야 하며, 국가는 노인성질환예방사업을 수행하는 지방자치단체 또는 국민건강보험공단에 대하여 소요 비용을 지원하고, 장기요양급여가 원활히 제공될 수 있도록 행정적 재정적 지원을 할 수 있다.

(1) 장기요양보험 급여의 종류

장기요양보험의 급여는 재가급여, 시설급여, 특별현금급여로 나누어져 있다(표 4-3). 재가급여에는 방문요양, 방문목욕, 방문간호, 주 · 야간보호, 단기보호, 기타재가급여가 있고, 시설급여는 노인장기요양기관에 장기간 입소한 수급자에게 신체활동 지원 및 심신기능의 유지 · 향상을 위한 교육 · 훈련 등을 제공하는 장기요양급여로서 노인요양시설과 노인요양공동생활가정이 있다. 특별현금급여에는 가족요양비, 특례요양비, 요양병원간병비가 있다.

[표 4-3] 장기요양급여의 종류

재가급여	방문요양	장기요양요원이 수급자의 가정 등을 방문하여 신체활동 및 가사활동 등을 지원하는 장기요양급여
	방문목욕	장기요양요원이 목욕설비를 갖춘 장비를 이용하여 수급자의 가정 등을 방문하여 목욕을 제공하는 장기요양급여

	방문간호	장기요양요원인 간호사 등이 의사, 한의사 또는 치과의사의 지시서(이하 "방문간호지시서"라 한다)에 따라 수급자의 가정 등을 방문하여 간호, 진료의 보조, 요양에 관한 상담 또는 구강위생 등을 제공하는 장기요양급여
	주 · 야간보호	수급자를 하루 중 일정한 시간 동안 장기요양기관에 보호하여 신체활동 지원 및 심신기능의 유지 · 향상을 위한 교육 · 훈련 등을 제공하는 장기요양급여
	단기보호	수급자를 보건복지부령으로 정하는 범위 안에서 일정 기간 동안 장기요양기관에 보호하여 신체활동 지원 및 심신기능의 유지 · 향상을 위한 교육 · 훈련 등을 제공하는 장기요양급여
	기타재가급여	수급자의 일상생활 · 신체활동 지원 및 인지기능의 유지 · 향상에 필요한 용구를 제공하거나 가정을 방문하여 재활에 관한 지원 등을 제공하는 장기요양급여로서 대통령령으로 정하는 것
시설급여	노인요양시설	치매 · 중풍 등 노인성질환 등으로 심신에 상당한 장애가 발생하여 도움을 필요로 하는 노인을 입소시켜 급식 · 요양과 그 밖에 일상생활에 필요한 편의를 제공함을 목적으로 하는 시설
	노인요양공동생활가정	치매 · 중풍 등 노인성질환 등으로 심신에 상당한 장애가 발생하여 도움을 필요로 하는 노인에게 가정과 같은 주거 여건과 급식 · 요양, 그 밖에 일상생활에 필요한 편의를 제공함을 목적으로 하는 시설
특별현금급여	가족요양비	수급자가 가족 등으로부터 방문요양에 상당한 장기요양급여를 받은 때 대통령령으로 정하는 다음 기준에 따라 해당 수급자에게 가족요양비를 지급할 수 있다. • 도서 · 벽지 등 장기요양기관이 현저히 부족한 지역으로서 보건복지부장관이 정하여 고시하는 지역에 거주하는 자 • 천재지변이나 그 밖에 이와 유사한 사유로 인하여 장기요양기관이 제공하는 장기요양급여를 이용하기가 어렵다고 보건복지부장관이 인정하는 자 • 신체 · 정신 또는 성격 등 대통령령으로 정하는 사유로 인하여 가족 등으로부터 장기요양을 받아야 하는 자
	특례요양비	수급자가 장기요양기관이 아닌 노인요양시설 등의 기관 또는 시설에서 재가급여 또는 시설급여에 상당한 장기요양급여를 받은 경우 대통령령으로 정하는 기준에 따라 해당 장기요양급여비용의 일부를 해당 수급자에게 특례요양비로 지급할 수 있다.
	요양병원간병비	수급자가 요양병원에 입원한 때 대통령령으로 정하는 기준에 따라 장기요양에 사용되는 비용의 일부를 요양병원간병비로 지급할 수 있다.

3) 노인장기요양보험 이용절차

(1) 등급기준

등급판정은 심신의 기능 상태에 따라 일상생활에서 도움(장기요양)이 얼마나 필요한가를 지표화한 장기요양인정 점수를 기준으로 다음과 같은 6개 등급으로 등급판정을 한다. 등급판정기준은 1~5등급과 장기요양 인지지원등급이다. 장기요양인정 점수는 장기요양이 필요한 정도를 나타내는 점수로서 보건복지부장관이 정하여 고시하는 심신의 기능 저하 상태를 측정하는 방법에 따라 산정한다(노인장기요양보험법 시행령 제7조)(표 4-4).

[표 4-4] 장기요양보험 등급기준

장기요양 1등급	심신의 기능상태 장애로 일상생활에서 전적으로 다른 사람의 도움이 필요한 자로서 장기요양인정 점수가 95점 이상인 자
장기요양 2등급	심신의 기능상태 장애로 일상생활에서 상당 부분 다른 사람의 도움이 필요한 자로서 장기요양인정 점수가 75점 이상 95점 미만인 자
장기요양 3등급	심신의 기능상태 장애로 일상생활에서 부분적으로 다른 사람의 도움이 필요한 자로서 장기요양인정 점수가 60점 이상 75점 미만인 자
장기요양 4등급	심신의 기능상태 장애로 일상생활에서 일정부분 다른 사람의 도움이 필요한 자로서 장기요양인정 점수가 51점 이상 60점 미만인 자
장기요양 5등급	치매(제2조에 따른 노인성 질병에 해당하는 치매로 한정한다)환자로서 장기요양 인정 점수가 45점 이상 51점 미만인 자
장기요양 인지지원등급	치매(제2조에 따른 노인성 질병에 해당하는 치매로 한정한다)환자로서 장기요양 인정 점수가 45점 미만인 자

(2) 등급판정

장기요양등급판정위원회는 신청인이 신청서를 제출한 날부터 30일 이내에 장기요양등급판정을 완료하여야 한다. 다만, 신청인에 대한 정밀 조사가 필요한 경우 등 기간 이내에 등급판정을 완료할 수 없는 부득이한 사유가 있는 경우 30일 이내의 범위에서 이를 연장할 수 있다. 등급판정절차는 다음과 같이 진행된다(그림 4-4).

장기요양인정신청을 하게 되면 공단직원(간호사, 사회복지사, 작업치료사, 물리치료사)에 의한 장기요양인정조사와 등급판정위원회의 등급판정에 따라 장기요양인정 점수를 산정한다(그림 4-5). 장기요양인정서를 송부 시에는 장기요양급여를 원활히 이용할 수 있도록 월 한도액 범위 안에서 개인별장기요양이용계획서를 작성 및 송부로 이루어진다. 장기요양등급판정위원회는 제52조에 따라 공단에 설치하고 위원장 1명을 포함하여 15인으로 구성하며 위원은 의료법에 따른 의료인, 사회복지사업법에 따른 사회복지사, 특별자치시 · 특별자치도 · 시 · 군 · 구 소속 공무원, 그 밖에 법학 및 장기요양에 관한 학식과 경험이 풍부한 자 중에서 공단 이사장이 위촉한다.

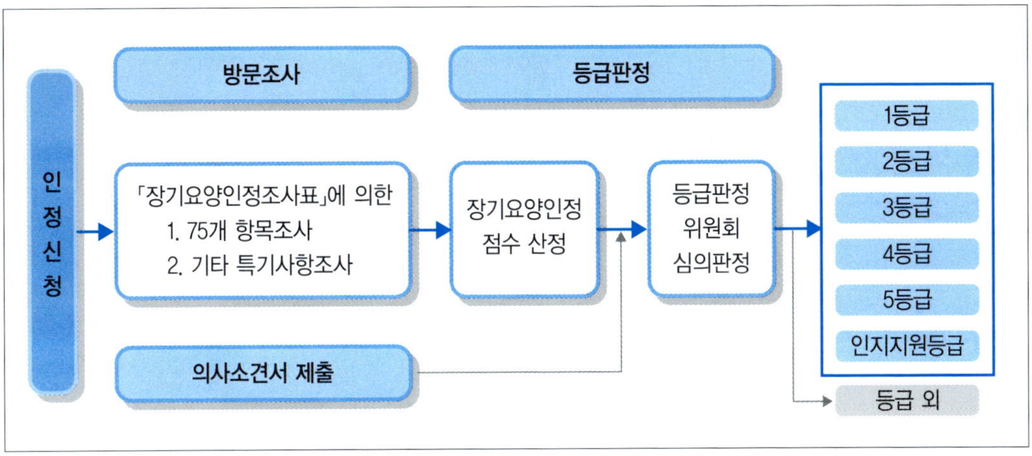

[그림 4-4] 등급판정절차

출처 : 장기요양보험 홈페이지

장기요양인정 유효기간은 법 제19조 제1항에 따라 2년으로 한다. 다만, 법 제20조에 따른 장기요양인정의 갱신 결과 직전 등급과 같은 등급으로 판정된 경우에는 그 갱신된 장기요양 인정의 유효기간은 장기요양 1등급의 경우 4년, 장기요양 2등급부터 4등급까지의 경우 3년,

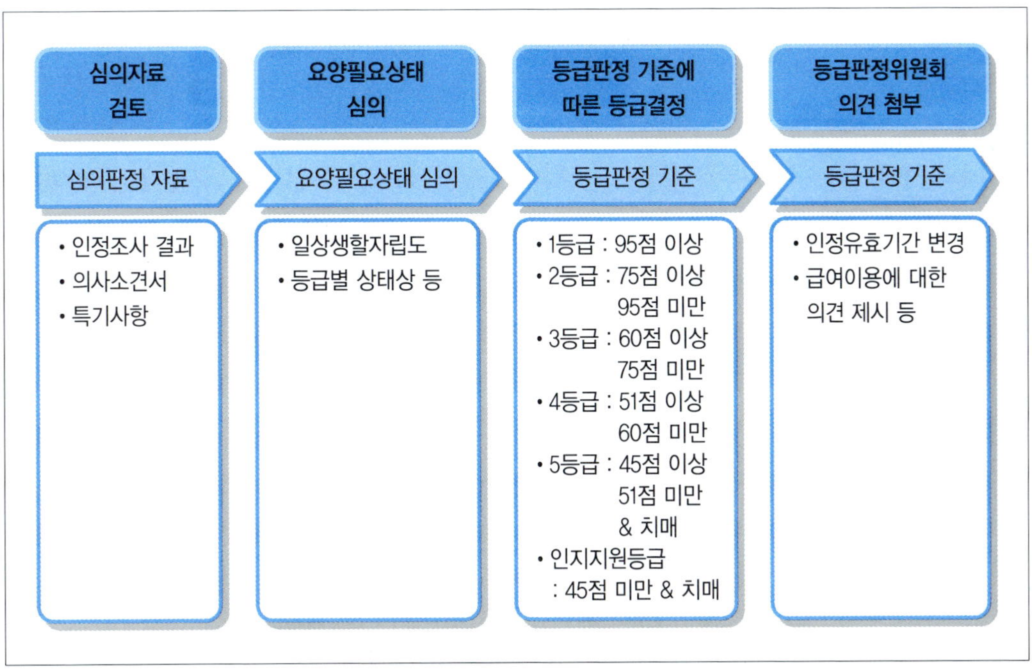

[그림 4-5] 등급판정 심의 및 판정절차

가. 인정조사결과 : (   ) 등급 / 요양인정점수 : (   )점

구분	계	청결	배설	식사	기능보조	행동변화	간접지원	간호처치	재활훈련
점수									
통상적인 예(표기)									

나. 인정조사 항목

	항목	조사결과	의사소견서	전회결과
신체기능 12	1. 옷 벗고 입기 2. 세수하기 3. 양치질하기 4. 목욕하기 5. 식사하기 6. 체위 변경하기 7. 일어나 앉기 8. 옮겨 앉기 9. 방밖으로 나오기 10. 화장실 사용하기 11. 대변 조절하기 12. 소변 조절하기			
인지기능 7	1. 단기 기억장애 2. 날짜 불인지 3. 장소 불인지 4. 나이 · 생년월일 불인지 5. 지시 불인지 6. 상황 판단력 감퇴 7. 의사소통 · 전달장애			
행동변화 14	1. 망상 2. 환각 · 환청 3. 슬픈상태 · 울기도함 4. 불규칙한 수면 · 주야혼돈 5. 도움에 저항 6. 서성거림 · 안절부절 못함 7. 길을 잃음 8. 폭언 · 위협행동 9. 밖으로 나가려함 10. 물건 망가트리기 11. 의미없거나 부적절한 행동 12. 돈 · 물건 감추기 13. 부적절한 옷 입기 14. 대 · 소변 불결행위			
간호처치 9	1. 기관지 절개 간호 2. 흡인 3. 산소요법 4. 욕창간호 5. 경관영양 6. 암성 통증간호 7. 도뇨관리 8. 장루간호 9. 투석간호			
재활 10	1. 오른쪽팔 운동장애 2. 왼쪽팔 운동장애 3. 오른쪽 다리 운동장애 4. 왼쪽 다리 운동장애 5. 어깨관절 제한 6. 팔꿈치관절 제한 7. 손목 및 손가락관절 제한 8. 엉덩관절 제한 9. 무릎관절 제한 10. 발목관절 제한			

다. 영역별 기능상태 원점수

구분	신체기능	인지기능	행동변화	간호처치	재활
점수					
통상적인 예(표기)					

라. 조사항목의 영역별 가중치 부과 100 득점

신체기능	인지기능	행동변화	간호처치	재활

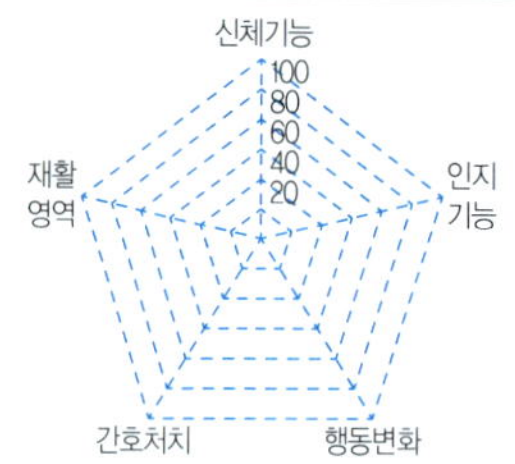

마. 장애 · 치매성노인의 일상생활자립도 및 등급별 분포

구분		치매성노인 자립	불완전	부분의존	완전의존	
신체기능	정상					1등급 : 2등급 : 3등급 : 등급외 :
	생활자립					
	준와상					
	완전와상					

바. 서비스 이용 현황

가. 방문요양	회 / 월
나. 방문목욕	회 / 월
다. 방문간호	회 / 월
라. 주 · 야간보호	회 / 월
마. 단기보호	회 / 월
바. 복지욕구	품목 / 년

[그림 4-6] 등급판정위원회의 심의 및 판정양식

장기요양 5등급 및 인지지원등급의 경우 2년, 법 제52조에 따른 장기요양등급판정위원회는 제1항에도 불구하고 장기요양 신청인의 심신상태 등을 고려하여 장기요양인정 유효기간을 6개월의 범위에서 늘리거나 줄일 수 있다.

(3) 등급판정인정조사표 항목

장기요양인정신청을 하게 되면 작업치료사, 간호사, 사회복지사, 물리치료사 등으로 구성된 공단 소속장기요양 직원이 직접 방문하여 장기요양인정조사표에 따라 아래에 있는 항목을 조사한다(그림 4-6).

[표 4-5] 방문조사 항목

<table>
<tr><th>영역</th><th colspan="4">항목</th></tr>
<tr><td>신체기능
(12항목)</td><td colspan="2">• 옷 벗고 입기
• 화장실 사용하기
• 목욕하기
• 대변 조절하기
• 체위변경하기
• 소변 조절하기</td><td colspan="2">• 일어나 앉기
• 세수하기
• 옮겨 앉기
• 양치질하기
• 방밖으로 나오기
• 식사하기</td></tr>
<tr><td>인지기능
(7항목)</td><td colspan="2">• 단기기억장애
• 장소불인지
• 지시불인지
• 의사소통 · 전달 장애</td><td colspan="2">• 날짜불인지
• 나이 · 생년월일 불인지
• 상황 판단력 감퇴</td></tr>
<tr><td>행동변화
(14항목)</td><td colspan="2">• 망상
• 슬픈 상태, 울기도함
• 도움에 저항
• 길을 잃음
• 밖으로 나가려함
• 물건 망가트리기
• 부적절한 옷 입기</td><td colspan="2">• 환각, 환청
• 불규칙수면, 주야혼돈
• 서성거림, 안절부절못함
• 폭언, 위협행동
• 의미 없거나 부적절한 행동
• 돈/물건 감추기
• 대/소변 불결행위</td></tr>
<tr><td>간호처치
(9항목)</td><td colspan="2">• 기관지 절개관 간호
• 산소요법
• 욕창간호
• 도뇨관리
• 투석간호</td><td colspan="2">• 흡인
• 경관 영양
• 암성통증간호
• 장루간호</td></tr>
<tr><td rowspan="2">재활
(10항목)</td><td colspan="2">운동장애(4항목)</td><td colspan="2">관절제한(6항목)</td></tr>
<tr><td>• 오른쪽팔
• 오른쪽 다리</td><td>• 왼쪽팔
• 왼쪽다리</td><td>• 어깨관절
• 팔꿈치관절
• 손목 및 손가락관절</td><td>• 엉덩관절
• 무릎관절
• 발목관절</td></tr>
</table>

장기요양인정조사표

※ [ ]에는 해당되는 곳에 v표를 합니다. (제1쪽 앞면)

1. 일반사항				
① 구분	[ ] 장기요양인정신청	[ ] 갱신신청	[ ] 등급변경신청	[ ] 심사청구
② 조사원	성명		소속(지사)	
	조사장소		조사일시	
③ 신청인 (본인)	성명		생년월일	
	전화번호		도서 · 벽지 대상자	[ ] 도서지역 [ ] 벽지지역
	주민등록지			
	실제거주지			
	장기요양등급		인정 유효기간	
	보호자 또는 주수발자 성명(관계)	( )	보호자 또는 주수발자 전화번호	
④ 참석인	성명	신청인과의 관계		전화번호
⑤ 주거상태	[ ] 자택 [ ] 노인요양시설 [ ] 단기보호시설 [ ] 양로시설 [ ] 요양병원 [ ] 기타 병 · 의원 [ ] 기타( )			
⑥ 동거인	현재 신청인과 동거하는 자에 대해 복수체크 가능			
	[ ] 독거 [ ] 손자녀	[ ] 부부 [ ] 친척	[ ] 부모 [ ] 친구 · 이웃	[ ] 자녀(며느리, 사위 포함) [ ] 입소시설관계자 [ ] 기타( )
⑦ 현재 받고 있는 급여 (과거 3개월간 평균 횟수 · 일수 기록)	재가급여	[ ] 방문요양(회/주) [ ] 방문목욕(회/주) [ ] 방문간호(회/주)	[ ] 단기보호(일/주) [ ] 주 · 야간보호(일/주) [ ] 주 · 야간보호시설 내 치매전담실 이용(일/주) [ ] 복지용구(구입 · 대여)	
	시설급여	[ ] 노인요양시설 [ ] 노인요양시설 내 치매전담실 [ ] 노인요양공동생활가정 [ ] 치매전담형 노인요양공동생활가정		
	특별 현금급여	[ ] 가족요양비 [ ] 특례요양비 [ ] 요양병원간병비		
	그 밖의 서비스	[ ] 노인돌봄서비스 [ ] 가사간병방문도움 [ ] 보건소사업( ) [ ] 개인간병인 [ ] 치매상담센터 [ ] 기타( )		
⑧ 희망급여 종류	현재 신청인이 희망하는 급여에 대해 복수체크 가능			
	재가급여	[ ] 방문요양 [ ] 방문목욕 [ ] 방문간호 [ ] 단기보호 [ ] 주 · 야간보호 [ ] 치매전담형 주 · 야간보호 [ ] 복지용구(구입 · 대여)		
	시설급여	[ ] 노인요양시설 [ ] 노인요양시설 내 치매전담실 [ ] 노인요양공동생활가정 [ ] 치매전담형 노인요양공동생활가정		
	특별 현금급여	[ ] 가족요양비 [ ] 특례요양비 [ ] 요양병원간병비		
	1순위 희망급여종류 및 내용			
⑨ 등급외 판정 시 희망 서비스 (등급외 판정 시 지역사회 자원 연계를 위한 참고자료입니다.)	[ ] 노인돌봄서비스 [ ] 치매상담센터 [ ] 급식 및 도시락 반찬 [ ] 활동보조 [ ] 말벗	[ ] 보건소 사업 [ ] 주거개선사업 [ ] 건강운동교실 [ ] 목욕 · 이미용 [ ]기타( )	[ ] 노인 일자리 사업 [ ] 무료진료연계 [ ] 가사간병방문도움 [ ] 여가, 문화, 교육 [ ] 거부	
⑩ 등록장애	※장애의 종류 및 등급 기록			
〈참고사항〉				

■ 노인장기요양보험법 시행규칙 [별지 제5호서식] 210mm×297mm[백상지 80g/㎡]

(제1쪽 뒷면)

2. 장기요양인정 · 욕구사항

ㅇ 신청인의 기능상태 등에 대한 정보를 종합하여 다음의 해당란에 v표 체크
ㅇ 각 항목 아래의 빈칸에 특기사항을 기록

가. 신체기능(기본적 일상생활기능) 영역

1) 최근 한 달간의 상황을 종합하여 일상생활에서 다음과 같은 동작을 할 때 다른 사람의 도움을 받는 정도에 v표로 표시함

항목	기능자립정도		
	완전 자립	부분 도움	완전 도움
① 옷 벗고 입기			
② 세수하기			
③ 양치질하기			
④ 목욕하기			
⑤ 식사하기			
⑥ 체위 변경하기			
⑦ 일어나 앉기			
⑧ 옮겨 앉기			
⑨ 방 밖으로 나오기			
⑩ 화장실 사용하기			
⑪ 대변 조절하기			
⑫ 소변 조절하기			
⑬ 머리감기			

2) 일상생활 자립도

장애노인(와상도)	[ ] 정상	[ ] 생활 자립	[ ] 준 와상 상태	[ ] 완전 와상 상태
치매노인(인지증)	[ ] 자립	[ ] 불완전 자립	[ ] 부분 의존	[ ] 완전 의존

※ 신청인의 평소 일상생활 자립정도를 종합하여 각각의 항목 해당 란에 v표로 표시함.

(제2쪽 앞면)

나. 사회생활기능(수단적 일상생활 기능) 영역

최근 한 달간의 상황을 종합하여 일상생활에서 다음과 같은 동작을 할 때 다른 사람의 도움을 받는 정도를 평가하여 해당 란에 v표로 표시함

항목	기능 자립 정도		
	완전 자립	부분 도움	완전 도움
① 집안일 하기			
② 식사 준비하기			
③ 빨래하기			
④ 금전 관리			
⑤ 물건 사기			
⑥ 전화 사용하기			
⑦ 교통수단 이용하기			
⑧ 근거리 외출하기			
⑨ 몸 단장하기			
⑩ 약 챙겨먹기			

(제2쪽 뒷면)

다. 인지기능 영역

최근 한 달간의 상황을 종합하여 신청인이 보였던 증상에 v표로 표시함

항목	증상여부	
	예	아니오
① 방금 전에 들었던 이야기나 일을 잊는다.		
② 오늘이 몇 월 며칠인지 모른다.		
③ 자신이 있는 장소를 알지 못한다.		
④ 자신의 나이와 생일을 모른다.		
⑤ 지시를 이해하지 못한다.		
⑥ 주어진 상황에 대한 판단력이 떨어져 있다.		
⑦ 의사소통이나 전달에 장애가 있다.		
⑧ 계산을 하지 못한다.		
⑨ 하루 일과를 이해하지 못한다.		
⑩ 가족이나 친척을 알아보지 못한다.		

(제3쪽 앞면)

라. 행동변화 영역

최근 한 달간의 상황을 종합하여 신청인이 보였던 증상에 v표로 표시함

항 목	증상여부	
	예	아니오
① 사람들이 무엇을 훔쳤다고 믿거나 자기를 해하려 한다고 잘못 믿고 있다.		
② 헛것을 보거나 환청을 듣는다.		
③ 슬퍼 보이거나 기분이 처져 있으며 때로 울기도 한다.		
④ 밤에 자다가 일어나 주위 사람을 깨우거나 아침에 너무 일찍 일어난다. 또는 낮에는 지나치게 잠을 자고 밤에는 잠을 이루지 못한다.		
⑤ 주위사람이 도와주려 할 때 도와주는 것에 저항한다.		
⑥ 한군데 가만히 있지 못하고 서성거리거나 왔다 갔다 하며 안절부절 못한다.		
⑦ 길을 잃거나 헤맨 적이 있다. 외출하면 집이나 병원, 시설로 혼자 들어올 수 없다.		
⑧ 화를 내며 폭언이나 폭행을 하는 등 위협적인 행동을 보인다.		
⑨ 혼자서 밖으로 나가려고 해서 눈을 뗄 수가 없다.		
⑩ 물건을 망가뜨리거나 부순다.		
⑪ 의미 없거나 부적절한 행동을 자주 보인다.		
⑫ 돈이나 물건을 장롱같이 찾기 어려운 곳에 감춘다.		
⑬ 옷을 부적절하게 입는다.		
⑭ 대소변을 벽이나 옷에 바르는 등의 행위를 한다.		
⑮ 가스불이나 담뱃불, 연탄불과 같은 화기를 관리할 수 없다.		
⑯ 혼자 있는 것을 두려워하여 누군가 옆에 있어야 한다.		
⑰ 이유 없이 크게 소리치고 고함을 친다.		
⑱ 공공장소에서 부적절한 성적 행동을 한다.		
⑲ 음식이 아닌 물건 등을 먹는다.		
⑳ 쓸데없이 간섭하거나 참견한다.		
㉑ 식습관 및 식욕변화를 보이거나 이유 없이 식사를 거부한다.		
㉒ 귀찮을 정도로 붙어 따라 다닌다.		

(제3쪽 뒷면)

마. 간호처치 영역

최근 2주간의 상황을 종합하여 해당 란에 v표로 표시함

항목	증상 유무		항목	증상 유무	
	있다	없다		있다	없다
① 기관지 절개관 간호			⑥ 암성통증 간호		
② 흡인			⑦ 도뇨(導尿) 관리		
③ 산소요법			⑧ 장루 간호		
④ 욕창 간호			⑨ 투석 간호		
⑤ 경관 영양			⑩ 당뇨발 간호		

※ 암성통증 간호에 해당되지 않는 통증이 있을 경우 특기사항에 기록함
※ 당뇨발 간호에 해당되지 않는 상처가 있을 경우 특기사항에 기록함

바. 재활 영역

반드시 각 항목을 직접 신청인이 수행하도록 한 후 해당 란에 v표로 표시함

항목	운동장애 정도		
	운동장애 없음	불완전 운동장애	완전 운동장애
① 우측상지			
② 좌측상지			
③ 우측하지			
④ 좌측하지			

항목	관절제한 정도		
	제한 없음	한쪽관절 제한	양관절 제한
⑤ 어깨관절			
⑥ 팔꿈치관절			
⑦ 손목 및 손가락관절			
⑧ 엉덩관절			
⑨ 무릎관절			
⑩ 발목관절			

(제4쪽 앞면)

사. 복지용구

현재 보유하고 있거나, 이용하기를 희망하는 복지용구에 v표로 표시함

용구	보유	희망	용구	보유		희망	
				구입	대여	구입	대여
① 이동변기			⑪ 수동휠체어				
② 목욕의자			⑫ 전동침대				
③ 성인용 보행기			⑬ 수동침대				
④ 안전손잡이			⑭ 욕창예방 매트리스				
⑤ 미끄럼 방지용품*			⑮ 이동 욕조				
⑥ 간이변기(간이대변기 · 소변기)			⑯ 목욕리프트				
⑦ 지팡이			⑰ 배회감지기				
⑧ 욕창예방 방석			⑱ 경사로				
⑨ 자세변환 용구							
⑩ 요실금 팬티							

*미끄럼 방지용품: 미끄럼방지매트, 미끄럼방지액, 미끄럼방지양말

※ 신청인이 필요하다고 생각하지만 급여이용을 희망하지 않거나 그 밖에 의견이 있다면 특기사항에 기록함

아. 지원형태

① 주 수발자	[ ] 없음 [ ] 배우자 [ ] 부모 [ ] 자녀(며느리, 사위 포함) [ ] 손자녀 [ ] 친척 [ ] 친구 · 이웃 [ ] 간병인 [ ] 자원봉사자 [ ] 기타( )	
② 주 수발자의 도움영역	[ ] 신체기능 [ ] 사회생활기능 [ ] 정서적 지지	
③ 하루 종일 혼자 있음	[ ] 예	[ ] 아니오

자. 환경 평가

주거 상황이 건강에 해롭거나 지내기 어려운 환경을 만드는지 평가
(조명, 바닥 상태, 욕실 및 화장실 환경, 부엌 환경, 냉방과 난방, 개인안전, 환기 등)

① 조명(눈부심, 그림자, 스위치 위치 등)	[ ] 양호 [ ] 불량
② 바닥과 벽지(마룻바닥, 벽지상태)	[ ] 양호 [ ] 불량
③ 계단(계단 난간 위치)	[ ] 양호 [ ] 불량
④ 주방(가스기구, 조리기구 위치)	[ ] 양호 [ ] 불량
⑤ 문턱 여부(현관, 방, 화장실)	[ ] 유 [ ] 무
⑥ 난방과 환기(적정수준의 온도와 환기)	[ ] 양호 [ ] 불량
⑦ 화장실 세면대 설치 여부	[ ] 유 [ ] 무
⑧ 좌변기 여부	[ ] 유 [ ] 무
⑨ 온수 여부	[ ] 유 [ ] 무
⑩ 욕조 여부	[ ] 유 [ ] 무

(제4쪽 뒷면)

<table>
<tr><td colspan="2">차. 시력 · 청력상태</td></tr>
<tr><td>① 시력상태</td><td>[ ] ㄱ. 정상
[ ] ㄴ. 1미터 떨어진 달력은 읽을 수 있으나 더 먼 거리는 보이지 않는다.
[ ] ㄷ. 눈앞에 근접한 글씨는 읽을 수 있으나 더 먼 거리는 보이지 않는다.
[ ] ㄹ. 거의 보이지 않는다.
[ ] ㅁ. 보이는지 판단 불능</td></tr>
<tr><td>② 청력상태</td><td>[ ] ㄱ. 정상
[ ] ㄴ. 보통의 소리를 듣기도 하고, 못 듣기도 한다.
[ ] ㄷ. 큰 소리는 들을 수 있다.
[ ] ㄹ. 거의 들리지 않는다.
[ ] ㅁ. 들리는지 판단 불능</td></tr>
<tr><td colspan="2">카. 질병 및 증상
신청인이 현재 앓고 있는 질병 또는 증상에 대해 해당 란에 v표로 표시함</td></tr>
<tr><td>① 질병
및 증상</td><td>[ ] ㄱ. 없음
[ ] ㄴ. 치매
[ ] ㄷ. 중풍(뇌졸중)
[ ] ㄹ. 고혈압
[ ] ㅁ. 당뇨병
[ ] ㅂ. 관절염(퇴행성, 류마티스)
[ ] ㅅ. 요통, 좌골통(디스크탈출증, 척수관협착증)
[ ] ㅇ. 일상생활에 지장이 있을 정도의 호흡곤란(심부전, 만성폐질환, 천식)
[ ] ㅈ. 난청
[ ] ㅊ. 백내장, 녹내장 등 시각 장애
[ ] ㅋ. 골절, 탈골 등 사고로 인한 후유증
[ ] ㅌ. 암 (진단명:)
[ ] ㅍ. 기타 (진단명:)</td></tr>
<tr><td colspan="2">② 주요 질병 및 증상
①에서 파악된 내용 가운데 신청인의 현재 기능상태 저하에 가장 직접적인 원인이 되고 비중이 높은 항목 한 가지만 v표로 표시함</td></tr>
<tr><td colspan="2">[ ] ㄱ. 치매 [ ] ㄴ. 중풍 [ ] ㄷ. 치매 + 중풍
[ ] ㄹ. 고혈압 [ ] ㅁ. 당뇨병 [ ] ㅂ. 관절염
[ ] ㅅ. 요통, 좌골통
[ ] ㅇ. 일상생활에 지장이 있을 정도의 호흡곤란
[ ] ㅈ. 난청 [ ] ㅊ. 백내장, 녹내장 등 시각 장애
[ ] ㅋ. 골절, 탈골 등 사고로 인한 후유증 [ ] ㅌ. 암
[ ] ㅍ. 기타 (진단명:) ※1가지 진단명만 적으십시오.</td></tr>
</table>

출처: 노인장기요양보험법 시행규칙(보건복지부령 제806호, 2022.6.23.개정)[별지 제5호서식]

4) 작업치료사의 역할

작업치료사는 대상자들의 기능파악을 위해 평가를 시행하고 평가 결과에 따라 일상생활활동 훈련, 인지기능 및 신체기능 회복, 잔여기능 유지를 위해 서비스를 제공한다. 최근 노인장기요양보험 장기요양기관 시설장의 자격요건에 작업치료사가 포함되어 있어 향후 장기요양기관에서의 작업치료사들의 활발한 참여가 필요하다.

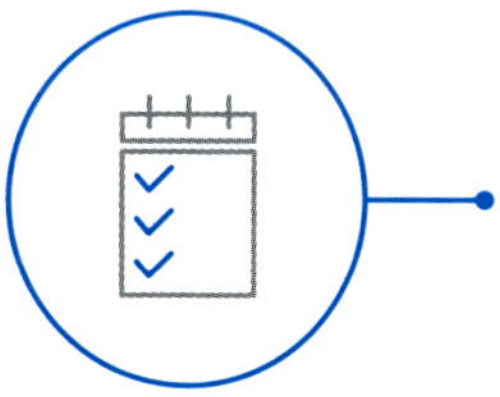

장기요양기관 시설장의 자격요건

- **방문요양 · 방문목욕 · 주야간보호 · 단기보호** : 사회복지사, 의료인, 물리(작업)치료사(1년 이상 실무경력), 요양보호사(2급 제외, 5년 이상 실무경력, 교육이수), 간호조무사(5년 이상 실무경력, 교육이수)
- **방문간호** : 의사, 한의사, 치과의사, 간호업무경력 2년 이상인 간호사

[그림 4-7] 장기요양기관 시설장의 자격요건
출처 : 장기요양보험 홈페이지

재가노인복지시설과 노인의료복지시설의 작업치료실은 노인장기요양보험법 시행규칙의 시설기준에 따라 기능회복 또는 기능감퇴를 방지하기 위한 훈련 등에 지장이 없는 면적과 필요한 설비 및 장비를 갖추어야 한다.

[표 4-6]에서 제시한 것처럼 현재의 인력기준은 재가노인복지시설 주야간보호시설은 입소자 수와 상관없이 간호(조무)사, 물리치료사, 작업치료사 중 1인으로, 단기보호시설은 이용자 30명 이상에는 물리치료사와 작업치료사 중 1인이며, 10명 미만에는 없음으로 되어 있다. 노인의료복지시설은 노인요양시설 10명 이상 30명 미만의 경우는 물리(작업)치료사는 필요 수이며, 노인요양시설 30명 이상은 입소노인 100명을 초과할 때 물리치료사와 작업치료사 중 1인 추가라고 되어 있다.

이것은 작업치료사와 물리치료사의 역할이 다르며, 대상자의 특성에 따른 서비스의 차이와 이용자의 수를 고려하지 않았음을 보여주는 것이다. 작업치료사와 물리치료사 역할이 적합하도록 제도 보완이 필요하다. 그리고, 재가서비스 중 방문재활은 없어 대상자에게 서비스가 제공되지 않고 있어 재활서비스를 제공할 수 있는 제도가 필요하다.

주야간보호시설에서는 작업치료사들이 인지기능과 신체기능 향상 프로그램, 사회적응 및 가족 참여 프로그램 등 다양한 활동을 구성하여 제공하고 있다. 하지만, 보호자들이 지속적으로 원하고 있는 작업치료는 보험수가로 인정되지 않아 제공하기 어려운 상황이다. 이에 주야간보호시설의 작업치료가 작업치료사에 의해 제공될 수 있도록 제도적 보완이 필요하다.

요양시설에서도 인지, 신체기능, 일상생활활동, 사회화 훈련이 필요하지만, 수가가 인정되지 않아 시행하기 어려운 상황이다. 이러한 부분에 대한 제도적 보완도 필요하다.

[표 4-6] 재가노인복지시설, 노인의료복지시설의 작업치료사 인력기준

재가노인복지시설		노인의료복지시설	
주 · 야간보호시설	단기보호시설	노인요양시설 (10명 이상 30명 미만)	노인요양시설 (30명 이상)
간호(조무)사와 물리치료사, 작업치료사 중 1명	물리치료사, 작업치료사 중 1명 (이용자 30명 이상)	필요 수	입소노인 100명당 초과 시 물리치료사, 작업치료사 중 1명 추가
	없음 (이용자 10명 미만)		

3 지역사회 통합돌봄

1) 개념 및 목적

지역사회 통합돌봄은 커뮤니티케어라고도 하며 돌봄이 필요한 주민이 자신이 살던 곳에서 개개인의 욕구에 맞는 서비스를 누리고 지역사회와 함께 살아갈 수 있도록 주거 · 보건 · 의료 · 요양 · 돌봄 · 독립생활에 대해 통합적으로 지원하는 제도이다. 현재 외국에서는 지역을 중심으로 커뮤니티케어가 진행되고 있으며 필요성이 대두되어 추진 중이다. 지역사회 통합돌봄의 목적은 살던 곳에서 가능한 오래 건강하게 살 수 있도록 예방 · 건강관리 · 재가서비스 지원을 통한 돌봄 지원(Healthy aging in place)하는 것이다(그림 4-8). 대상자는 요양(재활)병원 입원 환자 중 지역사회 복귀를 원하는 환자, 급성기병원에서 입원 치료를 마치고 퇴원을 준비 중인 환자(뇌졸중, 낙상환자 등)로서 지역사회 복귀를 위하여 케어가 필요한 노인, 집이나 지역사회에 거주하고 있으나 노화, 사고, 질병, 기능 상태 저하 등으로 케어 미제공 시, 요양병원 입원이나 시설 입소가 불가피해질 수 있는 노인이다. 추진 일정으로는

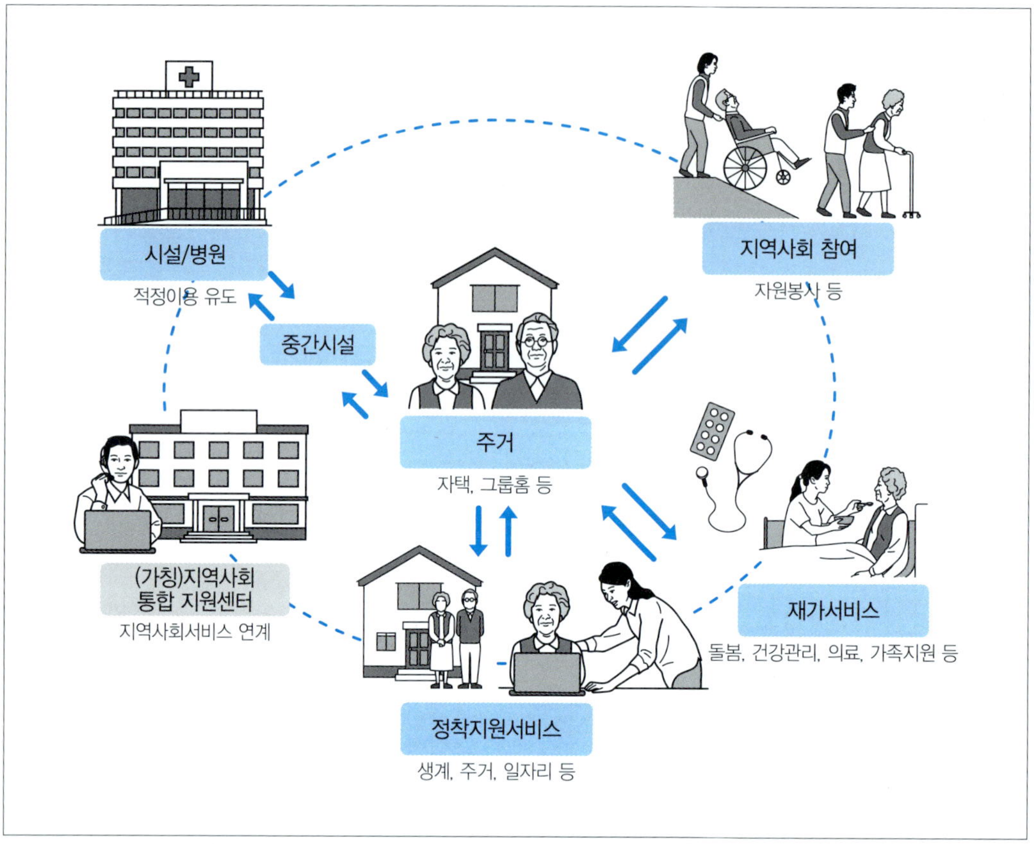

[그림 4-8] 지역사회 통합돌봄 개념도

출처 : 보건복지부(2019)

2018년 3월 보건복지부는 지역사회 통합돌봄 추진본부 설치, 7월 '커뮤니티 케어 로드맵' 및 '재가 및 지역사회 중심 선도사업' 모델 개발, 11월 노인대상 지역사회 통합돌봄 기본계획을 수립하여 2019년 통합돌봄 선도사업 추진계획을 발표하였다. 2019년 6월 보건복지부는 추진계획을 바탕으로 8개 지자체(노인대상 5개 모델, 장애인대상 모델 2개, 정신질환자 대상 모델 1개)를 선정하여 현재 선도사업이 진행 중이다.

2) 지역사회 통합돌봄 종합계획 추진 모형

정부는 거동이 불편한 노인을 위한 장기요양보험과 통합재가급여 도입 등 재가서비스를 중심으로 지역사회 돌봄 연계를 강화하기 위한 목적으로 구성하였다. 지역사회 통합돌봄은 대상자의 인권과 삶의 질, 지방분권 강화, 지역사회 복원, 포용적 복지의 지속 가능성 확보 및 일자리 창출 등을 지향하는 방향으로 추진된다. 이를 위해 (1) 돌봄, 복지 등 사회서비스 확충, (2) 지역사회 중심 건강관리 체계 강화, (3) 돌봄이 필요한 사람의 지역사회 정착 지원, (4) 병원 · 시설의 합리적 이용 유도, (5) 지역사회 커뮤니티 케어 인프라 강화 및 책임성 제고 등 5가지 핵심 추진과제를 설정하였다.

지역사회 통합돌봄의 퇴원 지원은 병원 지역 연계실을 통해 환자평가, 퇴원계획 수립 및 지역사회 자원 · 서비스를 연계한다. 주거지원은 주거 개보수 및 케어안심주택을 운영하여 가정에 필요한 안전손잡이, 높낮이 조절 세면대, 미끄럼방지 등 신체 환경에 적합하도록 집수리를 실시한다. 서비스 연계는 개인별 욕구에 적합한 케어 서비스를 지원하고 보건의료는 방문 건강관리, 방문 진료, 일차 의료 만성질환 관리 등을 중심으로 지원한다.

요양 · 돌봄은 장기요양(주거 개선, 이동지원 등), 영양식의 제공 및 이동을 지원한다. 재가 의료급여는 의료급여 퇴원자가 집에서 재가 급여 통합 서비스를 지원하고, 빅데이터 활용 집중형 건강관리는 빅데이터 분석으로 건강 고위험군을 발굴, 지역사회 자원을 활용한 집중 건강관리를 통해 대상자의 건강 상태, 의료 이용 행태, 기능 상태 변화, 거처 변경 등을 모니터링 · 장기 추적 관찰한다. 자료는 건강검진자료, 진료내역(질병, 투약, 입원 · 외래 이용 등), 노인 장기요양자료(등급 등), 보장구 · 복지용구 급여 자료 등을 종합적으로 분석한다(그림 4-9).

3) 지역사회 통합돌봄 추진 방향

지역사회 통합돌봄을 위한 첫 번째 과제는 주거 지원 정책이다. 살던 곳에서 노후를 보내기 위해서는 안정적 주거환경이 전제되어야 하고 주거 서비스가 함께 제공되는 케어안심주택 18만호를 2026년까지 확충해 나갈 계획이다. 케어안심주택은 주거를 기반으로 각종 돌봄 서비스가 연계되는 주택을 말하며, 어르신들이 집에서 안전하게 지내실 수 있도록 낙상 예방을 위한 안전 손잡이, 미끄럼 방지 바닥재 설치 등을 실시하는 집수리 사업을 일상생활 수행능력이 불편한 노인 중 재가 생활을 유지하고 있는 것으로 추산되는 세대에게 실시하게 된다. 더 나아가 노인이 살던 곳에서 살아가려면 주거뿐만 아니라 지역사회 환경 전반의 변화가 필요하다.

두 번째 과제는 집으로 찾아가는 방문건강과 방문의료서비스 제공으로 3개 이상의 만성질환을 앓고 있는 노인이 전체의 약 51%인 만큼 건강한 노후를 위해서는 방문형 건강, 의료서

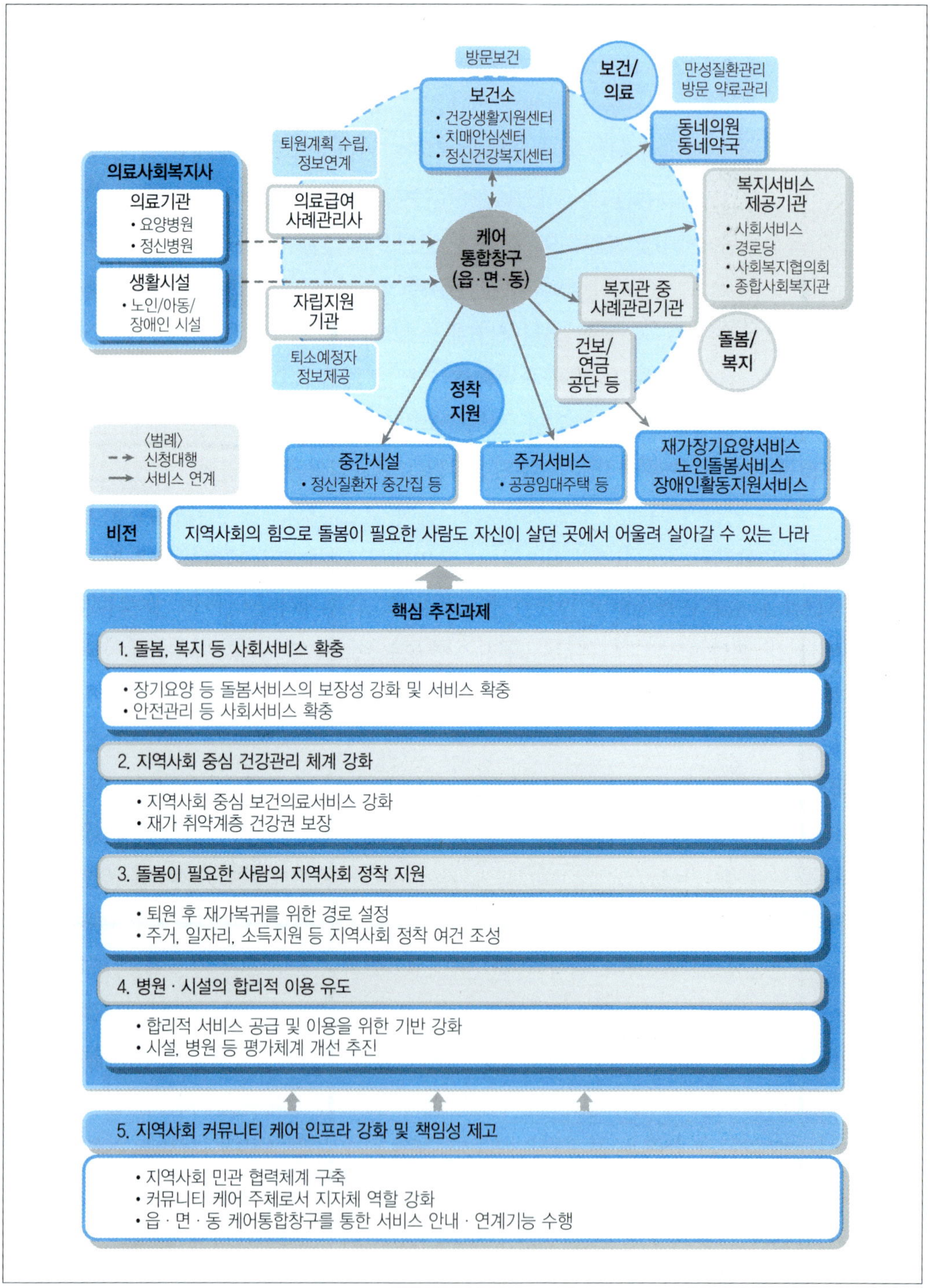

[그림 4-9] 지역사회 통합돌봄 핵심 추진과제

출처 : 보건복지부(2019)

비스가 반드시 필요하다. 건강이 불안한 노인의 집으로 찾아가 혈압, 혈당 등을 확인하고 생활습관과 만성질환을 관리해 주는 방문건강서비스를 2025년 약 346만 가구로 확대하여 노인 4명 중 1명이 서비스를 받을 수 있도록 할 계획이다, 덴마크는 방문 건강관리 서비스를 제공함에 있어 75세 이상의 노인은 연 2회 의무적으로 관리를 실시하고 연령이 높아짐에 따라 횟수를 늘려나가는 등 예방적 관리를 중시하고 있다. 또한, 이를 실시하기 위한 기반 인프라로 보건지소 기능 전환, 건강생활지원센터 신축 등을 통해 '주민건강센터'를 모든 시군구당 1개소 이상을 목표로 확충할 계획이다. 아울러, 거동이 불편한 환자가 치료를 필요로 하는 경우 집에서 진료, 간호 등 서비스를 받을 수 있도록 방문의료서비스를 본격 제공해 나갈 예정이다.

무엇보다 살던 곳에서의 노후를 지원함에 있어 입원 치료를 마친 노인이 안심하고 퇴원할 수 있도록 병원 내 '(가칭)지역연계실'을 설치해 나갈 계획이다. 노인은 대부분 뇌졸중, 낙상 등으로 입원 치료를 마친 후에도 거동이 불편하거나 일상생활 수행 기능이 회복되지 않아 퇴원 후 타인의 도움을 필요로 한다. 이를 위해 의사, 간호사, 사회복지사 등으로 구성된 팀이 입원 시부터 퇴원 계획을 수립하고 퇴원 후 돌봄서비스를 미리 연계하여 환자가 마음 놓고 지역사회로 복귀할 수 있도록 적극 지원해 나갈 계획이다.

세 번째 과제는 재가장기요양과 돌봄서비스의 획기적 확충이다. 대표적 돌봄서비스인 노인장기요양보험을 커뮤니티케어에 걸맞게 OECD 선진국 수준으로 확대하기 위한 목표를 설정하고 사회적 논의를 추진해 나갈 계획이다. 또한, 2019년부터 통합재가급여를 도입하여 방문요양, 방문간호 등 다양한 재가급여가 수요자를 중심으로 통합 제공될 수 있도록 하고 이동서비스 등 신규 서비스를 개발해 나감으로써 보다 많은 어르신이 재가서비스를 이용할 수 있도록 지원하고자 한다. 아울러 다양한 재가서비스를 한 곳에서 제공하는 종합재가센터를 사회서비스원 확대와 기존 기관의 전환을 통해 2022년까지 시군구당 1개소 이상을 목표로 확보하고자 한다. 장기입원 후 퇴원한 의료급여 대상자가 집에서도 의료급여를 통해 돌봄, 식사, 이동지원을 받으며 지역사회로 복귀할 수 있도록 '재가 의료급여'를 신설하는 것이다.

다양한 돌봄서비스가 필요한 사람에게 적절하게 제공되도록 민관이 협업하여 서비스를 통합 제공할 수 있도록 칸막이를 해소하고 전달체계를 개선해 나가고자 한다. 우선, 읍면동에 각종 돌봄서비스에 대한 정보제공과 안내, 상담이 이루어질 수 있는 케어안내창구를 개설하고 복합적 욕구를 가진 대상자는 시군구 지역케어회의를 통해 심층 사례관리가 이루어질 수 있도록 한다. 보건과 복지간의 분절적 구조를 해소하고 칸막이 행정을 유도하는 사업지침을 일제 정비함과 동시에 차세대 통합플랫폼 구축을 통해 사람을 중심으로 서비스가 제공될 수

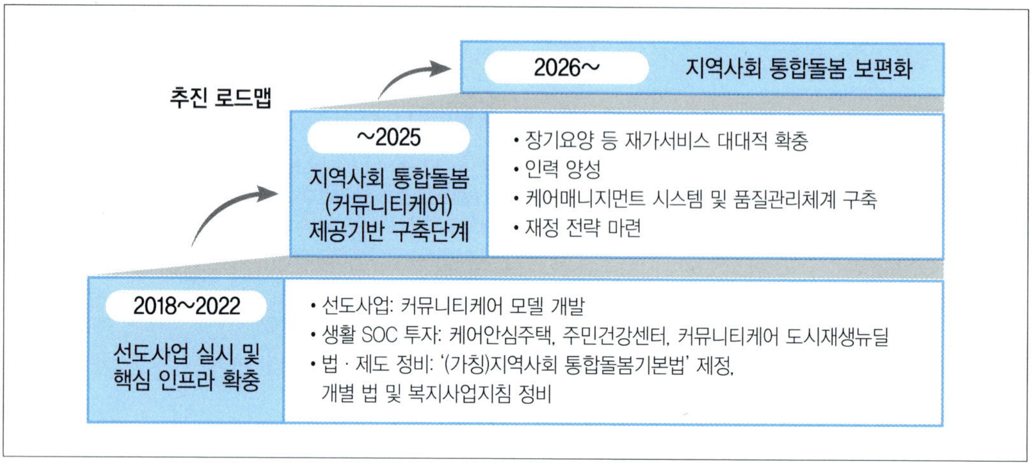

[그림 4-10] 지역사회 통합돌봄 추진 로드맵

출처 : 보건복지부(2019). 2019년 보건복지부 주요업무 추진 계획

있는 기반을 만들어 나갈 계획이다. 또한, 민관의 서비스 제공인력을 양성하고 이들의 처우를 개선하기 위한 노력도 병행해 나갈 예정이다. 이러한 4대 핵심과제를 2025년까지 추진하여 초고령 사회에 진입하는 2026년, 커뮤니티케어 서비스를 보편적으로 제공하고자 한다. 이를 위해 커뮤니티케어를 실제 지역사회에서 구현해 보고 노인, 장애인 등 대상의 특성과 지역 상황을 반영한 모델을 만들어 나가기 위한 '지역사회 통합돌봄 선도사업'을 2019년부터 실시해 나가고 있다(그림 4-10).

4) 지역사회 통합돌봄 선도사업

(1) 선도사업 추진현황

① 사업내용

「통합돌봄 선도사업」이라는 명칭의 커뮤니티케어 선도사업을 1차(2019.6~), 2차(2019.9~)로 나누어 수행 중이다. 정부에서 추진하는 선도사업의 추진 목적은 지역실정에 맞는 지역사회 통합돌봄 모형을 개발하는 데 있다. 이는 대상자 범주(노인, 장애인, 정신질환자)와 공통제공기반(통합돌봄창구, 지역케어회의, 민관협의체)을 기본으로 하되, 지역자율로 대상자별 필요 서비스(주거, 보건의료, 요양, 복지)와 인프라를 구성하며 지역별 운영모형을 설정하도록 하는 방식이다(그림 4-11).

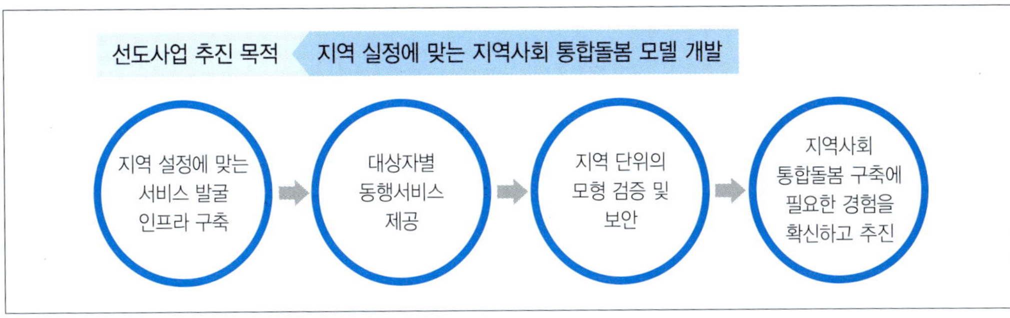

[그림 4-11] 지역사회 통합돌봄 선도사업의 추진 목적

출처 : 국민건강보험(2019). 건강보험 ISSUE&VIEW

② 진행경과 및 성과

사업 초기 단계로서 일하는 방식의 변화가 핵심이다. 살던 곳에서 건강한 노후, 독립성 유지, 삶의 질을 제고하는 방식을 구축하기 위해 지역 전반의 변화를 요구하는 단기적 성과를 기대할 수 없으나, 현재는 분야별 통합과 연계를 원활히 형성하는 과정이다(그림 4-12).

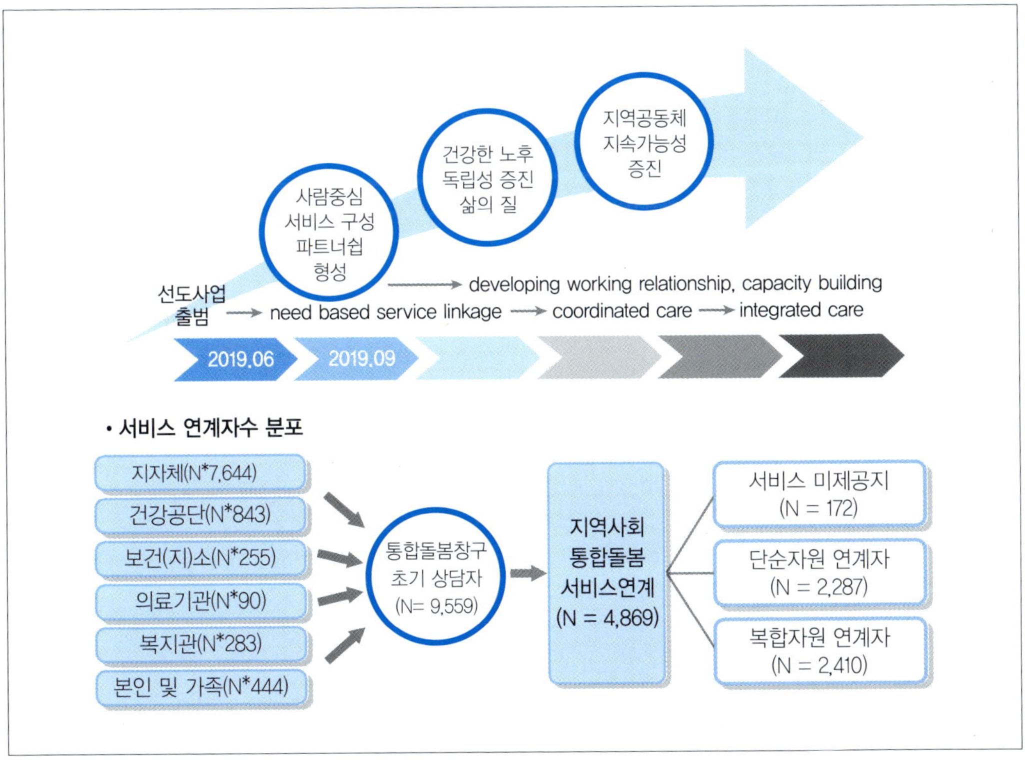

[그림 4-12] 지역사회 통합돌봄 선도사업의 발전단계 및 서비스 연계지수 분포

출처 : 국민건강보험(2019). 건강보장 ISSUE&VIES

③ 지자체별 노인 통합 돌봄 모형과 주요 내용

커뮤니티케어 선도사업은 지역의 실정에 맞는 다양한 통합돌봄 모델을 발굴하고 검증하기 위해 실시하는 것으로, 기초자치단체가 지역의 특성에 맞추어 자주적으로 사업의 내용과 방식을 기획하고 실행한다. 이때 지역주민, 민 · 관의 전문가들과 협력하여 주민들의 욕구와 문제를 직접 확인하고 이를 해결하는데 필요한 다양한 서비스를 자주적으로 개발 · 제공한다.

2021년부터는 융합형 통합돌봄 선도사업을 추진하여 기존서비스에 AI 돌봄시스템인 개인 맞춤형 AI 돌봄케어를 개별 운영하는 등 비대면 돌봄을 새롭게 시도하고 백세운동(물리치료) 사회 기술지원이 제공된다. 총 8개의 기초자치단체 중 노인 통합 모델을 시행하는 5곳(표 4-7), 장애인 통합 모델을 시행하는 2곳(대구 남구, 제주도 제주시), 정신질환자 통합 모델은 1곳(경기 화성시)이다.

[표 4-7] 지자체별 노인 통합 돌봄 모형 주요내용

기초 자치단체	추진 계획	
경기도 부천시	대상별 모형	(유형 1) 의료급여수급자 중 장기입원자 389명 (유형 2) 요양병원 장기입원자 180명 (유형 3) 장기요양 등급 외 대상자 329명 (유형 4) 재가 거주 65세 이상 노인(보편적 서비스) 9만 8,000여 명
	주요 사업	• 요양병원 통합 환자 평가 및 케어플랜수립 사업 • 의료기관 퇴원지원 시범사업 • 확대형 가사간병서비스 확대사업 • 일차의료 만성질환관리 시범사업 • 지역사회 방문진료 수가 시범사업 • 경로당 유휴 공간을 활용한 '마을 돌봄터' 운영 • 효자손 플러스 집수리 사업 및 정리수납 코디네이터 운영 • 사회적 경제조직을 활용한 통합돌봄비스 제공 등
전라북도 전주시	대상별 모형	(유형 1) 요양(종합) 병원 퇴원준비 노인 250명 (유형 2) 장기요양등급 외 판정 노인 250명 (유형 3) 재가 돌봄 사각지대 노인 110명
	주요 사업	• 요양병원 통합 환자 평가 및 케어플랜수립 사업 • 의료기관 퇴원지원 시범 사업 • 일차의료 만성질환관리 시범사업 • 지역사회 방문진료 수가 시범사업 • LH 평화동 영구임대주택(50호)을 활용한 케어안심주택 조성사업 • 어르신 마음 건강지킴이 사업 • 어르신 영양 더하기 사업, 건강한 음식 재료 지원사업, 영양음식 지원사업

		• 스마트 돌봄 플랫폼 사업(식사, 복약, 병원 검진 등 시간 알림) • 어르신 긴급돌봄서비스, 응급돌봄지원사업, 건강펜 질병예방사업 등
충청남도 천안시	대상별 모형	(유형 1) 요양(종합) 병원 퇴원준비 노인 75명 (유형 2) 장기요양등급 외 판정 노인 120명 (유형 3) 사각지대 만성질환 노인 200명
	주요 사업	• 지역사회 방문진료 수가 시범사업 • 독거노인 안심생활 지원 응급안전서비스 사업 • 올바른 약물이용 지원 시범사업 • 일차의료 만성질환관리 시범사업 • 방문재활채료 지원 • LH 공공형 안심주택 지원사업 • 맞춤형 주거환경 개선사업 • 통합돌봄 위기가구 긴급지원 사업 • 인공지능(AI), 사물인터넷(IoT) 등 기술을 활용한 안심생활서비스 지원 • 거동불편 어르신 이동지원사업 • 천안형 돌봄 패키지 지원사업(가사+영양+복지용구 등)
경상남도 김해시	대상별 모형	(유형 1) 요양병원 장기입원 지역정착지원 돌봄 노인 75명 (유형 2) 퇴원하는 이행기 회복지원 노인 300명 (유형 3) 재가 독거노인 중 복합 만성질환자 및 입 · 퇴원 반복자 70명
	주요 사업	• 요양병원 통합환자 평가 및 케어플랜 수립 사업 • 의료기관 퇴원지원 시범사업 • 지역사회 방문진료 수가 시범사업 • 일차의료 만성질환관리 시범사업 • 김해시 보건의료단체 지역통합 건강돌보미 사업 • 고령자형 공공리모델링 매입임대주택 보급(15호 이상) • 맞춤형 식사지원사업 및 의료기관 외래 진료 동행서비스사업 • 장기입원 후 퇴원노인에게 맞춤형 생필품 지원사업 등 • 인공지능(AI), 사물인터넷(IoT) 등 기술을 활용한 안심생활지원사업 등
광주광역시 서구	대상별 모형	(유형 1) 만성질환자 중 의료 미이용군 및 과소치료군 노인 400여 명 (유형 2) 병원 · 시설 입원환자 및 입소자 중 지역복귀 추진 대상자 50명 (유형 3) 3개 이상 만성질환자 중 미관리군 3,335명
	주요 사업	• 어르신 건강기능 회복 지원사업 • 노인편의주택 개 · 보수 지원사업 • 일차의료 만성질환관리 시범사업 • 지역사회 방문진료 수가 시범사업 • 어르신 돌봄택시 운영지원 및 맞춤형 영양음식 지원 사업 • 병원 · 시설 퇴원 노인 복지 및 가재도구 지원사업 • 퇴원 노인 방문도우미 플러스서비스 • '행복 매니저스' 스마트폰 어플리케이션 개발 · 운영 • 이동통신(모바일) 안심케어서비스 사업 및 돌봄 가족 지원사업 • 24시간 안심출동서비스 등

출처: 보건복지부(2021). 선도사업 8개 지자체 주요 사업 내용

4 커뮤니티 케어 외국사례

고령화로 인한 의료 · 돌봄 수요가 지속적으로 증가하는 상황에서 국민 의료비 부담 완화와 사회서비스 일자리 창출 요구의 확보가 필요하다. 영국의 경우 지역사회 돌봄은 오래시간 역사적 배경을 가지고 있어 1990년 「커뮤니티 케어법」을 제정함으로써 지방정부의 책임과 더불어 재정지출 통제권을 부여하였고, 일본의 경우 2013년 지속 가능한 사회보장제도의 확립을 도모하기 위한 개혁추진에 관한 법률을 제정하여 지역포괄케어 시스템을 본격적으로 실시하였다. 커뮤니티 케어는 돌봄의 수요가 증가하고 있는 고령화사회에서 궁극적으로 지향해야 할 복지정책의 방향이다. 지역사회 안에서 필요자의 욕구에 따른 통합적이고 유연한 서비스 제공을 통해 개인의 인권을 보호하고 삶의 질을 제고할 것으로 생각된다.

1) 영국

(1) 개요

만 18세 이상 성인서비스와 아동대상서비스를 구분하여 관련 지방정부의 역할과 책임을 지속적으로 확대해 오고 있다. 성인서비스는 NHS 및 커뮤니티 케어법(National Health Service and Community Care Act)에 의해서 추진하며, 아동서비스는 아동법(Children Act)에 근거하여 추진하고 있다. 영국 지방정부는 주(county council)및 구/시(district or city council)로 구성된 2계층 구조로, 커뮤니티 케어는 주로 주 소관이다. 지방정부에 돌봄서비스를 담당하는 사회서비스국(아동서비스는 별도 조직)을 두고 지역 내 포괄적 케어서비스 제공의 책임을 부여하고, 그 외 사회서비스 제공 위원회를 구성하여 함께 운영 중이다.

(2) 주요 내용

해당 지역에 상시 거주하며 신체 · 정신건강상 돌봄이 필요한 자, 2개 이상의 일상활동이 어려운 성인, 아동 등을 대상으로 한다. 평가절차는 이용자의 선호와 희망을 핵심에 두고 전문평가자(사회복지사 등)를 통한 욕구 및 개인의 자가평가를 실시한다. 돌봄 계획수립은 이용자에게 가장 적절한 지원방법을 결정하기 위해 개인의 필요, 목표, 지역 내 이용 가능 서비스 등을 고려하여 계획을 수립한 후 이용자 및 지방정부와의 협의를 거쳐 수립한다. 비용지불과 관련해서 개인예산(personal budget)은 합의된 돌봄서비스에 필요한 예산으로, 지방정부가 비용의 일부 또는 전부를 지원하고 이용자의 요청에 따른 서비스의 일부는 본인이 부담하도록 한다. 정부지원은 2016년 기준 2만 3,250파운드 이하 자산 소유자 또는 저소득층이 재정지원 대상이며, 돌봄 비용 상한제를 병행하여 개인이 지불하는 비용의 총액을 제한한다.

2) 미국

(1) 개요

장애인 · 노인을 비롯해 모든 지역사회 주민이 연령 · 장애 여부에 관계없이 자신이 원하는 곳에서 원하는 사람들과 어울려 살 수 있도록 커뮤니티 케어를 추진하고 있다. 미국 연방대법원은 판결을 통해 장애가 있는 사람이더라도 전문가가 지역사회에서 거주할 수 있음을 결정했다면 이를 위해 국가로부터 통합적 서비스를 제공받을 권리가 있음을 선언하였다(Olmstead vs LC, 1999년 판결).

(2) 주요 내용

보호가 필요한 노인 및 장애인을 대상으로 한다. 연방정부 복지부 내 재가돌봄서비스 제공을 위한 지역사회거주관리청(Administration for Community Living, ACL) 및 지역사회지원센터(10개 센터가 미국전역 관할)를 설치 · 운영하는 체계를 갖추고 있다. 지역사회거주관리청(ACL)은 주 정부 및 관련 기관에 보조금(formula grants)을 교부하는 방식으로 운영되며, 지역지원센터는 주 정부 등이 수행하는 지역사회거주관리청(ACL)의 프로그램 활동을 개발 · 지원한다. 지역노인복지사무소(Area Agency on Aging, AAA), 노인 · 장애인자원센터 등이 있다. 주요 서비스는 노인이 자신의 집과 지역사회에서 자립 · 건강을 유지하며 살아가도록 재가 · 지역사회지원, 영양 돌봄(공동배식/식사배달), 예방적 의료, 만성질환 자기관리서비스 등을 제공한다. 재정 규모는 2018년 약 19억 달러의 예산 요구안을 제출하여 높은 수준을 나타내고 있다.

3) 일본

(1) 개요

급격한 고령화 등 인구구조 변화에 대응하기 위해 2013년 8월 사회보장제도개혁 국민회의 공표를 통해 지역포괄케어시스템을 도입하였다. ‘의료로부터 개호로’, ‘병원 · 시설로부터 지역 · 재택으로'를 목표로 재택의료 · 재택개호의 확충을 추진 중이다. 중증 개호상태가 되어도 자신이 살던 곳에서 기존의 생활방식을 유지하며 살아갈 수 있도록 주거, 의료, 개호, 예방, 재활 · 생활지원이 포괄적으로 제공되는 시스템 구축을 추진(~2025년)하고 있다. 특히 2014년 6월 개호보험법 개정 등 19개 개정법을 일괄한 패키지법인 「지역에서 의료 및 개호의 종합적 확보를 추진하기 위한 관련 법률의 정비 등에 관한 법률(의료개호일괄법)」을 마련한 것이 특징이다.

(2) 주요 내용

보호가 필요한 노인을 대상으로 하며 평가절차는 통상 인구 1만 명당 주거지역 단위를 기준으로 지역포괄지원센터를 설치하여 지역 내 포괄케어 제공을 추진하고 있다. 지역포괄지원센터의 케어메니저, 사회복지사, 간호사가 개인의 상태와 요구를 파악하여 케어매니지먼트 계획 수립, 사례관리 회의 및 서비스 연계 지원을 통해 서비스를 제공하고 있다. 주요 서비스로는 의료, 개호, 생활지원서비스 외에도 24시간 방문서비스 및 재활예방서비스까지를

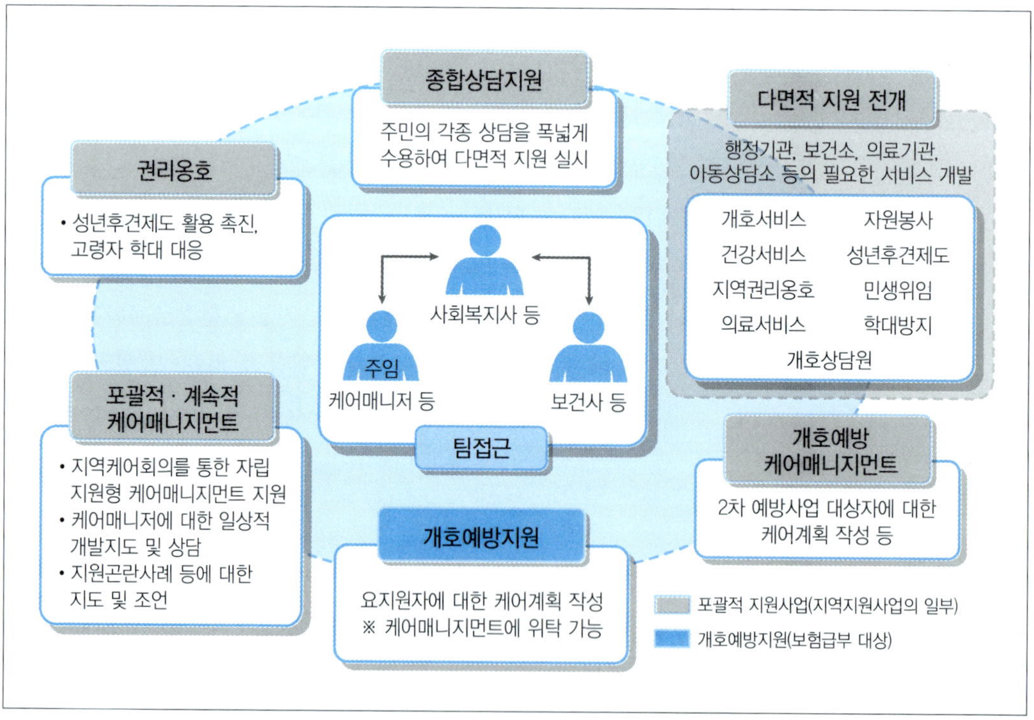

[그림 4-13] 지역포괄지원센터 업무와 접근방법

출처 : 일본 후생성

지원하여 그룹홈 또는 재가에서 생활이 가능하도록 지원하고 있다(그림 4-13). 커뮤니티 케어를 실현하기 위한 통합적 서비스의 방향으로 나아가기 위해서 민관협력 기반을 중심으로 추진하고 있으며 고령자의 경우 '내가 사는 지역에서 안전하고 평안한 삶을 살도록 하자'라는 의미로 지역에서 포괄적 지원, 즉 지역포괄지원센터가 그 핵심으로 지역포괄지원센터는 보건, 의료 · 돌봄 · 복지가 포함된 통합된 지역서비스로 통합된 복지의 개념을 의미한다.

5 발전방향

지역사회 통합돌봄(커뮤니티 케어)은 노화, 질병, 장애 등으로 거동이 불편하거나 일상생활을 영위함에 있어 도움이 필요한 사람이라면 누구든지 필요한 서비스를 받으며 어울려 살아갈 수 있는 지역사회를 만들어 나가는 정책이다. 지역사회 통합돌봄의 궁극적 목적은 지역사회와 격리된 곳에서 살아갈 수밖에 없었던 노인과 장애인, 정신질환자의 삶의 질 향상으로 사회적 평안을 높이는 것이다.

돌봐줄 사람이 없거나 어려운 여건으로 인하여 재가에서 생활이 곤란하게 되면 병원과 시설을 선택하게 된다. 하지만 그러한 선택이 삶의 질을 향상시키지 못한다는 것을 많은 실태조사에서 확인할 수 있다. 커뮤니티 케어를 통하여 통합되고 지속적인 서비스가 제공되어 지역사회 속에서 삶을 유지 가능하도록 돕는 것이 목표로 재활서비스 제공도 꼭 필요한 서비스이다.

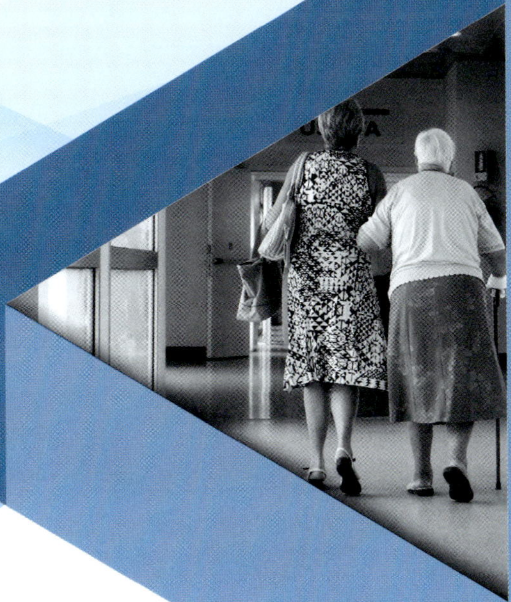

제 2 장

완화케어 및 호스피스 분야에서의 작업치료 중재

학습목표

- 완화케어와 호스피스의 개념을 이해할 수 있다.
- 호스피스 유형과 작업치료의 역할에 대해 설명할 수 있다.
- 호스피스와 전통적 치료의 차이점을 파악하고 설명할 수 있다.

핵심용어

완화케어, 호스피스, 작업치료의 역할

1 호스피스의 개념

1) 정의 및 역사

호스피스(Hospice)는 중세기 예루살렘 성지로 가는 순례자들이나 여행자들이 편히 쉬어갈 수 있도록 마련된 숙소(Hospes)에서 기인된 말로, 죽음을 앞둔 말기 환자가 여생 동안 인간으로 존엄성과 높은 삶의 질을 유지하면서 삶의 마지막 순간을 평안하게 맞이하도록 환자와 그 가족을 신체적, 정서적, 사회적, 영적으로 도우며 사별가족의 고통과 슬픔을 경감시키기 위한 총체적인 돌봄이다.

우리나라에서는 1965년 '마리아의 작은자매수도회'가 처음으로 시작되었으며 1970년 서비스가 확대되어 서울성모병원 등에서 호스피스 병원을 운영하고 있다.

2) 목적

완화케어(Palliative Care)와 호스피스는 밀접하게 관련되어 있고 둘 다 치료사가 생명을 위협하는 질병에 직면한 사람들을 중재한다는 공통점이 있다. 완화케어 및 호스피스에서의 작업치료 핵심요소는 환자 중심으로 유지되고 작업 기반 중재를 제공하는 것이다. 호스피스 작업치료사는 환자, 가족과 협력하여 목표를 확인하고 환자가 스스로 결정할 수 있도록 한다. 죽음이 임박한 사람들도 일반적으로 목표를 갖고 있으며 스스로 통제하고 결정하기를 원한다.

미국작업치료협회에 따르면, 완화케어가 환자의 병이 진행되는 동안 언제든지 시작할 수 있다는 점에서 호스피스 간병과 다르다고 한다. 치료적 중재는 완화 접근의 맥락에서 사용될 수 있지만, 환자가 호스피스 보살핌을 받을 때 치유 서비스는 제공되지 않는다. 일시적으로 치료 서비스를 받는 환자는 치료법이 더 이상 필요하지 않거나 수명이 다한 경우 호스피스 서비스로 전환될 수 있다.

호스피스의 대상은 입원 당시 의식이 뚜렷하고 의사소통이 가능한 환자나 임종이 6개월 이내로 예견되는 더 이상의 의료적 치료효과를 기대하기 어려운 환자, 통증완화와 증상관리만을 필요로 하는 환자, 주치의나 호스피스 담당자가 호스피스 진료를 추천한 환자가 해당되며 목적은 다음과 같다.

① 환자가 죽음을 직시하고 수용하며, 지난 삶을 정리하고 남은 삶을 의미 있게 보내기 위한 적극적인 자세를 가질 수 있도록 돕는다.
② 남아있는 삶 동안 고통스러운 증상을 완화시키고 환자와 가족의 신체적, 정서적 위안을 돕는다.
③ 말기환자를 지지하고 끝까지 포기하지 않는다는 것을 인식시켜 주어 평화로운 죽음을 유도한다.
④ 병원에서의 간호와 함께 환자의 가정에서 간호를 제공함으로써 가족의 정서적, 심리적 지지를 도모하고, 환자와 가족에게 지속적인 간호를 제공한다.
⑤ 사별가족을 위한 간호를 제공한다.

2 호스피스의 관계 및 유형

1) 호스피스와 전통적 치료

전통적 치료는 생명을 유지시키려는 방법이며 호스피스는 삶의 한 과정으로서 죽음을 받아들이고 환자와 가족이 남은 삶을 충만히 살 수 있도록 돕는다. 호스피스와 전통적 치료의 차이점은 다음 표와 같다(표 4-8).

[표 4-8] 호스피스와 전통적 치료의 차이점

전통적 치료	호스피스
아무것도 할 수 없는 상태라고 간주되어 환자가 실의에 빠질 수 있음	남은 삶을 환자와 가족이 가치 있게 살 수 있도록 도움
임상검사와 진단이 반복되며 생명지지를 위한 시스템을 지속, 통증에 제한된 투약을 필요시에만 제공	환자를 개별적으로 돌보며 증상관리를 위한 치료만 제공, 개개인의 요구에 따라 필요시 마약성 진통제를 사용하여 통증 조절
사별 이후 가족과의 모든 접촉이 끝나며 환자만이 간호의 대상이 됨	환자와 가족이 간호의 대상이 되며 사별 이후에도 계속적인 프로그램으로 가족을 지지함
중환자실에서 특수 관리를 받으며 가족과의 접촉이 제한되거나 가정에서 적절치 못한 돌봄을 받게 됨	환자가 원하는 곳에서 가족과 함께하며 1일 24시간, 주 7회 호스피스 봉사자의 간호제공이 가능
환자를 돌보는 간호사나 직원의 이동이 있음	지속적이고 일관성 있게 한 환자를 돌볼 수 있음
환자들이 소외될 수 있고 병원 규정으로 인해 비인격화되는 경우가 있음	자원봉사자들을 활용하여 많은 간호시간을 할애하고, 자유로운 분위기 속에서 인격적인 의사소통과 지지가 가능함

2) 호스피스 유형

호스피스 유형은 6가지로 구분되며 다음 표와 같다(표 4-9).

[표 4-9] 호스피스의 유형

유형	형태
독립형 호스피스	호스피스만 독립적으로 운영하는 형태
산재형 호스피스	병원 내에 호스피스 팀이 구성되어 간호를 수행
병동 호스피스	병원 내 확보된 병동에서 호스피스 팀이 구성되어 활동함
가정 호스피스	호스피스 요원이 환자의 가정을 방문하여 돌봄
시설 호스피스	병원에 입원하기도 어렵고 가정에 있을 수도 없는 환자를 위해 가정과 같은 분위기에서 호스피스 간호를 받을 수 있도록 마련된 시설의 형태
혼합형 호스피스	위 2가지 이상의 유형이 혼합

3) 호스피스 건강보험 수가 적용

암관리법에 의해 2015년 7월부터 시작된 건강보험 수가의 적용 내용은 급성기 치료에서 실시되지 않는 전인적인 환자관리, 음악 · 미술 등 요법치료, 임종실 · 상담실 등 호스피스 특수시설 유지비, 환자와 대면시간이 길어야 하는 완화의료 서비스 특성 등을 감안하고, 불필요한 치료를 제한하기 위하여 일당정액 수가를 기본 모형으로 하였다.

상급종합병원 · 종합병원 · 병원은 1인실 이외의 모든 병실에 대해서 의원은 1인실을 포함한 모든 병실에 대해서 급여 혜택을 받을 수 있다. 간병 서비스도 급여를 보장해 간병비 지출도 줄어들 전망이다. 자격을 갖춘 병동도우미를 일정 수준 이상 배치한 기관에 한해 간병도 급여화된다. 특히 말기암 환자와 가족에게 실시하는 요법치료는 완화의료 입원일당 정액수가에 주 3회 반영되어 있으므로 요법치료의 실시종목(원예, 음악, 미술요법 등)에 관계없이 주 3회 이상 실시함을 원칙으로 한다.

4) 완화의료재활서비스 확대

현재 호스피스 건강보험 수가 적용에는 완화의료를 위한 물리치료, 작업치료 등 재활서비스는 포함되어 있지 않지만 외국에서는 완화의료를 위한 재활서비스로 물리치료, 작업치료가 시행되고 있고 보험수가로 제공된다. 암은 만성질환으로 치료나 완화케어 기간 중에는 일상생활활동(ADL), 신체기능유지, 심리지지 등에서 재활이 필요로 하기 때문에 향후 적절한 서비스 제공을 위해서는 보험수가화와 재활관련 인력 참여가 필요하다.

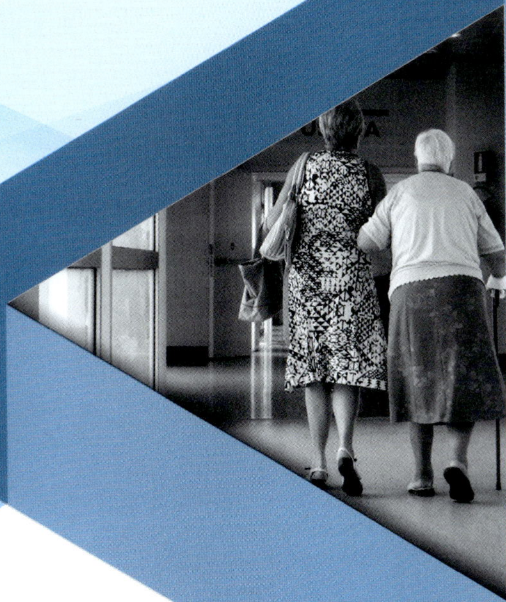

제 3 장

노인을 위한 복지용구 및 환경 수정

학습목표

- 복지용구의 개념과 품목을 설명할 수 있다.
- 복지용구 품목별 사용방법에 대해 설명할 수 있다.
- 주택개조의 개념을 알고 설명할 수 있다.

핵심용어

복지용구, 주택개조

1 복지용구

1) 복지용구의 정의

복지용구는 노인장기요양보험법의 근거로, 노인장기요양급여 중 기타 재가급여제도의 일부로 포함되어 있다. 복지용구는 노인장기요양보험법 시행령 제9조 제1항에 수급자의 일상생활 신체활동 지원 및 인지기능의 유지 향상에 필요한 용구로서 보건복지부장관이 정하여 고시하는 것을 제공하거나 대여하여 주는 것으로 규정하고 있다. 복지용구는 심신장애 및 만성질환 등으로 거동이 불편한 노인의 일상생활 편의 및 기능훈련을 도모하고 수발자의 부담을 줄이기 위한 제품으로, 노인, 장애인 및 돌봄 제공자들에게 삶의 질 향상을 위하여 신체, 인지 및 일상생활 지원에 도움을 주는 도구이다. 복지용구에 관한 노인장기요양보험 법령체계는 [표 4-10]과 같다.

[표 4-10] 복지용구 제도에 관한 노인장기요양보험 법령체계

노인장기요양보험법(법률 제18610호, 시행 2022.6.22.)
제23조(장기요양급여의 종류) 제1항 제1호(재가급여)-바(기타재가급여)
노인장기요양보험법 시행령(대통령령 제32712호, 시행 2022.6.22.)
제9조(기타재가급여) 수급자의 일상생활 신체활동 지원 및 인지기능의 유지 향상에 필요한 용구로서 보건복지부장관이 정하여 고시하는 것을 제공하거나 대여하여 주는 것을 말한다.
노인장기요양보험법 시행규칙(보건복지부령 제896호, 시행 2022.6.23.)
제19조(기타재가급여 제공기준 등) 제1항(복지용구의 정의 및 품목), 제2항(복지용구의 품목별 급여대상의 범위, 급여결정방법, 세부적인 제공기준 및 절차 등)을 보건복지부장관이 정하여 고시하도록 규정
복지용구 급여범위 및 급여기준 등에 관한 고시(보건복지부고시 제2021-22호, 시행 2021.2.1.)
복지용구 급여방식 및 품목, 급여 한도액, 급여기준, 복지용구사업소 운영기준, 복지용구 급여비용 산정방법 등 노인장기요양보험법 시행령 및 시행규칙에서 보건복지부장관이 정하여 고시하도록 한 세부 사항 규정
복지용구 품목별 제품목록 및 급여비용 등에 관한 고시(보건복지부고시 제2022-235호, 시행 2022.10.17.)
복지용구 구입품목(10개 품목), 대여품목(6개 품목), 구입 또는 대여품목(2개 품목)에 대한 제품목록, 제품코드, 급여비용 등을 고시

출처 : 복지용구 품목별 제품목록 및 급여비용 등에 관한 고시
(보건복지부고시 제2022-235호, 시행 2022.10.17.)

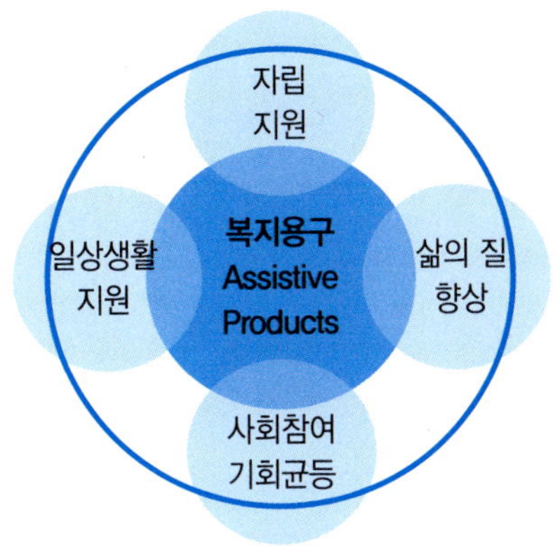

[그림 4-14] 복지용구 제도의 의의

출처 : 양영애(2021). 복지용구의 이해와 활용

복지용구 서비스 대상자는 뇌졸중, 파킨슨, 치매 등 노인성 질병 발병이 6개월 후 일상생활활동을 스스로 유지하기 어려워 가족 및 돌봄 제공자의 도움이 필요한 상태이다. 복지용구가 적절하게 사용된다면 신체이동, 참여 및 기회 제공 등 사회통합의 이념 실현을 목적으로 한다(그림 4-14).

복지용구는 세계보건기구(WHO)가 2001년에 채택한 기능 장애 건강에 관한 국제분류체계(International Classification of Functioning, Disability and Health, ICF)에서 제시한 보조도구(assistive products and technology)로, 2004년 국제표준화기구(Internation Organization for Standardization, ISO)에서는 보조장치(assistive products)로 명시하고 있다. 국제표준화기구에서 복지용구 정의는 "장애인에게 사용되는 용구, 기기 및 소프트웨어로 기능장애, 활동제한 및 참여 제약을 예방하고, 보상, 검사 및 경감을 극복하도록 특별하게 제조된 것"으로 설명하고 있다. 일본 개호보험에서의 복지용구는 노인과 장애인이 사용하는 도구로 설명하고 있으며, 외국에서 복지용구는 보조도구 명칭으로 사용하고 있다.

2) 복지용구 품목

복지용구는 복지용구 급여범위 및 급여기준 등에 관한 고시(보건복지부고시 제2021-22호, 2021.1.27.)에 따라 복지용구 급여품목, 품목별 급여대상의 범위, 세부적인 제공기준 및 절차, 전문적인 심의기구의 구성 · 운영 등에 관한 사항을 규정하고 있다. 복지용구를 취급하는 복지용구사업소는 수급자의 신체기능 상태에 따라 필요하다고 공단이 인정한 품목을 구입 또는 대여할 수 있으며, 복지용구사업소는 당해 품목만을 수급자에게 제공할 수 있다.

복지용구사업소는 복지용구의 바코드가 공단에 등록된 각 최초 시점을 기준으로 보건복지부장관이 정한 제품별 사용 가능 햇수 이내의 제품만을 대여할 수 있다. 다만 사용 가능 햇수가 경과한 제품 중 외형 및 작동상태에 이상이 없는 제품 등은 사용 가능 햇수의 1/2 범위 내에서 연장하여 대여할 수 있다.

사용 가능 햇수가 정해진 품목은 재료의 재질 · 형태 · 기능 및 종류를 불문하고 보건복지부장관이 정한 사용 가능 햇수 내에서 품목당 1개의 제품만 구입할 수 있다. 단 성인보행기는 2개, 경사로(실내용)는 6개까지 구입할 수 있다. 복지용구를 대여하는 경우에도 품목당 1개 제품만 대여할 수 있다.

구입 또는 대여품목은 동시에 구입 및 대여를 할 수 없다. 다만 경사로(실내용)는 구입, 경사로(실외용)는 대여만 가능하며 경사로(실내용, 실외용)는 동시에 이용할 수 있다. 전동침대와 수동침대는 동일품목으로 본다.

연한도액 적용기간 중 안전손잡이 10개, 미끄럼방지양말 6켤레, 미끄럼방지매트 · 미끄럼방지액 5개, 간이변기(간이대변기 · 간이소변기) 2개, 자세변환용구 5개, 요실금팬티 4개를 구입한도로 한다. 수급자가 의료기관에 입원한 기간 동안에는 전동침대, 수동침대, 이동욕조, 목욕리프트를 제공할 수 없다.

복지용구는 모든 수급자 등급이 동일하게 연간 160만원(공단부담금+본인부담금) 한도로 제공 받을 수 있다. 연 한도액의 적용기간은 최초 장기요양인정 유효기간(이하 “유효기간”이라 한다) 개시일로부터 매 1년으로 한다. 다만, 유효기간 만료 후 1년 이상 경과되어 수급자가 된 경우에는 다시 인정받은 유효기간 개시일부터 적용한다. 연 한도액을 초과한 금액은 전액 수급자 본인이 부담한다. 본인부담률은 일반(15%), 감경(6~9%), 의료급여(6%), 기초(0%, 면제)이다.

(1) 구입품목

구입품목은 일반적으로 비용이 저렴하여 구입에 문제가 없거나 사용하는 품목이 신체에 많이 접촉하여 타인이 재 사용하기 곤란한 것으로 10종이다. 종류는 성인용보행기, 이동변기, 목욕의자, 안전손잡이, 미끄럼방지용품(매트, 액, 양말), 간이변기, 지팡이, 욕창예방방석, 자세변환용구, 요실금팬티이다. 욕창예방매트리스와 경사로는 구입과 대여가 가능하다(표 4-11).

[표 4-11] 복지용구 구입품목 10종

이동변기	목욕의자	성인용 보행기	안전손잡이
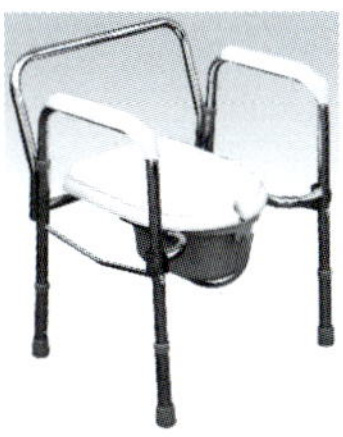	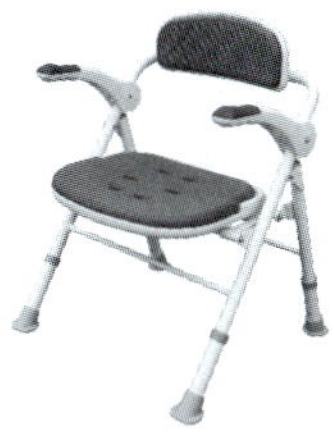	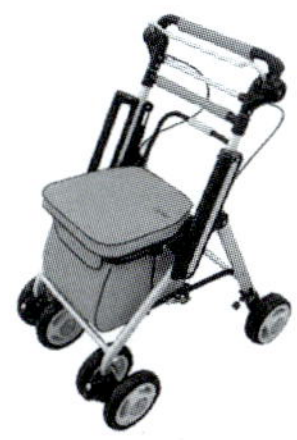	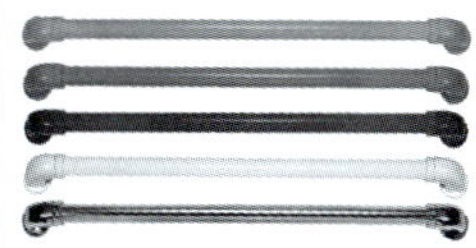
화장실로 이동하기 어려운 경우 대 · 소변 처리	목욕 시 편안한 자세로 목욕 실시	스스로 보행이 가능하지만 외출 시 보행에 이용	자립환경 지원으로 벽면에 부착
미끄럼방지용품	**간이변기**	**지팡이**	**욕창예방방석**
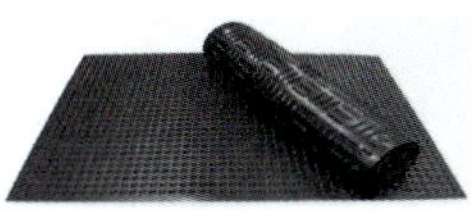	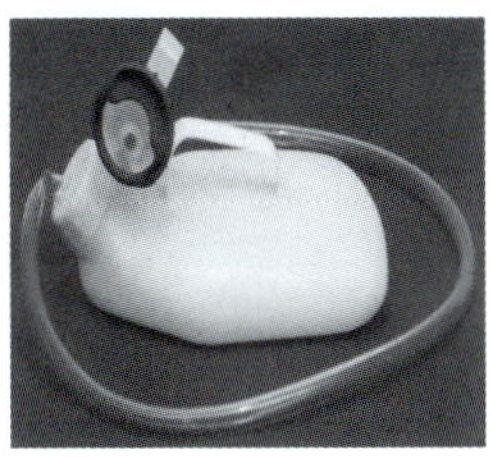	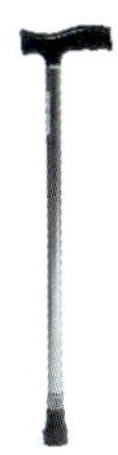	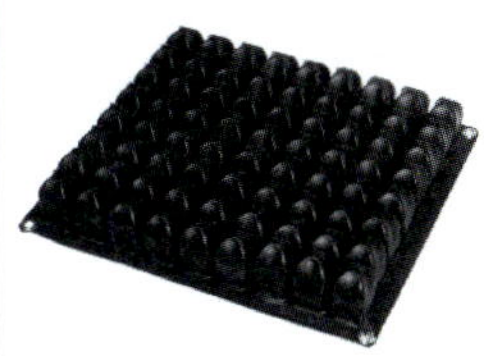
실내에서 미끄러짐 사고 예방(액, 용품, 매트)	이동이 불가능한 상태에서 용변 해결, 남녀용, 소대변용	보행이 불편할 때 보행 보조	장시간 앉아 있을 때 욕창 예방
자세변환용구	**요실금 팬티**		
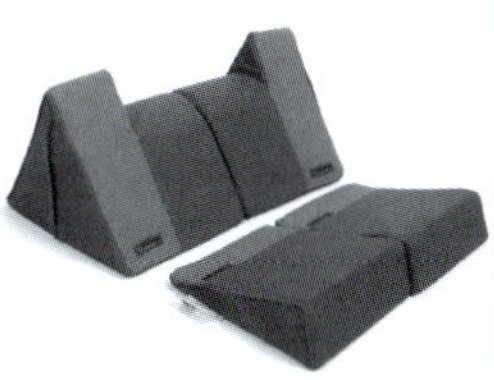	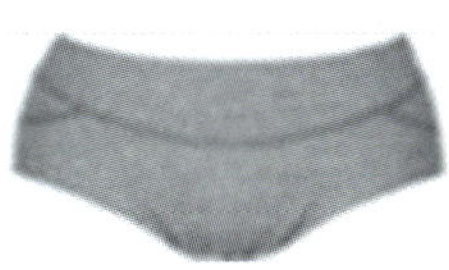		
장시간 와상으로 인한 욕창 예방 위해 자세 및 위치 변경	실금 등 배뇨 조절장애에 도움		

(2) 대여품목

대여품목은 오랜 사용이 가능하고 일정기간 사용 후 철저히 소독을 해야 타인에게 재사용이 가능하고 8종이다. 종류는 수동휠체어, 전동침대, 수동침대, 이동욕조, 목욕리프트, 배회감지기, 경사로, 욕창예방매트리스이다. 욕창예방매트리스와 경사로는 구입과 대여가 가능하다(표 4-12).

[표 4-12] 복지용구 대여품목 8종

수동휠체어	수동침대	전동침대	이동욕조
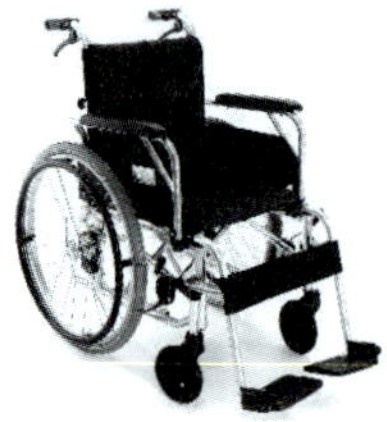	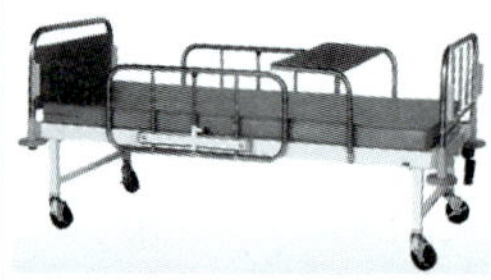	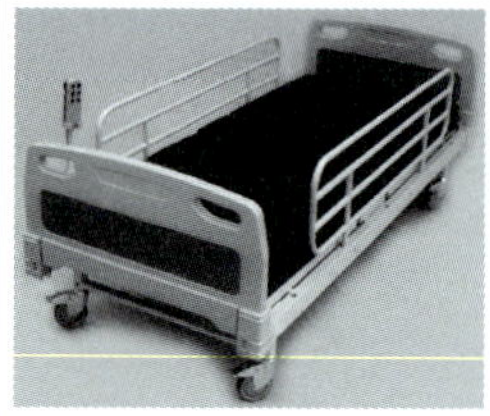	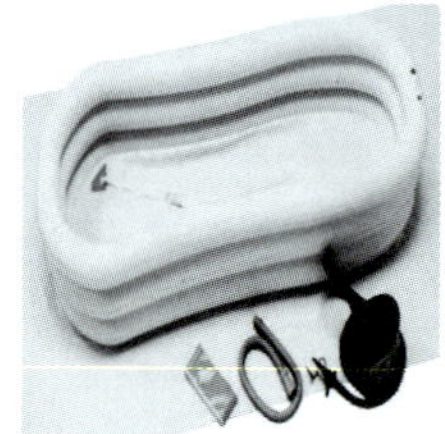
보행이 어려운 경우 이용	수동의 힘을 이용하여 일어서는 동작 보조, 자립 지원	전기적 힘을 이용하여 일어서는 동작 등을 보조하고 자립을 지원	거동이 불편하여 욕실 이동이 곤란한 경우 거실이나 침대 등에서 목욕 가능
목욕리프트	**배회감지기**	**욕창방지매트리스**	**경사로**
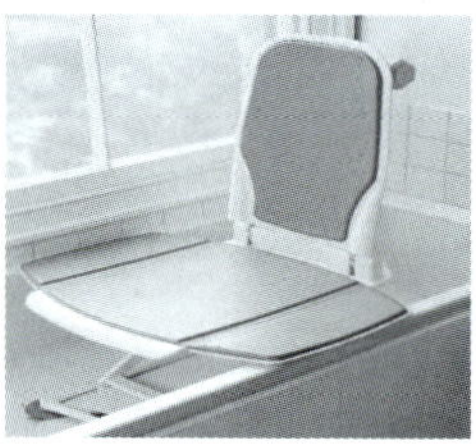	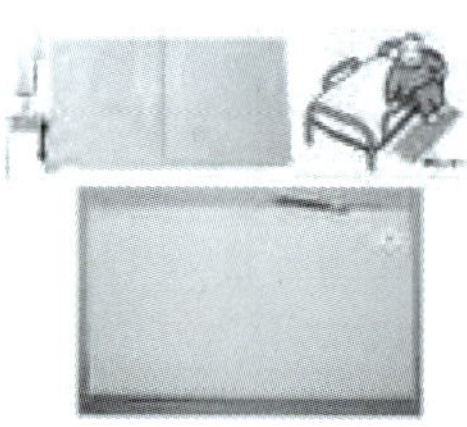	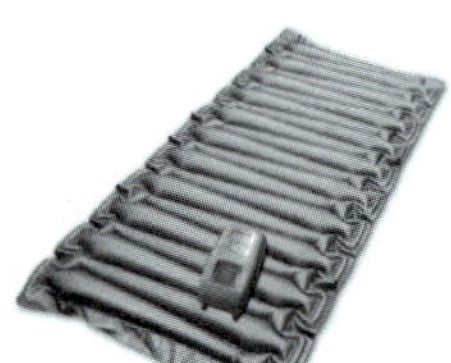	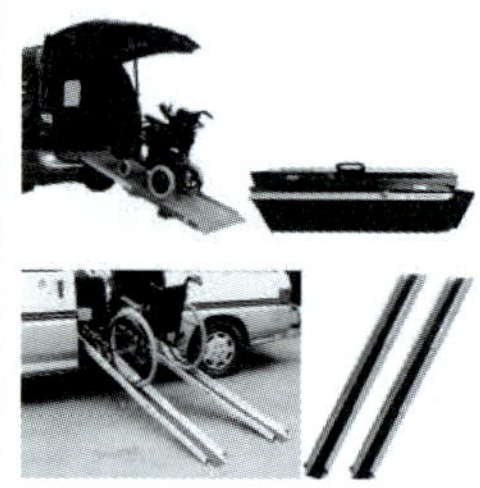
욕조에서 목욕 가능하도록 높낮이를 조절	치매나 인지장애로 실종을 미연에 방지	체중 분산, 통풍 조절로 욕창 예방	휠체어, 성인용보행기 이동성 확보 및 안전사고 예방

복지용구의 품목별 사용 가능 갯수 및 급여한도는 [표 4-13]과 같다.

[표 4-13] 품목별 사용 가능 갯수 및 급여한도

급여방식	연번	품목명		사용 가능 갯수	급여 한도
구입품목	1	이동변기		5년	1개
	2	목욕의자		5년	1개
	3	성인용보행기		5년	2개
	4	안전손잡이		–	10개
	5	미끄럼 방지용품	양말	–	6켤레
			매트, 액	–	5개
	6	간이변기		–	2개
	7	지팡이		2년	1개
	8	욕창예방방석		3년	1개
	9	자세변환용구		–	5개
	10	요실금팬티		–	4개

<table>
<tr><td rowspan="6">대여품목</td><td>11</td><td colspan="2">수동휠체어</td><td>5년</td><td>1개</td></tr>
<tr><td>12</td><td colspan="2">전동침대</td><td>10년</td><td>1개</td></tr>
<tr><td>13</td><td colspan="2">수동침대</td><td>10년</td><td>1개</td></tr>
<tr><td>14</td><td colspan="2">이동욕조</td><td>5년</td><td>1개</td></tr>
<tr><td>15</td><td colspan="2">목욕리프트</td><td>3년</td><td>1개</td></tr>
<tr><td>16</td><td colspan="2">배회감지기</td><td>5년</td><td>1개</td></tr>
<tr><td rowspan="3">구입 또는 대여품목</td><td>17</td><td colspan="2">욕창예방매트리스</td><td>3년</td><td>1개</td></tr>
<tr><td rowspan="2">18</td><td rowspan="2">경사로
(동시 이용가능)</td><td>실내용(구입)</td><td>2년</td><td>6개</td></tr>
<tr><td>실외용(대여)</td><td>8년</td><td>1개</td></tr>
</table>

출처: 복지용구 급여범위 및 급여기준 등에 관한 고시. 제4조제1항

현재 지정된 복지용구 품목 외에도 가정에서 생활하기 위해 필요한 이동리프트를 포함하여 신기술 품목 확대가 필요하고, 최근 일본에서는 복지용구 품목에 자동배설장치, 로봇성인용보행기 등 돌봄로봇 제품이 보험서비스로 제공되고 있다.

3) 복지용구 급여 현황

(1) 급여이용 실인원수 및 총금액

복지용구 급여는 재가급여를 이용하는 수급자 1인당 연 160만원 한도 내에서 복지용구 구입 또는 대여를 이용한다. 본인부담금은 15%이며 사용 현황은 2020년도 복지용구 급여이용 실인원 382,273명, 복지용구 급여이용 총금액은 217,381억 원이다(표 4-14).

[표 4-14] 복지용구 급여이용 실인원수 및 총금액 현황 (단위: 명, 억 원)

구분	2016년	2017년	2018년	2019	2020
복지용구 급여이용수급자(명)	216,803	246,960	275,907	338,421	382,273
복지용구 급여이용총금액(천원)	126,263	137,001	146,465	186,417	217,381

주) 실인원수는 청구심사기준, 실인원수, 총금액(공단, 본인부담금)은 급여비 지급기준임

출처: 국민건강보험공단(2020). 노인장기요양보험 통계연보

(2) 복지용구사업소 및 제품 등록 현황

복지용구 판매 및 대여 기관은 복지용구사업소로 복지용구가 올바로 사용하도록 사용방법 등의 서비스를 제공하고, 대여품목은 철저한 소독관리로 타인에게 감염의 위험을 예방할 의무가 있다. 복지용구사업소는 매년 증가하고 있고, 2020년 복지용구사업소 현황으로는 [표 4-15]와 같이 매년 증가하여 전국적으로 1,941개이며 지역별로는 서울이 가장 많다.

[표 4-15] 2020년 복지용구사업소 현황

연도	2016년	2017년	2018년	2019년	2020년
개소	1,817	1,885	1,920	1,975	1,941

출처: 노인장기요양보험 www.longtermcare.or.kr

(3) 복지용구등록 제품

현재 국민건강보험공단 복지용구등록 제품은 590개로 매년 증가추세로 각 품목별 제품 등록 현황은 [표 4-16]과 같다.

[표 4-16] 복지용구 품목 및 제품 등록 현황 (단위: 개)

구입품목 (10종)			대여품목(6종)			구입 또는 대여품목(2종)			
품 목 명	제품 수	사용 가능 햇수	품 목 명₩	제품 수	사용 가능 햇수	품 목 명₩	제품 수		사용 가능 햇수
							구입	대여	
계	340		계	178		계	35	22	
① 이동변기	16	5년	① 수동휠체어	65	5년	① 욕창예방매트리스	32	17	3년
② 목욕의자	16	5년	② 전동침대	85	10년	②-1 경사로(실내용)	20	–	2년
③ 성인용보행기	44	5년	③ 수동침대	15	10년	②-2 경사로(실외용)	–	5	8년
④ 안전손잡이	73	–	④ 이동욕조	5	5년				
⑤ 미끄럼방지용품	85	–	⑤ 목욕리프트	0	3년				
⑥ 간이변기	8	–	⑥ 배회감지기	8	5년				
⑦ 지팡이	36	2년							
⑧ 욕창예방방석	14	–							
⑨ 자세변환용구	16	–							
⑩ 요실금팬티	32	–							

출처: 복지용구 품목별 제품목록 및 급여비용 등에 관한 고시(보건복지부고시 제2022-29호, 시행 2022.2.1.).

4) 복지용구 이용절차

복지용구 이용절차는 [그림 4-15]와 같이 상담에서부터 급여비용 청구 및 지급으로 이루어진다.

(1) 수급자 또는 가족이 복지용구사업소를 방문하여 상담한다.

(2) 복지용구사업소에서는 급여가능 여부를 확인하고 조회한다.

(3) 복지용구사업소는 수급자와 복지용구 제공을 계약 체결하고, 복지용구를 제공한다. 이때 수급자는 복지용구급여확인서를 작성 제출하고, 추가 급여가 필요할 때는 복지용구추가급여신청서를 작성 제출한다.

(4) 사용 가능 햇수가 경과한 제품을 연장하여 대여할 경우에는 복지용구 연장 대여기간 이용 동의서와 품목별 작동상태 점검표를 함께 작성하여야 한다.

(5) 계약체결 내용을 복지용구사업소는 공단 포털에 직접 등록하거나 모사전송으로 통보하고 공단 지사 운영센터는 내용통보서 접수 및 결재 후 공단에 계약 내용을 통보한다.

(6) 복지용구사업소는 급여비용 청구 및 지급을 공단 포털로 청구하고 공단은 급여비용 청구 내역을 심사한 후 지급한다.

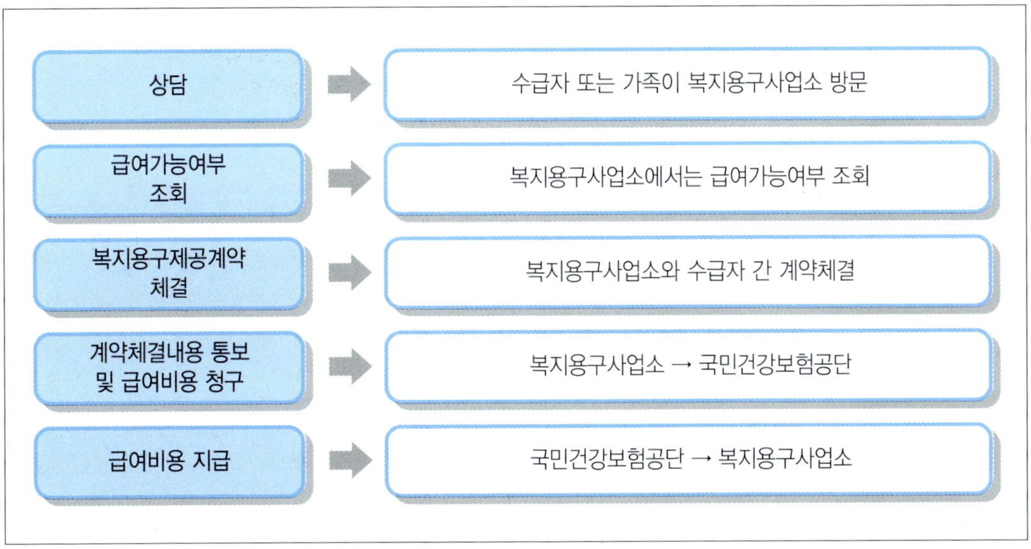

[그림 4-15] 복지용구 이용 절차

복지용구급여확인서

① 수급자 일반사항			
수급자성명		생년월일	
장기요양등급		장기요양인정번호	
유효기간			
연한도액 적용구간			

② 복지용구 급여내용		
구 분	구입품목	대여품목
사용이 가능한 복지용구		
사용이 불필요한 복지용구		
발행일 현재 제공받은 복지용구		

발행일자 :

국민건강보험공단 이사장 (직인)

전화번호 :
주 소 :
홈페이지 : www.longtermcare.or.kr

유 의 사 항

1. 수급자는 연한도액 적용구간 동안 공단부담금 및 본인부담금을 포함하여 160만원 내에서 복지용구를 이용할 수 있습니다.
2. 위 품목 중 발행일 현재 타 법령 또는 복지용구로 이미 급여된 품목은 그 사용 가능 햇수동안 같은 품목을 구입하거나 대여 받을 수 없습니다.
3. 시설급여(입소기간) 기간 중에는 복지용구 급여가 제한되며, 의료기관(병.의원 등)에 입원한 기간 동안에는 전동침대, 수동침대, 이동욕조, 목욕리프트의 급여가 제한됩니다.
4. 연한도액 적용구간 내에는 안전손잡이 10개, 미끄럼방지양말 6켤레, 미끄럼방지매트 · 미끄럼방지액 5개, 간이변기(간이대변기 · 간이소변기) 2개, 자세변환용구 5개, 요실금팬티 4개까지 구입이 가능합니다.
5. 수급자의 신체기능상태 변화 등으로 품목 변경을 원하는 경우 공단에 별지 제2호 서식 복지용구 추가급여신청서를 제출하면, 공단이 이를 확인하고 인정한 경우 사용 가능 햇수 이내라도 급여를 제공 받을 수 있습니다.
6. 갱신 등 인정신청 결과 신체기능상태 변화로 현재 사용 중인 품목이 사용 불필요한 품목으로 변경될 수 있습니다.

출처: 복지용구 급여범위 및 급여기준 등에 관한 고시 [별지 제1호서식]

5) 복지용구 사용방법

복지용구는 전문적인 상담을 통하여 정확한 평가와 정보제공이 필요하며 이 때 경제적·환경적인 측면도 함께 고려해야 한다. 작업치료사는 일상생활활동, 인지, 신체 등의 지식과 복지용구 사용에 대한 개념을 갖고 있어 복지용구상담전문가로 적합하다. 따라서 작업치료사는 [표 4-17]과 같은 원칙에 유의하여 사용할 것을 교육해야 한다. 일본은 복지용구와 관련하여 복지용구전문상담원이나 복지용구플래너, 작업치료사, 물리치료사 등 전문가들이 있고 많은 작업치료사와 물리치료사들이 복지용구전문상담원, 복지용구플래너를 교육하고 훈련하는 전문인력으로 활동하고 있다. 수급자에게 적합한 복지용구가 제공되기 위해서는 작업치료사와 같은 전문가들의 참여와 역할이 확대되어야 한다.

[표 4-17] 복지용구 사용지도의 원칙

복지용구 사용지도의 원칙
• 노인의 신체상태, 희망 및 처해진 환경에 따라 복지용구의 선정과 사용 등에 대해서 전문적 지식에 기초한 상담을 한다. • 노인에 대해서 팜플렛과 카달로그 등의 문서를 사용하여 복지용구의 기능, 사용방법, 비용 등에 관한 정보를 제공한다. • 복지용구의 기능, 안전성, 위생상태 등에 대해 검토한다. • 노인의 신체상황 등에 따른 복지용구를 수시로 점검하고 정비한다. • 노인을 상대로 하는 것을 서비스인 것으로 인식한다. • 노인의 신체 및 인지능력, 수발자의 특성, 생활환경을 고려한다. • 노인, 가족, 대상자의 마음을 고려하여 대응한다. • 노인의 개인정보 및 서비스제공 중 알게 된 비밀을 누설하지 않는다. • 노인을 차별 대우하지 않는다. • 인도주의 정신 및 봉사정신을 바탕으로 대상자의 인권을 옹호한다. • 급여자의 자가결정을 최대한 존중한다. • 지속적으로 관련 지식 및 기술을 습득한다. • 상담 시 항상 친절한 태도와 예의바른 언행을 실천한다.

2 주택개조

1) 주택개조의 개념

주택은 모든 인간에게 생활의 장으로서 생존뿐만 아니라 더 나은 삶을 살아가기 위해 꼭 필요한 장소이다. 노인이나 장애인은 대부분 일반 주택에 살기를 원하고 있으며, 필요한 장비가 제공되고, 적절한 지원을 받을 수 있다면 자신이 살던 주택에서 계속 거주하기를 희망한다. 주택생활에서 불편함을 주거나 불가능하게 하는 장애 요소를 제거해주고 제약을 줄여준다면 노인도 가족이나 이웃과 함께 어울려 살아갈 수 있으며 이러한 장애가 없는 환경은 신체적, 정신적 장애를 겪고 있는 사람들의 어려움을 감소시킬 수 있다.

2) 주택개조의 필요성

(1) 주택개조의 목적

주택개조의 목적은 장기간 누워 있는 것을 방지하고 행동범위의 확대 및 유지하는 것이다. 개조를 통하여 동작 자립을 위한 것으로 노인 스스로가 항상 잠재적인 운동 능력을 발견하려는 노력을 해야 한다. 본인 자신의 가능한 움직임을 최대한 범위로 시키려는 태도가 중요하다. 즉, 실제 개조 시 본인이 가지고 있는 신체 기능을 최대한 활용하고 부족한 것에 대한 개조가 중요하다.

(2) 주택개조의 긍정적 효과

주택개조는 노인을 포함하여 보호자에게도 긍정적인 효과를 가지며 그 내용은 [표 4-18]과 같다.

[표 4-18] 주택개조의 효과

노인 또는 장애인	부양자(보호자)
• 스스로 할 수 있는 것이 많아진다. • 위험한 것이 적어지고 안전성이 증가한다. • 누워 지내는 시간이 줄어든다. • 이리저리 움직이는 것이 쉬워져 재활이 용이하고 건강해진다. • 입원하지 않고 재택생활이 가능해진다. • 현재 주택에서 안심하고 생활할 수 있다. • 이사하지 않고 오랫동안 생활할 수 있다.	• 간호가 편리해진다. • 부양부담이 감소하여 가족이 서로 웃으며 살 수 있다. • 간호/부양 비용이 줄어 경제적 효과가 크다.

3) 주택개조의 일반적 원칙

주택개조를 위한 일반적인 원칙은 다음과 같다.

(1) 노인과 장애인이 시설에 입소하지 않고 살던 지역에 있는 자기 집에서 계속 지낼 수 있도록 지원한다.

(2) 노인과 장애인만 거주하는 주택에 국한하는 것이 아니라 함께 사는 다른 가족의 사용도 고려하여 개조한다.

(3) 노화나 질병으로 신체 기능이 저하되어 발생할 수 있는 사고를 예방함으로써 안전하게 생활할 수 있도록 지원한다.

(4) 노인과 장애인 스스로 타인의 도움 없이 일상생활활동을 할 수 있도록 지원한다.

(5) 노인과 장애인, 보호자가 편리하게 이용하도록 가능성을 고려하고, 설비나 부품을 교체하여 용이하도록 개조한다.

(6) 노인과 장애인이 장시간 머무는 주택의 물리적 환경요건(일조, 채광, 통풍, 환기, 냉난방 등)과 같은 심리적 환경요인(프라이버시, 과밀 등)이 충족될 수 있도록 지원한다.

4) 주택개조를 위한 전제조건

노인이 거주할 공간은 개개인의 특성과 환경을 고려하여 안전하게 설계되어야 한다. 이를 위한 전제조건은 다음 표와 같다(표 4-19).

[표 4-19] 주택개조의 전제조건

신체기능상태 파악	사용자의 신체기능 상태를 파악하고 건강한 삶을 위해서 기본 체력을 바탕으로 식사, 숙면 등 편안하게 이루어질 수 있도록 돕는 것이 필요하다.
사용하는 보조기구 파악	생활범위를 넓히기 위해 신체기능의 변화와 개호 정도에 따라 휠체어, 지팡이, 보행기, 보행차, 신발 등을 포함한 보조기구를 사용하여 안정성 향상을 돕게 함으로써 걷게 하거나 이동 동작뿐만 아니라 정신적인 부분에 영향을 준다.
가정 내 사고 위험성	가정 내의 발생하는 사고로 사망, 질식, 익사, 화재, 넘어짐, 낙상, 동일 평면상(편평한 곳)의 넘어짐이 발생한다. 계단 등에서 추락, 보행 중에 발생 가능하므로 위험성을 제거하는 것이 필요하다.
일상생활활동 (ADL)	식사, 배설, 입주, 이동, 이승 동작과 자세 유지 등이 생활공간 내에서 실시되어야 한다. 또한 그런 행위를 혼자서 가능할지 아니면 개조가 필요한지, 어떤 복지용구가 필요할지, 주거환경에 관한 고려도 필요하다.

5) 주택개조를 위해 고려할 상항

(1) 환경정비가 드러나게 한다.

주택개조는 노인과 장애인의 생활 자립을 지원하지만 환경정비는 가구배치 및 공간을 활용하여 공간을 넓게 만드는 것이다.

(2) 개개인에 알맞은 지원을 한다.

주택개조의 목적은 그 사람에게 알맞게 지원하는 것으로 신체에 장애가 있어도 가족의 한 사람으로서 생활에 참여가 가능하도록 한다. 단순히 편리하게 만드는 것이 아니고 그 사람에게 알맞게 지원하는 것으로부터 시작되며 다음과 같은 특성을 고려한다.

① 인구학적 특성

연령, 성별, 가족구성(관계, 동거, 별거여부, 건강상태, 성별, 연령, 연락처 등)을 파악한다.

② 신체적 특성

주거환경과 밀접한 시각, 청각, 후각, 피부감각 등 감각기관의 변화와 기본적인 일상생활활동능력, 이동능력, 현재 질환의 종류와 정도, 과거병력, 장애 종류, 위치 및 정도, 보조기구 사용 현황, 신장, 몸무게 등 관련된 신체 특성을 이해하고 변화가 생활에 미칠 영향을 파악한다.

③ 경제적 특성

소득수준, 개조비 및 지출 가능성 정도를 파악한다.

④ 사회적 특성

생활양식, 외부활동 종류 및 내용을 파악한다.

⑤ 심리적 특성

성격과 개조의향을 파악한다.

(3) 생활의 흐름에 맞게 지원한다.

환경을 정비한다. 예로 식사 준비의 흐름을 살펴보면 메뉴를 정하고, 식재료를 준비하기 위해 시장을 가고, 식재료를 냉장고에 넣고, 꺼내고, 조리한다. 조리 후 조리한 음식을 담기 위해 접시를 꺼내고, 그릇에 담고, 식탁에 운반하여 정리한다. 식사 후, 후식을 먹고 식기를 씻고 쓰레기를 버린다. 일련의 식사준비 과정을 통하여 환경을 정비하고 각 상태에 필요한 것을 지원한다.

(4) 결정전에 일단 해보고, 확인해보자는 형식으로 진행한다.

실제적으로 해보고 확인해 보는 방법으로 주변에 있는 것을 이용하거나 주변의 환경을 이용한다. 예상치 않은 동작을 관찰하고 시뮬레이션으로 확인하거나 실물 모델을 직접 만들어 확인한다. 이런 과정을 통하여 다양한 상황을 해결하도록 한다.

(5) 목적의 공유화가 필요하다.

서로 다른 업무를 진행하는 분야에서 커뮤니케이션은 목적을 공유화하게 되므로 매우 필요하다. 팀웍이 잘 진행된다면 서로간의 분야에 대한 보완이 이루어지고 상호 정보 교환과 정보가 증가된다는 장점이 있다. 서로 잘못된 견해를 알게 되고 필요성이나 문제해결방법을 쉽게 찾을 수 있다.

(6) 주택현황 사전 점검

기초자료 수집을 위해 도면 작성 및 사진촬영을 하고, 주택 유형, 규모, 적용 대상자의 신체적 인지적 상태 및 사용하는 복지용구를 고려한 개조 요구사항, 개조 가능성 여부를 파악하여 사전에 점검해야 한다.

6) 주택개조의 적용

(1) 현관

현관 개조 시, 휠체어나 목발을 이용하여 출입이 자유로울 수 있도록 적정한 문폭과 공간을 확보하고 낙상을 예방하기 위해 미끄럽지 않은 자재, 안전손잡이 등의 장치를 고려해야 한다(그림 4-16).

① 유효공간

신체 기능 저하에 따라 휠체어를 타고 외출하거나 도움이 필요할 가능성을 고려해 가능한 넓은 공간을 확보한다.

② 경사로

단차를 1.5cm 이하로 줄이기 어렵다면 경사로를 설치하고 목발을 사용하는 경우에는 경사로 설치를 권장하지 않는다. 설치 시, 경사로의 유효폭은 120cm 이상, 경사로의 시작과 끝 그리고 꺾인 부분에는 150×150cm 이상의 공간을 확보해야 하며 기울기는 1/12로 하는 것이 좋다. 경사로는 미끄러짐을 방지할 수 있는 재료로 되어야 하며, 미끄럼방지띠를 부착하는 것을 권장한다.

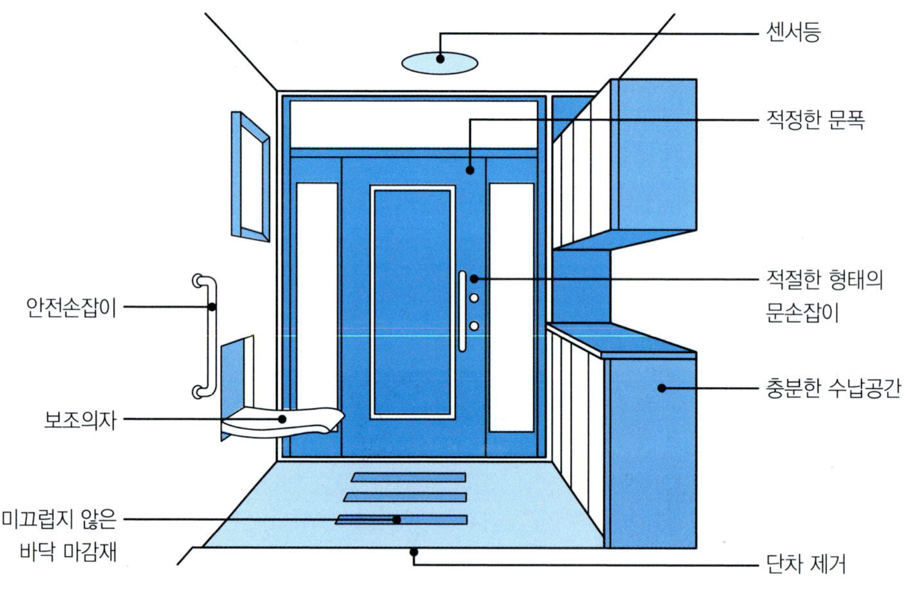

[그림 4-16] 현관개조 포인트

③ 단차

단차는 현관 내부와 외부를 연결하는 부분에 제공하며, 만약 문턱이 필요한 경우 문턱과 외부바닥은 1.5cm 이하, 문턱과 현관바닥은 0.5cm 이하의 단차로 처리한다. 문이 열리는 방향으로 여유 공간을 확보하기 힘든 경우 개폐 방향을 바꾸거나 미닫이문 또는 자동문을 설치한다(그림 4-17).

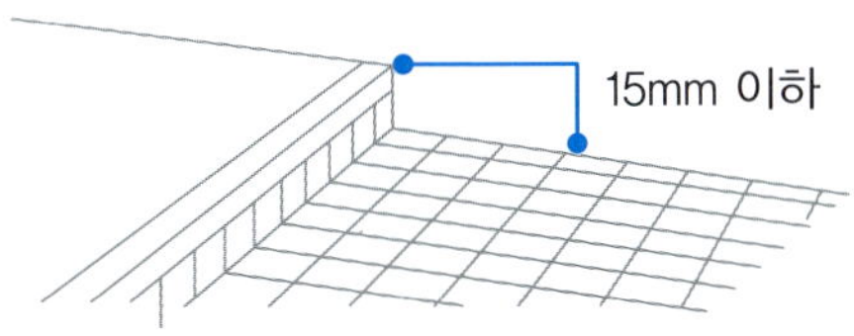

[그림 4-17] 인접공간과의 단차 낮추기

④ 바닥마감

바닥은 미끄럽지 않은 재료로 마감한다.

⑤ 조명

현관은 사람의 출입을 자동 감시하는 센서 등을 설치하고 사람의 출입 동작이 종료될 때까지 조명이 켜져 있도록 조정한다.

⑥ 신발장

신발장이 없는 경우 바닥에 신발과 우산 등에 의해 넘어질 수 있으므로 신발장을 설치한다.

⑦ 보조의자

현관에서 신발을 신고 벗을 때 앉아서 할 수 있도록 벽면 부착식이나 이동식 보조의자를 설치하면 신발을 신고 벗는데 안전하고 편리하다.

⑧ 안전손잡이

안전손잡이는 신발을 신고 벗는 곳으로 현관에서 실내 마루로 올라가는 경계지점에 설치한다. 보행을 지원하는 안전손잡이는 엉덩이 높이정도인 75~85cm 높이에 연속적으로 설치한다(그림 4-18).

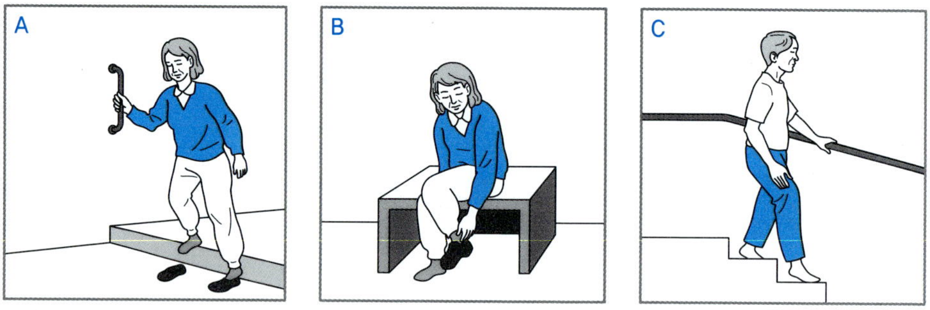

A: 현관의 단차가 있는 부분에는 노인과 장애인들의 출입이 안전하고 용이하도록 적절한 손잡이를 설치한다.

B: 신체적 능력이 떨어진 노인과 장애인이 현관에서 일상적인 동작을 보다 편하고 안전하게 할 수 있도록 보조의자를 설치해 주는 것은 자립을 촉진하는 중요한 배려이다.

C: 노인과 장애인의 생활을 보다 안전하게 지켜줄 수 있도록 적절한 위치에 손잡이가 있고 계단의 디딤면과 챌면의 높이가 적절히 갖추어진 계단을 설치한다.

[그림 4-18] 보조장치 사용의 예

(2) 침실 개조

침실 개조 시, 고려할 사항은 다음과 같다(그림 4-19).

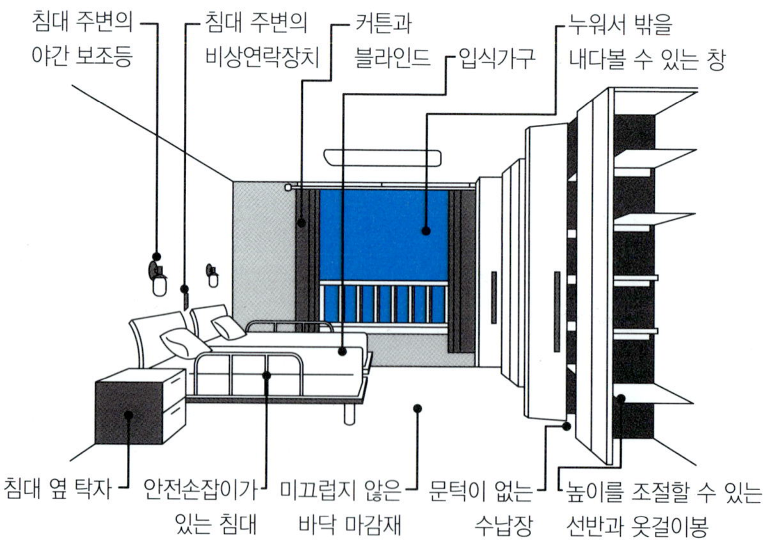

[그림 4-19] 침실 개조 포인트

① 침대 공간

침대는 3면에서 접근이 가능한 공간을 확보하고 보조기구나 휠체어의 사용이 가능하도록 이동공간을 확보한다. 휠체어 회전공간은 150×150cm로 확보하며, 침대 사용 시 이동을 고려하여 침대높이는 휠체어와 같은 높이로 침대 높이 약 45cm가 바람직하다. 침대는 손잡이가 있는 침대를 사용하거나 기존 침대 옆에 수직손잡이나 레일을 설치한다. 침대 주변에는 75~90cm 정도의 여유 폭을 두어 휠체어가 쉽게 접근할 수 있도록 하고, 쉽게 손이 닿을 수 있는 위치에 전화기, 조명스위치, 리모콘, 비상벨을 설치한다.

② 단차

침실은 연결 공간과의 단차가 없는 것이 원칙이지만 환경구조상 어쩔 수 없다면 단차는 1.5cm 이하로 한다. 문턱을 낮추기 힘든 경우 이동하기 쉽도록 양면이 완만한 경사판이나 발판을 이용하여 단차를 줄이고, 단차 부분을 색을 달리하여 식별하기 쉽게 한다.

③ 문 손잡이

문 손잡이는 둥근 손잡이를 피하고 사용이 편리한 레버형이나 막대형 손잡이로 교체한다.

④ 창

침실에 창이 있는 경우 창을 통해 밖을 조망할 수 있어야 한다. 또한 접근이 쉽고 창의 잠금장치와 개폐사용이 편리해야 한다. 창턱의 높이는 누워 있는 상태에서도 사계절의 변화를 즐길 수 있고 사람의 움직임을 알 수 있으며 외부를 조망할 수 있는 45cm 이하로 한다.

⑤ 스위치

침실입구와 침대 양쪽에서 점등할 수 있도록 스위치를 설치하고, 무선 스위치를 설치한다. 스위치는 벽 모서리에서 50cm 이상 떨어져서 설치하고 침대 주위에는 바닥으로부터 80~90cm 높이에 설치한다. 조작이 용이하고 쉽게 확인 가능하도록 대형으로 교체한다.

⑥ 야간조명

취침 시 야간보조등으로 사용할 수 있는 조명기구나 콘센트에 꽂는 조명기구를 설치하고 취침 시 점등이 가능하도록 손이 닿기 쉬운 위치에 조명스위치를 배치한다.

⑦ 안전손잡이(핸드레일)

침실의 문이 열리는 쪽 벽에 수직손잡이를 설치하고, 침대 옆에는 일어서는데 편리하도록 목재로 된 미끄러지지 않는 난간을 설치한다.

(3) 거실 개조

거실 개조 시, 고려해야 할 사항은 다음과 같다(그림 4-20).

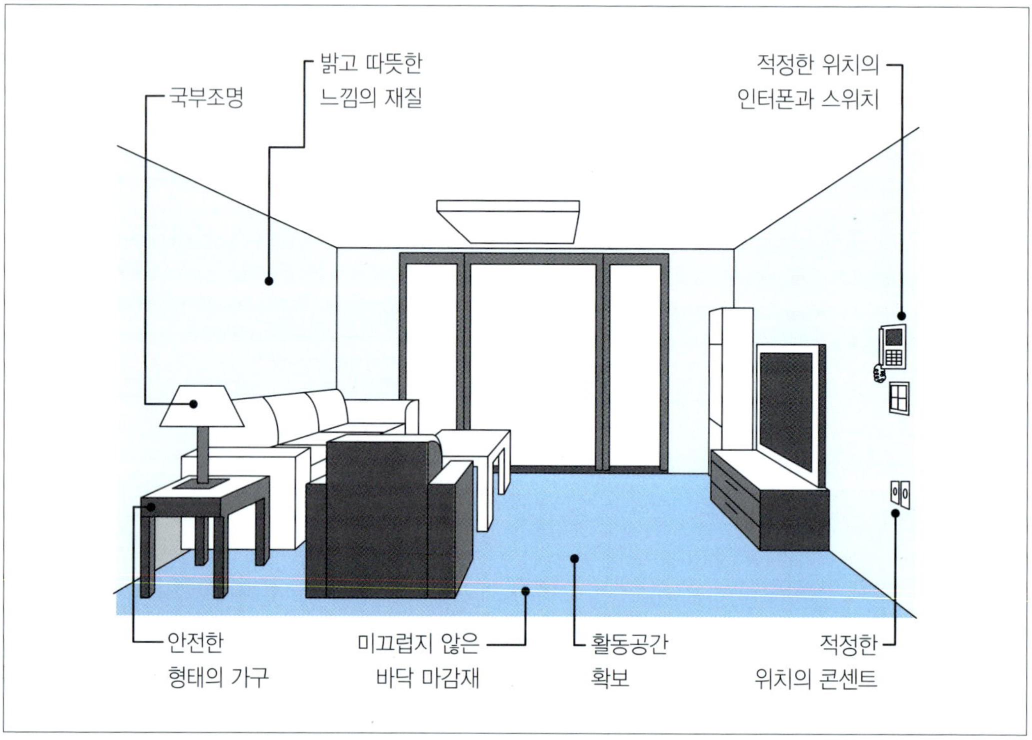

[그림 4-20] 거실 개조 포인트

① 휠체어 회전 공간

휠체어 회전이 가능하도록 거실 가구 주변에 150×150cm의 공간을 확보한다.

② 단차

단차가 없는 것이 원칙이지만 환경구조상 힘들다면 단차는 1.5cm 이하로 하며, 이보다 높을 경우 경사로나 발판을 사용한다.

③ 창

창은 개폐가 용이해야 하며 조작하기 쉬운 위치에 가능한 큰 손잡이나 잠금장치를 설치한다. 유리창이 깨질 경우를 고려하여 안전유리를 사용해야 한다.

④ 조명

조명은 전면조명과 국부조명을 병행하여 설치한다. 충분한 자연광을 도입하고 약화된 시력을 고려하여 밝게 설정하며, 조도조절 장치를 설치하여 조도를 조절할 수 있도록 한다.

⑤ 안전손잡이

노인이나 장애인의 보행을 돕기 위해 벽면에서 5cm 정도의 간격을 두고 75~85cm 높이에 지름 3.2~3.8cm 굵기의 안전손잡이를 설치한다.

(4) 욕실 및 화장실 개조

욕실 및 화장실 개조 시 고려해야 할 사항은 다음과 같다(그림 4-21, 4-22).

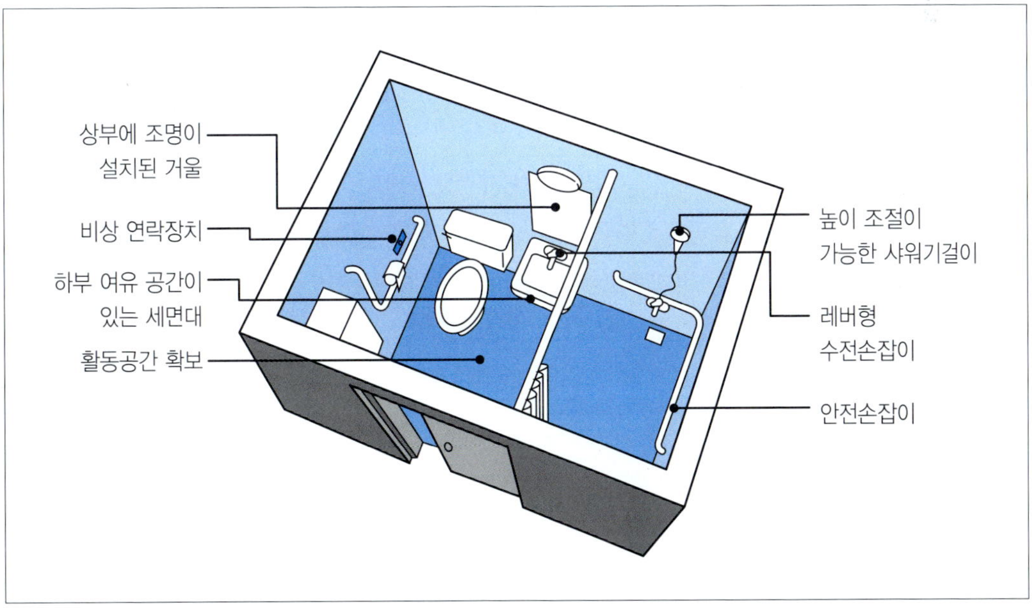

[그림 4-21] 욕실 및 화장실 개조 포인트

① 유효공간

안전하게 씻고 용변을 볼 수 있도록 최소한의 규모를 확보한다. 세면대 하부에 여유공간을 확보하여 휠체어나 의자에 앉아서 이용할 수 있도록 하고 욕실 문의 통과 유효폭은 75cm 이상으로 한다. 욕실 문은 욕실 내에서 일어나는 안전사고 등 비상시를 대비하고 좁은 욕실면적을 최대로 활용하기 위해 밖으로 열리게 한다.

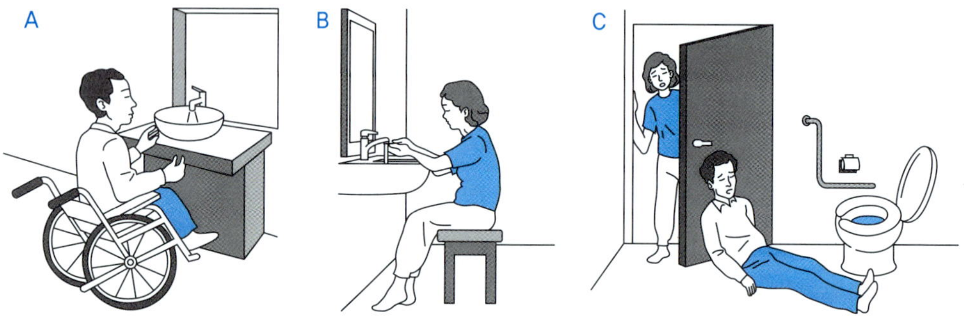

[그림 4-22] 화장실 개조

② 단차

욕실의 단차를 없애기 위해서는 바닥을 높여 욕실 내외의 바닥 높이를 같게 하는 것이 가장 좋으며 물이 빠질 수 있는 트렌치를 반드시 설치해 주어야 한다. 특히 5cm 이상의 단차가 있는 경우에는 욕실 바닥을 높이는 방법이 가장 좋다.

③ 세면대

세면대는 휠체어나 보조기구를 사용하는 경우에도 접근이 용이하도록 높이는 바닥에서 최소 75cm, 세면대 앞면으로 120cm 정도의 여유 공간이 있어야 하며, 폭은 최소 75cm가 확보되어야 한다. 공간이 허락한다면 물이 밖으로 튀지 않고 손을 씻기 쉬운 큰 세면대를 설치한다.

④ 욕조

욕조 상부는 바닥에서 40~45cm 높이에 오도록 하고 욕조와 같은 높이에 좌대를 설치한다. 수전은 조작이 용이한 레버형 손잡이나 센서형으로 하며, 수온 조절이 편리하게 냉온수 일체형으로 하고, 욕조 주변에 안전손잡이를 설치한다. 욕조의 깊이는 40~45cm 정도가 적절하며 바닥에 미끄럼방지용 매트를 깐다.

⑤ 양변기

변기는 안전손잡이를 설치하기 위해 한쪽 벽과 가까운 위치에 배치하고 중앙에서 옆 벽까지 최소 45cm의 공간을 두며 높이는 바닥에서 45cm 내외로 필요에 맞게 설치한다. 변기사용 시 도움을 받아야 하는 경우 돌보는 이를 위한 공간을 고려한다.

(5) 부엌 및 식당 개조

부엌 및 식당 개조 시 고려해야 할 사항은 다음과 같다(그림 4-23).

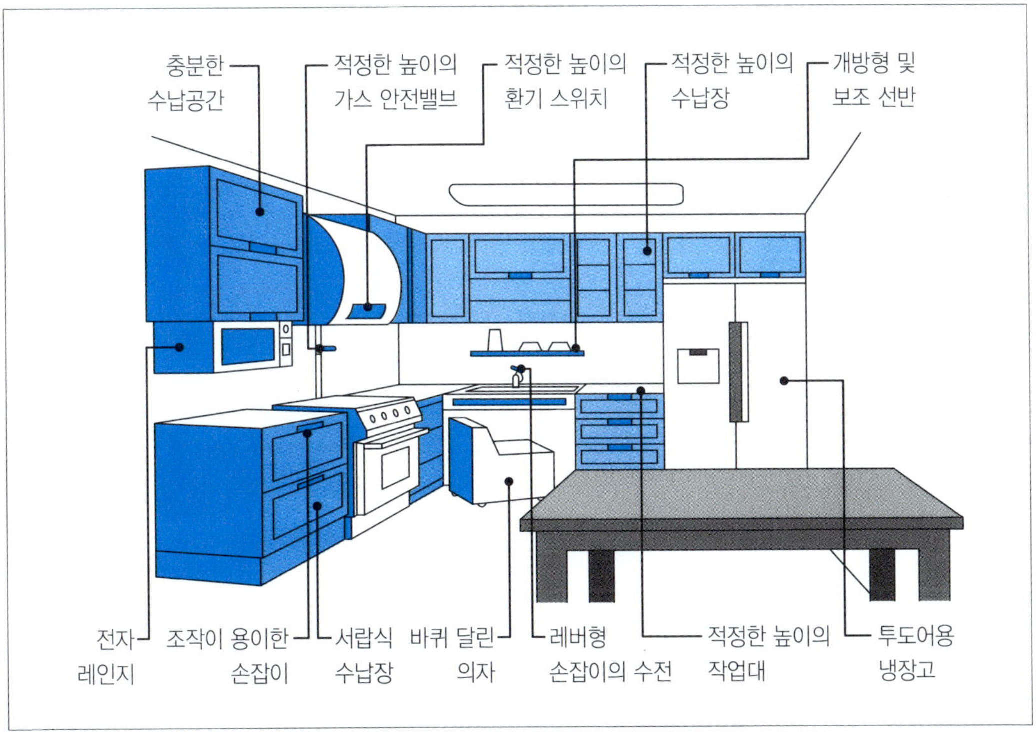

[그림 4-23] 부엌 및 식당 개조 포인트

① 유효공간

휠체어 사용자의 경우 휠체어가 자유롭게 움직일 수 있도록 부엌 작업대 사이에 150cm ×150cm의 공간을 확보하고, 조리대는 휠체어의 발 올림대가 들어가기에 충분한 공간과 뒤쪽으로 회전하여 나갈 수 있는 공간을 확보한다. 부엌과 식당에서 물건을 운반하는 공간과 식탁의자를 빼고 당길 때의 치수를 충분히 고려한다.

② 상부 수납장

상부 수납장은 열고 닫기 편리한 가로바 형태의 손잡이나 문짝의 하단부에 홈이 파여 있는 형태, 혹은 누르면 열리는 누름형태 등의 손잡이를 단다. 신체 조건을 고려하여 높이가 조절되는 수납장을 설치할 수 있다.

③ 하부 수납장

하부 수납장은 사용자가 사용하기 편리한 높이로 팔을 구부렸을 때 바닥에서 팔꿈치 아래까지의 높이로 설치한다. 만약 휠체어 사용 시 높이를 낮추기 어렵다면 높낮이를 조절할 수 있는 보조방석을 사용하여 10cm 정도까지는 높이를 높이도록 한다. 또한 접근성을 위해 무릎공간을 두도록 한다(그림 4-24, 4-25).

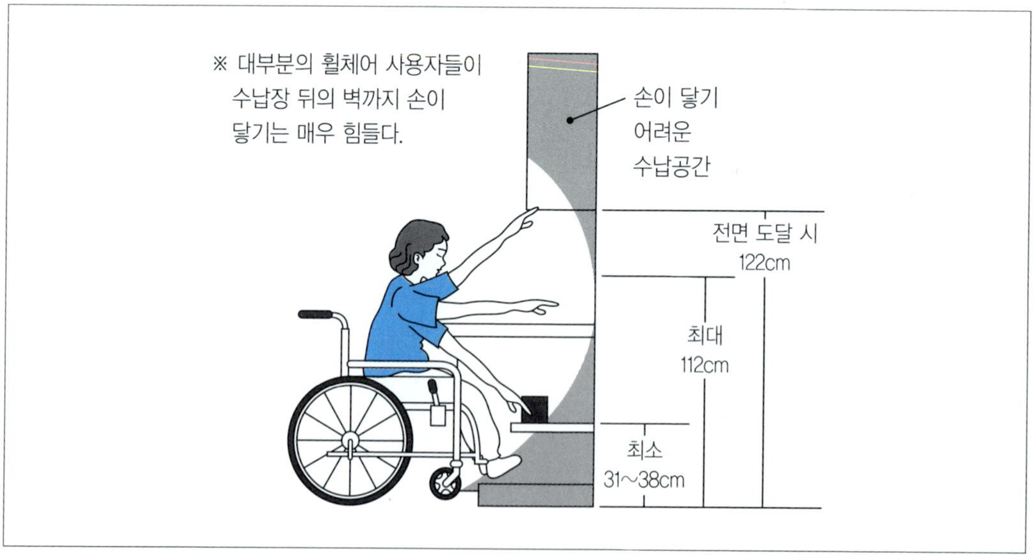

[그림 4-24] 전면 접근 시 사용가능한 수납공간 높이

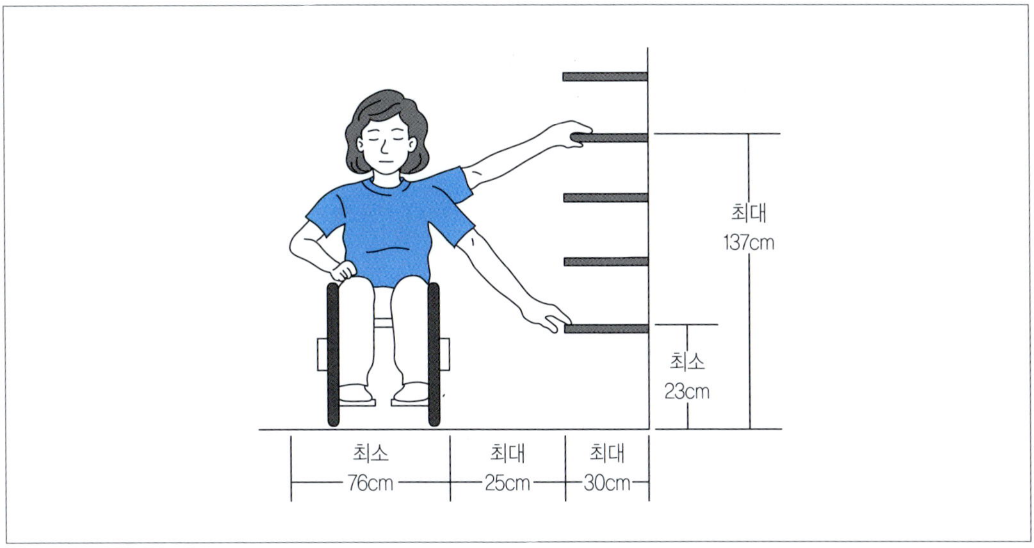

[그림 4-25] 측면 접근 시 사용가능한 수납공간 높이

④ 싱크대

앉아서 작업하는 경우 싱크대는 깊이가 얕고 배수 구멍이 최대한 뒤쪽에 있어야 하며 휠체어 사용자를 고려하여 작업대의 높이는 바닥에서 85cm 이하로 한다. 만약 싱크대 하부의 배수 호스로 인해 휠체어 접근이 어렵다면 배수구를 뒤로 돌려 무릎공간을 확보한다.

7) 주거환경 개선 사례

이 사례는 서울시 K구치매지원센터 주관으로 K구 지역 내의 치매독거노인들을 대상으로 작업치료사가 주거환경을 평가하고 개선한 사례들이다.

(1) 개요

	내 용
목적	• 재가 환경 평가를 통한 가정 내 위험 요소 확인 및 방안 모색 • 치매 어르신 상태 별 맞춤 환경 수정 • 치매 어르신 재가 안전 교육
프로그램	• 재가 환경 수정 물품 및 책자 제공 • 주거환경 안전평가 및 환경개선
수행요원	• 작업치료사 3명

(2) 주거환경 평가 양식

번호	질문	0 (아니오)	1 (예)
1	[방] 치매노인이 낮 동안 가장 많이 머무르는 방이 깨끗하다.		
2	[방/통로] 치매노인이 주로 지나가는 길에 물건들이 치워져 있다.		
3	[계단] 손잡이/난간이 있거나 제대로 부착되어 있다.		
4	[화재위험] 연기감지기(화재경보기)나 소화기가 있다.		
5	[유해화학물질] 가정용 화학제품(세제, 약품)이 환자의 손이 닿기 어려운 곳에 있다.		
6	[욕실] 안전바(손잡이)가 있다.		
7	[출입문] 잠금장치가 있다.		
8	[창문] 깨어져 있거나 수리가 필요한 창문이 없다.		
9	[조명] 조명의 밝기가 충분히 밝다.		
10	[해충] 바퀴벌레, 파리, 모기 등이 없다.		
11	[쓰레기] 쓰레기 처리가 잘 되어 있고 집안에서 불쾌한 냄새가 나지 않는다.		
12	[바닥재] 미끄러지지 않도록 바닥에 미끄럼 방지 처리가 되어 있다.		

출처 : 서울광역치매지원센터 주거 환경 평가자료, 2016 · 인지건강 주거환경 가이드북, 2016.

(3) 개선사례

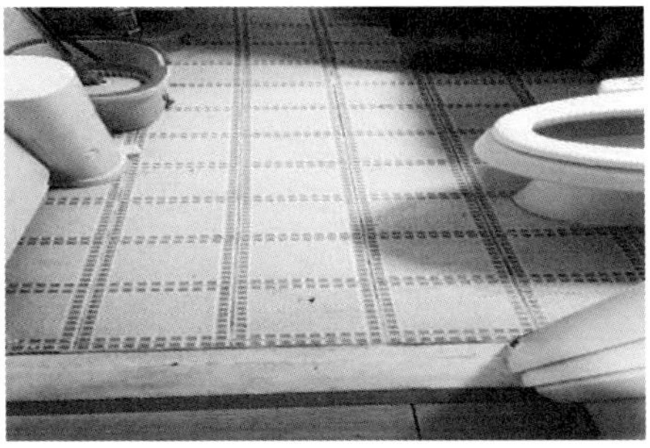
욕실 미끄럼 방지 매트 (개선전)

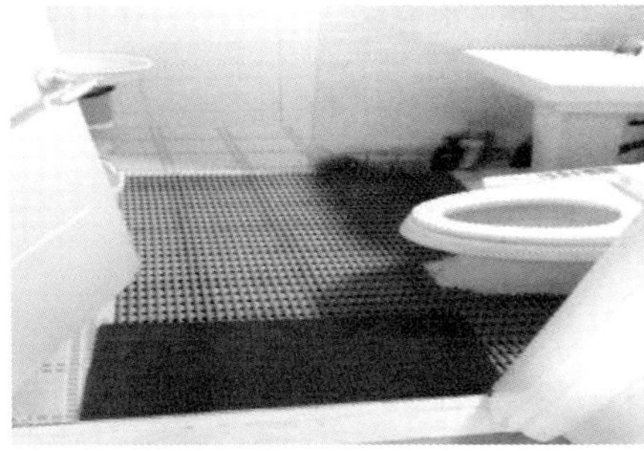
욕실 미끄럼 방지 매트 (개선후)

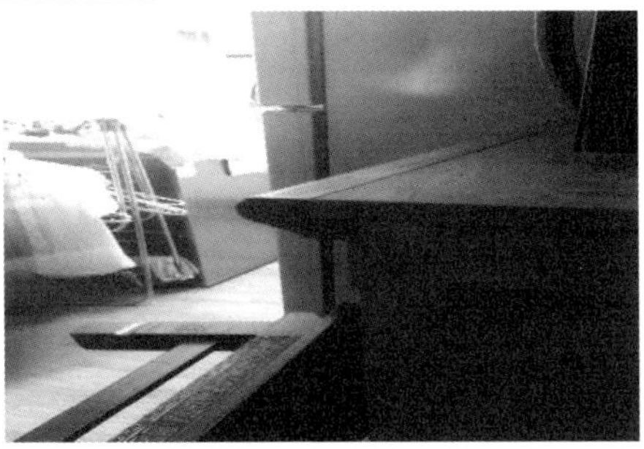
책상 모서리 안전 캡 (개선전)

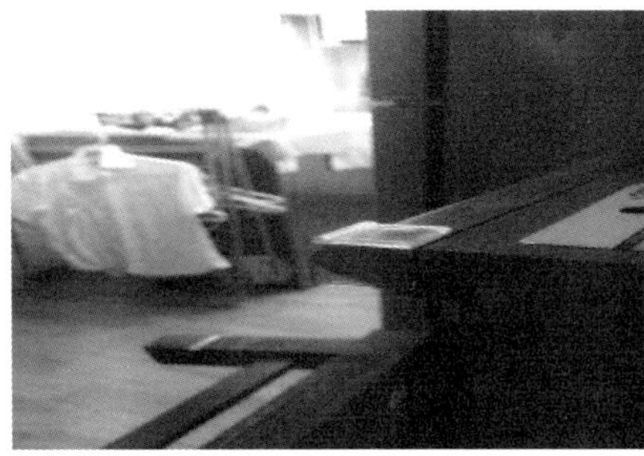
책상 모서리 안전 캡 (개선후)

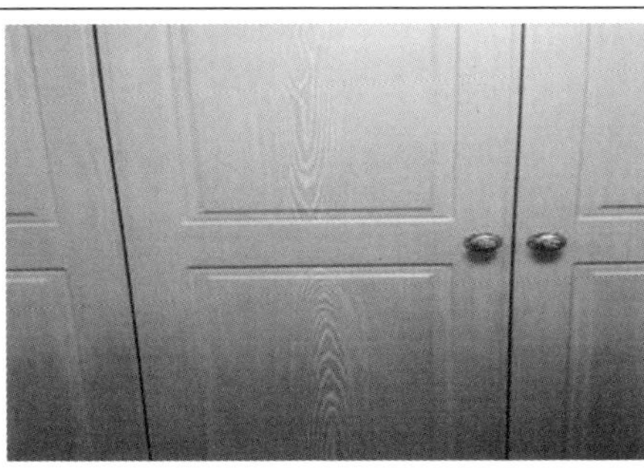
옷장 위치 알림 스티커 (개선전)

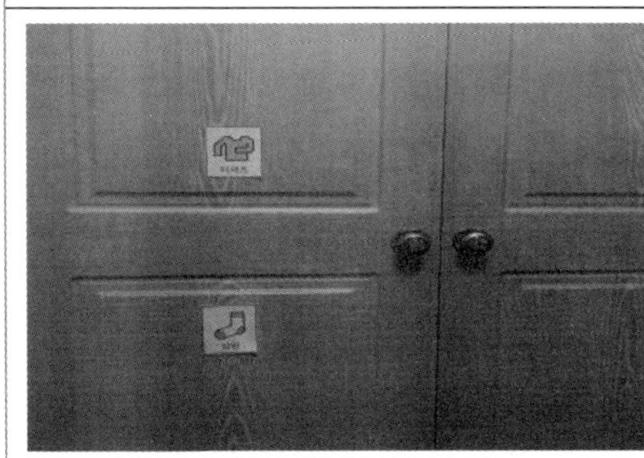
옷장 위치 알림 스티커 (개선후)

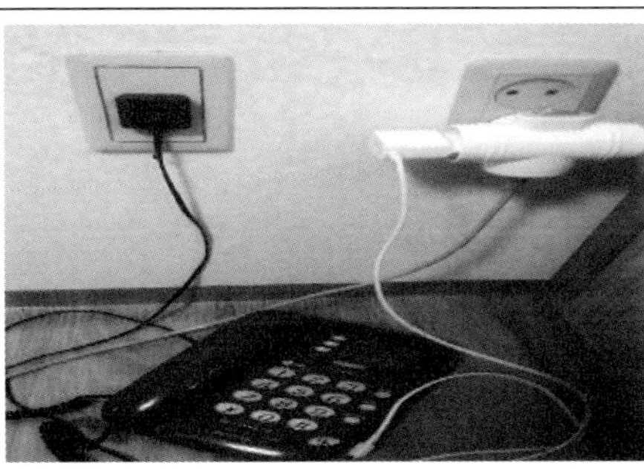
전선 안전 캡 (개선전)

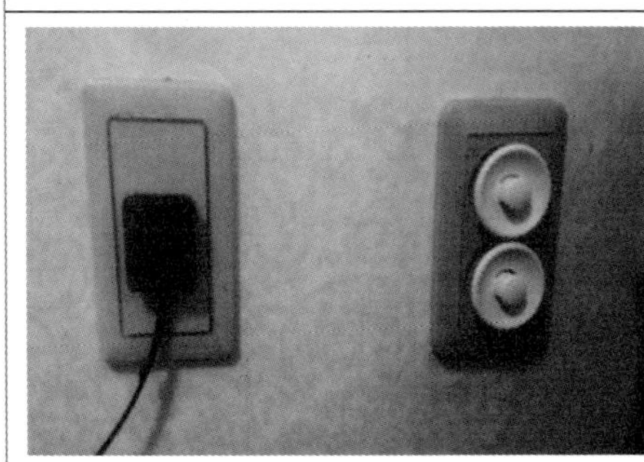
전선 안전 캡 (개선후)

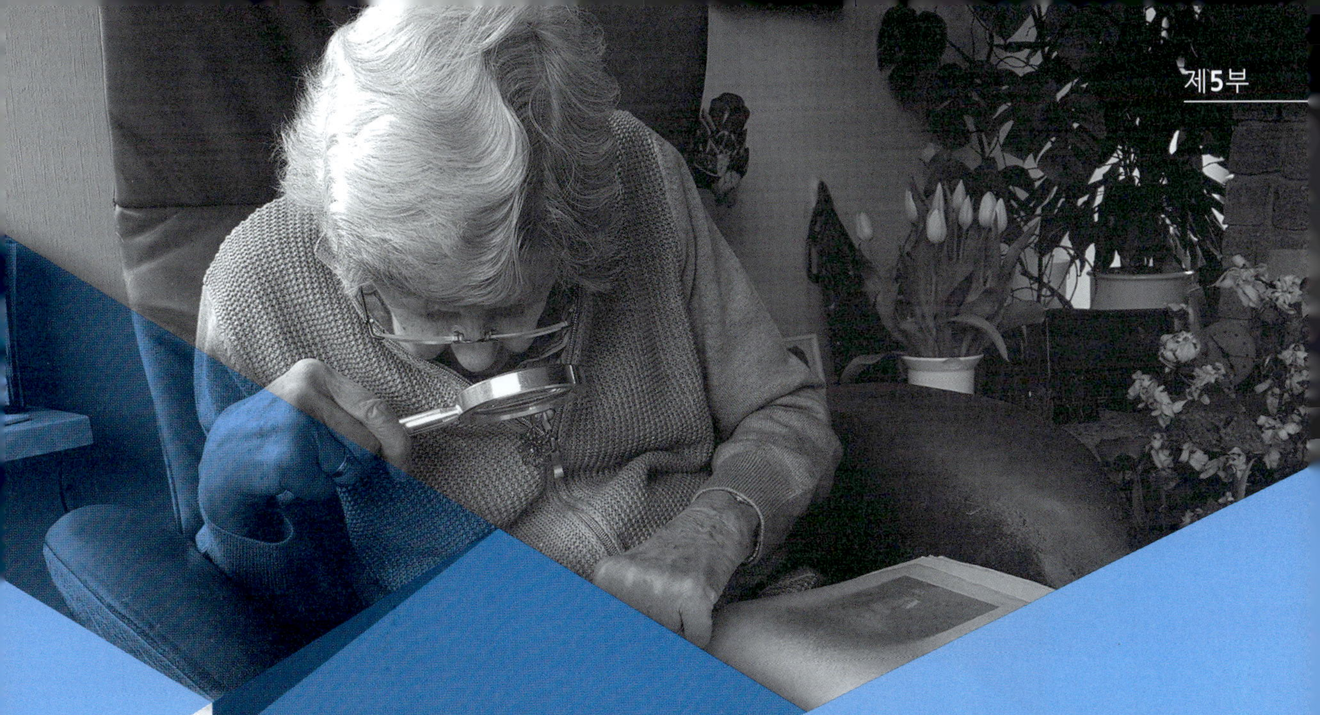

5

프로그램 계획과 적용사례

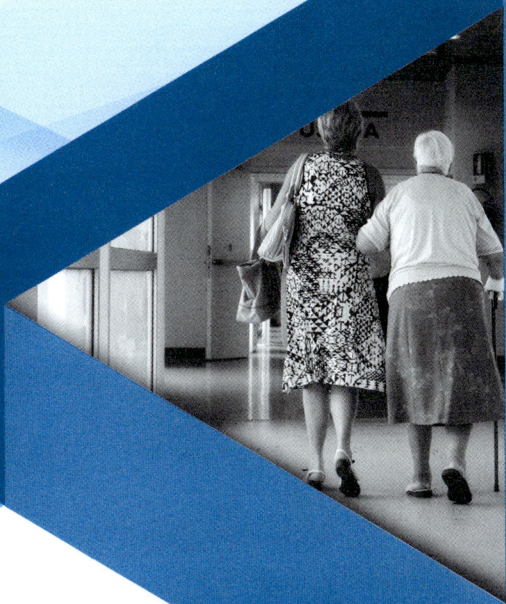

제 1 장

프로그램 계획

학습목표

- 노인 작업치료 프로그램 필요성을 이해한다.
- 노인 작업치료 프로그램을 계획할 수 있다.
- 노인 작업치료 프로그램 계획과 운영에서 작업치료 역할을 인식할 수 있다.

핵심용어

프로그램 필요성, 프로그램 운영, 작업치료 역할 인식

1 개 요

1) 노인 작업치료 프로그램의 필요성

노인 건강증진은 사람들에게 건강에 대한 권리를 증가시켜 건강을 향상할 수 있도록 하는 과정이며, 보건 교육적, 사회적, 환경적 지원을 통해 노인이 가지고 있는 신체적, 정신적 기능을 유지 증대시키고 건강에 해로운 요인에 대한 저항력을 기르는 활동이 포함된다, 건강증진을 위한 연구는 작업치료를 비롯한 재활 분야와 보건 관련 정부기관 및 전문기관을 포함하여 지역주민, 공동체 구성원, 민간단체, 보건의료의 타 학문 등 건강과 건강증진에 관련된 각계각층 이해 당사자들 간의 협력으로 이루어진다. 건강증진의 특성은 질병이나 특정 건강문제에 중심을 두는 것이 아니라 건강 행위를 실천할 수 있도록 하여 노인이 지니고 있는 건강 관련 잠재력을 충분히 발휘할 수 있도록 하며, 건강위험요인의 조기 발견으로 건강을 유지, 향상시키기 위한 과정이다.

작업치료는 질병 치료를 포함하여 노인의 건강증진을 위한 예방 목적으로 실시된다. 프로그램의 진행은 일반적으로 노인의 문제 확인 및 평가, 질병의 예방 및 건강증진을 위한 교육중재, 중재결과 재평가 또는 건강문제 해결을 통한 결과 도출의 과정으로 이루어진다.

노인 작업치료 프로그램은 질환이나 질병을 가진 개인, 공통의 목적을 공유하거나 유사한 특성을 가진 2인 이상의 그룹, 공통적인 환경에 처하거나 건강상의 우려나 위험을 가진 다수의 모집단을 대상으로 시행될 수 있으며 대상자를 고려하여 프로그램을 설계하여야 한다.

2) 노인 작업치료 프로그램 계획

지역사회에서는 노인이 알고 실천해야 하는 건강관련 교육이나 건강증진 프로그램이 다양하게 시행되고 있으며, 대상자의 환경적 요인을 평가하여 지역사회 기반의 프로그램으로 연계하여 활동에 참여할 수 있도록 교육하는 것도 노인을 위한 작업치료적 개입이 될 수 있다. 노인 작업치료 프로그램을 실행하기 위해서는 노인의 건강을 최우선으로 적극적인 서비스 체계가 필요하며, 건강한 노인을 위한 프로그램 계획은 건강을 위한 접근에만 국한되는 것이 아니라 포괄적인 일반 범위까지 포함되어 시행되어야 한다. 일상생활과 적응을 위한 프로그램, 일과 생존을 위한 프로그램, 사회참여를 위한 프로그램, 의미 재발견을 위한 프로그램을 계획할 수 있다(표 5-1).

[표 5-1] 건강한 노인을 위한 프로그램

영역		프로그램
일상 생활과 적응	건강관리	노화로 인한 신체의 변화, 노년기 질병의 예방과 치료 치매와 정신건강, 식생활, 운동, 올바른 건강습관 등
	여가와 취미	미술, 원예, 공예, 음악, 무용, 서예, 사진, 요리, 동화구연 등
	사회적 변화	노인의 사회적 역할, 새로운 관계망의 구성, 노인 클럽활동, 노인의 정치적 활동 등
	노인 심리	노인의 심리적 변화, 인간의 전생애 발달과정, 상담, 기억훈련, 노년기 우울증 등
	노후경제	재산관리, 주거 선택과 관리, 상속과 증여, 지출계획, 저축과 투자, 사회 기부의 방법 등
	가족	가족의 의미, 가족 내 노인의 역할, 가족 관리 기술, 가족과의 대화, 가족 캠프 등
일과 생존	일반교양	외국어, 컴퓨터, 역사, 정치, 사회문제, 신문읽기, 도서관, 문화원 이용법 등
	취업	노년기의 일, 직업탐색기술, 구체적인 직종과 관련된 기술과 지식 등
	노인복지	노인복지시설, 노인 이용가능시설, 복지제도, 연금제도, 의료보험, 보험상품 등
사회 참여	사회봉사	봉사의 중요성, 지역사회에서의 노인의 역할, 각종 봉사단체, 봉사에 필요한 기술훈련 등
	노인의 권리	노인의 권리, 정치의 의미, 의사결정연습, 노인NGO활동 등
의미 재발견	죽음	죽음의 의미, 죽음을 위한 준비, 유서작성, 모의 장례식 등
	종교	종교의 의미, 종교의 역사, 경전 해석, 가족종교행사 참여, 성지순례 등
	기타	자선전쓰기, 회상, 여행 견학, 답사, 독서토론 등

출처: 한정란(2001). 교육노년학

2 프로그램 운영 과정

노인 작업치료 프로그램을 실행하기 위해서는 이러한 기능과 역할을 보다 명확히 정의할 필요가 있으며 노인의 건강을 최우선으로 적극적인 서비스 체계가 필요하다. 주요 핵심 기능은 다음과 같다. 노인 건강수준 향상을 위한 계획 수립 및 평가, 관련조사 및 연구, 노인의 협력 및 지도 관리, 가정 및 지역사회에서의 건강 환경 조성, 건강증진, 질병예방 및 관리 등을 실시한다.

1) 평가

노인 작업치료 프로그램의 효과적인 접근은 치료 중재 및 결과에 대한 노인 대상자의 요구도를 정확하게 이해해야 함을 의미한다. 노인 및 가족을 대상으로 문제점을 확인하고, 원하는 활동의 우선순위를 결정하며 수행력의 정도와 결과에 대한 만족도를 알아본다. 이 과정에서 노인 자신이 갖고 있는 문제점을 인식할 뿐만 아니라 수행의 변화 정도를 알 수 있도록 한다. 평가과정의 단계는 문제 확인(제1단계), 우선순위 설정(제2단계), 수행도와 만족도 측정(제3단계), 재평가(제4단계)의 순서로 진행한다(표 5-2).

노인을 위한 작업치료계획의 평가는 나이, 동기, 인지상태, 보호자의 참여 등 환경적인 상황, 대상자와 치료사의 의사소통과 같은 다양한 요소를 고려하여 평가가 이루어져야 한다. 60대, 70대, 80대, 90대 이상의 나이에 따라 노인이 수행할 수 있는 영역이나 역할이 다르며, 노인의 동기는 개인 삶의 방식이 다양하여 프로그램 참여를 결정하는 중요한 요소가 된다. 대상자의 인지상태나 정신상태에 따른 작업수행에서의 문제를 확인하고 우울감 등의 문제는 없는지도 체크한다. 비공식적으로 보호자의 참여가 가능한지를 확인하는 것도 중요한 부분인데, 계획한 프로그램을 가정에서도 연속적으로 실천할 수 있도록 하는 것이 필요하며, 대상자와 치료사의 적절한 의사소통을 통해 대상자 중심의 치료계획을 세우는 것이 중요하다.

평가는 작업 프로파일과 작업수행 분석으로 구성된다. 작업 프로파일은 작업영역에서 수행에 관한 작업수행을 지지하거나 방해하는 요인들을 관찰하고 측정하며 질의할 수 있는 평가도구를 이용하여 정보를 수집하고 해석하는데 중점을 둔다. 작업 프로파일과 관련된 정보는 작업치료 전 과정을 통해 얻어진다. 평가는 대상자와 상호작용하는 모든 과정 동안에 표준화되거나 비표준화된 방식으로 진행된다. 대상자의 요구와 필요에 따라 무엇을 할 수 있고 무엇을 해왔는지를 결정하고, 건강과 사회적 참여를 지지하거나 방해하는 요인들을 형상화하는 데 중점을 둔다.

[표 5-2] 프로그램 평가과정 단계

평가과정 단계		내용
제1단계	문제 확인	작업수행에서의 주요 문제점 결정
제2단계	우선순위 결정	중요도에 대한 주관적 점수와 중재계획의 우선순위 설정
제3단계	수행도와 만족도	각 수행영역에서 결정된 문제목록에 대한 자기평가
제4단계	재평가	적절한 시기에 날짜를 미리 정하여 재평가 실시

2) 프로그램 계획 및 중재

노인 작업치료 프로그램은 대상자를 진단하고 문제를 정의하며 자료수집과 진단을 통하여 결과를 도출하는 지속 가능한 매커니즘 안에서 시행된다. 노인성 질환이 있는 노인이나 고위험군에 있는 대상을 위한 작업치료 프로그램은 크게 치매나 우울과 관련된 정신적 질환 관리 프로그램과 만성질환, 근력저하, 낙상, 감각손상으로 인한 신체적 질환 관리 프로그램, 기타 질환으로 나눌 수 있다(표 5-3).

프로그램을 계획하고 설계하는 과정에서 지역 내 기관들과 협력 관계를 유지하며, 대상자를 위한 다양한 지역협력체계 구축을 통한 접근을 고려할 필요가 있다. 치매관련 질환은 치매안심센터, 우울관련 질환은 정신건강복지센터, 만성질환관리는 보건소, 고혈압 당뇨센터, 근력저하는 국민체력100 등 지역자원을 연계한 프로그램으로 설계할 수 있으며, 이러한 과정을 통하여 대상자의 기능이 향상되고 전체 역량이 증진될 수 있다.

[표 5-3] 노인 작업치료 프로그램 계획

질환		프로그램
정신적 질환	치매	기억력 향상을 위한 인지강화 프로그램
	우울	노년기 자살예방, 우울 관리 프로그램
신체적 질환	만성질환	만성질환 관리 프로그램(고혈압, 당뇨, 고지혈증, 비만 등)
	근력저하	근력, 유연성, 평형성 강화 운동, 기초체력 생성 및 강화, 유산소운동 낙상예방 프로그램(균형, 보행증진 프로그램)
	감각손상	시각, 청각, 후각, 미각, 전정감각손상 예방 프로그램

3) 결과

노인 작업치료 프로그램 운영 결과는 건강증진 및 노인이 가진 질병의 상태를 평가하여 작업치료 프로그램을 시행하기 전보다 좋아지거나 향상된 기능을 확인하고, 참여한 프로그램의 내용을 실제 일상생활에 반영할 수 있도록 교육한다. 또한, 프로그램의 종료와 지속 여부를 결정하거나 새로운 프로그램을 계획하여 참여할 수 있도록 안내할 수 있다.

3 발전방향

노인을 대상으로 하는 프로그램 개발은 최근 이슈화 되고 있으며 다양하게 발전하고 있다. 이는 작업치료사의 전문적 지식과 활동이 기존의 병원중심 역할에서 벗어나 지역사회를 포함하여 다양한 분야로 확대되고 사회적으로도 역할에 대한 요구가 많아진다는 것으로 해석할 수 있다. 따라서 유능한 작업치료사가 되기 위해서는 노인의 특징을 잘 알아야 하는 한편, 사업기획과 운영 등 실무관련 능력도 갖추어야 할 것이다. 사업운영 과정에서의 실질적인 행정운영 능력이 필요하며 작업치료 업무 뿐만 아니라 기획, 행정 업무 처리 능력을 갖추었을 때 지역 및 현장에서 노인 작업치료의 업무가 효과적인 방향으로 발전할 수 있을 것이다. 또한, 지역에서의 협력시스템을 구축하여 체계적으로 연결하고 다양한 참여자들과 원활하게 소통할 수 있는 능력이 필요하다.

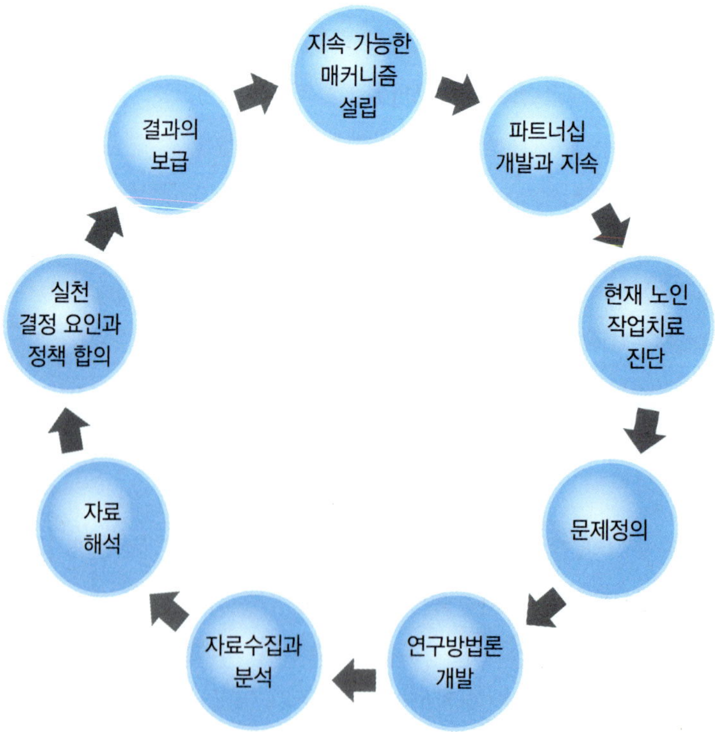

[그림 5-1] 노인 작업치료 역량 개발의 반복 과정

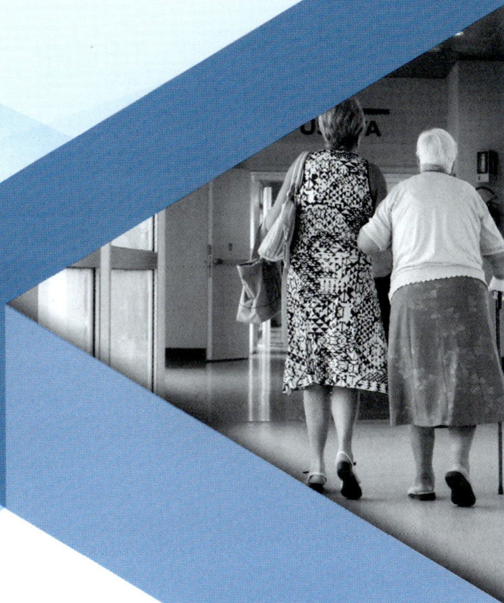

제 2 장

프로그램 적용사례

학습목표

- 프로그램의 계획 및 설계 과정을 이해한다.
- 대상자에 따른 노인 작업치료 프로그램을 이해하고 설명할 수 있다.
- 노인활동 프로그램 사례를 작업치료에 다양하게 적용할 수 있다.

핵심용어

노인활동 프로그램, 작업치료 적용, 적용사례

노인 작업치료 프로그램을 계획하고 설계하는 과정을 이해하고 지역사회에서 시행되고 있는 다양한 노인 프로그램의 사례를 통하여 교육내용과 운영의 특성을 분석하고 이를 토대로 향후 활동프로그램을 설계하고 적용할 수 있도록 한다.

1 프로그램 계획과 설계

노인을 위한 작업치료 프로그램을 계획할 때에는 노인의 프로그램 참여에 방해가 되는 요인들을 평가하여 적극적으로 프로그램에 참여하도록 유도해야 한다. 작업치료의 영역과 과정을 고려하여 노인의 건강증진을 위해 개인이 가지고 있는 능력에 맞는 프로그램을 설계하여 건강을 유지할 수 있도록 하는 노력이 필요하다.

프로그램은 평가를 통해 대상자의 시각적 요인, 청각적 요인, 인지 및 난이도를 고려하고 프로그램이 시행되는 장소와 활동의 내용을 고려하여 계획한다. 활동명과 활동을 계획하는 목적을 기록하고 활동에 필요한 환경의 특성이나 필요한 준비물(도구), 활동이 소요되는 시간을 작성한다. 해당 프로그램의 작업영역과 활동에 사용되는 수행기술, 수행패턴을 고려하고 활동분석을 통해 프로그램이 진행되는 과정을 세부적으로 설명한다. 마지막으로 대상자의 특성, 재료와 장비, 환경, 방법, 유사한 활동 소개 등에 따라 고려할 수 있는 난이도를 조절하여 등급화 할 수 있도록 프로그램을 계획한다(표 5-4).

[표 5-4] 프로그램 계획서[양식 예시]

활동명	
목적	
준비물(도구)	
소요시간	

작업	
☐ ADL ☐ IADL ☐ Health management ☐ Rest and sleep	☐ Education ☐ Work ☐ Play /Leisure ☐ Social participation

수행기술
☐ Motor skills ☐ Process skills ☐ Social interaction skills

수행패턴
☐ Habits ☐ Routines ☐ Roles ☐ Rituals

활동분석(활동 순서와 단계에 맞게 활동 설명)
1. 2. 3. 4. 5.

난이도 조절 / 등급화
1. 2. 3.

2 노인 작업치료 프로그램의 실제

지역사회에서는 다양한 노인을 위한 프로그램이 시행되고 있으며, 건강하고 성공적인 노화를 위한 건강증진의 목적과 질환의 치료와 관리를 위한 목적으로 프로그램을 계획한다.

1) 치매예방 및 관리 프로그램

치매예방을 위한 프로그램은 치매안심센터에서 주로 시행되며, 치매예방을 위한 3.3.3 수칙에 근거하여(보건복지부) 만성질환 관리, 영양관리, 운동 및 인지활동을 포함한 프로그램으로 설계하여 진행한다. 고위험군은 치매예방을 위한 프로그램과 더불어 기억력을 포함한 인지능력을 강화할 수 있는 프로그램을 계획하여 기억전략을 생활 속에서 실천할 수 있도록

[표 5-5] 치매예방프로그램 교육 프로그램 예시

회기	프로그램	시간(분)
1	프로그램 소개 및 안내 치매조기진단 및 예방의 필요성 치매예방수칙 333 소개	60
2	치매예방운동법	60
3	'치매체크' 앱 사용법(치매예방실천지수 등)	60
4	두근두근 뇌운동	60

출처: 중앙치매센터

계획할 수 있다(표 5-5). 일상생활에서 누구나 쉽게 따라 할 수 있고 기억력과 걷기 수준, 인지기능과 근골격계 질환 유무에 따라 누구나 쉽게 맞춤형으로 실시 가능한 치매예방 운동법을 시행할 수 있으며, 뇌신경체조(대뇌신경을 자극하고 뇌의 혈액순환을 증가시켜 대뇌피질의 활성화를 유도하여 인지기능을 향상시키는 동작)와 치매예방체조(뇌의 혈액순환 증가 및 인지기능을 향상시키는 유산소 운동)를 포함하여 치매를 예방하기 위한 개별 일상생활 습관을 관리하는 프로그램으로 설계할 수 있다(표 5-5).

치매고위험군의 치매 이행을 예방하고 인지기능 악화를 방지하기 위해 다양한 치매 예방 정보 및 인지훈련 프로그램을 계획할 수 있으며 프로그램에 참여하기 위한 동기부여 교육도 포함하는 프로그램으로 계획할 수 있다(표 5-6).

고위험군은 인지영역을 강화하기 위한 기억전략 훈련과 인지증진훈련을 계획할 수 있는데, 기억전략 훈련은 점진적 소실기법, 시간차회상훈련, 연상기억법, 분류법 등 체계적인 기억훈련 방법을 포함한다. 기억력, 지남력, 주의력, 언어능력, 시공간구성능력, 작업기억, 순서결정, 전환능력, 집행기능 억제력 등 인지영역의 증진을 위한 과제 훈련을 계획하여 시행할 수도 있다.

치매예방을 위한 프로그램은 다양하게 시행할 수 있으며 대상자의 특성에 따라 개별 프로그램, 그룹 프로그램으로 나누어 계획할 수 있다. 실제 자치구 치매안심센터에서 노인작업치료 프로그램으로 운영하는 치매예방 프로그램의 예는 [그림 5-2]와 같다.

치매로 진단받은 대상자는 활동을 규칙적으로 꾸준히 수행할 수 있도록 하고 일상생활 관리부터 인지증진훈련, 인지자극활동(원예치료, 음악치료, 미술치료, 운동치료)을 수행할 수 있도록 한다(그림 5-3). 대상자의 정신행동증상관리나 환경수정과 같은 개별 접근을 통한 프로그램을 계획할 수 있으며, 대상자가 느끼는 불안감, 소외감, 외로움 등을 완화시켜 심리적으로 안정감을 주는 치유 활동, 감정 및 내면세계를 표현하는 활동을 통해 대상자의 불안, 우울, 스트레스 완화 등의 정서지원 프로그램으로 계획한다.

[표 5-6] 인지강화 프로그램

회기	1교시	2교시	시간(분)
1	프로그램 소개 및 안내 치매조기진단 및 예방의 필요성 치매예방수칙 333 소개	치매예방운동 치매체크 사용법 (치매예방실천지수)	90
2	치매체크 사용법 치매예방운동	두근두근 뇌운동 (지남력, 주의력/작업기억)	90
3	원예치료 치매예방운동	두근두근 뇌운동 (지남력, 집행기능/억제력/ 전환능력/순서결정)	90
4	음악치료 치매예방운동	두근두근 뇌운동 (지남력, 기억력/언어능력)	90
5	미술치료 치매예방운동	두근두근 뇌운동 (지남력, 주의력/작업기억)	90
6	작업치료 치매예방운동	두근두근 뇌운동 (지남력, 집행기능/억제력/ 전환능력/순서결정)	90
7	치매예방실천지수 확인 치매예방운동	두근두근 뇌운동 (지남력, 소근육운동기능)	90
8	인지치료 치매예방운동	두근두근 뇌운동 (지남력, 주의력/작업기억)	90
9	미술치료 치매예방운동	두근두근 뇌운동 (지남력, 기억력/언어능력)	90
10	원예치료 치매예방운동	두근두근 뇌운동 (지남력, 시공간능력)	90
11	음악치료 치매예방운동	두근두근 뇌운동 (지남력, 주의력/작업기억)	90
12	작업치료 치매예방운동	두근두근 뇌운동 (지남력, 집행기능/억제력/ 전환능력/순서결정)	90
13	치매예방실천지수 확인 치매예방운동	두근두근 뇌운동 (지남력, 시각-운동협응기능)	90

출처: 중앙치매센터

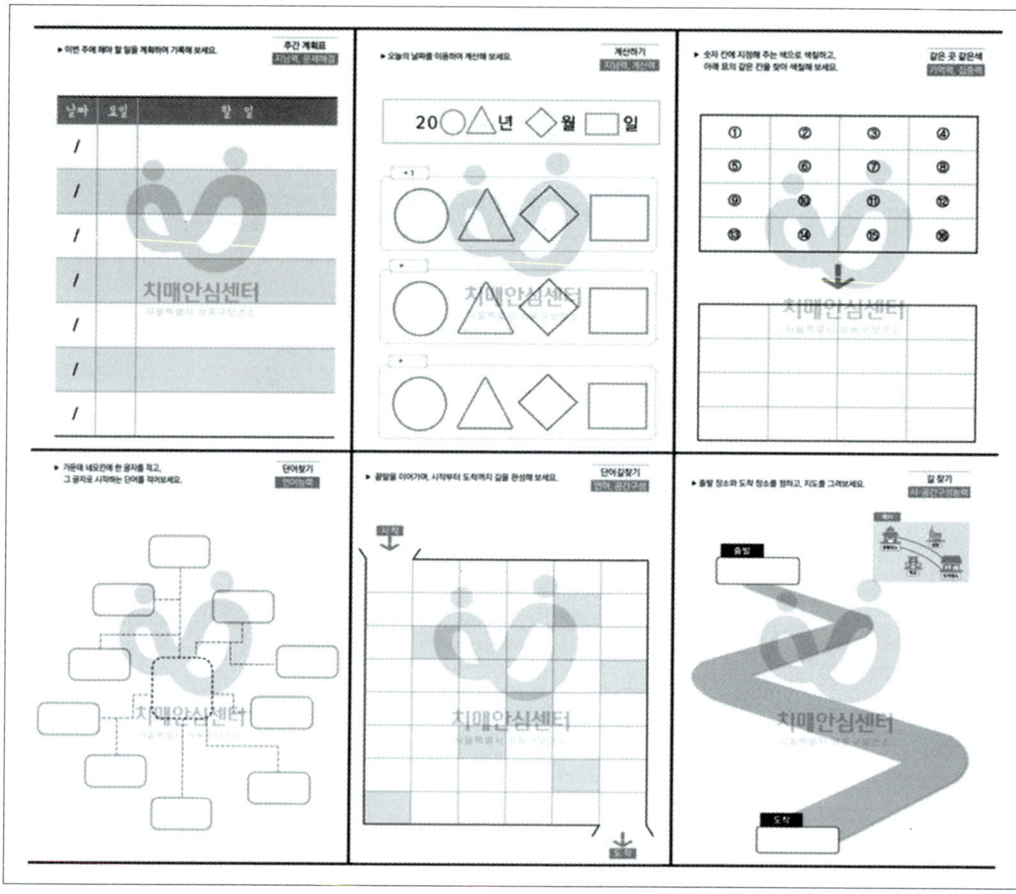

[그림 5-2] 치매예방 프로그램 '기억을 잇다'

출처 : 성동구치매안심센터

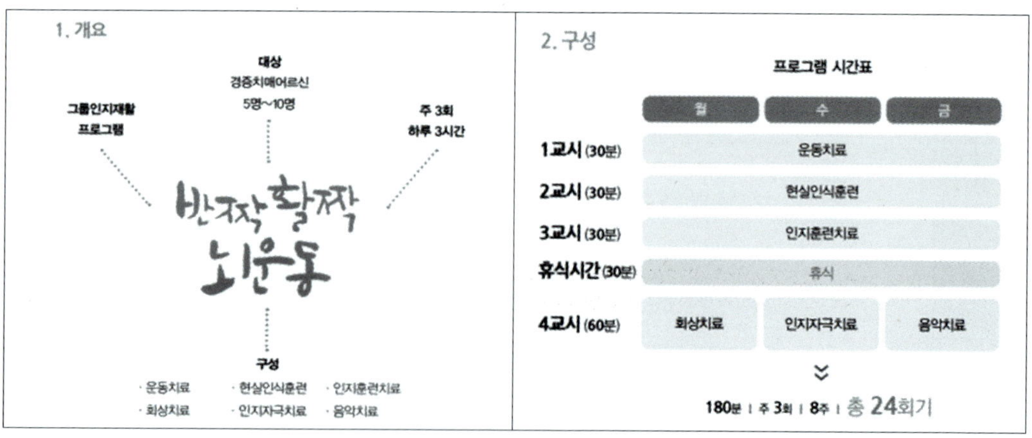

[그림 5-3] 치매관리 프로그램

출처 : 중앙치매센터

2) 우울 관리 프로그램

노인 우울 프로그램은 본인의 감정을 들여다보는 것에 익숙하지 않은 대상자를 위해 자신의 삶을 들여다보고 생활 속 우울 인자를 감소할 수 있는 실천방법을 모색하는 프로그램으로 계획한다(표 5-7). 인지훈련, 정서관리, 영양, 신체운동, 사회적 활동 등의 프로그램을 통하여 회복탄력성을 증진시키고 위험요소를 감소할 수 있도록 하여 우울의 감정과 생활습관을 교정할 수 있는 프로그램을 계획하여 실행할 수 있다. 의미있는 활동은 다른 사람과의 관계를 증진시키기도 하고 우울을 감소시키기도 한다. 대상자가 흥미를 가질 수 있는 활동으로 계획하며, 배우자나 가족을 프로그램에 참여시켜 대상자의 활동을 지지하는 지지적 접근이 사용되기도 한다. 자신의 상태를 타인과 비교하여 자신을 객관적으로 이해할 수 있고 그룹 프로그램의 경우 그룹 대상자들 간의 동질성이 클수록 공통된 경험을 공유함으로 자아존중감을 향상시킬 수 있다.

[표 5-7] 우울증 관리 프로그램

단계	회기	주제명	목표	활동 내용
관계형성 단계	1	반갑습니다.	• 집단분기 형성 및 친밀감 형성 • 프로그램 이해 • 참여동기부여	• 프로그램 목적 및 진행과정 소개 • 집단 규칙 만들기 • 서약서 작성 • 자기은유활동을 통한 자기소개
탐색 단계	2	나의 감정 탐색하기	• 부정적인 감정 표현하기 • 현재 감정을 내면 깊이 탐색하기 • 주요 감정 표현과 피드백 주고 받기	• 최근에 자신이 느낀 감정을 가장 잘 나타내 주는 색깔 골라 자유화 그리기 • 집단원들이 돌아가면서 그린 사람의 기분 피드백 주기 • 왜 그러한 감정을 가지게 되었는지, 그림과 함께 발표
	3	주요감정과 관련된 생애회고	• 부정적 주요감정 탐색 • 주요 핵심 감정과 관련된 미해결된 과제 탐색하기 • 생애 주요 사건 회고와 피드백 주고 받기	• 자신의 주요 감정 탐색하기 • 감정나무 그리기 • 감정나무가 경험한 생애 회고해 보기 • 가장 기억나는 사건 한두 가지 이야기 해보기 • 미해결된 과제 찾아보기 • 느낌 피드백 주기와 느낌 나누기
	4	화해와 통합	• 부정적 감정과 관련된 사건 탐색 • 미해결된 감정과 사건의 해결 • 해결의 의식적 노력으로 화해와 용서하기	• 죽기 전에 꼭 해결하고 싶은 사연 있는 이야기 나누기 • 상처 준 대상에 대해 이야기하기 – 용서구하기 의식하기 • 상처받은 대상에 대해 이야기하기 – 용서하기 의식하기

통찰 단계	5	행복했던 시절 회고	• 내안에 있는 긍정적이고 행복한 감정 탐색하기 • 부정적인 감정을 이길 수 있는 긍정적 자원과 에너지 찾기 • 내적 자원을 찾아 확장시킴	• 마음속에 강하게 자리 잡고 있는 행복했던 경험 회고 • 행복했던 시절 느꼈던 감정, 사고, 행동에 대해 이야기 • 긍정적이고 능력 있게 살았을 때 했던 일 중 가장 의미있었던 활동 소개하기 • 집단원들의 피드백 받기
	6	나의 감정 선택	• 감정에 대한 생각 바꾸기 • 자신의 감정은 자신이 선택한 결과임을 통찰시킴 • 생각의 변화와 감정의 변화 경험해 보기	• 지금 나의 감정 알아차리기 • 긍정적 감정과 부정적 감정 사이에 자신의 감정 위치정하기 • 힘든 상황–부정적인 생각–우울한 감정 경험해 보기 • 힘든 상황–긍정적인 생각–변화된 감정을 경험해 보기 • 같은 상황에 대한 서로 다른 사고가 자신의 감정을 어떻게 변화시킬 수 있는지를 경험해 보고 느낌 나누기
	7	나의 선택과 나의 책임 인식하기	• 나의 행복을 위해 긍정적이고 행복한 감정 선택하기 • 나의 감정, 사고, 행동은 나의 선택이고, 다른 누구의 책임이 아닌 나의 책임 하에 있음을 자각하기	• 단추누르기 기법으로 긍정적 감정을 선택할 수 있는 자신의 선택 자각하기: 밝은 창 쪽과 어두운 벽 사이에서 자신의 감정을 나타내는 위치 정하기 • 나의 감정과 사고는 나의 선택이며, 나의 선택에 의해 나에게 어떤 변화와 느낌이 있는지를 경험하고 나누기 • 주제심상 이완 훈련 연습을 통해 단추누르기 기법 활성화하기
재정향 단계	8	나의 자랑 나의 보람 나의 유산	• 긍정적 자아상 확립 • 인생을 적극적으로 살아갈 동기 부여 • 정신적 유산을 정리하고 자긍심 갖기	• 고통의 문을 지난 문학 작가의 글을 함께 읽고 감상 나누기 • 내 안에 있는 나의 자랑, 강점, 장점 찾아내기 • 내가 가지고 있고 감사해야 할 요소 10가지 이상 찾아보기 • 자녀에게 물려주고 싶은 유산 이야기하기–피드백 받기
	9	의미있는 삶 의미있는 죽음	• 죽음에 대한 실존적 이해를 높임 • 죽음수용과 죽음에 대한 준비 • 적극적인 노년기 삶의 계획	• 주제심상–이완훈련을 통해 동반자 만나기 • 동반자가 나에게 용기를 북돋워주는 이야기 쓰기 • 살아있음의 감격 나누기 • 죽기 전에 하고 싶은 일 10가지 쓰고 우선순위 3개 나누기 • 평온한 죽음을 위해 준비해야 할 것 나누기

10	아름다운 노년 행복한 생애	• 집단원들 간의 사회적 지지 주고받기 • 행복하고 긍정적인 노년기 삶의 재구성 • 행복하고 아름다운 삶을 살아나가도록 힘과 용기를 줌	• 주제심상–이완훈련을 통해 동반자 만나기 • 힘과 용기를 얻고 기쁨과 즐겁고 행복한 삶을 그려봄 • 나 자신에게 발견한 것 발표하기 • 집단원에게서 발견하고 느낀 것 써주기 • 당신의 장점과 강점, 새로운 발견을 친구들에게 돌아가면서 이야기하고 격려와 지지해 주기 • '아름답게 나이 들게 하소서'라는 시 읽고 나누기 • '아름답게 나이 들게 하소서' 주제로 시 쓰기

출처: 김춘경, 여인숙(2009). 노년기 우울감소와 자살예방 집단상담 프로그램 개발과 효과검증

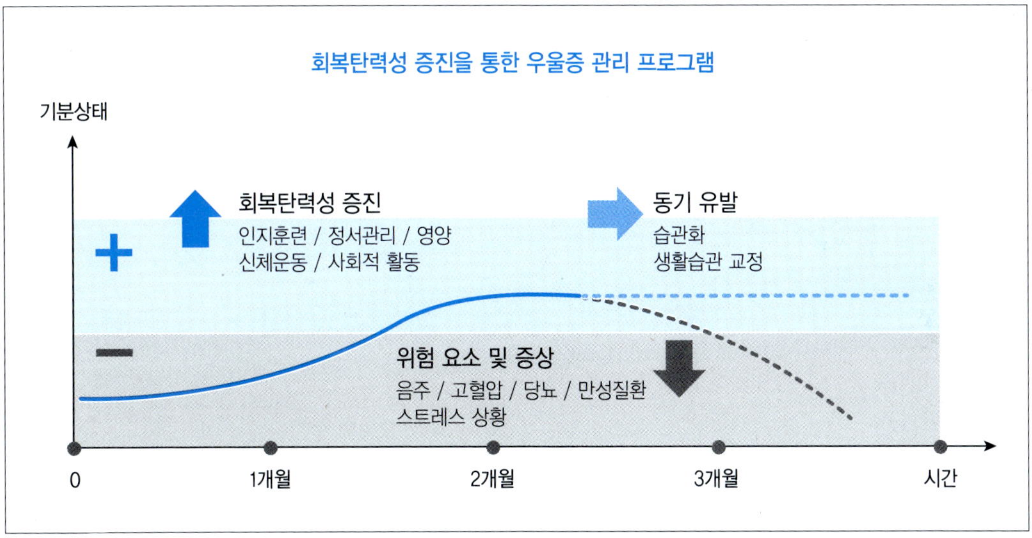

[그림 5-4] 우울증 관리 프로그램의 효과

출처 : 아주대학교(2018). 금메달 프로그램(우울증 관리 프로그램)

3) 만성질환 관리 프로그램

만성질환 관리 프로그램은 보건소 중심 프로그램, 병원 중심의 권역별 프로그램이 운영되고 있으며, 생활습관 개선 교육 및 프로그램, 개인의 실천을 독려한 후 정기적이고 지속적인 모니터링을 할 수 있는 프로그램으로 계획한다. 만성질환은 개인의 생활습관과 생활양식, 환경적 요인, 사회적, 경제적 요인 등 복합적으로 상호작용하여 발생하는 질환이기 때문에 개별적 접근을 통한 프로그램 설계가 기반이 되어야 한다(표 5-8).

[표 5-8] 만성질환 예방을 위한 식생활 개선 원칙

- 시간에 맞추어 규칙적으로 적당량의 식사를 천천히 한다.
- 기름기 많은 음식, 단 음식을 많이 섭취하지 않는다.
- 기름기 적은 육류, 생선, 콩, 두부 등을 매일 적당량 섭취한다.
- 밥, 국수, 빵, 떡 등의 탄수화물 음식을 너무 많이 섭취하지 않도록 한다.
- 채소, 해조류는 충분히 섭취한다.
- 술, 음료는 주의한다.
- 싱겁고 담백하게 조리한다.

출처: 서울시 대사증후군 오락 프로젝트

만성질환 관리 프로그램으로는 고혈압, 당뇨, 고지혈증, 비만, 식생활 관리를 위한 교육 및 운동프로그램이 있으며, 예방을 위한 프로그램과 만성질환이 있는 대상자를 위한 교정 프로그램으로 나눌 수 있다. 프로그램에 참여하는 대상자의 동기부여가 중요하며, 교육을 포함한 실천 프로그램을 시행하며, 매일의 생활에서 나의 활동을 점검할 수 있는 자가점검표를 체크할 수 있도록 한다(표 5-9).

[표 5-9] 자가점검표

자가점검표	년 월 일	
운동(걷기)	목표걸음수: 보 걷기	오늘의 실천: 보 걷기
혈압 / 혈당	혈압:	혈당:
식사일기 (탄수화물, 단백질 생선, 채소, 과일 섭취)	아침: 점심: 저녁:	

4) 운동 프로그램

건강을 증진시킬 수 있는 가장 안전한 방법 중 하나는 운동으로 노인을 위한 운동은 규칙적인 활동으로 설계하는 것이 중요하며, 생활습관 개선을 통해 꾸준히 수행할 수 있도록 하는 것이 필요하다. 노인의 근력, 지구력, 유연성 저하로 발생할 수 있는 낙상을 예방하기 위한 운동, 고혈압이나 당뇨와 같이 만성질환을 가진 노인에게 필요한 운동, 기초체력 생성 및 강화, 유산소 운동 등이 있다. 노인의 신체 상태 평가를 통해 적절한 강도의 운동을 시행할 수 있도록 하며, 작업치료의 여가 활동을 포함한 운동으로 계획할 수도 있다. 운동과 가사활동, 직업적 활동을 참고하여 활동하면서 대화가 가능한 수준의 활동을 규칙적으로 하는 프로그램으로 계획할 수도 있다(표 5-10).

노인의 유산소 활동 시간은 젊은 성인과 유사하지만, 운동 강도는 더 약해야 하며, 일반적으로 운동 중에 편안하게 대화할 수 있어야 한다. 근력운동은 젊은 성인과 같이 처음에는 힘이 적게 드는 운동을 하고 견딜 수 있을 만큼 강도를 높인다. 근력운동으로는 의자에 앉았다 일어나기, 계단오르기, 벽밀기, 아령들기 등의 활동을 시행할 수 있고, 탄력밴드를 이용한 운동도 할 수 있다. 근력운동을 한 다음날은 근력운동을 하지 않도록 하고 일주일에 2-3회 정도 시행하는 것이 좋다(표 5-11).

유연성 강화운동은 일상생활에서 사용하는 근육의 길이 이상으로 늘리는 스트레칭 운동으로 근육을 늘려서 10~30초 동안 유지하는 활동을 3~4회 반복하며, 주요 근육들은 일주일에 3회 이상 스트레칭 운동을 실시한다. 스트레칭 운동은 모든 활동 프로그램을 시작하기 전에 실시하는 것이 도움이 된다.

[표 5-10] 운동 프로그램

구분	활동하면서 대화가 가능한 수준	대화하기 힘들 정도로 호흡이 거칠어지는 정도
운동	걷기, 자전거타기, 요가 운동 심하지 않은 활동 종목	조깅, 빠르게 자전거타기, 등산 에어로빅, 줄넘기, 수영
가사활동	정원돌보기, 손빨래, 청소, 세차하기, 장보기	무거운 물건 옮기기
직업적 활동	걷기나 가벼운 물건 나르기	무거운 물건 나르기, 격렬한 활동

출처: 서울시 대사증후군 오락 프로젝트

5) 낙상 예방을 위한 프로그램

낙상 예방 프로그램은 행동과 생활방식을 개선하기 위한 프로그램으로 낙상 예방 전략을 교육하고 수행능력 향상을 위한 훈련으로 의자에서 일어나 앉기, 걷기, 구부리고 일어나기, 침대에서 일어나기와 눕기, 안전하게 물건들기 등의 바른 자세를 교육하고 신체능력 향상을 위한 프로그램을 계획할 수 있다. 낙상 예방을 위한 프로그램을 설계할 때 근력운동을 포함한 율동이나 태극권 등 흥미를 가질 수 있는 활동을 포함하여 프로그램을 계획할 수도 있다(표 5-12).

[표 5-11] 근력운동

활동	근력운동
의자에서 앉았다 일어나기	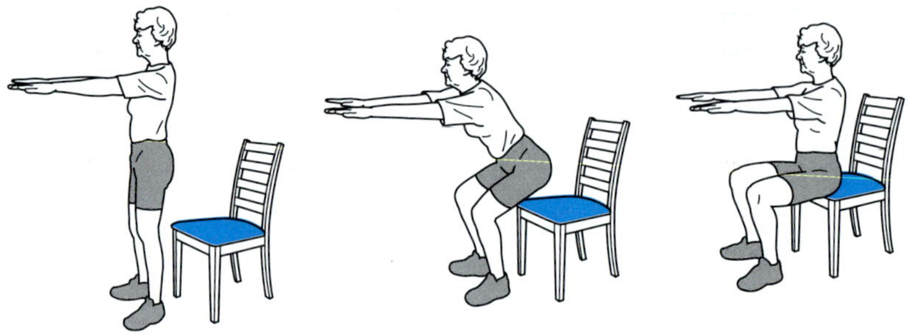
계단오르기	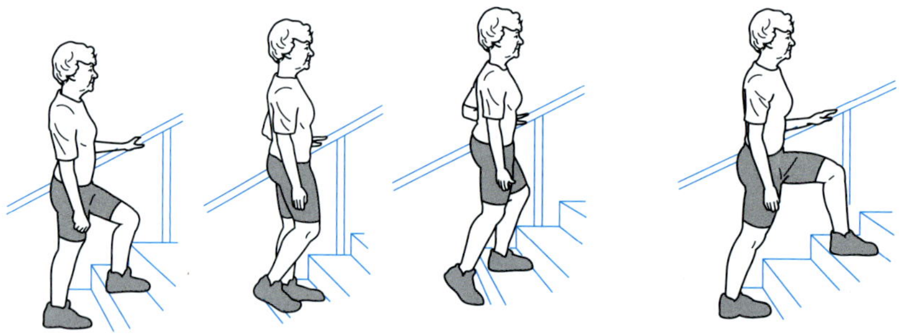
벽밀기	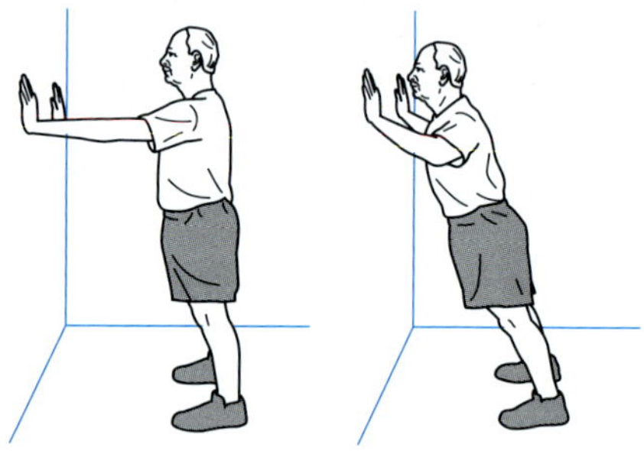
아령 들기	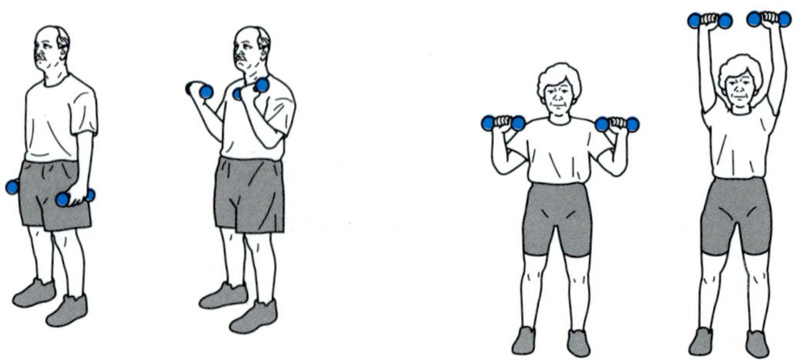

출처: 분당서울대학교병원 재활의학과

[표 5-12] 낙상 예방 프로그램

과정	운동	시간
준비	준비운동	5분
낙상 예방 운동	근력운동	30분
	태극권	15분
마무리	정리운동	10분

출처: 임종엽 외(2010). 통합적 노인낙상 예방 프로그램의 장단기 효과

낙상 예방을 위한 후마네트 프로그램을 적용하기도 하는데 후마네트 운동프로그램은 발에 걸리거나 감기는 네트의 성질을 이용하여 네모 칸에 순서대로 스텝(간단한-복잡한)을 조합시켜 학습시키는 운동이며, 후마네트 운동을 하는 동안 다리 근력 향상을 위해 중량밴드를 착용하고 진행하는 프로그램으로 계획할 수 있다.

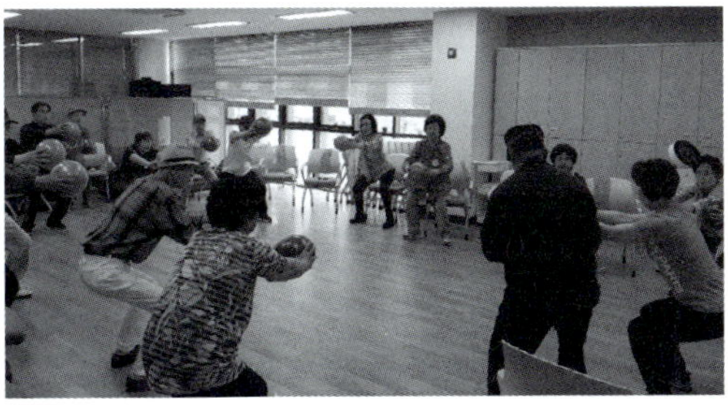

근력운동

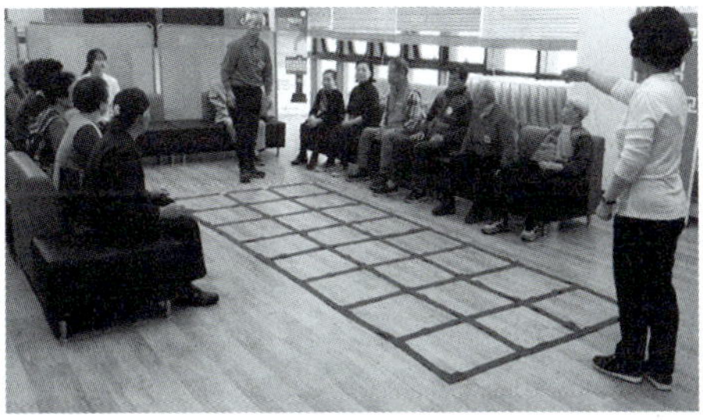

후마네트 프로그램

6) 여가활동 프로그램

노인의 여가활동 프로그램은 활동 참여와 계획이 모두 포함되는 흥미있는 활동이며 대상자의 건강을 위한 작업 영역의 주요한 요소 중 하나이다. 노인의 여가 교육 프로그램에서 중요하게 제시되는 단계는 여가 인식, 여가에서의 자기인식, 여가 기회탐구, 지식 및 기술습득, 여가에 대한 일과 관리를 포함한다(표 5-13).

[표 5-13] 여가활동 프로그램

회기	교육영역	치료 목표	치료 내용
1	여가 인식	• 오리엔테이션 • 여가 개념 및 여가활동 이해	만남, 인사, 여가 교육 프로그램 개요 및 일정 소개 여가의 개념 설명, 여가의 의미와 가치를 알고 여가활동의 필요성 및 효과에 대한 이야기 나누기
2 3	여가에서의 자가인식	• 여가 욕구 • 여가 취향 • 여가 기술 • 사전 평가	• 사전 평가 • 어르신들의 옛날 여가에 대한 이야기 나누기, 여가 욕구에 적합한 활동 파악 • 잘하는 것과 방해하는 요소들을 분석
4	여가 기회 탐구	• 여가 자원분석 • 환경적인 여가 장벽파악 및 해결 방안 탐색	면담을 통하여 여가활동에 필요한 여가 자원 선택, 지원 가능한 여가 탐색, 도움을 줄 수 있는 파트너 탐색 여가활동을 방해하는 요인을 체크, 그것을 해결할 수 있는 방법 모색
5 6 7 8 9	지식 및 기술 습득	• 여가 관련 지식과 기술을 습득 • 여가 선택에 어려움이 있을시 다양한 여가활동 기회 제공	〈선택 여가활동: 골프〉 • 골프에서 하고 싶은 활동 구체적으로 정하기(골프 → 골프 퍼트 정확도 높이기) • 퍼트 자세를 위한 근력운동 • 스윙 자세를 위한 균형운동 • 퍼트의 정확도를 높이기 위한 직접적인 퍼트 훈련 • 골프 영상 시청 후 기술 분석
10 11 12 13 14	여가에 대한 일과 관리	• 사후 평가 • 여가 계획 세우기 • 여가습관화 • 활동 마무리	• 위 단계에서 습득한 여가활동 중간 점검 • 여가활동 유지, 수정, 변경, 보완 • 장기적으로 여가활동 목표를 이루기 위해 노력해야 할 점에 대한 이야기 나누기 • 수행 가능한 여가활동을 결정한 후, 이를 실행하기 위한 계획 세우기, 사후 평가 • 활동 정리, 소감 나누기

출처: 백지수 외(2019). 여가활동을 통한 작업치료가 노인 환자의 여가만족도, 일상생활활동 수행능력, 재활 동기에 미치는 영향

7) 기타 프로그램

생활습관 중재(라이프스타일 리디자인) 프로그램은 성공적인 노화를 위한 12가지 모듈을 발표, 토론, 체험, 개인적 탐색의 방법으로 그룹 또는 개인회기로 적용하는 프로그램이다. 이는 성공적인 노화를 위한 노인의 생활습관 재형성을 통해 개인에게 의미있는 활동의 참여를 독려하는 것이다(표 5-14).

[표 5-14] 생활습관 중재 프로그램

회기	주제	요약
1	작업, 건강 그리고 노화	• 일상생활을 구성하는 작업을 파악하고 참여자에게 의미있는 직업 탐색하기 • 가장 원하는 그룹 활동 선택하기
	건강한 생활습관 만들기	
2	시간과 작업	• 시간과 작업의 관계 이해하기 • 최근 날짜의 시간표를 만들고 참가자들이 하고 싶은 작업으로 새로운 시간표 만들기
	활동을 위한 시간관리	
3	관계와 작업	• 작업과 사회적 관계 이해하기 • 참가자 자신의 역할 알기
	우리주변의 관계와 역할	
4	번성	• '인생의 마지막 기간' 대신, 노년을 '인생의 새 장'으로 선포하기 • 번성을 방해하는 요소 찾기
	노년의 시작	
5	작업, 건강, 노화	참여의 경험을 위해 선택한 작업(예, 탈춤) 연습하기
	선택한 작업에 관한 학습	
6	가정과 지역사회 안전	• 집에서 빛, 장벽 등 낙상 위험과 위험 요소를 살펴보고 이를 방지할 수 있는 해결책 강구하기
	가정과 주변의 안전	
7	스트레스와 염증 관리	• 스트레스와 그 과정 이해하기 • 서로의 스트레스 관리 전략을 분석하고 효과적인 스트레스 관리 방법 알기
	스트레스 관리 방법	
8	식사와 영양	• 일상생활에서 건강한 식단을 유지하는 방법 알기 • 잘못된 정보와 영양섭취, 식이요법 고치기
	생활 속 건강한 식단	
9	신체활동	• 신체의 현재 상태와 적절한 신체활동 강도 이해하기 • 규칙적으로 생활하기
	신체활동 및 건강	
10	작업, 건강, 노화	• 선택한 작업을 수행하고 성취감 얻기
	선택한 작업에 관한 학습	
11	지역사회 설정 탐색	• 살고 있는 지역사회 서비스 및 시설에 접근할 수 있는 보다 효과적인 방법 찾기
	내가 살고 있는 지역사회	
12	그룹 종료	• 지난 11회기 주제를 상기시키고 그룹 성찰 시간을 통해 경험 공유하기 • 지난 11회기의 각 요점과 활동을 소책자 형태로 제공하기
	종료: 성찰과 검토	

출처: 신윤찬, 박지혁(2020). 지역사회 거주 노인을 대상으로 한 라이프스타일 중재 프로그램의 효과와 적용 가능성

기타 노인의 기능을 돕기 위한 환경적인 수정이나 보상전략을 사용한 교육과 프로그램을 적용할 수도 있다(표 5-15).

[표 5-15] 환경수정과 보상전략

조건	환경변화 및 보상전략
시각보조장치	글씨를 크게 하고 종이를 글씨 색과 대조적인 것으로 사용 숫자가 큰 시계나 달력, 전화기 선택 / 돋보기 사용
조명	직접조명을 피하고 눈부시지 않는 안경 착용
색인지	바닥과 벽의 색을 대조적으로 사용 슬리퍼와 바닥의 색을 대조적으로 사용 계단에 대조적인 색 부착
청각	청각보조장치, 보청기 사용 천천히 명료하게 말하기 / 반복하고 되풀이해서 읽기 전화소리를 크게 설정 / 방음시설 설치 나무나 큰 식물을 사용하여 외부소리 감소
미각	설탕이나 소금대신 허브나 향료같은 안전한 대용식품 사용하여 맛 내기
후각	팝콘, 커피, 빵, 꽃 등 후각을 자극하는 향기 맡기
촉각	복합직물 대신 한가지 구성된 직물 사용 평범한 의복 착용
이동과 균형	핸드레일 사용/ 계단보다 경사로 이용 옷의 길이와 소매 줄이기 장애물 제거

출처: Christenson(2009)

그 외 다양한 노인을 위한 지역사회 프로그램과 연계하여 대상자의 생활습관을 개선하고 역할을 제공하는 활동을 계획할 수 있다. 작업치료사는 대상자의 수행기술과 수행패턴, 개인적 · 환경적인 배경을 분석하여 노인이 적합한 활동에 참여할 수 있도록 지원한다. 사회활동을 포함하여 자발적인 활동에 참여하는 것은 노년기의 주요한 과제이며, 수행하는 역할의 중요도를 고려하여 대상자에게 의미있는 활동을 수행하도록 프로그램을 계획하는 것이 중요하다. 지역사회의 다양한 프로그램을 통해 건강을 유지하고 회복할 수 있는 통합적 접근이 필요하다.

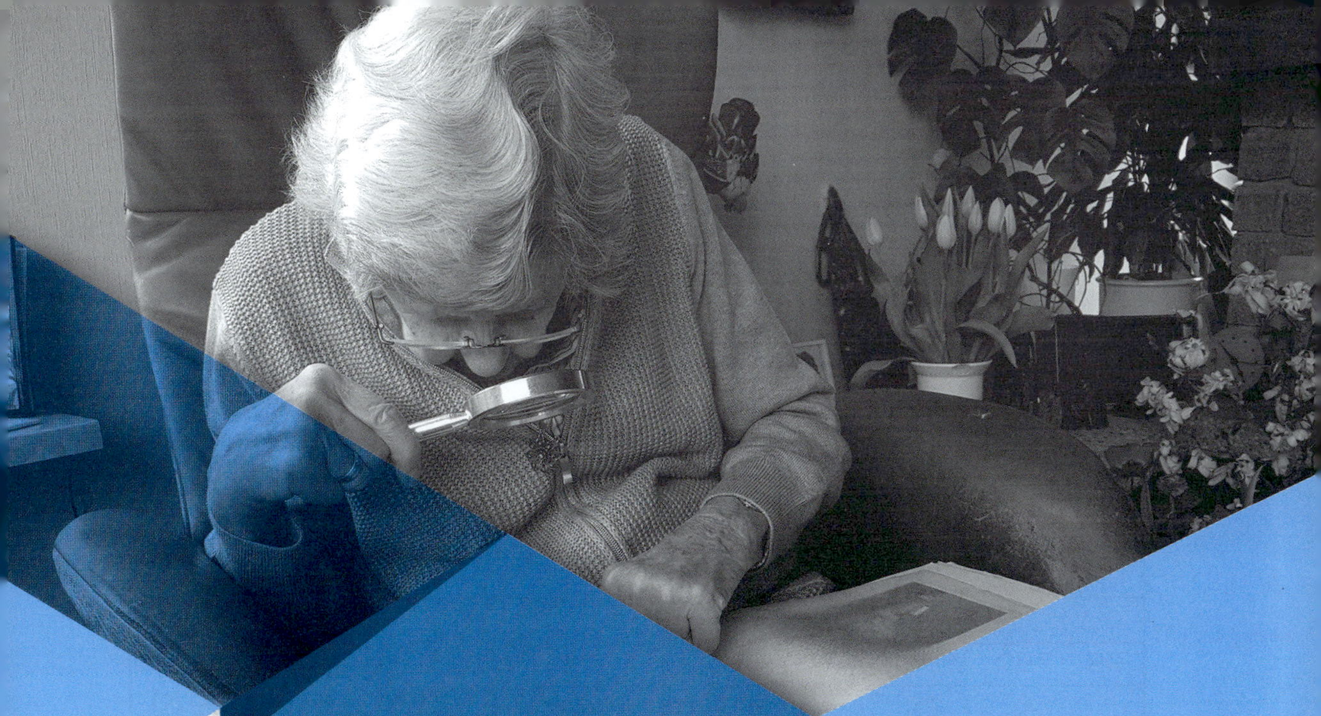

부록

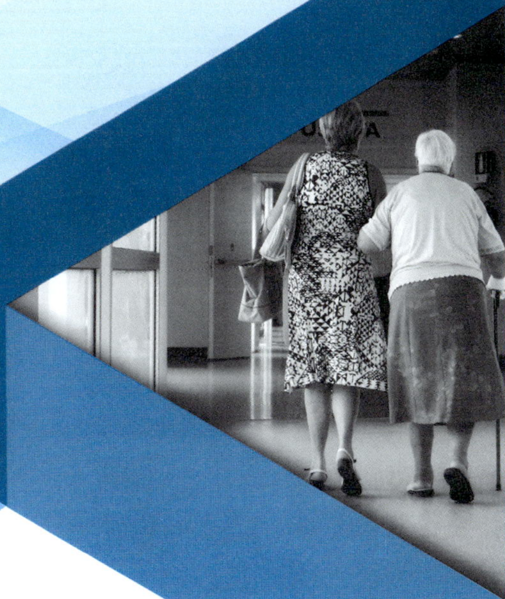

부록 1

평 가

1 손기능 평가

1) 악력 검사(Dynamometer)

악력 검사는 손으로 쥐는 힘을 측정하여 손의 마비나 기능 저하 정도를 측정하고 손 기능을 요하는 직무에 대한 수행 가능성을 파악하기 위해 시행된다. 악력 검사 방법은 아래의 표와 같다(표 1-1).

[표 1-1] 악력 검사(Dynamometer)

검사 단계		검사 방법
1단계	핸들 위치 선정	• 일반적으로 두 번째에 위치시키고 측정하나 측정자의 정확도가 의심되는 경우 모든 위치에서 측정하여 측정치의 변이가 10~20% 이내인지를 확인하도록 함
2단계	0점 조정	• 악력계의 눈금축을 돌려 0점에 맞춤
3단계	측정자세 교육	• 등받이에 기대지 않고 발이 땅에 닿도록 하여 앉음(견관절 내전, 주관절 90° 굴곡, 전완 중립자세, 손목관절 0~30° 배측굴곡, 0~ 15° 요측 편위)
4단계	지시	"제가 잡은 것처럼 이렇게 손잡이를 잡으세요. 최대한 세게 쥐어주세요. (시범)(떨어뜨릴 위험이 있는 경우 고리를 손목에 끼워 잡도록 한다) 준비되셨나요? 힘주세요. 더~ 그만. 힘빼세요."
5단계	결과기록	• 측정횟수 : 3회 연속 측정 • 결과치 환산 : 3회 측정치의 평균값
6단계	반대 손 측정	• 오른손을 먼저 측정하고 이후 왼손을 측정

2) 손가락 집기 검사(Pinch meter)

손가락 집기 검사는 악력 검사와 마찬가지로 손으로 쥐는 힘을 측정하여 손의 마비나 기능 저하 정도를 측정하고 손 기능을 요하는 직무에 대한 수행 가능성을 파악하기 위해 시행된다. 손가락 집기 검사는 아래의 표와 같다(표 1-2).

[표 1-2] 손가락 집기 검사(Pinch meter)

검사 항목	검사 방법
손 끝 집기 (Tip pinch)	① 엄지와 검지 사이에 pinch meter를 놓고 엄지와 검지의 끝 부분(tip)으로 pinch meter를 잡음 ② "준비되셨나요? 할 수 있는 만큼 힘껏 집어보세요"라고 지시 ③ 세게 누르도록 함

가쪽 집기 (Lateral pinch)	① pinch meter를 엄지의 pad와 검지의 외측면 사이에 두고 잡도록 함 ② “준비되셨나요? 할 수 있는 만큼 힘껏 집어보세요”라고 지시 ③ 세게 누르도록 함
손바닥 집기 (Palmar pinch)	① pinch meter를 엄지, 검지, 중지의 pad 사이에 놓음 ② “준비되셨나요? 할 수 있는 만큼 힘껏 집어보세요”라고 지시 ③ 세게 누르도록 함

3) Jebsen-Taylor 손기능 평가

젭슨 손기능 평가는 손의 기능 수준을 평가하기 위한 시간화된 진단검사로 아동과 성인의 손기능 장애환자를 대상으로 한다. 이 평가는 일상생활에서의 손 사용 능력을 평가하여 장애 정도를 객관적으로 평가하기 위해 실시한다. 세부 항목은 아래의 표에서 설명한다(표 1-3).

[표 1-3] Jepsen Taylor 손기능 평가

도구 구성	클립보드, 펜, 문장이 적힌 카드, 초시계, 병뚜껑, 클립, 깡통, 티스푼.....등등
평가방법	① 비우세손 먼저 실시 ② 하위검사 • 짧은 문장 쓰기 • 카드 뒤집기 • 작은 물건 옮기기 • 먹는 흉내내기 • 장기말 쌓기 • 크고 가벼운 깡통 옮기기 • 크고 무거운 깡통 옮기기

2 인지 평가

1) LOTCA-G(Loewenstein Occupational Therapy Cognitive Assessment for Geriatric Population)

LOTCA-G는 노인을 대상으로 한 인지기능평가로, 6개 영역(총 24개 하위항목)으로 구성된다. 지남력, 시지각, 공간지각력, 운동실행력, 시각운동조직력, 사고조작력, 기억력을 평가하여 치료를 위한 기초선을 설정하고 목표를 계획하며 클라이언트의 변화를 모니터링하기 위한 도구이다. 평가항목에 대한 내용은 다음 표와 같다(표 1-4).

[표 1-4] LOTCA-G

Client's Name : __________ Date : __________

LOTCA-G
(Loewenstein Occupational Therapy Cognitive Assessment
for Geriatric Population)

SUB-TESTS	SCORE low							SCORE high	COMMENTS
지남력(Orientation)									
장소에 대한 지남력(ORP: Orientation for Place)	1	2	3	4	5	6	7	8	
시간에 대한 지남력(ORT: Orientation for Time)	1	2	3	4	5	6	7	8	
지각(Perception)									
물체 인식(VO: Visual Ident of Object)	1		2			3		4	
도형 인식(VS: Visual Ident of Shapes)	1		2			3		4	
겹쳐진 그림(OF: Overlapping Figures)	1		2			3		4	
물체 항상성(OC: Object Constancy)	1		2			3		4	
공간지각(SP: Spatial Perception)									
A. 자신의 신체방향(Direction on Body)	1		2			3		4	
B. 검사자의 신체지적(Direction in Front)	1		2			3		4	
C. 주변물건의 방향성(Spatial Relations)	1		2			3		4	
운동실행(Praxis)									
운동모방(Motor Imitation)	1		2			3		4	
물체사용(Utilization of Objects)	1		2			3		4	
상징적 활동(Symbolic Actions)	1		2			3		4	
시각운동 조직력(Visuomotor Organization)									
도형복사(CGF: Copy Geometric Forms)	1		2			3		4	
이차원 구성(RM: Two-Dimensional Model)	1		2			3		4	
페그보드 구성(PC: Pegboard Construction)	1		2			3		4	
블록 디자인(BD: Block-Design)	1		2			3		4	
퍼즐 재구성(RP: Reproduction of a Puzzle)	1		2			3		4	
시계 그리기(DC: Drawing a Clock)	1		2			3		4	
사고 조직력(Thinking Operations)									
분류(C: Categorization)	1		2			3		4	
그림순서(PC: Pictorial Sequence)	1		2			3		4	
기억력(Memory)									
대통령 이름말하기(FP: A Famous Personality)	1		2			3		4	
숨긴 물건 찾기(PP: A Personal Possesion)	1		2			3		4	
일상의 물건 찾기(EO: Everyday Objects)	1		2			3		4	
주의력과 집중력 (Attention & Concentration)	1		2			3		4	

• 평가 수행회기 : 1회기(session) 2회기 • 평가 소요시간 :

2) 간이정신상태검사(Mini-Mental State Examination, MMSE)

간이정신상태검사는 단시간 내에 간단한 노인의 인지기능, 치매여부를 평가하기 위해 개발된 선별검사 도구이다. 한국에서 사용하는 버전으로는 MMSE-K, K-MMSE, MMSE-DS 등이 있다(표 1-5, 1-6, 1-7).

[표 1-5] 한국판 간이정신상태 검사(MMSE-K)

<table>
<tr><td rowspan="6">한국판 간이정신상태 검사
MMSE-K</td><td>병록번호</td><td colspan="4"></td></tr>
<tr><td>성명</td><td colspan="4"></td></tr>
<tr><td>주민등록번호</td><td colspan="4">-</td></tr>
<tr><td>성별</td><td>남</td><td>여</td><td>교육</td><td>년</td></tr>
<tr><td>검사일</td><td colspan="4">200 년 월 일</td></tr>
<tr><td>검사자</td><td colspan="4"></td></tr>
</table>

문항	점수	채점
1. 오늘은 년 월 일 요일 계절	5	
2. 당신의 주소는 도 군 면 동 시 구 동 여기는 어떤 곳입니까?	4	
3. 여기는 무엇을 하는 곳입니까? (예: 거실, 주택, 가정집, 아파트, 노인정 등)	1	
4. 물건 이름 세 가지 (예: 나무, 자동차, 모자)	3	
5. 3-5분 뒤에 위의 물건 이름들을 회상	3	
6. 100-7= -7= -7= -7= -7= "삼천리강산"을 거꾸로 말하기	5	
7. 물건 이름 맞추기(연필, 시계)	2	
8. 오른손으로 종이를 집어서 반으로 접어 무릎 위에 놓기(3단계 명령)	3	
9. 5각형 2개를 겹쳐 그리기	1	
10. "간장 공장 공장장"을 따라 하기	1	
11. "옷은 왜 빨아(세탁)서 입습니까?"라고 질문	1	
12. "길에서 남의 주민등록증을 주웠을 때, 어떻게 하면 쉽게 주인에게 되돌려 줄 수 있겠습니까?"라고 질문	1	
총점	/30점	

[표 1-6] K-MMSE(Korean vision of Mini-Mental State Exam)

<table>
<tr><td colspan="4">K-MMSE(Korean Vision of MIni-Mental State Exam)</td></tr>
<tr><td colspan="4">대상자 성명: 검사자 성명: 날짜:</td></tr>
<tr><th colspan="2">항목</th><th>점수</th><th>비고</th></tr>
<tr><td colspan="2">1. 오늘은 년 월 일 요일 계절</td><td>5</td><td></td></tr>
<tr><td colspan="2">2. 지남력(장소)
나라, 시도, 무엇을 하는 곳, 현재 장소 명, 층 수 (각 1점)</td><td>5</td><td></td></tr>
<tr><td colspan="2">3. 기억 등록 (예: 비행기, 연필, 소나무)</td><td>3</td><td></td></tr>
<tr><td colspan="2">4. 주의집중 및 계산(100−7= −7= −7= −7= −7=)</td><td>5</td><td></td></tr>
<tr><td colspan="2">5. 기억회상 (비행기, 연필, 소나무) 각 1점</td><td>3</td><td></td></tr>
<tr><td rowspan="6">6. 언어 및 시공간구성</td><td>이름대기</td><td>2</td><td></td></tr>
<tr><td>명령시행</td><td>3</td><td></td></tr>
<tr><td>따라말하기</td><td>1</td><td></td></tr>
<tr><td>오각형</td><td>1</td><td></td></tr>
<tr><td>읽기</td><td>1</td><td></td></tr>
<tr><td>쓰기</td><td>1</td><td></td></tr>
<tr><td colspan="2">총 점</td><td colspan="2">/30점</td></tr>
</table>

[표 1-7] MMSE-DS(Korean version of MMSE for Dementia Screening)

치매 선별용 한국어판 간이정신상태검사 (Korean version of MMSE for Dementia Screening: MMSE-DS)			
항목		점수	
1. 올해는 몇 년도 입니까?		0	1
2. 지금은 무슨 계절 입니까?		0	1
3. 오늘은 며칠입니까?		0	1
4. 오늘은 무슨 요일입니까?		0	1
5. 지금은 몇 월입니까?		0	1
6. 우리가 있는 이곳은 무슨 도/특별시/광역시입니까?		0	1
7. 여기는 무슨 시/군입니까?		0	1
8. 여기는 무슨 구/동/읍/면입니까?		0	1
9. 우리는 지금 이 건물의 몇 층에 있습니까?		0	1
10. 이 장소의 이름은 무엇입니까?		0	1
11. 기억 등록 및 회상			
나무		0	1
자동차		0	1
모자		0	1
13. 주의집중 및 계산			
100에서 7을 빼면 얼마가 됩니까?		0	1
거기에서 7을 빼면 얼마가 됩니까?		0	1
거기에서 7을 빼면 얼마가 됩니까?		0	1
거기에서 7을 빼면 얼마가 됩니까?		0	1
거기에서 7을 빼면 얼마가 됩니까?		0	1
거기에서 7을 빼면 얼마가 됩니까?		0	1
총점		/30	
정상: 24~30점	경도인지장애: 18~23점	치매의심: 10~17점	

3) 한국판 몬트리올 인지평가(Korean version of Montreal Cognitive Assessment, MoCA-K)

한국판 몬트리올 인지평가는 경도인지장애를 평가하고자 만들어진 도구이다. 주의력, 집중력, 실행력, 기억력, 어휘력, 시각 공간력, 추상력, 계산과 지남력과 같은 인지기능들을 평가한다. 실행시간은 10분 가량 소요된다. 만점은 30점이며, 23점 이상이면 정상으로 간주한다(그림 1-1).

한국판 몬트리올 인지평가(MoCA-K)　　성별:　　교육년수:　　생년월일:
이름:　　검사일:

시공간/실행력　　정육면체 복사　　시계 그리기(열한시 십분)(3점)　　**점수**

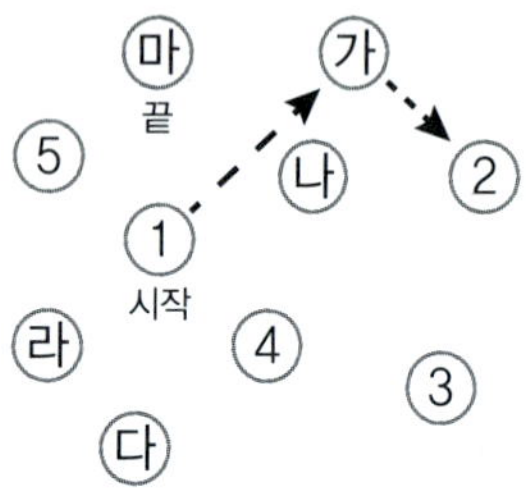

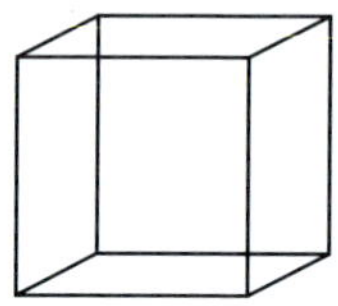

[ ]　　[ ]　　[ ] 윤곽 [ ] 숫자 [ ] 바늘　　__ /5

어휘력

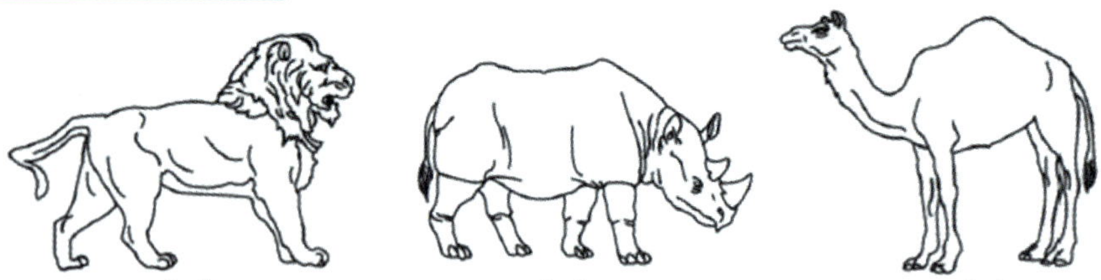

[ ]　　[ ]　　[ ]　　__ /3

기억력		얼굴	비단	교회	진달래	빨강	점수 없음
단어를 듣고 따라 말하기. 2회 실시. 5분 후에 회상	첫 번째 시도						
	두 번째 시도						

주의력 숫자목록을 읽어줌(초당 숫자 하나씩)　　바로 따라 외우기 [ ] 2 1 8 5 4
거꾸로 따라 외우기 [ ] 7 4 2　　__ /2

들려주는 글자에서 '가'가 나오면 책상 두드리기. 두 번 이상 실수 시 점수 없음
[ ] 바 나 가 다 차 파 가 가 사 아 자 나 가 바 가 아 타 마 가 가 가 사 가 차 하 바 가 가 나　　__ /1

(100 빼기 7)　[ ] 93　[ ] 86　[ ] 79　[ ] 72　[ ] 65
정답이 4–5개: 3점, 2–3개: 2점, 1개: 1점, 0개: 0점　　__ /3

문장력 (따라하기)　[ ] 오늘 나를 도와줄 사람은 철수뿐이다.
[ ] 강아지가 방에 들어오면 고양이는 의자 밑에 숨는다.　　__ /2

(유창성)　일 분 동안 사장에서 살 수 있는 물건 이름 대기(11개 이상이면 점수)　　__ /1

추상력　공통점 찾기(예: 사과–배=과일)　[ ] 기차–자전거 [ ] 시계–자　　__ /2

지연 회상력	얼굴	비단	교회	진달래	빨강	단서없이 회상한 단어만 점수
단서없음	[ ]	[ ]	[ ]	[ ]	[ ]	
범주단서						
다중선택						__ /5

지남력　[ ] 년 [ ] 월 [ ] 일 [ ] 요일 [ ] 장소 [ ] 시(군)　　__ /6

Z.Nasreddine, JY.Lee 한국판. 2006년 3월 1일. 정상≥23/30
www.mocatest.org

총점　　__ /30
(학력이 6년 이하면 1점 더함)

[그림 1-1] 한국판 몬트리올 인지평가

4) 알렌 인지판별 검사(Allen Cognitive Level Test, ACLT)

알렌 인지판별 검사는 인지장애이론을 근거로 하여 일상적으로 많이 사용하는 도구를 이용하여 대상자의 인지수준을 평가하기 위한 도구이다. 평가도구는 가죽 판, 가죽 끈, 실, 바늘로 구성되어 있다. 평가는 홈질(running stich), 감침질(whipstich), 코도반 바느질(single cordovan stich)로 진행된다. 점수 기준과 인지수준은 아래의 표와 같다(표 1-8, 1-9).

[표 1-8] 알렌 인지판별 검사 평가지

<table>
<tr><td colspan="8">알렌 인지판별 검사 평가지</td></tr>
<tr><td>이 름</td><td colspan="2"></td><td colspan="2">생년월일</td><td></td><td>성 별</td><td></td></tr>
<tr><td colspan="3">진 단</td><td colspan="4"></td><td></td></tr>
<tr><td>바느질 수행 여부</td><td colspan="2"></td><td>검사도구</td><td>A</td><td></td><td>A-L</td><td></td></tr>
<tr><td>수준</td><td colspan="6">과제 수행 단계 설명</td><td>수행</td></tr>
<tr><td colspan="8">홈질 : RUNNING STITCH</td></tr>
<tr><td>3.0</td><td colspan="6">• 가죽판을 잡거나, 밀어버림. 줄을 잡으려 하지 않거나, 가죽판을 잡은 후 끈을 잡고 아무 방향으로나 움직임</td><td></td></tr>
<tr><td>3.2</td><td colspan="6">• 가죽판에 적어도 한 구멍에 바늘을 집어 넣음</td><td></td></tr>
<tr><td>3.4</td><td colspan="6">• 두 번 이상의 시범 없이 세 땀의 바느질을 정확히 수행함
(LACLS로 바꾸기 전 ACLS에서 한 번의 시범을 보였을 경우, 세 번 시범 가능)
• 과제 수행 시, 구멍을 뛰어넘어서는 안 됨</td><td></td></tr>
<tr><td colspan="8">감침질 : WHIPSTITCH</td></tr>
<tr><td>3.6</td><td colspan="6">• 정확한 구멍에 적어도 한번 감침질을 시행함 : 구멍을 뛰어넘지 말아야 함</td><td></td></tr>
<tr><td>3.8</td><td colspan="6">• 단서를 주어도 뒷 면에 있는 실꼬임 / × 형태의 실수를 인식하지 못함
• 홈질로 잘못 수행된 바느질에 대해 실수를 인식하지 못함
• 자리가 없을 때까지 끝까지 하고서 "내가 다했나요?"라고 물음</td><td></td></tr>
<tr><td>4.0</td><td colspan="6">• 뒷면에 있는 실수(실꼬임/×형태)를 인식함
• 홈질로 잘못 수행한 것을 인식하고 고침</td><td></td></tr>
<tr><td>4.2</td><td colspan="6">• 끈을 풀지 않고 수정하지 못하고 다시 풀어 수정함
• 뒷면의 ×가 되는 실수를 수정함</td><td></td></tr>
<tr><td>4.4</td><td colspan="6">• 끈을 풀지 않고 감침질의 꼬인 끈을 수정할 수 있음
• 세 땀 바느질 후 작업 중단하거나 그만해야 되는 것을 알고 말하지만, 재미로 계속하기도 함</td><td></td></tr>
<tr><td colspan="8">코드반 바느질 : SINGLE CORDOVAN STITCH</td></tr>
<tr><td>4.2</td><td colspan="6">• 감침질을 반복하거나, 또는 두 번째 관련 없는 단계로 감침질을 따라함. 첫 번째, 두 번째 시범이 도움이 되지 않음</td><td></td></tr>
<tr><td>4.4</td><td colspan="6">• 감침질처럼 구멍을 앞에서 뒤로 통과함. 그러나 첫 번째 단계처럼(싸는 것이 아니라, 끈으로 만든 구멍 아래로 넣는) 바늘을 뒤에서 통과시킴
• 또는 바늘로 앞에서 구멍을 통과하지만, 앞으로 오지는 못하거나 다른 곳으로 감. 첫 번째, 두 번째 시범이 도움이 되지 않음</td><td></td></tr>
</table>

4.6	• 만든 고리에 바늘을 넣을 때, 오른쪽/왼쪽 구별이 어려움 • 첫 번째, 두 번째 시범이 도움이 되지 않거나 약간의 도움이 됨	
4.8	• 순서대로 줄을 팽팽하게 하지 못함(구멍 다음의 고리), 바늘만을 잡아당김 • 실수를 인식하거나 인식하지 못함. 첫 번째, 두 번째 시범이 도움이 안되지 않거나 약간의 도움이 됨	
5.0	• 끈이 엉켰을 때, 실수를 고칠 수 있거나 순서대로 끈을 팽팽하게 만들 수 있지만 해결방법을 반복하지는 못함 • 두 번째 시범 후 수행의 증진이 나타나나 실수는 남아있음	
5.2	• 두 번째 시범 후 끈이 엉켰을 때 실수를 고칠 수 있거나, 순서대로 끈을 팽팽하게 할 수 있음	

[표 1-9] 알렌 인지판별 인지 수준

I	Automatic actions	의식이 있고 내적 자극에 반사적 반응을 하며, 모든 신변처리 의존 및 24시간 지도감독이 필요하다.
II	Postural actions	대동작 운동시작, 보호자 care에 약간 보조(assist)하나 오히려 방해, 24시간 지도감독이 필요하다.
III	Manual actions	촉각단서에 반응. 사물조작을 위해 손 사용하나 미숙하다. 자기 반복훈련 통해 단서를 주면 간단한 일상과제수행 및 24시간 지도감독이 필요하다.
IV	Goal-directed	단기활동을 위한 특수 환경에서 훈련을 통해 목적 있는 활동을 수행하지만 일반화가 되지 않는다. 비융통적 · 경직된 사고, 구조적 환경에 의지하며, 일상과제를 수행하지만 문제상황시 도움이 필요하다.
V	Exploratory actions	시행착오를 통한 문제해결을 하지만 활동결과를 수용하기 어렵고, 새로운 활동을 배울 수 있으나 계획 · 실행은 도움이 필요하다.
VI	Planned action	앞으로 일어날 활동 효과예견 · 추상 · 계획 · 문제해결 가능하며, 시범 없이 지시나 구두지시 수행가능하다.

5) 인지선별검사(Cagnitive Impairment Screening Test, CIST)

인지선별검사(CIST)는 전반적인 인지기능을 간략히 평가하여 인지저하여부를 선별하는 검사로, 대상자와의 일대일 면담을 통한 평가문항과 지필문항으로 이루어져 있다. 항목은 지남력, 기억력, 주의력, 언어기능, 시공간 기능, 집행기능으로 총 13문항의 30점 만점으로 구성되어 있으며, 학력, 연령에 따른 기준 점수로 해석하여 기준점수 이상은 정상, 이하는 인지저하라고 판단한다. 검사 소요시간은 약 5~10분가량이다. CIST 검사지에 대한 내용은 다음 [표 1-10]과 같다.

[표 1-10] 인지선별검사(CIST)

인지선별검사(CIST)

Cognitive Impairment Screening Test

"안녕하세요. 지금부터 (　　) 님의 기억력과 사고능력을 살펴보기 위한 질문들을 드렸습니다.
생각나는 대로 최선을 다해 답변해 주시면 됩니다."

<table>
<tr><td rowspan="6">지남력</td><td rowspan="5">시간</td><td>1. 오늘 날짜를 말씀해주세요.</td><td></td></tr>
<tr><td>(1) 올해는 몇 년도입니까?</td><td>0 1</td></tr>
<tr><td>(2) 지금은 몇 월입니까?</td><td>0 1</td></tr>
<tr><td>(3) 오늘은 며칠입니까?</td><td>0 1</td></tr>
<tr><td>(4) 오늘은 무슨 요일입니까?</td><td>0 1</td></tr>
<tr><td>장소</td><td>2. 지금 _님이 계신 여기는 어디인가요? 이 장소가 어디인지 말씀해 주세요.</td><td>0 1</td></tr>
<tr><td rowspan="5">기억력</td><td rowspan="5">기억
등록</td><td>3. 지금부터 외우셔야 하는 문장 하나를 불러드리겠습니다.
끝까지 잘 듣고 따라 해 보세요.</td><td rowspan="5">점수
없음
(단. 순서
상관없이
대상자가
말한
단어에
ㅇ표)</td></tr>
<tr><td>(1차 시행) 민수는 / 자전거를 타고 / 공원에 가서 / 11시부터 / 야구를 했다</td></tr>
<tr><td>잘 하셨습니다. 제가 다시 한번 불러드리겠습니다.
이번에도 다시 여쭈어 볼테니 잘 듣고 따라 해 보세요</td></tr>
<tr><td>(2차 시행) 민수는 / 자전거를 타고 / 공원에 가서 / 11시부터 / 야구를 했다</td></tr>
<tr><td>제가 이 문장을 나중에 여쭤보겠습니다. 잘 기억하세요</td></tr>
<tr><td rowspan="5">주의력</td><td rowspan="3">숫자
바로
따라
말하기</td><td>4. 제가 불러드리는 숫자를 그대로 따라 해 주세요. (대상자가 잘 이해하지 못하는 경우) 제가 1–2–3 하고 부르면 똑같이 1–2–3 이렇게 말씀해 주세요.</td><td rowspan="2">0 1</td></tr>
<tr><td>(1) 6 – 9 –7 –3</td></tr>
<tr><td>(2) 5 – 7 –2 –8 –4</td><td>0 1</td></tr>
<tr><td rowspan="2">거꾸로
말하기</td><td>5. 제가 불러드리는 말을 끝에서부터 거꾸로 따라 해 주세요. (대상자가 잘 이해하지 못하는 경우) OOO님 (대상자 이름) 이름을 거꾸로 하면 OOO 이렇게 되지요? 마찬가지로 제가 부르는 말을 거꾸로 말씀해 주세요.</td><td rowspan="2">0 1</td></tr>
<tr><td>금수강산</td></tr>
<tr><td>시공간
기능</td><td>도형
모사
(그림1)</td><td>6. (그림을 가리키며) 여기 점을 연결하여 그린 그림이 있습니다. 이 그림과 똑같이 되도록 (아래 반응 공간을 가리키며) 같은 위치에 그려보세요. 점을 연결해서 그리시면 됩니다.</td><td>0 1 2</td></tr>
<tr><td>집행
기능</td><td>시각
추론1
(그림2)</td><td>7. 여기 모양들이 정해진 순서로 나옵니다. 모양들을 보면서 어떤 순서로 나오는지 생각해 보세요. 자(도형을 왼쪽부터 하나씩 가리키며), 네모, 동그라미, 세모, 네모, 빈칸, 세모. 그렇다면 여기 빈칸에는 무엇이 들어가야 할까요?</td><td>0 1</td></tr>
</table>

<table>
<tr><td rowspan="2"></td><td>시각
추론2
(그림3)</td><td colspan="2">8. (맨 앞 그림을 가리키며) 여기 네 칸 중의 한 칸에 별이 하나 있습니다.
(두 번째 그림을 가리키며) 별이 이렇게 다른 위치로 이동합니다. 어떤 식으로 이동하는지 잘 생각해 보십시오. (마지막 반응 칸을 가리키며) 여기서는 네 칸 중에 별이 어디에 위치하게 될까요?</td><td>0 1</td></tr>
<tr><td>언어
추론
(그림4)</td><td colspan="2">9. 카드에 숫자와 계절이 하나씩 적혀 있습니다. '1–봄–2–여름–' 이렇게 연결되어 나갑니다. (화살 표시된 빈칸을 가리키며) 여기는 무엇이 들어갈 차례일까요?</td><td>0 1 2</td></tr>
<tr><td rowspan="12">기억력</td><td rowspan="12">기억
회상
/재인</td><td colspan="2">10. 제가 조금 전에 외우라고 불러드렸던 문장을 다시 한번 말씀해 주세요.
[조금 전에 외우라고 불러드렸던 문장(한 문장의 이야기)을 말씀해 보세요.]</td><td rowspan="2"></td></tr>
<tr><td>기억회상 (각 2점)</td><td>재인 (기억 회상 과제에서 회상하지 못한 항목만 시행, 각 1점)</td></tr>
<tr><td rowspan="2">민수 [ ]</td><td>제가 아까 어떤 사람의 이름을 말했는데 누구일까요?</td><td rowspan="2">0 1 2</td></tr>
<tr><td>영수 [ ] 민수 [ ] 진수 [ ]</td></tr>
<tr><td rowspan="2">자전거 [ ]</td><td>무엇을 타고 갔습니까?</td><td rowspan="2">0 1 2</td></tr>
<tr><td>버스 [ ] 오토바이 [ ] 자전거 [ ]</td></tr>
<tr><td rowspan="2">공원 [ ]</td><td>어디에 갔습니까?</td><td rowspan="2">0 1 2</td></tr>
<tr><td>공원 [ ] 놀이터 [ ] 운동장 [ ]</td></tr>
<tr><td rowspan="2">11시 [ ]</td><td>몇 시부터 했습니까?</td><td rowspan="2">0 1 2</td></tr>
<tr><td>10시 [ ] 11시 [ ] 12시 [ ]</td></tr>
<tr><td rowspan="2">야구 [ ]</td><td>무엇을 했습니까?</td><td rowspan="2">0 1 2</td></tr>
<tr><td>농구 [ ] 축구 [ ] 야구 [ ]</td></tr>
<tr><td rowspan="5">언어
기능</td><td rowspan="4">이름
대기
(그림5)</td><td colspan="2">11. 여기 있는 이 그림의 이름을 말씀해 주세요. 이것은 무엇입니까?</td><td></td></tr>
<tr><td colspan="2">(1) 칫솔 [대상자 반응:]</td><td>0 1</td></tr>
<tr><td colspan="2">(2) 그네 [대상자 반응:]</td><td>0 1</td></tr>
<tr><td colspan="2">(3) 주사위 [대상자 반응:]</td><td>0 1</td></tr>
<tr><td>이해력</td><td colspan="2">12. 제가 말씀드리는 대로 행동으로 그대로 보여주십시오.
박수를 두 번 치고, 주먹을 쥐세요.</td><td>0 1</td></tr>
<tr><td rowspan="2">집행
기능</td><td rowspan="2">유창성</td><td colspan="2">13. 지금부터 제가 그만이라고 말할 때까지 과일이나 채소를 최대한 많이 이야기 해 주세요. 준비되셨는지요? 자, 과일이나 채소 이름을 말씀해 주세요. 시작!</td><td>개</td></tr>
<tr><td colspan="2">[반응기록/제한 시간 1분] 0–8개: 0점 / 9–14개: 1점 / 15개 이상 : 2점</td><td>0 1 2</td></tr>
</table>

6) 노인인지기능검사(Literacy Independent Cognitive Assessment, LICA)

읽거나 쓰기 어려운 비문해 노인의 정확한 인지기능의 평가를 위하여 개발된 도구로 시공간 구성력, 기억력, 이마엽 기능, 언어능력, 주의력, 계산력 영역의 평가를 포함하고 있다. 검사시간은 30~40분 정도 소요되며 단축형의 경우 15~20분 정도 소요된다. LICA와 단축형 LICA의 소검사 구성은 다음 [표 1-11]과 같다.

[표 1-11] LICA, S-LICA(단축형) 소검사 구성

LICA	S-LICA	소검사명	평가인지영역
1		이야기회상검사 – 즉각회상	기억력
2	1	막대구성검사	시공간구성력
3	2	단어회상검사 – 즉각회상	기억력
4		시공간주의력검사	주의력
5	3	숫자스트룹검사	수행기능
6		계산검사	계산력
7		이야기회상검사 – 지연회상	기억력
8		이야기회상검사 – 재인	기억력
9	4	막대재인검사	(시각)기억력
10	5	단어회상검사 – 지연회상	기억력
11	6	단어회사검사 – 재인	기억력
12	7	단어유창성검사	수행기능
13	8	의미 모양 · 색깔속성검사/이름대기검사	

3 ADL 평가

ADL 평가는 일상생활에서 가장 기본이 되는 기능들을 검사하여 대상자에 맞는 목표를 정함으로써 삶의 질을 증진시키기 위해 실시한다.

1) 기능적 독립성 측정(Functional Independence Measure, FIM)

기능적 독립성 측정은 신체적 손상과 관련된 장애를 측정하고자 개발된 평가도구로 일상생활능력을 평가하는 기존 도구보다 의사소통과 인지기능 측면에서 포괄적인 내용을 담고 있다. 세부항목과 점수기준은 아래의 표와 같다(표 1-12, 1-13).

[표 1-12] FIM 평가지

LEVEL	7. 완전독립 6. 부분독립	NO helper	
	5. 지도감독 4. 단순보조 3. 중간보조 2. 최대보조 1. 완전보조	Helper	
		입원	퇴원
자조활동			
A. 식사하기		☐	☐
B. 몸치장하기		☐	☐
C. 목욕하기		☐	☐
D. 상의 입고 벗기		☐	☐
E. 하의 입고 벗기		☐	☐
F. 용변처리하기		☐	☐
배변조절			
G. 소변 조절하기		☐	☐
H. 대변 조절하기		☐	☐
움직이기			
이동하기		☐	☐
I. 침대, 의자로 이동		☐	☐
J. 변기로 이동		☐	☐
K. 욕조로 이동		☐	☐
보행이동			
L. 걷기/휠체어	W( )/C( )	☐	☐
M. 계단 오르내리기		☐	☐
의사소통			
N. 이해력	A( )/V( )	☐	☐
O. 표현력	V( )/N( )	☐	☐
사회적 인지			
P. 사회적 관계 능력		☐	☐
Q. 문제해결 능력		☐	☐
R. 기억력		☐	☐
전체점수		☐	☐

[표 1-13] FIM 점수기준

LEVEL	점수	정의
완전 독립	7	완전독립
부분 독립	6	보조도구/안전장치 필요, 시간지연
부분 의존	5	지도감독 혹은 보조도구 준비 필요, 단서 제시나 격려 필요
	4	최소한의 접촉 또는 보조 필요, 75% 이상 독립적 수행 가능
완전 의존	3	중간보조, 과제의 50–74% 수행 가능
	2	최대보조, 25–49% 수행 가능
	1	완전의존, 25% 미만 수행 가능

2) 수정된 바델 지수(Modified Barthel Index, MBI)

수정된 바델 지수는 만성질환을 가진 대상자의 일상생활 자립 정도를 알아보기 위한 평가로 먹기, 옷입기 목욕하기와 같이 다양한 활동에 초점을 맞추어 평가한다. 평가 결과는 전체 항목 점수의 합(0~100점)으로 결정하며 11가지 하위 항목이 있다. 세부항목과 점수기준은 아래의 표와 같다(표 1-14, 1-15).

[표 1-14] 한국형 수정된 바델 지수(K-MBI 평가지)

	1	2	3	4	5
항목	과제를 수행할 수 없는 경우	과제를 시도할 수 있지만 안전하지 않은 경우	중등도의 도움이 필요한 경우	최소의 도움이 필요한 경우	완전히 독립적인 경우
개인위생	0	1	3	4	5
목욕하기	0	1	3	4	5
식사하기	0	2	5	8	10
용변처리	0	2	5	8	10
계단 오르기	0	2	5	8	10
옷 입기	0	2	5	8	10
대변조절	0	2	5	8	10
소변조절	0	2	5	8	10
보행	0	3	8	12	15
의자차	0	1	3	4	5
의자/침대 이동	1	3	8	12	15

[표 1-15] 수정된 바델 지수(MBI) 점수기준

점수	도움의 수준	도움이 필요한 시간
0~24	완전 도움	27.0
25~49	심한 도움	23.5
50~74	보통의 도움	20.0
75~90	경한 도움	13.0
91~99	최소한의 도움	〈10.0

3) 캐나다 작업수행 측정(Canadian Occupational Performance Measure, COPM)

캐나다 작업수행 측정은 작업수행의 문제점을 파악하고 우선순위를 결정하기 위해 시행하는 평가로 노인 뿐 아니라 모든 질환, 모든 연령대의 대상자에게 적용이 가능하며 작업수행의 중요도, 수행도, 만족도를 평가한다. 또한 중재 후 노인의 작업수행에 대한 인식 변화를 측정할 수 있다. 이 평가는 작업치료 초기에 시행하며 작업수행의 사람, 환경, 작업 사이의 상호관계에 관해 설명한다. 평가방법은 아래의 표와 같다(표 1-16).

[표 1-16] 캐나다 작업수행 측정(COPM) 평가방법

단계	방법
제1단계	• 작업수행의 문제 결정 (클라이언트가 일상생활에서 하고 싶은 것, 필요한 것, 기대하고 있는 것이 무엇인지 파악하고 특정 작업을 선택하는 것이 중요)
제2단계	• 중요도에 대한 평정(10단계 척도)
제3단계	• 점수의 결정 ① 제2단계에서 명확하게 결정된 각 문제점수 중에서 중요도의 정보를 사용하여 다섯 개의 중요한 문제를 클라이언트에게 선택하게 함 ② 목표를 결정하기 위하여 문제를 다섯 가지로 묶어 정리하기를 제안

[표 1-17] 캐나다 작업수행 측정(COPM) 평가지

제1단계	제2단계
작업수행 문제의 결정 작업수행의 문제와 관심을 결정하기 위하여, 클라이언트를 인터뷰하여, 일상 생활인 자기관리, 생산적인 활동, 여가에 대하여 물어본다. 전형적인 하루일과를 생각해보며, 클라이언트 자신이 해보고 싶거나, 해볼 필요가 있는 것, 기대하는 활동을 선택하도록 한다. 선택 후에 어떤 활동이 만족하기 어려운가를 클라이언트에게 질문하여 본다.	중요도 평점카드를 사용하여, 각각 행동의 중요도를 1부터 10까지로 클라이언트로 하여금 채점하도록 한다. 제1단계의 A,B,C의 해당란에 점수를 기입한다.

제1단계 A: 자기관리	중요도
개인관리 (옷 갈아입기, 목욕, 식사, 위생처리 등)	
기능적 이동 (옮기기, 실내, 실외의 이동)	
사회생활 활동 (교통수단의 이동, 쇼핑, 금융기관 이용)	

제1단계 B: 생산적인 활동	중요도
유급/무급의 생산적인 활동 (취업/직접종사, 자원봉사 등)	
가사 (청소, 세탁, 요리 등)	
놀이/학교 (놀이기술, 숙제 등)	

제3단계 C: 여가	중요도
정적인 오락 (취미, 수공예, 독서 등)	
동적인 오락 (스포츠, 산책, 여행 등)	
사 교 (방문, 전화, 파티 편지 등)	

제 3 · 4단계 : 최초평가와 재평가의 점수

5개의 중요한 문제점을 클라이언트로부터 확인하여 아래의 난에 기입한다. 평점 카드를 사용하여, 각 문제의 수행도(어느 정도 잘 할 수 있는지)와 만족도(만족하고 있는지)를 클라이언트로부터 채점하도록 한다. 그 후에 총점을 계산한다. 총점은 모든 문제의 수행도와 만족도를 합산하여, 문제수로 나눈다. 재평가에서는 각 문제의 수행도와 만족도를 클라이언트가 다시 한번 채점하게 한다. 새로운 점수의 변화를 계산한다.

최초평가 :			재평가	
작업수행의 문제	수행도 1	만족도 1	수행도 1	만족도 1
1.				
2.				
3.				
4.				
5.				
점수 : 총점 =	수행도 1	만족도 1	수행도 1	만족도 1
수행도 또는 만족도의 합계 / 문제수	=	=	=	=

4 낙상 평가

1) 균형검사(Berg Balance Test, BBT)

균형검사(Berg Balance Test)는 대표적인 균형능력의 검사이다. 총 14가지 항목에서 점수를 측정하여 총점으로 균형능력을 알아볼 수 있다. 0점에서 54점이 만점이며 45점이 넘어야 정상범위이다. 평가척도는 다음과 같다(표 1-18).

[표 1-18] 균형검사(BBT)

BERG BALANCE SCALE

* PATIENT ID :	
* NAME :	* DATE OF ASSESSMENT :
* AGE / SEX :	* ASSESSOR :

EXAMINATION DATE	/	/
1. 앉은 상태에서 서기		
서기 위해서는 중등도 도움(50%) 또는 최대 도움(75%)이 필요하다.	0	0
서거나 안정화되기 위해서 최소(25%)의 도움이 필요하다.	1	1
여러 번 시도 후 양 손을 사용하여 일어설 수 있다.	2	2
손을 사용하여 독립적으로 일어설 수 있다.	3	3
손을 사용하지 않고 독립적으로 일어서고 안정화할 수 있다.	4	4
2. 도움 없이 서 있기		
도움 없이는 30초간 서 있을 수 없다	0	0
의지하지 않고 30초간 서 있기 위해 여러 번의 시도가 필요하다.	1	1
의지하지 않고 30초간 서 있을 수 있다.	2	2
감독 하에 2분 동안 서 있을 수 있다.	3	3
안전하게 2분 동안 서 있을 수 있다.	4	4
3. 기대지 않고 스스로 앉기		
10초간 지지 없이 앉아 있을 수 없다.	0	0
10초간 앉아 있을 수 있다.	1	1
30초간 앉아 있을 수 있다.	2	2
감독 하에 2분 동안 앉아 있을 수 있다.	3	3
안전하게 2분 동안 앉아 있을 수 있다.	4	4
4. 선 상태에서 앉기		
앉을 때 도움이 필요하다.	0	0
독립적으로 앉지만 털썩 주저앉는다.	1	1
양다리를 의자에 기대어 앉기 조절이 가능하다.	2	2
양 손을 사용하여 앉기 조절이 가능하다.	3	3
양 손을 최소한으로 사용하여 안전하게 앉을 수 있다.	4	4
5. 의자에서 의자로 이동하기		
도움이나 안전을 위해 2명의 도움이 필요하다.	0	0
1명의 도움이 필요하다.	1	1
구두지시나 또는 감독 하에 이동할 수 있다.	2	2
양 손을 적절히 사용하여 안전하게 이동할 수 있다.	3	3
양 손을 최소한으로 사용하여 안전하게 이동할 수 있다.	4	4
6. 눈감고 서 있기		
넘어지지 않으려면 도움이 필요하다.	0	0
눈을 감은 채 3초간 유지하기가 어려우나 잠깐은 설 수 있다.	1	1
3초간 서 있을 수 있다.	2	2
감독 하에 10초간 서 있을 수 있다.	3	3
안전하게 10초간 서 있을 수 있다.	4	4
7. 양 발 모으고 서 있기		
자세 유지에 도움이 필요하고 15초간 서 있을 수 없다.	0	0
자세 유지에 도움이 필요하지만 15초간 서 있을 수 있다.	1	1
독립적으로 양 발을 모으고 30초간 서 있을 수 있다.	2	2

독립적으로 양 발을 모으고 감독 하에 1분간 서 있을 수 있다.	3	3
독립적으로 양 발을 모으고 안전하게 1분간 서 있을 수 있다.	4	4
8. 선 자세에서 팔 펴고 뻗기		
시도하는 동안 균형을 잃고 외부의 도움이 필요하다.	0	0
앞으로 뻗을 수 있지만 감독이 필요하다.	1	1
5cm (2 인치) 이상 안전하게 앞으로 뻗을 수 있다.	2	2
12.5cm (5 인치) 이상 안전하게 앞으로 뻗을 수 있다.	3	3
25cm (10 인치) 이상 앞으로 뻗을 수 있다.	4	4
9. 선 자세에서 바닥에서 물건 집어 올리기		
시도할 수 없고 균형을 잃지 않고 넘어지지 않기 위해 도움이 필요하다.	0	0
시도하는 동안 도움이 필요하며 집을 수 없다.	1	1
슬리퍼는 집을 수 없지만, 슬리퍼로부터 5cm까지 접근할 수 있고, 독립적으로 균형을 유지할 수 있다.	2	2
슬리퍼를 집을 수 있지만 감독이 필요하다.	3	3
쉽고 안전하게 슬리퍼를 집어 올릴 수 있다.	4	4
10. 선 자세에서 양쪽 어깨를 넘어 뒤돌아보기		
균형을 잃거나 넘어지는 것을 방지하기 위해 도움이 필요하다.	0	0
돌아볼 때 감독이 필요하다.	1	1
옆으로 돌아보기 까지만 균형유지가 가능하다.	2	2
한쪽은 가능하나 반대쪽은 체중이동이 잘 되지 않는다.	3	3
체중이동을 잘하며 양쪽 어깨 넘어 잘 뒤돌아 볼 수 있다.	4	4
11. 제자리에서 360° 돌기		
도는 동안 도움이 필요하다.	0	0
근접 감독이나 말로 지시를 해야 한다.	1	1
안전하게 돌 수 있으나 시간이 오래 걸린다.	2	2
4초 내에 한쪽으로만 360° 돌 수 있다.	3	3
4초 내에 안전하게 360° 돌 수 있다.	4	4
12. 선 자세에서 발판에 양 발 교대로 놓기		
시도할 수 없거나 넘어지지 않기 위해 도움이 필요하다.	0	0
최소한의 도움으로 2번 오르내릴 수 있다.	1	1
감독 하에 도움 없이 4번 오르내릴 수 있다.	2	2
발판에 8번 오르내리기를 20초 이상 걸린다.	3	3
발판에 8번 오르내리기를 20초 이내에 한다.	4	4
13. 한 발을 다른 발 앞에 놓고 지지 없이 서 있기		
발 놓기 및 서 있는 동안 균형을 잃는다.	0	0
15초간 유지가 가능하나 발 놓을 때 도움이 필요하다.	1	1
30초 동안 유지가 가능하며 독립적으로 작은 보폭으로 발 놓기를 할 수 있다.	2	2
30초간 독립적으로 한 발을 다른 발 앞에 띄어서 놓을 수 있다.	3	3
30초간 독립적으로 한 발을 다른 발 앞에 붙여서 놓을 수 있다.	4	4
14. 한 발로 서 있기		
넘어짐을 방지하기 위해 도움이 필요하며 서 있을 수 없다.	0	0
3초 동안 한 발 서기를 유지할 수 없지만 독립적으로 서 있을 수 있다.	1	1
독립적으로 3초 또는 그 이상의 시간을 유지하며 한 발 서기를 할 수 있다.	2	2
독립적으로 5~10초 유지하며 한 발 서기를 할 수 있다.	3	3
독립적으로 10초 이상 유지하며 한 발 서기를 할 수 있다.	4	4
TOTAL SCORE	/ 56	/ 56

2) 수정된 낙상효능감 척도(The modified falls efficacy scale, MFES)

수정된 낙상효능감 척도는 14개의 문항으로 각각의 특별한 활동(예를 들어 옷 입기, 목욕하기, 길 건너기 등)을 중심으로 이루어져있다. 초기 수정되기 전의 평가에서는 외부활동도 포함되었지만, 수정 · 보완되면서 집에서 활동을 중심으로 이루어져 있다. 평가하기 힘든 항목이나 안전에 위협이 되는 항목은 수행하지 않는다. 점수는 총점에서 시행된 항목으로 나누어 평균값으로 내도록 한다. 평가척도는 다음과 같다(표 1-19).

[표 1-19] 수정된 낙상효능감 척도

	넘어질 위험이 많다	보통이다	넘어질 위험이 없다
	0 1 2 3 4	5	6 7 8 9 10
옷을 입거나 벗을 때	0	5	10
간단한 음식 준비할 때	0	5	10
목욕이나 샤워할 때	0	5	10
의자에서 앉거나 설 때	0	5	10
침대에 들어갈 때 나올 때	0	5	10
전화 받거나 인터폰 받을 때	0	5	10
집안에서 걸어 다닐 때	0	5	10
옷장이나 찬장 문 열 때	0	5	10
불 켤 때	0	5	10
가게에서 물건 살 때	0	5	10
대중교통 이용할 때	0	5	10
길 건널 때	0	5	10
정원 관리할 때 빨래 널 때	0	5	10
집에서 계단 오르내릴 때	0	5	10

총점/항목 수 = ……../……. = ……..

5 우울 평가

1) 벡 우울 평가(Beck Depression Inventory, BDI)

벡 우울 평가는 우울증의 선별을 위한 검사도구이다. 초기에는 인터뷰에 의해 시행되었으나, 환자 혼자 시행하기에도 적합하다. 이 목록은 질문에 대한 답을 0점에서 3점까지 점수를 매기는 방식으로 21개 항목이 있다. 평가척도는 다음과 같다(표 1-20).

[표 1-20] 벡 우울 평가

이 질문지는 여러분이 일상생활에서 경험할 수 있는 내용들로 구성되어 있습니다. 각 내용은 모두 네 개의 문장으로 되어 있는데, 이 네 개의 문장들을 자세히 읽어 보시고 그 중 요즈음(오늘을 포함하여 지난 일주일 동안)의 자신을 가장 잘 나타낸다고 생각되는 하나의 문장을 선택하여 그 번호를 ( )안에 기입하여 주십시오. 하나도 빼지 말고 반드시 한 문장만을 선택하시되, 너무 오래 생각하지 마시고 솔직하게 응답해 주시면 감사하겠습니다.			
1	①	나는 슬프지 않다.	
	②	나는 슬프다.	
	③	나는 항상 슬프고 기운을 낼 수 없다.	
	④	나는 너무나 슬프고 불행해서 도저히 견딜 수 없다.	
2	①	나는 앞날에 대해서 별로 낙심하지 않는다.	
	②	나는 앞날에 대해서 용기가 나지 않는다.	
	③	나는 앞날에 대해 기대할 것이 아무 것도 없다고 느낀다.	
	④	나의 앞날은 아주 절망적이고 나아질 가망이 없다고 느낀다.	
3	①	나는 실패자라고 느끼지 않는다.	
	②	나는 보통사람들보다 더 많이 실패한 것 같다.	
	③	내가 살아온 과거를 뒤돌아보면, 실패투성인 것 같다.	
	④	나는 인간으로 완전한 실패자라고 느낀다.	
4	①	나는 전과 같이 일상생활에 만족하고 있다.	
	②	나의 일상생활은 예전처럼 즐겁지 않다.	
	③	나는 요즘에는 어떤 것에서도 별로 만족을 얻지 못한다.	
	④	나는 모든 것이 다 불만스럽고 싫증난다.	
5	①	나는 특별히 죄책감을 느끼지 않는다.	
	②	나는 죄책감을 느낄 때가 많다.	
	③	나는 죄책감을 느낄 때가 아주 많다.	
	④	나는 항상 죄책감에 시달리고 있다.	

6	①	나는 벌을 받고 있다고 느끼지 않는다.	
	②	나는 어쩌면 벌을 받을지도 모른다는 느낌이 든다.	
	③	나는 벌을 받을 것 같다.	
	④	나는 지금 벌을 받고 있다고 느낀다.	
7	①	나는 나 자신에게 실망하지 않는다.	
	②	나는 나 자신에게 실망하고 있다.	
	③	나는 나 자신에게 화가 난다.	
	④	나는 나 자신을 증오한다.	
8	①	내가 다른 사람보다 못한 것 같지는 않다.	
	②	나는 나의 약점이나 실수에 대해서 나 자신을 탓하는 편이다.	
	③	내가 한 일이 잘못되었을 때는 언제나 나를 탓한다.	
	④	일어나는 모든 나쁜 일들은 다 내 탓이다.	
9	①	나는 자살 같은 것은 생각하지 않는다.	
	②	나는 자살할 생각을 가끔 하지만, 실제로 하지는 않을 것이다.	
	③	자살하고 싶은 생각이 자주 든다.	
	④	나는 기회만 있으면 자살하겠다.	
10	①	나는 평소보다 더 울지는 않는다.	
	②	나는 전보다 더 많이 운다.	
	③	나는 요즈음 항상 운다.	
	④	나는 전에는 울고 싶을 때 울 수 있었지만, 요즈음은 울래야 울 기력조차 없다.	
11	①	나는 요즈음 평소보다 더 짜증을 내는 편은 아니다.	
	②	나는 전보다 더 쉽게 짜증이 나고 귀찮아 진다.	
	③	나는 요즈음 항상 짜증을 내고 있다.	
	④	전에는 짜증스럽던 일에 요즘은 너무 지쳐서 짜증조차 나지 않는다.	
12	①	나는 다른 사람들에 대한 관심을 잃지 않고 있다.	
	②	나는 전보다 다른 사람들에 대한 관심이 줄었다.	
	③	나는 다른 사람들에 대한 관심이 거의 없어졌다.	
	④	나는 다른 사람들에 대한 관심이 완전히 없어졌다.	
13	①	나는 평소처럼 결정을 잘 내린다.	
	②	나는 결정을 미루는 때가 전보다 더 많다.	
	③	나는 전에 비해 결정 내리는 데에 더 큰 어려움을 느낀다.	
	④	나는 더 이상 아무 결정도 내릴 수가 없다.	

14	①	나는 전보다 내 모습이 더 나빠졌다고 느끼지 않는다.	
	②	나는 나이 들어 보이거나 매력 없어 보일까봐 걱정한다.	
	③	나는 내 모습이 매력 없게 변해버린 것 같은 느낌이 든다.	
	④	나는 내가 추하게 보인다고 믿는다.	
15	①	나는 전처럼 일을 할 수 있다.	
	②	어떤 일을 시작하는 데에 전보다 더 많은 노력이 든다.	
	③	무슨 일이든 하려면 나 자신을 매우 심하게 채찍질해야만 한다.	
	④	나는 전혀 아무 일도 할 수가 없다.	
16	①	나는 평소처럼 잠을 잘 수가 있다.	
	②	나는 전에 만큼 잠을 자지는 못한다.	
	③	나는 전보다 한 두 시간 일찍 깨고 다시 잠들기 어렵다.	
	④	나는 평소보다 몇 시간 일직 깨고, 한번 깨면 다시 잠들 수 없다.	
17	①	나는 평소보다 더 피곤하지는 않다.	
	②	나는 전보다 더 쉽게 피곤해진다.	
	③	나는 무엇을 해도 피곤해진다.	
	④	나는 너무나 피곤해서 아무 일도 할 수 없다.	
18	①	내 식욕은 평소와 다름없다.	
	②	나는 요즈음 전보다 식욕이 좋지 않다.	
	③	나는 요즈음 식욕이 많이 떨어졌다.	
	④	요즈음에는 전혀 식욕이 없다.	
19	①	요즈음 체중이 별로 줄지 않았다.	
	②	전보다 몸무게가 2kg 가량 줄었다.	
	③	전보다 몸무게가 5kg 가량 줄었다.	
	④	전보다 몸무게가 7kg 가량 줄었다.	
▲ 나는 현재 음식 조절로 체중을 줄이고 있는 중이다. (예, 아니오)			
20	①	나는 건강에 대해 전보다 더 염려하고 있지는 않다.	
	②	나는 여러 가지 통증, 소화불량, 변비 등과 같은 신체적 문제로 걱정하고 있다.	
	③	나는 건강이 염려되어 다른 일은 생각하기 힘들다.	
	④	나는 건강이 너무 염려되어 다른 일은 아무 것도 생각할 수 없다.	
21	①	나는 요즈음 성(sex)에 대한 관심에 별다른 변화가 있는 것 같지는 않다.	
	②	나는 전보다 성(sex)에 대한 관심이 줄었다.	
	③	나는 전보다 성(sex)에 대한 관심히 상당히 줄었다.	
	④	나는 성(sex)에 대한 관심을 완전히 잃었다.	
평가자 기록란 : 총점 ______________ 평가 ______________			

2) 노인 우울증 척도(Geriatric Depression Scale)

노인 우울증 척도는 30개의 항목으로 평가하기 위해 설명될 마지막 도구는 노인 우울증 척도이다. 30개의 항목으로 예-또는-아니오로 대답하는 질문하고 노인 집단에서 우울증을 찾아내는데 90%의 민감성과 80%의 특별성을 가지고 있다. 평가척도는 다음과 같다(표 1-21).

[표 1-21] 노인 우울증 척도

1. 당신은 당신의 삶에 원래 만족했습니까?(아니오)
2. 당신은 당신의 활동과 흥미의 대부분을 잃었습니까?(네)
3. 당신은 당신의 삶이 공허하다 느낍니까?(네)
4. 당신은 종종 지겹다고 느낍니까?(네)
5. 당신은 미래에 대해 희망적입니까?(아니오)
6. 당신은 당신의 생각에서 벗어나지 못한다고 생각하는 것 때문에 괴롭습니까?(네)
7. 당신은 대부분의 시간에 정신이 맑습니까?(아니오)
8. 당신은 나쁜일이 당신에게 일어날까봐 두렵습니까?(네)
9. 당신은 대부분의 시간에 행복을 느낍니까?(아니오)
10. 당신은 가끔 무력하다고 느낍니까?(네)
11. 당신은 가끔 불안하고 조바심을 냅니까?(네)
12. 당신은 밤에 밖에 나가서 새로운 일을 하는 것 보다는 집에 머무르는 것을 더 좋아합니까?(네)
13. 당신은 미래에 대해 자주 걱정하십니까?(네)
14. 당신이 예전보다 기억하는데 더 문제를 가지고 있다고 느낍니까?(네)
15. 당신은 지금 살아 있는 것이 훌륭하다고 생각합니까?(아니오)
16. 당신은 낙담하고 우울하게 느낍니까?(네)
17. 당신은 현재 당신의 방법이 매우 가치가 없다고 느낍니까?(네)
18. 과거에 대해 걱정이 많습니까?(네)
19. 당신은 삶이 매우 흥미롭다고 생각하십니까?(아니오)
20. 당신이 새로운 계획을 시작하는 것은 어렵습니까?(네)
21. 당신은 충만한 에너지를 느낍니까?(아니오)
22. 당신은 당신의 상황이 희망이 없다고 느낍니까?(네)
23. 당신은 대부분의 사람들이 당신보다 더 낫다고 느낍니까?(네)
24. 당신은 별 것도 아닌일에 자주 당황합니까?(네)
25. 자주 울고 싶습니까?(네)
26. 당신은 집중하는데 문제가 있습니까?(네)
27. 당신은 아침에 일어나는 것을 즐깁니까?(아니오)
28. 당신은 사회적 모임을 피하는 것이 더 좋습니까?(네)
29. 당신이 결정을 내리는 것은 쉽습니까?(아니오)
30. 당신 마음이 전처럼 맑다고 생각하십니까?(아니오)

질문 후 네 또는 아니오 대답에 일치하는 각 응답에 대해 1점을 매겨라.

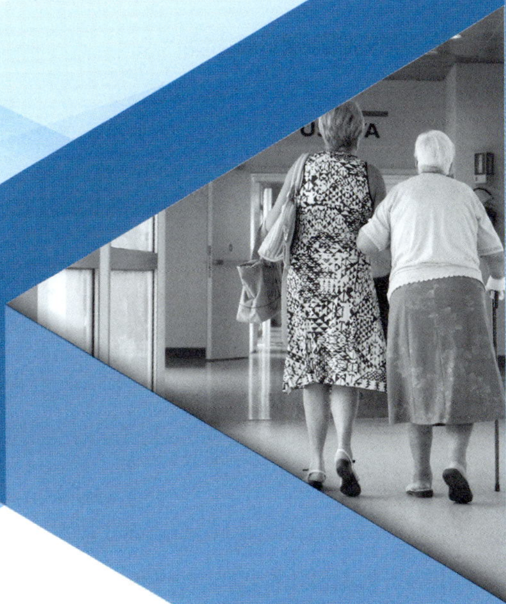

부록 2

장기요양시설 규정

1 장기요양기관의 지정

제23조제1항제1호에 따른 재가급여 또는 같은 항 제2호에 따른 시설급여를 제공하는 장기요양기관을 운영하려는 자는 보건복지부령으로 정하는 장기요양에 필요한 시설 및 인력을 갖추어 소재지를 관할 구역으로 하는 특별자치시장 · 특별자치도지사 · 시장 · 군수 · 구청장으로부터 지정을 받아야 한다.

제23조(장기요양기관 지정기준 등) ① 법 제31조제1항에 따라 장기요양기관으로 지정받으려는 자는 별지 제19호서식의 장기요양기관 지정신청서에 다음 각 호의 서류를 첨부하여 특별자치시장 · 특별자치도지사 · 시장 · 군수 · 구청장에게 제출하여야 한다.

1. 일반현황 · 인력현황 및 시설현황 각 1부
2. 사업자등록증 또는 고유번호증 사본 1부(특별자치시장 · 특별자치도지사 · 시장 · 군수 · 구청장 이 「전자정부법」 제36조제1항에 따른 행정정보의 공동이용을 통하여 확인할 수 있는 경우에는 그 확인으로 첨부서류를 갈음한다)
3. 사업계획서 및 운영규정 각 1부

2 노인의료복지시설의 시설기준 및 직원배치기준

1) 공통사항

(1) 시설의 규모

노인의료복지시설(이하 이 표에서 "시설"이라 한다)은 다음 각 호의 구분에 따른 인원이 입소할 수 있는 시설을 갖춰야 한다. 이 경우 입소정원 1명당 연면적 산정 시 「주차장법」에 따른 설치기준을 초과하는 주차장의 면적은 제외하며, 그 밖에 연면적의 산정에 필요한 세부 사항은 보건복지부장관이 정한다.

① **노인요양시설**: 입소정원 10명 이상(입소정원 1명당 연면적 23.6㎡ 이상의 공간을 확보해야 한다). 다만, 노인요양시설 안에 치매전담실을 두는 경우에는 치매전담실 1실당 정원을 16명 이하로 한다.

② **노인요양공동생활가정**: 입소정원 5명 이상 9명 이하(입소정원 1명당 연면적 20.5㎡ 이

상의 공간을 확보해야 한다)

(2) 시설의 구조 및 설비

① 시설의 구조 및 설비는 일조 · 채광 · 환기 등 입소자의 보건위생과 재해방지 등을 충분히 고려해야 한다.

② 복도 · 화장실 · 침실 등 입소자가 통상 이용하는 설비는 휠체어 등이 이동 가능한 공간을 확보해야 하며 문턱제거, 손잡이시설 부착, 바닥 미끄럼 방지 등 노인의 활동에 편리한 구조를 갖춰야 한다.

③ 「화재예방, 소방시설 설치 · 유지 및 안전관리에 관한 법률」이 정하는 바에 따라 소화용 기구를 비치하고 비상구를 설치해야 한다. 다만, 입소자가 10명 미만인 시설의 경우에는 소화용 기구를 갖추는 등 시설의 실정에 맞게 비상재해에 대비해야 한다.

④ 입소자가 건강한 생활을 영위하는데 도움이 되는 도서관, 스포츠 · 레크리에이션 시설 등 적정한 문화 · 체육부대시설을 설치하되, 지역사회와 시설간의 상호교류 촉진을 통한 사회와의 유대감 증진을 위하여 입소자가 이용하는데 지장을 주지 않는 범위에서 외부에 개방하여 운영할 수 있다.

(3) 재가노인복지시설의 병설 · 운영

시설의 장은 시설의 개방성을 높여 지역사회와의 교류를 증진하고 입소자가 외부사회와의 단절감을 느끼지 않도록 재가노인복지시설을 병설 · 운영할 수 있다.

2) 시설 설치에 관한 특례

(1) 시설 설치자는 시설을 설치할 토지 및 건물의 소유권을 확보해야 하고, 시설 설치목적 외의 목적에 따른 저당권, 그 밖에 시설로서의 이용을 제한할 우려가 있는 권리를 해당 토지 및 건물에 설정해서는 안 된다. 이 경우 시설의 설치목적에 따른 저당권을 설정하는 경우에는 저당권의 피담보채권액과 입소보증금의 합이 건설원가의 80퍼센트 이하여야 한다.

(2) (1)에도 불구하고 입소자로부터 입소비용의 전부를 수납하여 운영하는 노인요양시설을 설치하는 경우, 보건복지부장관이 지정하여 고시하는 지역에 입소자 30명 미만의 노인요양시설을 설치하는 경우, 국가 또는 지방자치단체가 소유한 토지 및 건물을 사

용하여 노인요양시설을 설치하는 경우 및 국가 또는 지방자치단체가 노인요양시설을 설치하는 경우에는 다음 ①부터 ④까지의 규정에 따른 요건을 모두 갖춘 경우에만 타인 소유의 토지 및 건물을 사용하여 설치할 수 있고, 노인요양공동생활가정을 설치하는 경우에는 다음 ①, ③ 및 ④의 규정에 따른 요건을 모두 갖춘 경우에만 타인 소유의 토지 및 건물을 사용하여 설치할 수 있다.

① 사용하려는 토지 및 건물에 선순위 권리자 및 그 밖에 시설로서의 이용을 제한할 우려가 있는 권리가 설정되어 있지 않을 것

② 임대차계약 · 지상권설정계약 등 사용계약의 양 당사자가 법인일 것

③ 토지 또는 건물에 대한 등기 등 법적 대항요건을 갖출 것

④ 사용계약서에 다음의 내용이 포함되어 있을 것

㉠ 토지 또는 건물의 사용목적이 시설의 설치 · 운영을 위한 것이라는 취지의 내용

㉡ 계약기간의 연장을 위한 자동갱신조항

㉢ 무단 양도(매매 · 증여 그 밖에 권리의 변동을 수반하는 일체의 행위를 포함한다) 및 전대의 금지조항

㉣ 장기간에 걸친 임차료 등의 인상방법(무상으로 사용하는 경우는 제외한다)

㉤ 토지 또는 건물에 대한 사용권자의 우선 취득권에 관한 내용

(3) 시설을 설치하려는 자는 입소자에 대한 보증금 반환채무의 이행을 보장하기 위하여 입소계약 체결 후 보증금 수납일부터 10일 이내에 다음 각 호의 요건에 적합한 인 · 허가보증보험에 가입해야 한다. 다만, 시설 개원이후 입소자별로 전세권 또는 근저당권 설정 등의 조치를 한 경우에는 인 · 허가보증보험에 가입하지 않을 수 있다.

① **보증내용**: 입소자의 입소보증금 반환채무 이행보증

② **보증가입금액**: 입소보증금 합계의 50퍼센트 이상

③ **보증가입기간**: 보증금 납부일부터 퇴소 시까지

④ **보증가입관계**: 시장 · 군수 · 구청장을 피보험자로 함

⑤ **보험금 수령방법**: 시장 · 군수 · 구청장의 확인 하에 입소자가 보험금을 직접 수령함

3) 시설기준

<table>
<tr><th colspan="2">구분
시설별</th><th>침실</th><th>사무실</th><th>요양보호사실</th><th>자원봉사자실</th><th>의료 및 간호사실</th><th>물리(작업)치료실</th><th>프로그램실</th><th>식당 및 조리실</th><th>비상재해대비시설</th><th>화장실</th><th>세면장 및 목욕실</th><th>세탁장 및 세탁물건조장</th></tr>
<tr><td rowspan="2">노인요양시설</td><td>입소자 30명 이상</td><td>○</td><td>○</td><td>○</td><td>○</td><td>○</td><td>○</td><td>○</td><td>○</td><td>○</td><td>○</td><td>○</td><td>○</td></tr>
<tr><td>입소자 30명 미만 10명 이상</td><td>○</td><td colspan="3">○</td><td>○</td><td>○</td><td>○</td><td>○</td><td>○</td><td>○</td><td colspan="2">○</td></tr>
<tr><td colspan="2">노인요양공동생활가정</td><td>○</td><td colspan="4">○</td><td colspan="2">○</td><td>○</td><td>○</td><td colspan="3">○</td></tr>
</table>

(1) 세탁물을 전량 위탁처리하는 경우에는 세탁장 및 세탁물 건조장을 두지 아니할 수 있다.

(2) 의료기관의 일부를 시설로 신고하는 경우에는 물리(작업)치료실, 조리실, 세탁장 및 세탁물 건조장을 공동으로 사용할 수 있다. 다만, 공동으로 사용하려는 물리(작업)치료실이 시설의 침실과 다른 층에 있는 경우에는 입소자의 이동이 가능하도록 경사로 또는 엘리베이터를 설치하여야 한다.

(3) 노인요양시설 안에 두는 치매전담실의 경우에는 다음의 요건을 갖추어야 한다.

① 정원 1명당 면적이 1.65㎡ 이상인 공동거실을 갖출 것

② 치매전담실 입구에 출입문을 두어 공간을 구분하되, 화재 등 비상시에 열 수 있도록 할 것

③ 공동으로 사용할 수 있는 화장실과 간이욕실(세면대를 포함한다)을 갖출 것. 다만, 침실마다 화장실과 간이욕실이 있는 경우에는 그렇지 않다.

(4) 치매전담형 노인요양공동생활가정의 경우에는 다음의 요건을 갖추어야 한다.

① 1층에 설치할 것. 다만, 엘리베이터가 설치된 경우에는 2층 이상에도 설치할 수 있다.

② 정원 1명당 면적이 1.65㎡ 이상인 공동거실을 갖출 것

4) 설비기준

(1) 침실

① 독신용 · 합숙용 · 동거용 침실을 둘 수 있다.

② 남녀공용인시설의 경우에는 합숙용 침실을 남실 및 여실로 각각 구분하여야 한다.

③ 입소자 1명당 침실면적은 6.6㎡ 이상이어야 한다. 다만, 치매전담실은 다음과 같이 구분하여 침실면적의 기준을 달리하여야 한다.

㉠ **가형** : 1인실 9.9㎡ 이상, 2인실 16.5㎡ 이상, 3인실 23.1㎡ 이상, 4인실 29.7㎡ 이상

㉡ **나형** : 1인실 9.9㎡ 이상(다인실의 경우에는 입소자 1명당 6.6㎡ 이상이어야 한다)

④ 합숙용 침실 1실의 정원은 4명 이하이어야 한다.

⑤ 합숙용 침실에는 입소자의 생활용품을 각자 별도로 보관할 수 있는 보관시설을 설치하여야 한다.

⑥ 적당한 난방 및 통풍장치를 갖추어야 한다.

⑦ 채광 · 조명 및 방습설비를 갖추어야 한다.

⑧ 노인질환의 종류 및 정도에 따른 특별침실을 입소정원의 5% 이내의 범위에서 두어야 한다.

⑨ 침실바닥면적의 7분의 1 이상의 면적을 창으로 하여 직접 바깥 공기에 접하도록 하며, 개폐가 가능하여야 한다.

⑩ 침대를 사용하는 경우에는 노인들이 자유롭게 오르내릴 수 있어야 한다.

⑪ 안전설비를 갖추어야 한다.

⑫ 공동주택에 설치되는 노인요양공동생활가정의 침실은 1층에 두어야 한다.

(2) 식당 및 조리실

조리실바닥은 내수재료로서 세정 및 배수에 편리한 구조로 하여야 한다.

(3) 세면장 및 목욕실

① 바닥재는 미끄럽지 않은 소재여야 한다.

② 욕조를 설치하는 경우에는 욕조에 노인의 전신이 잠기지 아니하는 깊이로 하고 욕조 출입이 자유롭도록 최소한 1개 이상의 보조봉과 수직의 손잡이 기둥을 설치하여야

한다.

③ 급탕을 자동 온도조절 장치로 하는 경우에는 물의 최고온도는 섭씨 40도 이상이 되지 않도록 하여야 한다.

(4) 프로그램실

자유로이 이용할 수 있는 적당한 문화시설과 오락기구를 갖추어 두어야 한다.

(5) 물리(작업)치료실

기능회복 또는 기능감퇴를 방지하기 위한 훈련 등에 지장이 없는 면적과 필요한 시설 및 장비를 갖추어야 한다.

(6) 의료 및 간호사실

진료 및 간호에 필요한 상용의약품 · 위생재료 또는 의료기구를 갖추어야 한다.

(7) 그 밖의 시설

① 복도, 화장실, 그 밖의 필요한 곳에 야간 상용등을 설치하여야 한다.

② 계단의 경사는 완만하여야 하며, 치매노인의 낙상을 방지하기 위하여 계단의 출입구에 출입문을 설치하고, 그 출입문에 잠금장치를 갖추되, 화재 등 비상시에 자동으로 열릴 수 있도록 하여야 한다.

③ 바닥재는 부드럽고 미끄럽지 않은 소재여야 한다.

④ 주방 등 화재위험이 있는 곳에는 치매노인이 임의로 출입할 수 없도록 잠금장치를 설치해야 한다.

⑤ 배회환자의 실종 등을 예방할 수 있도록 외부 출입구에 잠금장치를 갖추되, 화재 등 비상시에 자동으로 열릴 수 있도록 해야 한다.

(8) 경사로

침실이 2층 이상인 경우 경사로를 설치해야 한다. 다만, 「승강기 안전관리법 시행규칙」에 따른 승객용 엘리베이터를 설치한 경우에는 경사로를 설치하지 않을 수 있다.

5) 직원의 자격기준

직종별	자격기준
시설의 장	「사회복지사업법」에 따른 사회복지사 자격증 소지자 또는 「의료법」 제2조에 따른 의료인
사회복지사	「사회복지사업법」에 따른 사회복지사 자격증 소지자
물리치료사 또는 작업치료사	「의료기사 등에 관한 법률」에 따른 물리치료사 또는 작업치료사 면허 소지자
요양보호사	법에 따른 요양보호사 자격증 소지자

6) 직원의 배치기준

<table>
<tr><th colspan="2">직종별 / 시설별</th><th>시설의 장</th><th>사무국장</th><th>사회복지사</th><th>의사 또는 계약의사</th><th>간호사 또는 간호조무사</th><th>물리치료사 또는 작업치료사</th><th>요양보호사</th><th>사무원</th><th>영양사</th><th>조리원</th><th>위생원</th><th>관리인</th></tr>
<tr><td rowspan="2">노인요양시설</td><td>입소자 30명 이상</td><td>1명</td><td>1명 (입소자가 50명 이상인 경우로 한정함)</td><td>1명 (입소자가 100명을 초과할 때마다 1명 추가)</td><td>1명 이상</td><td>입소자 25명당 1명</td><td>1명 (입소자가 100명을 초과할 때마다 1명 추가)</td><td>입소자 2.5명당 1명 (치매 전담실은 2명당 1명)</td><td>1명 (입소자 50명 이상인 경우로 한정함)</td><td>1명 (1회 급식 인원이 50명 이상인 경우로 한정함)</td><td>입소자 25명당 1명</td><td>1명 (입소자 100명 초과할 때마다 1명 추가)</td><td>1명 (입소자 50명 이상인 경우로 한정함)</td></tr>
<tr><td>입소자 30명 미만 10명 이상</td><td>1명</td><td colspan="2">1명</td><td>1명</td><td>1명</td><td>필요수</td><td>입소자 2.5명당 1명 (치매 전담실은 2명당 1명)</td><td></td><td></td><td>1명</td><td></td><td></td></tr>
<tr><td colspan="2">노인요양 공동생활 가정</td><td colspan="3">1명</td><td></td><td colspan="2">1명</td><td>입소자 3명당 1명 (치매 전담형은 2명당 1명)</td><td></td><td></td><td></td><td></td><td></td></tr>
</table>

비고
1. 의료기관의 일부를 시설로 신고한 경우에는 의료기관의 장(의료인인 경우만 해당한다)이 해당 시설의 장을 겸직할 수 있다.
2. 사회복지사는 입소자에게 건강유지, 여가선용 등 노인복지 제공계획을 수립하고, 복지증진에 관하여 상담 · 지도해야 한다.
3. 의사는 한의사를 포함하고, 계약의사는 의사, 한의사 및 치과의사를 포함한다.
4. 의료기관과 협약을 체결하여 의료연계체계를 구축한 경우에는 의사 또는 계약의사를 두지 않을 수 있다.
5. 요양보호사는 요양서비스가 필요한 노인에게 신체활동지원 서비스와 그 밖의 일상생활지원 서비스를 제공해야 한다.
6. 영양사 및 조리원이 소속되어 있는 업체에 급식을 위탁하는 경우에는 영양사 및 조리원을 두지 않을 수 있다.
7. 세탁물을 전량 위탁하여 처리하는 경우에는 위생원을 두지 않을 수 있다.
8. 모든 종사자는 시설의 설치 · 운영자와 근로계약이 체결된 사람이어야 한다.
9. 노인요양시설 내 치매전담실과 치매전담형 노인요양공동생활가정의 경우에는 보건복지부장관이 정하여 고시하는 자격을 갖춘 프로그램관리자를 두어야 한다.
10. 노인요양시설 내 치매전담실과 치매전담형 노인요양공동생활가정의 경우에는 해당 시설의 장, 요양보호사 및 프로그램 관리자는 보건복지부장관이 정하여 고시하는 치매전문교육을 이수해야 한다.

3 재가노인복지시설의 시설기준 및 직원배치기준

1) 시설의 규모

(1) 방문요양, 방문목욕 및 방문간호를 제공하는 시설 : 시설전용면적 16.5제곱미터 이상(연면적 기준)

(2) 주·야간보호, 단기보호를 제공하는 시설 : 시설 연면적 90제곱미터 이상(이용정원이 6명 이상인 경우에는 1명당 6.6제곱미터 이상의 생활실 또는 침실 공간을 추가로 확보하여야 함). 다만, 치매전담형 주·야간보호 제공시설은 그 이용정원을 25명 이하로 한다.

(3) 재가노인지원서비스 : 시설전용면적 33제곱미터 이상(연면적 기준)

(4) 복지용구를 제공하거나 대여하는 시설 : 복지용구 진열·체험 공간 23.1제곱미터 이상 및 복지용구 세정·소독·수선 공간 56.2제곱미터 이상

2) 시설 및 설비 기준

(1) 방문요양, 방문목욕 및 방문간호를 제공하는 시설

① 다음 기준에 해당하는 시설·설비를 갖추어야 한다.

구분	사무실	통신설비, 집기 등 사업에 필요한 설비 및 비품	이동용 욕조 또는 이동목욕차량	혈압계, 온도계 등 방문간호에 필요한 비품
방문요양	○	○	–	–
방문목욕	○	○	○	–
방문간호	○	○	–	○

㉠ "이동목욕차량"이란 욕조, 급탕기, 물탱크, 호스릴 등을 갖춘 차량으로서 자동차등록증 상 차량용도에 "이동목욕용"으로 표시되어 있거나 이동목욕용으로 구조변경한 내용을 기재·등록한 차량을 말한다.

㉡ 의료기관(의사가 배치된「지역보건법」에 따른 보건소, 보건의료원 또는 보건지소와

「농어촌 등 보건의료를 위한 특별조치법」에 따른 보건진료소를 포함한다. 이하 이 표에서 같다)을 개설 · 운영하는 자가 방문간호를 제공하는 경우에는 시설 · 설비 및 비품 등을 해당 의료기관과 공동으로 사용할 수 있다.

(2) 주 · 야간보호, 단기보호를 제공하는 시설

① 시설의 입지조건

보건 · 위생 · 안전 · 환경 및 교통편의 등을 충분히 고려하여 이용자가 쉽게 접근하고 편리하게 이용할 수 있는 쾌적한 환경의 부지를 선정하여야 한다.

② 다음 기준에 해당하는 시설을 갖추어야 한다.

<table>
<tr><th colspan="2">구분</th><th>생활실</th><th>침실</th><th>사무실</th><th>의료 및 간호사실</th><th>프로그램실</th><th>물리(작업) 치료실</th><th>식당 및 조리실</th><th>화장실</th><th>세면장 및 목욕실</th><th>세탁장 및 건조장</th></tr>
<tr><td rowspan="2">주 · 야간 보호</td><td>이용자 10명 이상</td><td>○</td><td></td><td colspan="2">○</td><td colspan="2">○</td><td>○</td><td>○</td><td colspan="2">○</td></tr>
<tr><td>이용자 10명 미만</td><td>○</td><td></td><td colspan="2">○</td><td colspan="2">○</td><td>○</td><td colspan="3">○</td></tr>
<tr><td rowspan="2">단기 보호</td><td>이용자 10명 이상</td><td></td><td>○</td><td colspan="2">○</td><td colspan="2">○</td><td>○</td><td>○</td><td colspan="2">○</td></tr>
<tr><td>이용자 10명 미만</td><td></td><td>○</td><td colspan="2">○</td><td colspan="2">○</td><td>○</td><td colspan="3">○</td></tr>
</table>

비고

1. 주 · 야간보호 이용자가 10명 이상인 경우, 사무실과 의료 및 간호사실은 공간을 함께 사용할 수 있으나 각각의 시설에 대한 기능은 모두 갖추고 있어야 한다.
   ① 사무실과 의료 및 간호사실은 공간을 함께 사용할 수 있으나, 각각의 시설에 대한 기능은 모두 갖추고 있어야 한다.
   ② 프로그램실과 물리(작업)치료실은 공간을 함께 사용할 수 있으나, 각각의 시설에 대한 기능은 모두 갖추고 있어야 한다.
2. 주 · 야간보호시설 내 치매전담실에는 프로그램실을 두어야 한다.
3. 주 · 야간보호시설 내 치매전담실 입구에는 출입문을 두어 공간을 구분하되, 화재 등 비상시에 열 수 있도록 하여야 한다.

③ 설비기준

㉠ 시설의 규모 · 구조 및 설비는 이용자가 쾌적한 일상생활을 하는데 적합하여야 하며, 일조 · 채광 · 환기 등 이용자의 보건위생과 재해방지 등을 충분히 고려하여야 한다.

㉡ 복도 · 화장실 · 생활실 · 침실 등 이용자가 통상 이용하는 시설은 휠체어 등의 이동이 가능한 공간을 확보하여야 하며, 문턱을 제거하고, 손잡이 설비를 부착하며, 바닥의 미끄럼을 방지하는 등 이용자의 활동에 편리한 구조를 갖추어야 한다.

㉢ 「화재예방, 소방시설 설치 · 유지 및 안전관리에 관한 법률」이 정하는 바에 따라 소화용 기구를 비치하고 비상구를 설치하여야 한다.

㉣ 급 · 배수 설비

ⓐ 급수설비는 상수도에 의한다. 다만, 상수도에 의할 수 없는 경우에는 「먹는물관리법」 제5조에 따른 먹는물의 수질기준에 적합한 지하수 등을 공급할 수 있는 설비를 갖추어야 한다.

ⓑ 시설에서 사용되는 먹는물의 경우에는 「수도법」 또는 「먹는물관리법」에 따라 수질검사를 받아야 한다.

ⓒ 빗물 · 오수 등의 배수에 지장이 없도록 배수설비를 갖추어야 한다.

㉤ 건물 내 경사로: 침실이 2층 이상인 경우 건물 내에 경사로를 설치하여야 한다. 다만, 「승강기시설 안전관리법」에 따른 승객용 엘리베이터를 설치한 경우에는 경사로를 설치하지 아니할 수 있다.

㉥ 그 밖의 설비

ⓐ 복도 · 화장실, 그 밖의 필요한 곳에 야간 상용등을 설치하여야 한다.

ⓑ 계단의 경사는 완만하여야 하며, 이용자의 낙상을 방지하기 위하여 계단의 출입구에 출입문을 설치하고, 그 출입문에 잠금장치를 갖추되, 화재 등 비상시에 자동으로 열릴 수 있도록 하여야 한다.

ⓒ 바닥은 부드럽고 미끄럽지 아니한 바닥재를 사용하여야 한다.

ⓓ 주방 등 화재위험이 있는 곳에는 치매노인이 임의로 출입할 수 없도록 잠금장치를 설치하여야 한다.

ⓔ 배회이용자의 실종 등을 예방할 수 있도록 외부 출입구에 잠금장치를 갖추되, 화재 등 비상시에 자동으로 열릴 수 있도록 하여야 한다.

㉦ 다음의 설비기준을 갖추어야 한다.

ⓐ 생활실

- 이용자가 자유롭게 활동할 수 있는 공간과 안전설비를 갖춘 생활실을 두어야 한다.
- 적당한 난방 및 통풍장치, 채광 · 조명 및 방습설비를 갖추어야 한다.

ⓑ 침실

- 독신용 · 동거용 · 합숙용 침실을 둘 수 있다.
- 남녀공용인 시설의 경우에는 합숙용 침실을 남실 및 여실로 각각 구분하여야 한다.
- 이용자 1명당 침실 면적은 6.6제곱미터 이상이어야 한다.
- 합숙용 침실 1실의 정원은 4명 이하이어야 한다.
- 합숙용 침실에는 이용자의 생활용품을 각자 별도로 보관할 수 있는 보관설비를 설치하여야 한다.
- 침실 바닥 면적의 7분의 1 이상의 면적을 창으로 하여 직접 바깥 공기에 접하도록 하며, 개폐가 가능하여야 한다.
- 침대를 사용하는 경우에는 이용자들이 자유롭게 오르내릴 수 있어야 한다.
- 이용자가 자유롭게 활동할 수 있는 공간과 안전설비를 갖춘 침실을 두어야 한다.
- 적당한 난방 및 통풍장치, 채광 · 조명 및 방습설비를 갖추어야 한다.

ⓒ 사무실: 사무를 위한 적당한 집기 · 비품 및 탈의 공간을 갖추어야 한다.

ⓓ 의료 및 간호사실: 진료 및 간호에 필요한 상용의약품 · 위생재료 또는 의료기구를 갖추어야 한다.

ⓔ 프로그램실: 자유로이 이용할 수 있는 적당한 문화설비와 오락기구를 갖추어두어야 한다.

ⓕ 물리(작업)치료실: 기능회복 또는 기능감퇴를 방지하기 위한 훈련 등에 지장이 없는 면적과 필요한 설비 및 장비를 갖추어야 한다.

ⓖ 식당 및 조리실

- 조리실 바닥재는 내수 소재이고, 조리실은 세척 및 배수에 편리한 구조여야 한다.
- 채광 및 환기가 잘 되도록 하고, 창문에는 방충망을 설치하여야 한다.
- 식기를 소독하고 위생적으로 취사 및 조리를 할 수 있는 설비를 갖추어야 한다.
- 급식제공을 외부기관에 위탁하는 경우에는 조리실을 두지 않을 수 있다.

ⓗ 세면장 및 목욕실
- 바닥은 미끄럽지 아니하여야 한다.
- 욕탕샤워기 및 세면설비와 깨끗한 물을 사용할 수 있는 설비를 갖추어야 한다.
- 욕조를 설치하는 경우에는 욕조에 이용자의 전신이 잠기지 아니하는 깊이로 하고 욕조 출입이 자유롭도록 최소한 1개 이상의 보조봉과 수직의 손잡이 기둥을 설치하여야 한다.
- 급탕을 자동온도조절 장치로 하는 경우에는 물의 최고온도는 섭씨 40도 이상이 되지 아니하도록 하여야 한다.

ⓘ 세탁장 및 건조장: 세탁 및 세탁물을 건조할 수 있는 설비를 갖추어야 한다. 다만, 세탁물을 전량 위탁 처리하는 경우에는 두지 아니할 수 있다.

(3) 재가노인지원서비스

사무실, 상담실, 교육실, 자원봉사자실을 갖추어야 한다.

(4) 복지용구를 제공하거나 대여하는 시설

다음의 시설 및 설비를 모두 갖추어야 한다. 다만, ③ 및 ④는 다른 사업자와 같이 사용할 수 있다.

① 사무실. 이 경우 복지용구 외의 재가급여를 제공하는 데 필요한 사무실과 같이 사용할 수 없다.
② 복지용구 진열 · 체험 공간
③ 복지용구 세정에 필요한 수도 · 배수시설 및 소독 · 수선에 필요한 용구를 갖춘 공간
④ 복지용구 보관 · 관리 · 대여 공간

3) 직원의 자격기준

직종별	자격기준
시설장	① 방문요양, 주 · 야간보호, 단기보호 및 방문 목욕서비스 : 「사회복지사업법」에 따른 사회복지사, 「의료법」 제2조에 따른 의료인, 노인복지시설 또는 「노인장기요양보험법」에 따른 장기요양기관(이하 "장기요양기관"이라 한다)에서 「의료기사 등에 관한 법률」에 따른 물리치료사 또는 작업치료사로 1년 이상 근무한 사람, 노인복지시설 또는 장기요양기관에서 요양보호사(종전의 규정에 따라 요양보호사 2급 자격증을 취득한 사람은 제외한다)로 5년 이상 근무하고 보건복지부장관이 정하여 고시하는 소정의 교육을 이수한 사람, 노인복지시설

<table>
<tr><td></td><td>또는 장기요양기관에서 간호조무사로 5년 이상 근무하고 보건복지부장관이 정하여 고시하는 소정의 교육을 이수한 사람
② 재가노인지원서비스 : 「사회복지사업법」에 따른 사회복지사 자격증 소지자 또는 「의료법」 제2조에 따른 의료인의 자격을 취득한 자
③ 방문간호서비스 : 간호업무경력이 2년 이상인 간호사로서 해당 시설에 상근하는 자(보건진료소를 제외한 의료기관이 방문간호를 하는 경우에는 의사, 한의사 또는 치과의사 중에서 해당 시설에 상근하는 자를 시설장으로 한다)</td></tr>
<tr><td>물리치료사, 작업치료사 또는 치과위생사</td><td>「의료기사 등에 관한 법률」에 따른 물리치료사, 작업치료사 또는 치과위생사</td></tr>
<tr><td>요양보호사</td><td>법에 따른 요양보호사 자격증 소지자</td></tr>
</table>

4) 인력기준

(1) 방문요양, 방문목욕, 주 · 야간보호, 단기보호, 재가노인지원 및 방문간호서비스를 제공하는 시설은 다음 기준에 해당하는 인원을 두어야 한다.

<table>
<tr><th colspan="2">구분</th><th>시설장</th><th>사회복지사</th><th>간호사 또는 간호조무사</th><th>물리치료사 또는 작업치료사</th><th>치과위생사</th><th>요양보호사</th><th>사무원</th><th>조리원</th><th>보조원(운전사)</th></tr>
<tr><td colspan="2">방문요양</td><td>1명</td><td>1명(수급자 15명 이상)</td><td></td><td></td><td></td><td>15명 이상(농어촌지역의 경우에는 5명 이상)</td><td></td><td></td><td></td></tr>
<tr><td colspan="2">방문목욕</td><td>1명</td><td></td><td></td><td></td><td></td><td>2명 이상</td><td></td><td></td><td></td></tr>
<tr><td rowspan="2">주 · 야간 보호</td><td>이용자 10명 이상</td><td>1명</td><td>1명 이상</td><td colspan="2">1명 이상</td><td rowspan="2"></td><td rowspan="2">이용자 7명당 1명 이상(치매 전담실의 경우에는 4명당 1명 이상)</td><td>1명(이용자 25명 이상)</td><td>1명</td><td>1명</td></tr>
<tr><td>이용자 10명 미만</td><td>1명</td><td></td><td colspan="2">1명 이상</td><td></td><td>1명</td><td></td></tr>
<tr><td rowspan="2">단기 보호</td><td>이용자 10명 이상</td><td>1명</td><td>1명 이상</td><td>이용자 30명당 1명</td><td>1명(이용자 30명 이상)</td><td rowspan="2"></td><td rowspan="2">이용자 4명당 1명 이상</td><td></td><td>1명</td><td></td></tr>
<tr><td>이용자 10명 미만</td><td>1명</td><td></td><td>1명</td><td></td><td></td><td>1명</td><td></td></tr>
</table>

재가노인지원	1명	1명					1명		
방문간호	1명		1명이상		1명 이상 (구강 위생을 제공하는 경우로 한정함)				

비고

1. "농어촌지역"이란 「지방자치법」 제2조제1항제2호에 따른 시 · 군의 읍 · 면 전지역 또는 동 중 「국토의 계획 및 이용에 관한 법률」 제36조제1항제1호에 따라 지정된 주거지역 · 상업지역 및 공업지역을 제외한 지역을 말한다.
2. 시설장은 이용자별 재가노인복지 제공계획 수립 및 복지증진에 관한 상담 · 지도, 직원에 대한 교육 및 관리 등의 업무를 수행한다.
3. 사회복지사는 이용자의 건강유지, 여가선용 등 노인의 복지서비스제공계획을 수립하고 복지증진에 관하여 상담 및 지도 등의 업무를 수행한다.
4. 요양보호사는 이용자에게 신체활동 지원, 가사활동 지원 등의 업무를 수행한다. 다만, 방문요양, 방문목욕, 주 · 야간보호 및 단기보호서비스 중 장기요양급여수급자에 대한 신체활동 지원서비스는 요양보호사 1급만이 제공할 수 있다.
5. 주 · 야간보호시설 내 치매전담실의 경우에는 보건복지부장관이 정하여 고시하는 자격을 갖춘 프로그램관리자를 두어야 한다.
6. 주 · 야간보호시설 내 치매전담실의 경우, 해당 시설의 장, 요양보호사 및 프로그램관리자는 보건복지부장관이 정하여 고시하는 치매전문교육을 이수하여야 한다.
7. (1)의 기준에도 불구하고 다음의 ① 또는 ②에 해당하는 경우에는 조리원을 두지 않을 수 있다.
   ① 영양사 및 조리원이 소속되어 있는 업체에 급식을 위탁하는 경우
   ② 주 · 야간보호서비스 또는 단기보호서비스를 제공하는 시설을 병설하여 운영하는 사회복지시설에 급식을 위탁하는 경우. 다만, 해당 사회복지시설은 관련 법령에 따른 인력 및 시설기준을 충족하는 범위에서 급식을 할 수 있다.
8. 도표 설명의 예: 주 · 야간보호서비스 이용자가 10명 이상인 경우에는 간호사, 간호조무사, 물리치료사 또는 작업치료사 중 1명 이상을 배치하여야 한다.

(2) 시설장은 상근(1일 8시간, 월 20일 이상 근무하는 것을 말한다)하는 자로 두어야 한다. 다만, 복지용구를 제공하거나 대여하는 시설에 두는 시설장은 제외한다.

(3) 삭제〈2015.1.30.〉

(4) 주 · 야간보호서비스 및 단기보호서비스를 제공하는 경우 사회복지사, 간호사, 간호조무사, 물리치료사, 작업치료사 또는 요양보호사 1급은 다른 업무와 겸직할 수 없다.

(5) (4)에도 불구하고 단독주택 및 공동주택에서 이용자 10명 미만의 주 · 야간보호 서비스를 제공하는 경우에는 시설장이 간호사, 간호조무사, 물리치료사, 작업치료사 또는 요양보호사 1급 자격이 있으면 주 · 야간보호에 근무하는 간호사, 간호조무사, 물리치료사, 작업치료사 또는 요양보호사 1급과 각각 겸직할 수 있다. 이 경우 상시적으로 근무하는 종사자는 시설장을 포함하여 2인 이상(조리원은 제외한다)으로 한다.

(6) 모든 종사자는 시설의 설치 · 운영자와 근로계약이 체결된 사람이어야 한다.

(7) (1)에도 불구하고 방문간호서비스를 제공하는 의료기관에서 구강위생만을 제공하는 경우에는 간호사 또는 간호조무사를 두지 않을 수 있다.

(8) 방문간호서비스를 제공할 수 있는 간호사 또는 간호조무사는 간호업무경력이 2년 이상인 간호사, 간호보조업무경력이 3년 이상인 간호조무사로서 「노인장기요양보험법 시행규칙」 제11조의2에 따라 보건복지부장관이 지정한 교육기관에서 소정의 교육을 이수한 자 및 치과위생사로 한다.

(9) 의료기관을 개설 · 운영하고 있는 자가 방문간호서비스를 제공하기 위한 재가노인복지시설을 개설하는 경우에는 해당 의료기관에 소속된 간호사, 간호조무사 또는 치과위생사 중에서 (8)의 기준을 충족하는 자가 겸직할 수 있다.

(10) 복지용구를 제공하거나 대여하는 시설에 시설장 또는 관리책임자 1명을 둔다.

(11) 복지용구를 제공하거나 대여하는 시설의 시설장 또는 관리책임자와 방문요양, 방문목욕 및 방문간호를 제공하는 시설의 시설장 또는 관리책임자는 서로 겸직할 수 없다.

5) 하나의 재가노인복지시설에서 여러 가지 재가노인복지서비스(복지용구지원서비스는 제외한다)를 함께 제공하는 경우의 특례

(1) 시설 및 설비기준에 관한 특례(재가노인지원서비스 제외)

재가노인복지서비스를 제공하는 시설이 하나 이상의 다른 재가노인복지서비스를 함께 제공하는 경우 사업에 지장이 없는 범위에서 생활실, 침실 외의 시설은 병용할 수 있다.

(2) 인력기준에 관한 특례

① 재가노인복지시설의 시설장이 하나 이상의 다른 재가노인복지서비스를 함께 제공하는 경우 사업에 지장이 없는 범위에서 그 다른 서비스의 시설장을 겸직하여 운영할 수 있다. 다만, 의료기관(보건진료소를 제외한다)이 아닌 재가노인복지시설 또는 보건진료소가 방문간호를 제공하는 경우에는 2년 이상의 간호업무경력이 있는 간호사로서 해당 시설에 상근하는 자를 시설장으로 한다.

② 방문요양서비스와 방문목욕서비스를 제공하는 시설의 요양보호사 1급은 상호 겸직하여 운영할 수 있다.

③ 주 · 야간보호서비스 또는 단기보호서비스를 제공하는 시설이 방문요양서비스를 함께 제공하는 경우에는 방문요양의 요양보호사는 10명 이상(농어촌지역의 경우: 5명 이상)

으로 할 수 있고, 방문요양의 요양보호사를 공동으로 활용할 수 있다.

④ 주 · 야간보호서비스와 단기보호서비스를 함께 제공하는 경우에는 사회복지사, 간호사, 간호조무사, 물리치료사 또는 작업치료사는 상호 겸직하도록 하여 운영할 수 있다. 다만, 이 경우 사회복지사는 이용자 50명당 1명, 간호사 또는 간호조무사는 이용자 30명당 1명, 물리치료사 또는 작업치료사는 이용자 30명 이상일 경우 1명을 배치하여야 한다.

⑤ 주 · 야간보호서비스와 단기보호서비스를 함께 제공하는 경우에는 4)(1)에 해당하는 요양보호사 및 조리원을 각각 두되, 요양보호사 및 조리원을 주 · 야간보호서비스와 단기보호서비스 상호간에 공동으로 활용할 수 있다.

⑥ 주 · 야간보호서비스와 단기보호서비스를 함께 제공하는 경우 각 서비스 이용자 수의 합이 25명 미만인 때에는 조리원을 겸직하도록 하여 운영할 수 있다.

6) 재가노인복지서비스(복지용구지원서비스는 제외한다)를 제공하는 시설을 사회복지시설에 병설하는 경우의 특례

(1) 시설 및 설비기준에 관한 특례

① 방문요양, 방문목욕 또는 방문간호를 제공하는 시설을 사회복지시설에 병설하여 운영하는 경우 사업에 지장이 없는 범위에서 상호 중복되는 시설 · 설비를 공동으로 사용할 수 있다. 다만, 의료기관(보건진료소를 제외한다)이 아닌 재가노인복지시설 또는 보건진료소가 방문간호를 제공하는 경우에는 2년 이상의 간호업무경력이 있는 간호사로서 해당 시설에 상근하는 자를 시설장으로 한다.

② 주 · 야간보호 또는 단기보호를 제공하는 시설을 사회복지시설에 병설하여 운영하는 경우에는 생활실, 침실 외의 시설은 사업에 지장이 없는 범위에서 병용할 수 있다. 다만, 이 경우 시설의 연면적은 공동으로 사용하는 시설의 면적을 포함하여 각각 90제곱미터 이상이 되어야 한다.

(2) 인력기준에 관한 특례

① 재가노인복지서비스(재가노인지원서비스 제외)를 제공하는 시설을 사회복지시설에 병설하여 운영하는 경우 사회복지시설의 장은 사업에 지장이 없는 범위에서 재가노인복지서비스 제공시설의 장을 겸직하여 운영할 수 있다. 다만, 의료기관(보건진료소를 제

외한다)이 아닌 재가노인복지시설 또는 보건진료소가 방문간호를 제공하는 경우에는 2년 이상의 간호업무경력이 있는 간호사로서 해당 시설에 상근하는 자를 시설장으로 한다.

② 주 · 야간보호서비스 또는 단기보호서비스를 제공하는 시설을 사회복지시설에 병설하여 운영하는 경우에는 간호사, 간호조무사, 물리치료사 또는 작업치료사를 겸직하도록 할 수 있다.

③ 주 · 야간보호서비스 또는 단기보호서비스를 제공하는 시설을 사회복지시설에 병설하여 운영하는 경우에는 4)(1)에 해당하는 조리원을 두되, 해당 조리원과 사회복지시설의 조리원을 공동으로 활용할 수 있다.

④ 주 · 야간보호서비스 또는 단기보호서비스를 제공하는 시설을 사회복지시설에 병설하여 운영하는 경우 각 시설 이용자 수의 합이 25명 미만인 때에는 조리원을 겸직하도록 하여 운영할 수 있다.

참고문헌

고령자라이프리디자인연구소(2010). 노인액티비티 프로그램의 이론과 실제. 계축문화사.

국가정보포털 의학정보. http://health.mw.go.kr/IntroArea/WhatPortal.do

당뇨병 임상연구센터. 당뇨발병변 진료지침. 보건복지부.

국립재활원(http://www.nrc.go.kr)

권재성 외(2015). 작업치료사를 위한 인지재활. 퍼시픽북스.

김경희 외(2004). 노인 건강사정. 현문사.

김명선 외(2008). 인지 신경과학과 신경심리학. 시그마프레스.

김종희, 오주석, 이순철(2006). 운전행동결정요인이 위반행동 및 사고에 미치는 영향. 한국

김춘경, 여인숙. 노년기우울감소와 자살예방 집단상담 프로그램 개발과 효과검증. 대한가정학회지. 2009, 47(9), 111-124.

김태호, 김은경, 노정현(2009). 인적특성을 고려한 고령 운전자 교통사고 영향요인 분석. 한국안전학회지. 24(1) p69-77.

김혜정, 방요순. 후마네트 운동프로그램이 노인의 낙상 관련 체력요인과 인지기능에 미치는 영향. Journal of The Korean Society of Integrative Medicine, 2017, 5(2), 33-42.

박금성. 노인건강 증진을 위한 노인교육 프로그램 연구. 2014.

박지환(2014). 일상생활활동. 현문사.

박명화, 고자경, 김은심 외(2013). 노인간호학. 정담미디어.

박명화, 윤종철(2013). 치매가족 지지프로그램. 현문사.

백지수, 양영애 등. 여가활동을 통한 작업치료가 노인 환자의 여가 만족도, 일상생활활동 수행 능력, 재활 동기에 미치는 영향. Journal of the Korean Gerontological Society 2019, 39(2). 285-304.

보건복지부(2013). 노인정책과 보도자료.

보건복지부(2013). 치매실태조사.

보건복지부 질병정책과, 주요만성질환관리사업 안내, 서울; 보건복지부; 2010.

분당서울대학교병원 재활의학과.https://www.snubh.org/dh/main/index.do?DP_CD=RH&MENU_ID=006031

서울광역치매센터 치매관리사업 안내. 2021.

서울시 대사증후군 오락 프로젝트 https://5check.seoul.go.kr/web/index.do

성동구치매안심센터 성동이음-기억을잇다. 2021.

송후화, 이순철(2011). 운전부하등급에 따른 교통사고 위험도의 차이와 자아탄력성 조절 효과. 한국심리학회지: 산업 및 조직. 24(1), p29-50.

수원시노인정신건강복지센터. 금메달 프로그램 2018.

신승균, 조민상(2010). 고령운전자의 특성분석을 통한 교통사고 예방에 관한 연구. 한국 치안행정논집. 7(1), p157-185.

심리학회지; 산업 및 조직. 19(3), p349-369.

광희 외 공저(2001). 노인건강관리의 실제와 전망. 수문사.

양영애 외(2009). 인간발달과 수행. 정담미디어.

양영애 외(2012). 노인작업치료 4판. 계축문화사.

양영애 외(2014). 작업치료개론. 에듀팩토리.

양영애 외(2015). 중기 또는 말기 치매 환자의 치료 및 케어를 위한 Basal Stimulation. 한국고령친화건강정책학회지. 6-2, p1-10.

양영애 외(2016). 지역사회 작업치료. 에듀팩토리.

양영애(2016). 복지용구의 이해와 활용. 동주출판.

엄기매 외(2004). 노인건강관리. 영문출판사.

엄기매 외(2005). 노인재활. 군자출판사.

오주석, 이순철(2011). 운전행동 결정요인의 구성과 위험운전행동과의 관계. 한국심리학회지: 사회문제. 17(2), p175-197.

원경아, 박강현 등. 지역사회 고령자를 대상으로 한 온라인-오프라인 기반 라이프스타일 중재의 효과: 체계적 고찰 및 메타분석. Korean Journal of Occupational Therapy, 28(3), 97-115.

윤석준. 우리나라 만성질환 관리 사업의 현황과 개선방향. Health insurance review & Assessmnet Service 05-13.

윤종철, 이원혜, 최종배(2008). 한국판 치매행동평가 척도(BRSD-K)와 한국판 Neuropsychiatric Inventory(NPI-K)의 도구적 특성 비교. 정신병리학 16/17권, 1/2호, 40-48.

이광자 외(2008). 정신과 인터뷰. 군자출판사.

이상영. 만성질환 관리를 위한 지속적 건강관리체계 구축. 보건복지포럼 2004. 72-81.

이순열, 이순철(2001). 교통사고 위험지수(TARI)에 대한 확인적 요인분석과 타당화 연구.

이순철(2006). 고령운전자 교통사고의 심리적 요인. 한국심리학회지: 사회문제. 12(5), p149-167.

이재인 외(2008). DBQ를 이용한 운전자들이 비정상적 행위에 대한 연구. 대한안전경영학회지. 10(4),

p65-72.

이정원 외(2006). 노인작업치료학. 한미의학.

이주열, 서옥석(2005). 지역사회 역량 강화를 위한 건강증진 활동. 한국보건교육·건강증진학회.

이지선, 정민예 등. 노인의 의미있는 역할 수행정도와 행복감에 대한 비교. Korean Journal of Occupational Therapy, 28(2), 41-52.

임종엽, 임재영 등. 통합적 노인 낙상 예방 프로그램의 장단기 효과. 대한재활의학회지. 2010, 34, 4.

정낙수 외(2005). 노인재활. 군자출판사.

정복희(2016). 산학과 커플링사업 결과보고서. 전라북도 기업지원과.

정원미 외(2011). 노인작업치료 이론과 적용. 북샘터.

정원미, 이동영 등. 지역사회 경증치매환자에서의 집단 인지재활 치료효과-작업치료 치료과정모델을 중심으로 The Journal of Korean Society of Occupaitonal Therapy 2008, 16(4), 1-17.

조효영, 오영태, 이상수(2008). 고령운전자의 운전 특성 분석에 관한 연구. 한국ITS학회논문지. 7(6), p121-132.

중앙치매센터. 치매정책사업안내 2020.

최혜숙 외 공저(2014). 작업치료학. 엘스비어코리아.

통계청(2016). 고령 운전자 통계.

한국물리치료정책연구소(2015). 지역사회 물리치료. 현문사.

한국보건산업진흥원(2006). 장기요양보호 대상노인의 건강유지, 증진을 위한 지역사회 연계모델 개발 연구. 고령친화산업지원센터.

한국심리학회(2014). 치매와 경도 인지 장애 [dementia & mild cognitive impair-ment], 심리학용어사전.

한국심리학회지: 산업 및 조직. 23(1), p75-87.

후마네트(2016). http://fumanet.kr/?page_id=53.Aggarwal NT, Wilson RS, Beck TL, et al(2006). Motor dysfunction in mild cognitive impairment and the risk of incident Alzheimer disease. Arch Neurol, 63(12), 1763-1769.

Alder, G., Rottunda, S., Dysken, M. (2005). The older driver with dementia: An updated literature review. Journal of Safety Research, 36,399-407.

American Psychiatric Association (2000). Diagnostic and Statistical Manual of Mental Disorders, 4th edition text revision(DSM-IV-TR). Washington DC: Authors.

American Psychiatric Association (2013). Diagnostic and Statistical Manual of Mental Disorders, 5th edition. Washington DC: Authors.

American Association for Retired Persons (AARP): Aging Americans: Stranded without options (2004). Retrieved May 24, 2006 from www.transact.org/report.asp?id=232.

American Occupational Therapy Association (AOTA). (2002). Occupational therapy practice framework: Domain and Practice. American Journal of Occupational Therapy, 56, 609–639.

American Occupational Therapy Association (2005). AOTA Standards for Continuing Competence. American Journal of Occupational Therapy, 59, 661–661.

American Occupational Therapy Association (2006. June 9) AOTA Board and Specialty Certification. Retrieved December 29, 2006, from www.aota.org/nonmembers/area15/links/link12.asp

American Public Transportation Association(APTA):Easy rider program guide for public transportation organizations. (2005) Retrived December 29, 2006, from www.aded.net/i4a/pages/index.cfm?pageid=120.

Anne Mclntyre et al(2009). 노인작업치료. 영문출판사.

Baker, P(2006). The clinical evaluation: Section Ⅱ: The clinical evaluation of vision. In J. Pellertio (Ed.), Driver rehabilitation and community mobility: Principles and practice. (pp.116–140). St. Louis, MO: Mosby.

Ball, K., Owsley, C., Sloane, M. E., Roenker, D. L.,& Bruni, J. R. (1993). Visual attention problems as a predictor of vehicle crashes in older drivers. Investigative Ophthalmology & Visaul Science, 34(11), 3110–3123.

Banich, M.T. (2004). Cognitive Neuroscience and Neuropsychology, 2nd edition. Boston: Houghton Mifflin Company.

Bette R. Bonder, Marilyn B. Wagner. Functional Performance in Older Adults.

Carlson, P. J. (2001). Evaluation of Clearview alphabet with microprismatic retroreflective sheetings. FHWA Report #FHWA/TX–02/4049–1. Springfield, VA:National Technical Information Service.

Carole B. L.(2004). 물리·작업치료사를 위한 노인 건강관리. 영문출판사.

Carr, D. B., Shead, V., & Storandt, M. (2005). Driving cessation in older adults with dementia of the Alzheimer's type. The Gerontologist, 45(6), 824–827.

Christenson, MA (physical and Occupational Therapy in Geriatrics.

Chrysler, S. T., Carlson, P. J., & Hawkins, H. G.(2002) Nighttime legibility of ground–mounted signs as a function of font, color, and retrore–flecive, sheeting type. FHWA Reprot #FHWA/TX–03/1796–2. Springfield, VA:National Technical Information Service.

Dubinsky, R., Stein, A.,& Lyons, K. (2000). Practice parameters: Risk of driving and Alzheimer's disease(an evidence–based review). Neurology, 54, 2205–2211.

Duchek, J, N., Carr, D. B., Hunt, L., Roe, C, M., Xiong. C., Shah, K.., et al.(2003) Longitudinal driving performance in early-stage dementia of the Alzheimer ty0pe. JAGS, 51, 1342-1347.

Ekelman, B., Mitchell, S., & O'Dell-Rossi, P.(2000) Driving and older adults. In B. Bonder & M.Wagner(Eds.), Functional performance of older adults(2nd ed., pp.448-486). Philadelphia: F.A Davis.

Freund, K. (2002). Pilot testing innovative payment operations for independent transportation for the elderly (final report ofr Transit-IDEA Project 18). Washington, DC: Transportation Research Board.

Grabowski, D, C., Campbell, C, M., & Morrisey, M, A.(2004) Elderly licensure laws and motor vehicle fatalities. Journal of the American Medical Association, 291, 2840-2846.

Grace, J., Amick, M., D'Abreau, A., Festa, E., Heindel, W., & Ott, B.(2005). Neuropsychological deficits associated with driving performance in Parkinson's and Alzheimer's disease. Journal of the International Neuropsychological Society, 11, 766-775.

Hing, J. Y. C., Stamatiadis, N., & Aultman-Hall, L. (2003). Evaluating the impact of passengers on the safety of older drivers. Journal of Safety Research, 34. 343-351.

Ho. G., Scialfa, C, T., Caird, J. K., & Graw, T.(2001). Visual search for traffic sign: The effects of clutter, luminance, & aging. Human Factors, 43. 194-207.

Housers, A. (2005), Community mobility options: The older person's interest. Research report. Retrieved May 24, 2006, from www.aarp.org/research/housing-mobility/transportation/fs44r_com_mobility.html.

International council of Ophthalmology: International Standards: Vision Requirements for Driving Safety(2006). Retrieved May 24, 2006, from www.icoph.org/standards/driving.html.

Law, M., Polatajko, H., Baptiste, W., & Townsend, E.(1997) Core cencepts of occupational therapy. In E. Townsend (Ed.), Enabling occupation: An occupational therapy perspective (pp. 29-56). Ottawa, ON: Canadian Association of Occupational Therapists.

Marshall, S. C., Spasoff, R., Nair, R., & Walraven, C. (2002). Restricted driver licensing for medical impairmets: Does it work? Canadian Medical Association Journal, 167, 747-751.

Mazer, B., Sofer, S., Korner-Bitensky, I., Gelinas, I., Hanley, J., & Wood-Dauphinee, S. (2003). Effectiveness of a visual attention retraining program on the driving performance of client with stroke. Archives of Physical Medicine and Rehabilitation, 84(4), 541–550.

National Highway the Traffic Safety Administration Traffic Safety Facts 2004 Older Population (NHTSA). (2004a). Retrieved May 24, 2006, from www-nrd.nhtsa.dot.gov/pdf/nrd-30/NCSA/TSF2004/809910.pdf

National Highway and Traffic Safety Administration Traffic Safety Facts 2004 Overview (NHTSA). (2004b). Retrieved May 24, 2006, from www.nrd.nhtsa.dot.gov/pdf/nrd-30/NCSA/TSF2004/809911.pdf

National Highway and Traffic Safety Administration: Model driver Screening and evaluation program: Final technical report: Volume Ⅱ Maryland pilot older driver study. (2003). Retrieved May 24, 2006 from www.nhtsa.dot.gov/people/injury/old drive/modelriver/.

Hodges, J.R. (2007). Cognitive Assessment for Clinicians (2nd edition). New York: Oxford University Press.

http://blog.naver.com/fivestar21/

http://safety.fhwa.dot.gov/older_driver/older_resources.htm Federal Highway Administration-Older Drives, date connected May 23, 2007. Factors associated with safe driving, resources for improving driving.

Lezak, M. D., Howieson, D. B., & Loring, D. W. (2012). Neuropsychological Assessment 5th edition. New York: Oxford University Press.

Odenheimern, G., Borson, S,. Sanders, A.E., Swain-Eng, R.J., Kyomen, H.H., Tiermey, S. & Johnson, J.(2013). Quality Improvement in Neurology : Dementia Management Quality Measures (Executive Summary). American Journal of Occupational Therapy, 67(6), 704–710.

Optec 시각판별 검사기: 2016 Stereo Optical, Inc.

Passmore & French, The nature of leisure in Adolescencer; a Focus griop study, British Journal of Occupational Therapy. 2003, 66(9), 419–426.

Pellertio, J. (ED.). (2006). Driver rehabilitation and community mobility: Principles and practice. St. Louis, MO: Mosby.

Pedretti, L.W. & Early M.B. Occupational therapy practice skills for physical dysfunction. 7th ed. Mosby, 2012.

Pendleton, H. M., Schultz-krohn, W.(2014). 작업치료학 7판. Elsevier.

Petersen, R. C. (2004). Mild cognitive impairment as a diagnostic entity. Journal of International Medicine, 256, 183–194.

Reger, M., Welsh, R., Watson, G., Cholerton, B., Baker, L., & Craft, S. (2004). The relationship between neuropsychological functioning and driving ablility in dementia: A meta-analysis, Neuropsychology, 18, 85-93

Rene L. P., Sue B. C., & Helene L. L.(2013) 노인작업치료학. 정담미디어.

Richardson, E., & Marottoli, R. (2003). Visual attention and driving beha-viors among community-living older persons. Journal of Gerontology, 58, 832-836.

Roenker, D. L., Cissell, G. M., Ball, K. K., Wadley, V. G., & Edwards, J. D. (2003). Speed-of-processing and driving simulator training result in improved driving performance. Human Factor, 45, 218-233.

Staplin, L., Gish, K. W., & Wagner, E. K. (2003). MaryPODS revisited: Updated crash analysis and implications for screening program imple-mentation. Journal of Safety Research, 34, 389-397.

Stav, W. B., Hunt, L. A., & Arbersman, M. (2006). Occupational therapy practice guideling: Driving and community mobility for older adults. Bethesda, MD: AOTA Press.

Tokko, H., & McGee, P. (2002). Improving conditions for older adults. University of Victoria, Canada: Center on Aging.

U. S. Department of Transportation. (2003). Safe mobility for a maturing society; Challenges and opportunities Washington, DC: Author.

Vollarth, M., Meilinger, T., & Kruger, H. (2002). How the Presence of passengers influences the risk of a collision with another vehicle. Accident Analysis and prevention, 34(5), 649-654.

Wang, C. C., Kosinski, C., Kosinski, C.j., Schwartzberg. J. G., & Shanklin, A. V.(2003). Physician's guide to assessing and counseling older drivers. Washington, DC: National Highway Traffic Safety Administrastion.

Warren, M. (2006). Evaluation and treatment of visual deficits following brain injury. In L. Pedretti (Ed.). Occupational therapy practice skills for physical dysfunction (6th ed., pp. 532-572). St. Louis, Mo: Mosby.

www.ama-assn.rog/ama/pub/category/925.html, American Medical Association-Older Driver Safety, date connected May, 2007. Discusses impact of aging on driving and strategies for keeping older drivers safe.

www.nhtsa.dot.gov/people/injury/olddirve/Driving_cataract/Highway Traffic Safety Administration-Driving and Cataracts, date connected May 23, 2007. Discusses the impact of cataracts on driving and strategies for evaluating safety.

찾아보기

【ㄱ】

【ㄴ】

【ㅅ】

【ㅇ】

【S】

【T】

【V】

【W】

【Z】

노인작업치료학〈제2판〉 값 32,000원

2016년 8월 25일 제1판1쇄 인쇄
2024년 2월 28일 제2판2쇄 발행

공 저 자 : 양 영 애 외 2 3 명
발 행 인 : 주 영 일
발 행 처 : 계 축 문 화 사

서울특별시 종로구 통일로12길 16-17
우편번호 03029
TEL : 735-2257 · 738-9746
FAX : 723-9025
E-mail : gyechuk@hanmail.net
홈페이지 : http://gyechuk.co.kr
1973. 10. 31 등록번호 제300-1973-8호
ISBN 978-89-5629-702-6 93510